美国心脏病学会2020版
心肺复苏与心血管急救
》》》 指南解读

吕传柱 主编

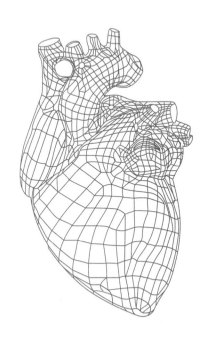

U0200568

科学技术文献出版社
SCIENTIFIC AND TECHNICAL DOCUMENTATION PRESS

·北京·

图书在版编目（CIP）数据

美国心脏病学会2020版心肺复苏与心血管急救指南解读/吕传柱主编. —北京：科学技术文献出版社，2021.11

ISBN 978-7-5189-8630-9

Ⅰ.①美… Ⅱ.①吕… Ⅲ.①心肺复苏术—指南 ②心脏血管疾病—急救—指南 Ⅳ.①R605.974-62 ②R540.597-62

中国版本图书馆CIP数据核字（2021）第242174号

美国心脏病学会2020版心肺复苏与心血管急救指南解读

策划编辑：邓晓旭	责任编辑：胡 丹 邓晓旭		责任校对：张吲哚	责任出版：张志平

出 版 者	科学技术文献出版社
地 址	北京市复兴路15号 邮编 100038
编 务 部	（010）58882938，58882087（传真）
发 行 部	（010）58882868，58882870（传真）
邮 购 部	（010）58882873
官 方 网 址	www.stdp.com.cn
发 行 者	科学技术文献出版社发行 全国各地新华书店经销
印 刷 者	北京地大彩印有限公司
版 次	2021年11月第1版 2021年11月第1次印刷
开 本	787×1092 1/16
字 数	701千
印 张	34.25
书 号	ISBN 978-7-5189-8630-9
定 价	188.00元

❧ 编委会 ❧

主　　　编　吕传柱

副 主 编　周向东　张　华　颜时姣　曾　俊　黄晓波
　　　　　　周　宁　李　琪　田国刚

编委会成员　（按姓氏笔画排序）
　　　　　　王日兴　王　杰　王　鹏　王颖林　田　润
　　　　　　田　毅　刘圣星　刘笑然　孙明伟　吴国平
　　　　　　宋兴月　张　伟　陈　康　陈　松　林曼萍
　　　　　　周　平　周　期　郑少江　钟有清　姚津剑
　　　　　　郭峻莉　黄　雷　黄　凌　逯　军　蒋新军
　　　　　　程少文

本书获以下项目支持：

1. 2020 年海南省教育厅教学改革研究一般项目，Hnjg2020-71，《常用急救技术》纳入中小学以及非医学专业高校教学计划的课程建设研究与效果评价

2. 2020 年海南省重大科技专项，ZDKJ202004，海南省心脑血管疾病防治及急诊急救关键技术研究与应用

3. 2020 年海南省重点研发计划，ZDYF2020112，院外心脏骤停普通公众急救培训关键技术研究及推广应用

4. 2021 年国家自然科学基金项目，8216120150，基于计划行为理论公众实施心肺复苏的行为机制及急救培训策略研究

主编简介

吕传柱，主任医师、二级教授、博士研究生导师，享受国务院政府特殊津贴，四川省医学科学院·四川省人民医院急诊学科带头人。兼任急救与创伤研究教育部重点实验室、中国医学科学院海岛急救医学创新单元、海南省创伤与灾难救援研究重点实验室、海南生物材料与医疗器械工程研究中心（急诊与创伤）、海南省急危重症临床医学研究中心、创伤医学院士工作站主任；现任中华医学会急诊医学分会主任委员、国家临床重点专科建设项目（急诊医学）学科带头人、国家紧急医学救援队（海南）总队长。创办了海南省首家急救中心，并在全国率先通过国际质量体系认证；创建了海南省第一家创伤中心；组建了海南医学院急诊创伤学院，该学 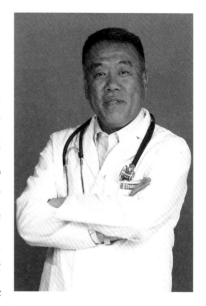 院是目前中国高等医学院校中首家以急救急诊为专业方向的专科学院，并担任专业负责人。"国家科技基础资源调查"（国家科技重大专项课题）负责人，国家原人事部、原卫生部、国家中医药管理局全国卫生系统先进工作者，第四届中国优秀青年科技创新奖获得者，国家创伤医学中心专家委员会第一届委员会委员，"第三届国之名医（2019年度）急诊医学卓越建树"奖获得者，海南省疫情防控指挥部医疗救治组组长。

主持国家级科研项目7项，省部级项目12项；获省、市科技进步奖7项；主编、参编国家级规划教材14本，主要代表作有《关于进一步完善院前医疗急救服务的指导意见解读》《急诊医学》《临床医学导论》《急诊与灾难医学》《医学院校教师发展导论》等；以第一作者或通讯作者发表论文超过100篇，其中SCI收录论文30余篇；授权专利12项。任国内外多本相关研究领域杂志主编、副主编。主要研究方向为急诊医学、创伤医学、公共卫生、医学救援、灾难医学。

❧ 副主编简介 ❧

周向东，海南医学院第一附属医院呼吸内科主任，博士研究生导师，国务院政府特贴专家，海南省有突出贡献专家，海南医师奖获得者。海南医学会呼吸病分会主任委员，中华医学会呼吸病分会全国委员。主要研究慢阻肺的防治。主持国家自然科学基金12项，发表论文近400篇。

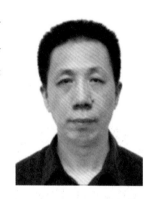

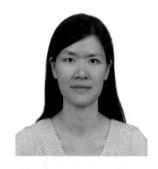

张华，博士，教授，硕士研究生导师，海南省拔尖人才、南海名家青年项目人选、海南省"515人才工程"第三层次人才，首批海南省"双百"人才团队的核心成员。荣获全国科普工作先进工作者，中国优秀红十字志愿者。

颜时姣，博士，流行病学副教授，海南医学院国际教育学院副院长，海南省拔尖人才。兼任中华医学会急诊医学分会青年学组副组长、中华预防医学会社会医学分会委员。从事急危重症相关影响因素、社会因素与健康、心理健康和卫生政策的相关研究，近五年以第一作者或通讯作者发表被SCI收录论文15篇。

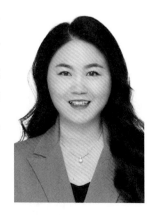

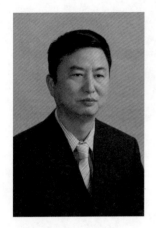

曾俊，主任医师，四川省医学科学院·四川省人民医院副院长兼急诊医学与灾难医学研究所所长，电子科技大学医学院教授，中华医学会急诊医学分会委员，四川省医学会急诊医学专业委员会候任主任委员，享受国务院政府特殊津贴。从事急诊临床工作 34 年，发表论文 80 余篇。

黄晓波，四川省医学科学院·四川省人民医院副院长、重症医学科主任，电子科大医学院重症医学教研室主任，硕士研究生导师。享受国务院政府特殊津贴。任中国医师协会重症医师分会常委等重要学术任职 20 多项，参与国家及部级重点、国家自然基金重点及面上科研课题 5 项，发表论文 110 余篇，其中被 SCI 收录 29 篇。

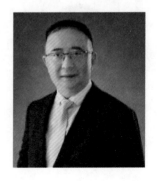

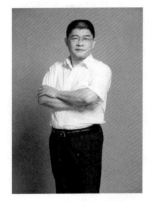

周宁，广东医科大学附属湛江中心医院副院长，急诊学科带头人，硕士研究生导师。中华医学会急诊医学分会中毒学组委员、广东省医学会急诊分会常委、湛江市医学会急诊分会主委。主要研究：急危重症、急性中毒。主持省市科研项目 6 项，发表论文 40 多篇，参编专著 2 本，《中华卫生应急电子杂志》编委。

副主编简介

李琪，医学博士，主任医师，硕士研究生导师。现任海南医学院第一附属医院医务部主任。海南省南海名家、拔尖人才、省青年五四奖章获得者。现任全国青联常委、海南省青联副主席、中华医学会呼吸病学分会全国青年委员。主持国家自然科学基金5项，发表论文30余篇。

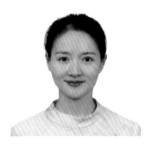

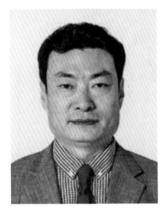

田国刚，医学博士，主任医师，海南省有突出贡献的优秀专家。现任海南医学院第一附属医院急危重症医学部主任，国家临床重点专科海口市人民医院麻醉科学科带头人。兼任中华医学会麻醉学分会委员、学科建设组副组长，中国医药教育协会麻醉学教育分会常委，全国高等教育学会医学教育专业委员会麻醉学教育委员会理事等。

序

目前，心脏骤停仍然是导致人类死亡，尤其是猝死的主要原因之一。心肺复苏和心血管急救是急诊医疗体系的重要一环，一直受到全球社会和公众的关注。而在新型冠状病毒肺炎疫情防控常态化的今天，又对心肺复苏和心血管急救能力提升又提出了新的挑战。

对当前研究和实践的持续关注使得美国心脏病学会（AHA）心肺复苏和心血管急救指南不断得以更新。新近，AHA 发布了 2020 版《心肺复苏与心血管急救指南》，适时对心肺复苏和心血管急救指南进行了全面修订，并根据国际复苏联合委员会的推荐级别和证据水平最新版提出相关建议，该临床实用指南已经成为世界各国心肺复苏和心血管相关急救医务人员的重要参考工具，也非常值得国内同行的学习和借鉴。

为了帮助国内同行进一步理解 AHA 新版指南，以期更好地指导心肺复苏和心血管急救人员，提高心肺复苏和心血管急救质量，本书由四川省医学科学院·四川省人民医院急救中心学科带头人、急救与创伤研究教育部重点实验室主任、中华医学会急诊医学分会主任委员、著名急诊和急救医学专家吕传柱教授主编，参与编译解读的专家均是相关领域的专家学者，这些专家在吕传柱教授的带领下，长期活跃在心肺复苏和心血管急救一线，对推动我国急诊和急救医学发展起到了重要作用。作为领域专家，他们秉持科学严谨和实事求是的态度，对 AHA 发布的 2020 版《心肺复苏与心血管急救指南》内容进行编译并一一解读，既具有广阔的学术视野，也具有深厚的学术底蕴。我相信本书的出版，可以很好地为广大急诊界和相关领域开展心肺复苏和心血管急救事业提供指导，也必将对我国心肺复苏和心血管急救专业的发展起到积极的推动作用。

衷心希望《美国心脏病学会 2020 版心肺复苏与心血管急救指南解读》的出版取得圆满成功！

杨正林

中国科学院院士

四川省医学科学院·四川省人民医院　院长

❧ 前言 ❧

目前，心搏骤停仍然是导致人类发病和死亡的主要原因。心肺复苏和心血管急救是急诊医疗体系的重要一环，一直受到全球社会和公众的关注。在新型冠状病毒肺炎疫情防控常态化的今天，对心肺复苏和心血管急救能力提升又提出了新的挑战。

对当前研究和实践的持续关注使得美国心脏协会（American Heart Association，AHA）心肺复苏和心血管急救指南不断更新。新近，AHA发布了2020版《心肺复苏与心血管急救指南》，适时对心肺复苏和心血管急救指南进行了全面修订，并根据国际复苏联合委员会的推荐级别和证据水平最新版提出相关建议，该临床实用指南已经成为世界各国心肺复苏和心血管急救医务人员的重要参考工具，也非常值得国内同行学习和借鉴。

为了帮助国内同行进一步理解AHA新版指南，以期更好地指导心肺复苏和心血管急救人员，提高心肺复苏和心血管急救质量，本书由全国首家急救与创伤研究教育部重点实验室、中华医学会急诊医学分会组织相关领域的著名急诊和急救医学专家参与编译，同时解读部分也咨询征求了该领域知名专家学者的意见。这些专家均是长期活跃在心肺复苏和心血管急救一线的同道。作为该领域的专家，编撰者秉持着科学严谨和实事求是的态度，对美国心脏协会最新版《心肺复苏与心血管急救指南》内容进行认真编译并一一解读，既具有广阔的学术视野，也具有深厚的学术底蕴，更融入了自身平时所积累的心得体会。我相信本书的出版，可以很好地为各级政府开展心肺复苏和心血管急救事业提供指导，也必将对我国心肺复苏和心血管急救专业的发展起到积极的推动作用。

吕传柱

2021 年 11 月

◎ 目录 ◎

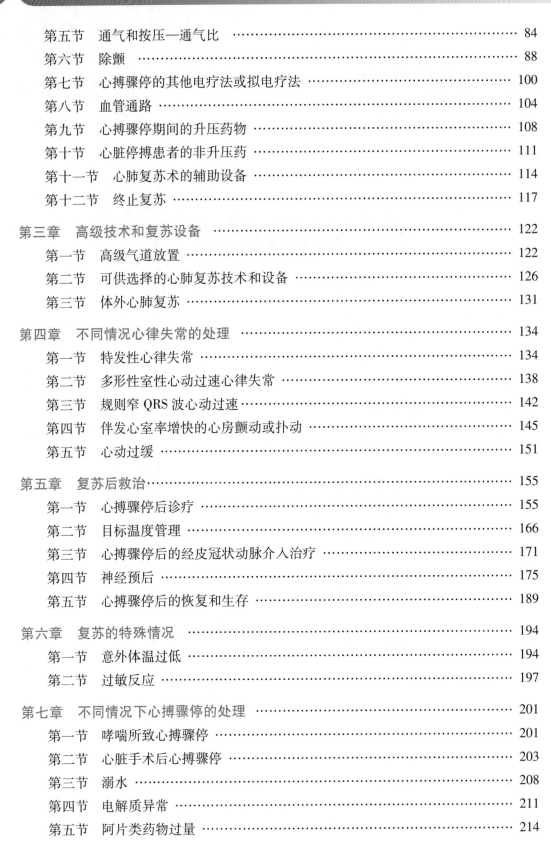

第四部分　儿科基础和高级生命支持

第五部分　新生儿生命支持

第六部分　复苏教育科学

第七部分 救治系统

第一部分
概要

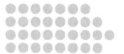

引言

2020 版美国心脏协会（American Heart Association，AHA）关于心肺复苏（cardio-pulmonary resuscitation，CPR）和心血管急救（emergency cardiovascular care，ECC）指南（以下简称 2020 版指南）是基于循证医学的心肺复苏和心血管急救领域的全面回顾性指南。1966 年，美国国家科学院国家研究委员会医学科学部特设 CPR 委员会应一些组织和培训机构的要求，制订并发布了有关 CPR 的应对标准和培训准则，此即为 CPR 的初版指南。

此后，AHA 定期审查、更新和发布 CPR 指南。2015 年，长达 5 年的更新周期已转变为线上连续的循证评估流程，取代了定期审查制度，此举可以迅速审查科学方面的重大变化，并在适当的情况下直接将其纳入指南，提高从指南过渡到临床的可能性。2020 年版指南反映出了与国际复苏联络委员会（International Liaision Committee on Resuscitation，ILCOR）及相关成员委员会的一致性，并对具有重大临床意义的科学问题和新证据进行了不同级别的证据审查。

初版指南发表后的 50 多年，在美国以及世界其他国家，心搏骤停仍然是导致发病和死亡的主要原因。根据 AHA "心脏病和中风统计数据——2020 年更新版" 的报道，在美国，每年有超过 347 000 名成人和 7 000 名儿童（小于 18 岁）因院外心搏骤停（out-of-hospital cardiac arrest，OHCA）而接受紧急医疗服务。据估计，院内心搏骤停（in-hospital cardiac arrest，IHCA）成人发病率为 9.7/1 000（每年约 292 000 例），儿童发病率为 2.7/1 000。此外，美国约有 1% 的新生儿需要实施强化复苏措施以恢复心肺功能。

尽管自 2004 年以来成人和儿童 IHCA 的结局均得到稳步改善，但在 OHCA 中并未能看到类似的结果。自 2012 年以来，接受急诊医疗服务后自主循环恢复（restoration of spontaneous circulation，ROSC）的 OHCA 成人患者比例基本保持不变。

生存率的变化大多被认为是生存链的效能所致（图 P-1），必须快速完整地完成这些关键操作，以最大限度地增加心搏骤停患者的生存机会。本指南的每条生存链中均增加了第六个环节——康复，以强调康复和生存对复苏结果的重要性。儿童 OHCA 以及成人和儿童 IHCA 均已开发出类似的生存链。同样，成功的新生儿复苏取决于连续的综合性急救步骤，该步骤从出生前的仔细评估和准备开始，以及在出生时和出生后 28 天内进行复苏并维持稳定。

成人院内心搏骤停

成人院外心搏骤停

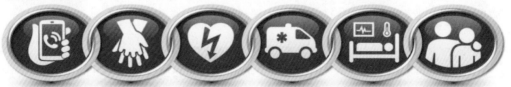

儿童院内心搏骤停

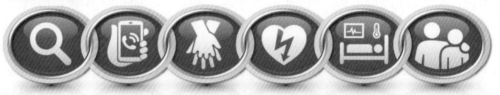

儿童院内心搏骤停

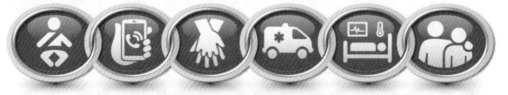

图 P-1　美国心脏协会心肺复苏生存链

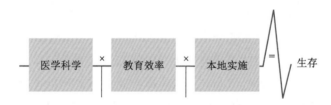

图 P-2　Utstein 生存公式，强调了提高生存率所必需的三个组成部分

本执行概要围绕 Utstein 生存公式对 2020 年版 AHA 指南进行了概述和定位（图 P－2）。概要的每个部分描述了指南对应的认知版块，以及该部分主要新增和更新的建议。每个部分还列出了关键的认知差距，其中突出了重要的研究问题和增强生存链的机会。本执行概要不包含外部引用；读者可以参考第二至第七部分了解更详细的科学证据和相应的建议。

2019 新型冠状病毒肺炎（COVID-19）指南

AHA 与其他专业协会共同为疑似或确诊新型冠状病毒肺炎感染的成人、儿童和新生儿提供了基础生命支持（basic life support，BLS）和高级生命支持（advanced life support，ALS）的临时指南。由于证据和指南随着新型冠状病毒的情况发展而变化，所以这些信息与 ECC 指南分开保存。读者可以访问 AHA 网站获取最新指南。

证据评估和指南制定

ILCOR 及其成员理事会进行的广泛证据评估共同制定了 2020 年版指南。2020 年版指南制定的评估流程是基于三种不同类型的证据审查（系统审查、范围审查和证据更新）。ILCOR 使用了评估建议、制定方法和术语分级的证据审查。这些建议遵循标准的 AHA 流程和术语，此在《第二部分：证据评估和指南制定》中将有详细描述。

AHA 写作小组审查了所有当前相关的 AHA 心肺复苏和心血管急救指南、相关的 2020 年心肺复苏和心血管急救国际共识及证据评估和建议，以及相关的证据更新工作表，从而确定是否应该重申、更新或撤销当前指南，或者是否需要新的建议。随后写作小组起草、审查和批准建议，给每个建议分配建议类别（COR，即强度）和证据级别（LOE，即质量）。

2020 年版指南包含 491 项建议（表 P－1）。尽管其中有 51% 的建议是基于有限的数据，17% 的建议是基于专家意见，但对复苏研究的支持有所改善。同时也突显了复苏科学中持续存在的认知差距，解决这些问题需要通过扩大研究计划和增加资助机会。基于这些差距，我们意识到解决关键利益攸关者（参与复苏过程的患者、家属和团队）的价值观和偏好的重要性。

2020 年版指南分成特定主题的各自认知模块。每个认知模块包含建议、简要介绍、引用文献、超链接，以及相关的图表、流程图和附加表格。

主要贡献者： Raina M. Merchant, MD, MSHP　Alexis A. Topjian, MD, MSCE　Ashish R. Panchal, MD, PhD　Adam Cheng, MD　Khalid Aziz, MBBS, MA, MEd（IT）　Katherine M. Berg, MD　Eric J. Lavonas, MD, MS　David J. Magid, MD, MPH.

关键词： 美国心脏协会科学声明；呼吸暂停；自动体外除颤器；二氧化碳波形图；

心肺复苏术；除颤器；医疗保健服务；超声心动图；电除颤；肾上腺素；体外膜肺氧合；心搏骤停；骨内输液；气管插管；生命支持疗法；人工呼吸；心源性休克；感染性休克。

缩写

缩写	含义/词组
ACLS	advanced cardiovascular life support （高级心血管生命支持系统）
AED	automated external defibrillator （自动体外除颤器）
AHA	American Heart Association （美国心脏协会）
ALS	advanced life support （高级生命支持）
BLS	basic life support （基础生命支持）
COR	class of recommendation （推荐级别）
CPR	cardiopulmonary resuscitation （心肺复苏术）
IHCA	in-hospital cardiac arrest （院内心搏骤停）
ILCOR	International Liaison Committee on Resuscitation （国际复苏联合委员会）
LOE	level of evidence （证据水平）
OHCA	out-of-hospital cardiac arrest （院外心搏骤停）
PPV	positive-pressure ventilation （正压通气）
ROSC	return of spontaneous circulation （自主循环恢复）

表 P－1 2020 年版指南中的建议

等级	成人基本和高级生命支持	儿科基本和高级生命支持	新生儿复苏	复苏教育科学	医疗系统	总和	百分比（%）
推荐级别（强度）							
1 级（强）	78	53	16	5	9	161	33
2a 级（中）	57	42	14	13	10	135	27
2b 级（弱）	89	30	21	11	6	158	32
3 级：无益（中）	15	1	3	0	0	19	4
3 级：有害（强）	11	4	3	0	0	18	4

（续）

等级	成人基本和高级生命支持	儿科基本和高级生命支持	新生儿复苏	复苏教育科学	医疗系统	总和	百分比（%）
证据水平（质量）							
A 级	2	1	2	1	0	6	1
B ~ R 级	37	3	8	7	1	55	11
B ~ NR 级	57	19	8	5	8	97	20
C ~ LD 级	123	70	24	15	15	248	51
C ~ EO 级	31	37	15	1	1	85	17
总和	250	130	57	29	25	491	

注：EO：专家意见；LD：有限数据；NR：非随机化；R：随机化；RCT：随机对照试验。

第一章
2020 版 AHA 指南概述

第一节　成人基础和高级生命支持概述

1. 成人基础和高级生命支持

《第三部分：成人基础和高级生命支持》包括救治成年 OHCA 和 IHCA 患者的全面建议。2020 年版指南利用更新的算法重申了生存链中的关键步骤：扩展了复苏后救治，引入了康复和生存。管理成人心搏骤停的主要步骤包括快速识别、迅速提供 CPR 以及对心室颤动和无脉性室性心动过速进行除颤。自 2010 年以来，AHA 一直支持胸外按压、开放气道和人工呼吸的急救顺序，这样可以最大限度地缩短胸外按压的时间。2020 年版指南继续强调胸外按压的重要性，并利用当前相关证据来优化救治和提高生存率。成人复苏的其他相关建议详见《第七部分：救治系统》。

2. 主要新增和更新的建议

CPR 重申：长期以来，CPR 一直是心搏骤停治疗的标志。通过分析超过 12 500 名患者的最新证据，再次申明了高质量胸外按压的重要性，包括以下几点：

对于普通成年人胸部按压的深度应至少达到 5 厘米，同时应避免过深的胸部按压（大于 6 厘米）（1 级，B-NR）。

施救人员以 100~120 次/分的按压频率是合理的（2a 级，B-NR）。

此外，根据一项新的系统评估，我们建议非专业施救人员对疑似心搏骤停者实施CPR，如果患者未处于心搏骤停状态，这么做对其造成伤害的风险也较低（1 级，C-LD）。

双重连续除颤：与 CPR 相同，由心室颤动或无脉性室性心动过速引起的心搏骤停，早期除颤至关重要。然而，施救人员可能会遇到除颤难治的患者。双重连续除颤是指使用两台除颤器近乎同时实施电击，这已成为一种新的治疗方法。目前，系统评估尚未确定双重连续除颤对此类难治性状况的有效性（2b 级，C-LD）。

静脉通路（intravenous，IV）优先于骨内通路（intraosseous，IO）：外周静脉通路注射给药是紧急药物治疗的传统方法，尽管骨内通路越来越受欢迎，并越来越多地作为血管通路的一线做法；但新的证据表明，与静脉通路相比，骨内通路的疗效也存在一定的不确定性。因此，实施人员对心搏骤停患者首先尝试建立静脉通路给药是合理的做法（2a 级，B-NR），如果静脉通路尝试不成功或不可行，则可以考虑改用骨内通路。

早期肾上腺素给药重申：两项随机临床试验结果表明肾上腺素可提高 ROSC 和生存率，推荐对心搏骤停患者使用肾上腺素（1 级，B-R）。鉴于肾上腺素对神经系统影响结果的不确定性，以及基于时间和初始节律的变化结果，支持以下新概念。

关于给药时机，对于不可电击心律的心搏骤停，尽早给予肾上腺素是合理的做法（2a 级，C-LD）。

关于给药时机，对于可电击心律的心搏骤停，在最初数次除颤尝试失败后给予肾上腺素是合理的做法（2b 级，C-LD）。已经更新的成人心搏骤停流程，强调对不可电击心律患者早期使用肾上腺素。

复苏的个体化管理：导致心搏骤停事件的发生具有差异性，个性化管理对患者预后至关重要。例如主要病因是呼吸系统疾病、妊娠子宫阻碍静脉回流或复苏涉及有生命力的胎儿时，此类情况详见《复苏的特殊情况》部分，我们此处重点介绍以下两个方面（阿片类药物过量和妊娠期心搏骤停）。

阿片类药物过量：由于阿片类药物的流行，阿片类药物过量而引起的呼吸和心搏骤停事件增加。为了解决这一公共卫生问题，我们提出了两种新建议来处理阿片类药物相关的紧急情况，强调在等待患者对纳洛酮或其他干预措施产生反应前，非专业及专业施救人员不应推迟启动应急响应系统（1 级，E-O）。此外，对于已确定或怀疑心搏骤停的患者，在无法证明使用纳洛酮有益的情况下，标准复苏措施应优先于纳洛酮给药，重点是高质量的心肺复苏（按压加通气)(1 级，E-O)。

妊娠期心搏骤停：我们提出了新的建议和流程，强调成功的母体复苏对母亲和胎儿都是最佳的结果。妊娠期心搏骤停的团队规划应与产科、新生儿、急诊、麻醉、重症监护和心搏骤停医疗服务部门协作制定（1 级，C-LD）。对于心搏骤停的孕妇，优先考虑的事项应包括提供高质量的 CPR 及实施子宫侧移手法，以缓解动脉——下腔静脉压迫（1 级，C-LD）。如果宫底高度高于或等于肚脐的孕妇没有通过常规复苏措施加子宫侧移手法获得 ROSC，建议在复苏的同时准备剖宫产（1 级，C-LD）。为了尽早完成分娩，最好在围死亡期 5 分钟内完成剖宫产，同时进行基本和高级生命支持干预，尽管术者的技能和可用人员及资源也可能在逻辑上影响此急救时机（2a 级，C-EO）。

床旁超声进行预测：许多人试图利用便携式超声仪等新技术，为无效和终止复苏的决策提供指导。然而，综合证据我们建议在 CPR 中不要使用床边超声进行预测（3 级，C-LD）。该建议并不排除使用超声来识别可能导致心搏骤停的可逆原因或检测 ROSC。

复苏后救治：心搏骤停后的救治是生存链的一个重要组成部分，它需要一个全面的、结构化的、多学科的救治系统，该系统应以一致的方式实施，并用于心搏骤停后患者的治疗（1 级，B-NR）。我们提出了一种新的流程，描述了 ROSC 后的初始稳定阶段和额外紧急事件。主要考虑因素包括血压管理、癫痫发作的监测和治疗以及目标体温管理。

改善神经功能预测：准确的神经功能预测对 ROSC 未恢复意识的心搏骤停存活者来说至关重要，确保具有显著康复潜力的患者不会因救治中断而导致某些不良结果。随着对心搏骤停治疗后仍处于昏迷状态的患者多方面神经功能预测的最新系统评价，我们建议应用多模式神经功能预测方法，而不是基于任何单一结果（1 级，B-NR）。在此过程中，我们制定了循证指南以促进多模式神经功能预测，包括以下内容。

对于心搏骤停后仍处于昏迷状态的患者，我们建议推迟神经功能预测，直到经过足够的时间，以避免因药物效应或创伤后早期短暂的检查不良而造成混淆（1 级，B-NR）。

对于心搏骤停后仍处于昏迷状态的患者，在恢复正常体温后至少 72 小时进行多模式神经预测是合理的，尽管个体预后测试可能早于此（2a 级，B-NR）。此外，我们还对临床检查、血清生物标志物、电生理测试和神经影像学在神经预测中提供了具体的指导。

康复和生存：最后，2020 年版指南在生存链中增加了一个环节，即康复期间的治疗和支持。需要在出院时向心搏骤停存活者及其救治人员提供治疗、监测和康复方面的治疗建议和预期目标，以解决心搏骤停的后遗症，并优化向独立的身体、社会、情感和角色功能的护理过渡。对这一理念至关重要的建议包括以下内容。

2020 年版指南建议对心搏骤停存活者及其护理人员进行焦虑、抑郁、创伤后应激反应和疲劳度的结构化评估（1 级，B-NR）。

2020 年版指南建议心搏骤停存活者在出院前进行生理、神经、心肺和认知障碍的多模式康复评估和治疗（1 级，C-LD）。

2020 年版指南建议心搏骤停存活者及其护理人员接受全面的多学科的出院计划，以纳入医疗和康复治疗建议及活动/工作恢复预期目标（1 级，C-LD）。

3. 认知差距

成人复苏研究中一些最相关的差距包括：

提高非专业人员心肺复苏技能的最佳策略是什么？

对于有动脉导管的患者，将心肺复苏定位到目标血压是否能改善预后？

在实时临床环境下进行心肺复苏时分析心电图节律的伪影消除法能否减少胸外按压的停顿并改善结果？

电击前波形分析是否能改善结果？

双重连续除颤和（或）放置电极片的位置是否会影响可电击心律心搏骤停患者的预后？

心搏骤停时，骨内通路途径给药是否安全有效，疗效是否因骨内通路部位不同而有所差异？

心搏骤停后早期使用肾上腺素是否能提高存活率并获得良好神经系统预后？

心搏骤停期间使用床旁心脏超声是否能改善预后？

在心肺复苏过程中设定特定的呼气末二氧化碳分压（partial pressure of end-tidal carbon dioxide，$PETCO_2$）目标值是否有益，$PETCO_2$升高到什么程度表明 ROSC？

哪些人群最有可能从体外心肺复苏中受益？

非惊厥性癫痫发作在癫痫发作后的患者中很常见，对其进行治疗是否能改善患者的预后？

神经保护剂是否能改善心搏骤停后的神经系统预后？

心源性休克最有效的处理方法是什么？药物治疗、导管干预还是植入式装置？

与严格的正常体温相比，目标体温管理是否能改善结果？

复温前目标体温管理最佳持续时间是多长？

目标体温管理后，使患者复温的最佳方法是什么？

胶质纤维酸性蛋白、血清 tau 蛋白和神经微丝轻链测量对神经预测有价值吗？

对癫痫持续状态、恶性脑电图模式和其他脑电图模式进行更加统一的定义是否能够更好地比较它们在不同研究中的预后价值？

灰白比和表观弥散系数的预测阈值是否一致？

由存活者得出的心搏骤停存活率影响的结果指标是什么，它们与目前通用或临床得出的衡量标准有何不同？

医院针对心搏骤停存活者的协议化出院计划是否会促成患者获取/转到康复服务而改善预后？

对接受 CPR 通气的阿片类药物相关心搏骤停患者使用纳洛酮是否有益？

在芬太尼和芬太尼类似物导致大量阿片类药物过量的情况下，纳洛酮的理想初始剂量是多少？

如果由非医疗服务人员处理疑似阿片类药物过量的心搏骤停患者，若该人员无法可靠地检查脉搏，那么进行心肺复苏是否有益？

对于心搏骤停的孕妇来说，围死亡期剖宫产的理想时机是什么？

哪些因"疑似"肺栓塞导致心搏骤停的患者在复苏期间能从紧急溶栓中受益？

第二节　儿童基础和高级生命支持概述

1. 儿童基础和高级生命支持

2020 年版指南的《第四部分：儿童基础和高级生命支持》，包括儿童 OHCA 和 IH-CA 的治疗建议，包括复苏后救治和存活率。儿童心搏骤停的原因、治疗和结局与成人心搏骤停不同。例如，小儿心搏骤停更多是由呼吸引起的。指南包含了对儿童 BLS 和 ALS（不包括新生儿期）的建议，并以现有的最佳复苏科学理念作为基础。儿童 BLS 和 ALS 建议的扩展内容包括对患有肺动脉高压、先天性心脏病和心搏骤停后恢复儿童的救治。本执行概要重点介绍了自 2015 年以来儿童 BLS 和 ALS 的新建议和更新后的建议，我们相信这些建议将对心搏骤停患者的相关预后产生重大影响。关于儿科复苏的其他建议可以在《第七部分：救治系统》中找到。

2. 主要新增和更新的建议

通气频率：由于缺乏研究支持，以前的儿童心肺复苏通气频率是从成人数据推断出来的。儿童 CPR 通气频率的最新数据现已公布，尽管有限，但通气频率比以前的要高。在对辅助通气的婴儿和儿童进行 CPR 时，考虑到年龄和临床状况，将呼吸频率范围目标定为每 2~3 秒通气 1 次（20~30 次/分）可能是合理的做法。频率超出建议范围可能会造成血流动力学损害（2b 级，C-LD）。对于有脉搏但呼吸缺乏或不足的婴儿和儿童，每 2~3 秒（20~30 次/分）通气 1 次是合理的（2a 级，C-EO）。

有套囊气管导管：有套囊气管导管可以改善肺顺应性差患者的二氧化碳含量和通气状态，并可减少换管和重新插管的次数。在对婴儿和儿童进行气管插管时，选择有套囊气管导管比无套囊气管导管更为合理（2a 级，C-LD）。

环状软骨加压：在某些情况下环状软骨加压可能有用，但常规使用可能会阻碍喉镜检查和球囊—面罩通气时胸部抬高的显示。临床研究表明，常规使用环状软骨加压会降低插管成功率。在患儿进行气管插管期间不推荐常规使用环状软骨加压（3 级，C-LD），如果环状软骨加压干扰通气、妨碍插管速度或增加难度，应停止使用（3 级，C-LD）。

早期肾上腺素给药：CPR 期间使用肾上腺素可优化冠状动脉灌注压并维持脑灌注压。在心肺复苏术中早期使用肾上腺素会提高出院存活率。任何情况下对于儿科患者，合理的做法是在开始胸部按压后 5 分钟内给予初始剂量的肾上腺素（2a 级，C-LD）。

舒张压评估 CPR 质量：对于在心搏骤停时进行连续有创动脉血压监测的患者，实施人员使用舒张压评估 CPR 质量是合理的（2a 级，C-LD）。舒张压是冠状动脉血流的主要驱动力，虽然 CPR 期间的理想血压目标尚不清楚，但如果置入动脉导管的儿科患者在接受 CPR 时，舒张压可以用于指导干预。

心搏骤停后癫痫发作：心搏骤停后的癫痫发作很常见。许多是非惊厥性癫痫发作，若不借助脑电图监测则无法检测。如有可用资源，建议持续进行脑电图监测，以检测持续性脑病患者心搏骤停后的癫痫发作（1 级，C-LD）。建议对心搏骤停后的临床癫痫发作进行治疗（1 级，C-LD）。经征询专家意见，对心搏骤停后的非惊厥性癫痫持续状态进行治疗是合理的做法（2a 级，C-EO）。

康复和生存：心搏骤停后神经系统疾病很常见，应该进行持续性评估和干预，以支持出院后的患者。建议对儿科心搏骤停存活者进行康复服务评估（1 级，C-LD）。至少在心搏骤停后第一年对儿科心搏骤停存活者进行持续神经系统评估是合理的做法（2a级，C-LD）。

感染性休克：以前的 AHA 感染性休克管理指南包括积极的液体推注（20 mL/kg），但缺乏其他指导。在 2020 年版指南中，我们推荐了一种更合适的液体治疗法，并提供了血管升压药的建议。

对于感染性休克患者，应以 10 mL/kg 或 20 mL/kg 等分给予液体药剂并经常重新评估是合理的做法（2a级，C-LD）。提供者应在每次液体推注后重新评估患者的液体反应性和容量过载迹象（1级，C-LD）。

等渗晶体或胶体均可作为复苏的初始液体选择（2a级，B-R）。平衡或非平衡溶液均可作为复苏的液体选择（2a级，B-NR）。

对于液体抵抗性感染性休克的婴儿和儿童，使用肾上腺素或去甲肾上腺素作为初始血管活性注射药物是合理的做法（2a级，C-LD）。

阿片类药物过量：虽然阿片类药物过量的受害者大多数是成年人，但因探索性行为，阿片类药物滥用或自残暴露也导致了幼儿和青少年阿片类药物过量。阿片类药物过量会引起呼吸抑制，进而发展为呼吸骤停，然后是心搏骤停。儿童阿片类药物过量处理与成人相同。对于疑似阿片类药物过量的患者，如果有明显脉搏但无正常呼吸或仅有濒死叹息样呼吸（呼吸骤停），除了提供标准 PBLS 或 PALS 之外，施救者还可以通过肌内注射或鼻内给予纳洛酮治疗（2a级，B-NR）。对所有发生阿片类药物相关的危及生命紧急情况的无反应患者，在标准急救和非医务人员 BLS 规程的基础上辅以纳洛酮肌内注射或鼻内给药可能是合理的做法（2b级，C-EO）。这为非专业施救人员和医疗保健专业人员提供了新的阿片类药物相关紧急措施。

3. 认知差距

儿科复苏研究中一些最相关的差距包括：

心肺复苏时最佳的给药途径是静脉通路还是骨内通路？

无脉性心搏骤停时，应该在多长时间内注射第一剂肾上腺素？

随后的肾上腺素剂量应该是多少？

心肺复苏术时检查频率应该是多少？

心肺复苏术中最佳的胸部按压和通气比是多少？他们与年龄有关吗？当使用高级气道支持时，是否有所差异？

在 OHCA 或 IHCA 中，为特殊患者预先放置高级人工气道装置是有益的还是有害的？它们是否因心搏骤停的病因而不同？

超声心动图能否改善心肺复苏质量或心搏骤停的预后？

体外心肺复苏术对非心脏原因所致的 OHCA 和 IHCA 患儿有何作用？

心室颤动和无脉室性心动过速的最佳除颤时机和剂量是什么？

哪些临床工具可以用来帮助做出终止儿科 IHCA 和 OHCA 复苏的决定？

心搏骤停后的最佳目标血压是多少？

有哪些可靠的心搏骤停后预测方法？

应该提供哪些康复治疗和随访来改善心搏骤停后的预后？

治疗腺苷难治性室上性心动过速最有效、最安全的药物是什么？

第三节 新生儿生命支持概述

1. 新生儿生命支持

AHA 2020 版指南的《第五部分：新生儿生命支持》，为我们提供了有关如何遵循流程图的建议，包括预测和准备、分娩时脐带管理、初始操作、心率监测、呼吸支持、胸外按压、血管内通路和治疗、暂停和中止复苏、复苏后治疗以及人为因素和表现。与 Utstein 生存公式一致，2020 年版指南全面审查了新增和更新的新生儿复苏建议，包括基于已发表的医学文献研究和 ILCOR 已完成的最新证据审查。

2. 主要新增和更新的建议

皮肤接触：对于不需要复苏的健康新生儿，出生后即安排肌肤接触可以有效地改善母乳喂养、体温控制和血糖稳定性（2a 级，B-R）。一项 Cochrane 的系统评估发现，接受肌肤接触的健康婴儿更有可能在 1~4 个月大时进行母乳喂养。此外，通过肌肤接触，出生后的血糖明显较高，心肺稳定性也得到改善。

胎粪污染插管：对于在羊水胎粪污染情况下分娩出的无活力新生儿（伴有呼吸暂停或低效性呼吸），不建议进行带或不带气管吸引的常规喉镜检查（3 级，C-LD）。如有证据表明其在正压通气（positive-pressure ventilation，PPV）期间发生呼吸道梗阻，插管和气管内吸引可能是有益的做法（2a 级，C-EO）。仅在提供 PPV 后疑似气道梗阻时，才行气管内吸引。

血管通路：对于分娩时需要血管通路的婴儿，建议使用脐静脉路径（1 级，C-EO）。如果静脉通路不可行，可以使用骨内通路（2b 级，C-EO）。对 PPV 和胸外按压无反应的新生儿需要建立血管通路来输注肾上腺素和（或）容量扩充药物。脐静脉导管置入是产房中的首选技术。如果脐静脉通路不可行或者治疗是在产房外进行，则可选择骨内通路替代。

终止复苏：对于接受复苏的新生儿，如果仍无心率且已执行所有复苏步骤，应与医疗团队及患儿家属讨论是否停止复苏。变更治疗目标的合理时间范围是出生后约 20 分钟（1 级，C-LD）。出生约 20 分钟后如对复苏操作仍没有反应，则新生儿的存活概率很低。因此就中止复苏决定给出了建议时限，并强调在调整救治方向之前应与父母和复苏团队充分沟通。

3. 认知差距

新生儿复苏研究中一些最相关的差距包括：

分娩时脐带的最佳处理方式是什么，尤其是在疑似需要呼吸支持的婴儿中？

在复苏的所有阶段（包括启动 PPV 时、提供胸部按压时和复苏后）最佳的氧气运用方式是什么？

肾上腺素的最佳给药方式、时机和途径是什么？

检测和治疗血容量不足的最佳处理方式是什么？

在非产房环境中，应该如何调整新生儿复苏？

对于优化提供者和团队绩效，哪些策略最有效，包括培训方法、再培训间隔的频率以及简报、汇报和反馈的方式？

第四节　复苏教育科学概述

1. 复苏教育科学

2020 年版指南的《第六部分：复苏教育科学》包括关于复苏培训中各种教学设计特点的建议，如刻意练习、间隔学习、强化培训、团队合作和领导力培训、现场模拟训练、人体模型保真度、心肺复苏反馈设备、虚拟现实和游戏化学习以及课前准备。我们还讨论了支持非专业施救人员自主培训和应对阿片类药物过量的教育策略。第六部分的第二章节描述了特定的提供者注意事项如何影响教育干预的影响。我们提供建议来解决教育和提供心肺复苏术的意愿之间的差异，还概述了执业者的经验和参与 ACLS 课程如何影响心搏骤停患者的结果。与复苏教育科学相关的其他建议可以在《第七部分：救治系统》中找到。

2. 主要新增和更新建议

强化培训：在利用集中学习方法进行复苏培训时，建议实施强化课程（1 级，B-R）。目前大多数复苏课程采用的是集中学习的方式：持续数小时或数天的单期培训授课，外加每 1~2 年进行一次再培训。1 年内在复苏课程中增加强化培训（侧重于重复先前内容的短而频繁的课程形式）与提高 CPR 的技能相关。强化培训的频率应与学员可参与情况（培训越频繁，学员流失率越高）以及实施强化培训的配套资源相平衡。

分散学习：复苏培训时，使用分散学习方法代替集中学习方法是合理的（2a 级，B-R）。与传统集中学习 1 天或 2 天课程的方法不同，间隔学习方法将培训分成多个时间段，每个时间段之间的间隔为几周或几个月。每个间隔课程涉及新内容的呈现，并且包括复习先前学习的内容。儿科复苏训练中的两项随机临床试验报告称，与传统的单期培训授课方式相比，间隔学习法可提高学员对临床表现和技术技能（IO 插入、球囊—面罩通气）的认识。由于每节课都会介绍新内容和（或）技能，因此要求学员参加所有节次以确保完成课程。

刻意练习和精通学习：可以考虑将刻意练习和精通学习模型纳入 BLS 或 ALS 课程，以改善技能习得和表现（2b 级，B-NR）。刻意练习是一种培训方法，给学员设置要达到的特定目标，对其表现给予即时反馈，并留出充足的时间反复练习以提升表现。精通学习的定义是运用刻意练习培训和测试，其中包括一组条件，用于定义特定的通过标准表明学员已熟练掌握所学任务。有证据表明，将刻意练习和精通学习模式纳入 BLS 或 ALS 课程可从多个方面改善学习成果。将重复与反馈相结合，并留出足够的时间来获得能力，这是改善结果的关键因素。

现场教育：除传统训练之外，进行现场模拟复苏培训也是合理的做法（2a 级，C-LD）。现场模拟是指在实际的患者救治区域进行的培训活动，其优点是可提供更真实的培训环境。现场培训可以侧重于培养个别施救者的技能或团队协作发展技能，包括沟通、领导、角色分配和情景意识。与其他教育策略相结合时，现场培训能给学习成果带来正面影响。应权衡现场培训的优势和临床环境培训的风险。

非专业施救者培训：建议将自学、导师引导教学联合实践操作的综合方式作为面向非专业施救者的导师引导课程的替代方案。如果无法进行导师引导培训，建议对非专业施救人员进行自主培训（1 级，C-LD）。对非专业施救者（非医疗专业人员）的复苏培训的主要目标是提高旁观者即时心肺复苏成功率、使其学会使用 AED（自动体外除颤器），以及在 OHCA 期间及时启动应急响应系统。研究发现，自学或基于视频的教学可收到与导师引导的面向非专业施救者的 CPR 培训相同的效果。转向更具自主性的培训方式可能有助于增加训练有素非专业施救者的比例，进而在 OHCA 期间提高其可及性的概率。

培训学龄儿童：建议对初中和高中年龄段青少年开展有关如何进行高质量 CPR 的培训（1 级，C-LD）。培训学龄儿童执行 CPR 能够培养他们对提供 CPR 的信心和积极态度。面向这类群体开展 CPR 培训，有助于打造未来基于社区、训练有素的非专业施救者骨干队伍。

CPR 教育差异：消除 CPR 培训中的差异可以提高旁观者的心肺复苏率，并改善以往旁观者心肺复苏率较低人群的心搏骤停预后。社会经济地位较低的社区以及以非裔和西班牙裔人口为主的社区，实施旁观者 CPR 和接受 CPR 培训的比率往往较低。建议面向美国特定种族和族裔人群及社区开展有针对性、定制化的非专业人员 CPR 培训（1 级，B-NR）。建议以低社会经济地位人群和社区为目标，进行 CPR 培训和宣传工作（1 级，B-NR）。培训工作应考虑语言、经济和信息闭塞等障碍。

女性患者实施心肺复苏的障碍：女性患者接受旁观者 CPR 的概率也较低，这可能是因为旁观者担心对女性患者造成伤害，或是自己遭到不当触摸、性侵犯的指控。通过教育培训以及提高公众认知来为针对女性患者的旁观者 CPR 排除障碍是合理的做法（2a 级，C-LD）。有针对性的培训可能有助于克服这些障碍，提高女性患者的旁观者心肺复苏率。

参加 ACLS 课程：医疗专业人员参加成人 ACLS 课程或同等培训是合理的做法（2a 级，C-LD）。30 多年来，ACLS 课程一直是公认的急救人员复苏培训重要组成部分。研究表明，如果复苏团队中有一名或多名团队成员接受过 ACLS 培训，患者预后会更好。这项建议支持 ACLS 课程作为施救者的基础培训。

3. 认知差距

复苏教育研究中一些最相关的差距包括：

与教育结果或培训表现相比，哪些教育干预措施对现实世界的表现和临床结果影响最大？

如何组合或混合教学设计特点以优化结果？未来的研究应评估教学设计特点以提高混合方式使用时的协同效应（例如，将现场模拟培训作为强化课程）。

培训和发展复苏教师的最有效方法是什么？未来的研究应该评估各种发展策略对教师技能和学员成绩的影响。

第五节　救治系统概述

1. 救治系统

2020 年版指南的第七部分侧重于系统，强调与各种复苏情况和所有年龄段的人相关的要素。救治系统指南围绕生存链进行组织，从预防和早期识别心搏骤停开始，通过复苏到心搏骤停后的救治和存活。针对 OHCA 的建议包括社区倡议，以促进心搏骤停识别，正确使用心肺复苏术、公共除颤器，通过移动电话呼叫急救人员，以及更好地发挥紧急远程通信员的作用。与 IHCA 相关的是关于识别和稳定有发生心搏骤停风险的住院患者的建议。其他建议涉及临床汇报、运送到专门的心搏骤停中心、器官捐赠和绩效评估。

2. 主要新增和更新的建议

召集有意愿的旁观者：紧急调度系统应通过移动电话技术向有意愿的旁观者发出指示提醒附近发生了可能需要执行 CPR 或使用 AED 的事件（1 级，B-NR）。尽管非专业施救人员在改善 OHCA 预后方面的作用已得到公认，但大多数社区的旁观者 CPR 和 AED 使用率较低。移动电话（如短信和手机应用程序）可用于召集训练有素的普通公众到附近的活动中心协助心肺复苏术，并将这些应答者引导到最近的 AED。通过智能手机应用程序或短信向非专业施救者发出通知，与缩短旁观者反应时间、提高旁观者 CPR 成功率、加快除颤启动以及提高出院生存率有相关性。随着这项技术的普及，需要研究探索这些警报对不同患者、社区和地理环境中的心搏骤停预后的影响。

认知教具和核对表：在心肺复苏过程中，使用认知教具来提高医疗服务者的团队绩效可能是合理的（2b 级，C-LD）。认知教具是指在帮助个人和团队回忆信息、完成任务并遵守指南建议时的提示，比如袖珍卡片、海报、检查表、移动应用程序和助记符。尽管在创伤复苏中使用认知辅助设备提高了现场施救者对复苏指南的依从性，减少了错误，并提高了存活率，但尚无研究证据评估医疗团队在心搏骤停中使用它们的情况。

持续改进的数据：收集并评估数据以衡量质量并确定待改进之处。对治疗心搏骤停患者的组织来说，收集救治过程的数据和结果是合理的（2a 级，C-LD）。临床注册机构收集与心搏骤停相关的救治过程信息（例如 CPR 表现数据、除颤时间）以及救治结果（ROSC、存活率）的信息。收集的信息可用于提高救治质量。2020 年系统评估发现，在参与心搏骤停注册的组织和社区中心搏骤停患者存活率有所提高。

3. 认知差距

医疗系统研究中一些最相关的差距包括：

哪些干预措施提高了公众实施 CPR 和使用 AED 的意愿，特别是对旁观者反应率低的人群和社区？

即时 AED 输送，包括无人机运送的 AED，是否会增加及时除颤的患者数量并改善复苏结果？

哪些临床标准能准确识别 IHCA 风险增加的患者？

医院快速反应系统和团队的理想组成部分是什么？如何将这些因素纳入预防 IHCA 的现实且有效的应对模式中？

个人、团队和系统反馈达到最佳绩效的结构是什么？

在什么样的环境下，社区心肺复苏术和 AED 项目具有成本效益？

实施准则

在本执行概要中，我们概述了指南流程、建议和可转化为实践的认知差距。今后的工作可以侧重于评估建议的可行性和可接受性、成本效益及其对公平的影响，尽管这种评估不在本执行概要的讨论范围之内。

总结

心搏骤停仍然是一种发病率和死亡率相当高的疾病，广泛影响到不同年龄、性别、种族、地理和社会经济地位的人。虽然存活率略有提高，但要解决这种疾病的重大负担，仍有大量的工作要做。本执行概要概述了最新的或更新后的建议，这些建议基于严格的证据评估，并包含在 2020 年版指南中。

要在未来十年继续在解决这一问题上取得进展，需要进一步加强生存链和加强协调的救治系统。2020 年版指南中确定的认知差距指出了应该解决的至关重要的研究问题，这些问题代表着为复苏科学的未来发展方向提供资金的契机。制定指南是重要的第一步，它可以推动最终改善患者的预后。

【评注与解读】

2020 年 AHA 关于 CPR 及 ECC 指南中对最重要、最具争议或是会导致复苏培训及实践发生变化的复苏科学知识和指南建议进行了全面修订，并给出建议的依据。针对成人、儿童、新生儿的生命支持、复苏教育科学和救治系统共计提出 491 条具体建议，这些建议中有 161 条属于 1 级建议，293 条属于 2 级建议，此外有 37 条建议归入 3 级，其中 19 项为证据表明无益处，18 项为证据表明为有害。

1. 成人基础和高级生命支持

2015 年，在美国，约 35 万成人在经历非创伤性 OHCA 发作时有急救医疗服务（emergency medical services，EMS）人员参与救治。尽管近年有所进展，但仍只有不到 40% 的成人接受由非专业人员启动的 CPR，而仅有不足 12% 的成人在 EMS 到达之前接受了 AED 急救。经过显著改善后，OHCA 生存率自 2012 年以来已趋于稳定。此外，在美国医院收治的成人患者中约有 1.2% 发生 IHCA。与 OHCA 相比，IHCA 预后明显更好，并持续改善。

2020 年指南对有关成人 BLS 和 ACLS 的建议予以合并。主要新变化包括：

强化流程图和视觉辅助工具，为 BLS 和 ACLS 复苏场景提供易于记忆的指导。

再次强调非专业施救者尽早启动 CPR 的重要性。

再次确认先前有关肾上腺素给药的建议，重点突出早期肾上腺素给药。

建议利用实时视听反馈作为保持 CPR 质量的方法。

在 ACLS 复苏期间持续测量动脉血压和呼气末二氧化碳的做法可能有利于提高 CPR 质量。

根据最新证据，不建议常规使用双重连续除颤。

IV 通路是 ACLS 复苏期间给药的首选路径。如果不可建立静脉通路，也可接受 IO 通路。

ROSC 后的患者救治需要密切注意氧合情况、血压控制、经皮冠状动脉介入评估、目标体温管理以及多模式神经预测。

心搏骤停患者在初次住院后需经过较长恢复期，因此应正式评估其生理、认知和社会心理需求并给予相应支持。

复苏过后，组织非专业施救者、EMS 急救人员和医院医护人员进行分析总结，可能有益于呵护他们的身心健康。

孕妇心搏骤停管理以孕产妇复苏为重点，必要时准备及早实行围死亡期剖宫产，以挽救婴儿生命并提高母体复苏成功率。

向 IHCA 和 OHCA 生存链添加第六个环节"康复"。

2. 儿童基础及高级生命支持

在美国，每年有超过 20 000 名婴幼儿发生心搏骤停。尽管儿童 IHCA 后生存率提高，神经系统预后良好率相对较高，但儿童 OHCA 生存率仍然较差，婴儿尤其如此。2020 年指南已将婴儿、儿童和青少年的 PBLS 和 CPR 建议与 PALS 建议并入同一份文档。婴儿和儿童心搏骤停的原因与成人心搏骤停不同，越来越多的儿科特定证据支持这些建议。2020 年指南中的重要问题、主要更改和增强包括以下内容。

修改了流程图和视觉辅助工具，以纳入最佳科学知识，并为 PBLS 和 PALS 复苏实施人员提供了更清晰的信息。

根据儿童复苏的最新数据，针对所有儿童复苏场景，建议将辅助通气频率增至每 2 ~3 秒通气 1 次（每分钟通气 20 ~ 30 次）。

对于需要插管的任何年龄的患者，建议使用有套囊 ETT，以减少漏气现象及换管需要。

不再建议在插管期间常规使用环状软骨加压。

为最大限度增加获得良好复苏预后的概率，应尽早给予肾上腺素，理想情况下应在不可电击心律（心搏停止和无脉性电活动）心搏骤停后 5 分钟内给药。

对于动脉置管的患者，利用连续测量其动脉血压得到的反馈可改善 CPR 质量。

ROSC 之后应评估患者的癫痫发作；对癫痫持续状态和任何惊厥性癫痫发作者应予以治疗。

心搏骤停患者在初次住院后需经过较长康复期，因此应正式评估其生理、认知和社会心理需求并给予相应支持。

在需使用血管加压药物的情况下输注肾上腺素或去甲肾上腺素时，采用滴定式液体管理方法对于感染性休克的复苏是合适的。

依据成人数据大致推知，平衡血液成分复苏方案对于失血性休克的婴儿和儿童是合理的做法。

为婴儿、儿童和青少年 IHCA 新建儿童生存链。

向儿童 OHCA 生存链添加第六个环节"康复"，同时在新儿科 IHCA 生存链中纳入该环节。

3. 新生儿生命支持

在美国和加拿大，每年有逾 400 万婴儿出生。这些新生儿中，每 10 名就有 1 名需在帮助下才能从羊水包围的子宫环境中过渡到空气环境。每名新生儿均须由专人护理以使过渡顺利进行，护理人员需接受培训以适应自身角色，这一点至关重要。此外，需要协助完成过渡的新生儿当中有很大一部分存在并发症风险，需要经过额外培训的人员进行应对。所有围产期环境都应针对此类场景做好准备。新生儿复苏流程图描述了协助顺利过渡的过程，以新生儿普遍需求为起点，发展到应对高危新生儿需求的步骤。在 2020 年指南中，我们提供了有关如何遵循流程图的建议，包括预测和准备、分娩时脐带管理、初始操作、心率监测、呼吸支持、胸外按压、血管内通路和治疗、暂停和中止复苏、复苏后治疗以及人为因素和表现。在此重点介绍我们认为会对心搏骤停预后产生重大影响的新增和更新建议。

新生儿复苏需由接受过单人及团队培训的实施人员进行预测和准备。

大多数新生儿不需立即进行脐带结扎或复苏，可在出生后母婴肌肤接触期间再予以评估和监测。

预防低体温是新生儿复苏的重要关注点。因作为密切亲子关系、促进母乳喂养和保持正常体温的方式，使得健康婴儿肌肤接触护理的重要性得到了加强。

对于出生后需要支持的新生儿，肺部扩张和通气是首要任务。

心率上升是有效通气和对复苏干预有反应的最重要指标。

脉搏血氧饱和度用于指导给氧以及达到血氧饱和度目标。

不建议对在 MSAF 中出生的有活力或无活力婴儿进行常规气管内吸引。仅在提供 PPV 后疑似气道梗阻时，才使用气管内吸引。

如果采取了适当的通气纠正步骤（最好包括气管插管），但心率对通气的反应不佳，可以进行胸外按压。

应对心率、胸外按压和药物的反应进行心电图监测。

新生儿需要血管通路时，应首选脐静脉路径。静脉通路不可行时，可以考虑骨内路径。

如对胸外按压反应不佳，提供肾上腺素可能是合理的做法，最好通过血管内路径进行。

如对肾上腺素无反应且有与失血相符的病史或检查结果，新生儿可能需要扩容。

如果所有这些复苏步骤均已有效完成，而在 20 分钟后仍未出现心率反应，应与团队及患儿家属讨论调整救治方向。

4. 复苏教育科学

有效的教育是改善心搏骤停生存预后的关键变量。离开有效的教育，非专业施救者和医务人员将难以持续运用科学知识来支持心搏骤停循证治疗。循证教学设计对于改善医务人员表现以及心搏骤停患者相关预后至关重要。教学设计要点是其中的有效组成部分，也是复苏培训计划的关键要素，决定了向学员授课的方式和时间。在 2020 年指南中，我们就复苏培训中的各种教学设计要点给出了建议，并描述了各个具体的实施人员注意事项如何影响复苏教育。在这里，我们将重点介绍我们认为会对心搏骤停预后产生重大影响的新增和更新培训建议。

在生命支持培训中运用刻意练习和精熟学习方式，根据反馈反复练习技能，同时设定最低通过标准，这样可提高技能学习效果。

应将强化培训（短期再培训课程）添加到集中学习（基于传统课程）中，以协助维持 CPR 技能。如果学员个人可以参加所有课程，分多节课进行培训（分散学习）的方式优于集中学习。

对于非专业人员，建议进行自主培训，单独实施或结合教师主导培训均可，以提高他们执行 CPR 的意愿和能力。更多地采用自主培训可排除障碍，使非专业人员得到更广泛的 CPR 培训。

应当对初中和高中年龄段青少年进行培训，以帮助提供高质量 CPR。

现场培训（在实际临床场景中进行复苏教育）可用于增强学习效果和改善复苏表现。

虚拟现实（指利用计算机界面打造沉浸式环境）和游戏化学习（指与其他学员展开比赛和竞争）这两种方式可以纳入到面向非专业人员和医务人员的复苏培训当中。

非专业人员应接受有关如何应对阿片类药物过量患者的培训，包括纳洛酮给药。

旁观者 CPR 培训应当面向过往表现出较低旁观者 CPR 比率的特定社会经济、种族和族裔人群。CPR 培训应克服与性别相关的障碍，提高对女性患者执行旁观者 CPR 的比率。

EMS 系统应监测实施人员在治疗心搏骤停患者时接受的暴露程度。可通过实施针对性补充培训和（或）人员配置调整策略来支持给定 EMS 系统中实施人员之间的暴露差异。

所有医务人员都应完成成人 ACLS 课程或同等水平的课程。

应继续广泛开展 CPR 培训、集中培训、CPR 认知宣传和单纯按压式 CPR 推广活动，以增强向心搏骤停患者提供 CPR 的意愿、提高旁观者 CPR 普及率并改善 OHCA 预后。

5. 救治系统

心搏骤停后的存活有赖于建立涵盖人员、培训、设备和组织的有机体系。有意愿的旁观者、配有 AED 的业主、紧急服务远程通信人员以及在 EMS 系统工作的 BLS 和 ALS 实施人员，都可为成功复苏 OHCA 贡献力量。在医院内部，医师、护士、呼吸治疗专家、药剂师及其他专业人员的工作同样为复苏预后提供支持。成功复苏也离不开设备制造商、制药公司、复苏教师、指南编制人员及诸多其他人员的付出。长期生存有赖于家属和专业救治人员的支持，包括认知、生理和心理康复与恢复方面的专家。整个体系所有环节无不为全面提升救治质量而努力，这对于取得成功预后至关重要。

在初次住院后需经过较长康复期，这是复苏生存链的关键组成部分。

为公众执行 CPR 和使用 AED 的能力和意愿提供支持，可以改善社区中的复苏结果。

在需要 CPR 时利用移动电话技术向受过培训的非专业施救者发出提醒，这种新做法很有前景，值得进一步研究。

应急系统远程通信人员可以指示旁观者对成人和儿童执行单纯按压式 CPR。"无意识无呼吸则按压"（No-No-Go）逻辑框架在此适用。

早期预警评分系统和快速响应团队能够防范儿童和成人院内心搏骤停，但相关文献研究过于繁杂，难以厘清这些系统的哪些组成部分与该益处有相关性。

认知教具可以改善未受训非专业人员执行复苏时的表现，但在模拟环境中，使用教具会导致 CPR 开始时间延后。在这些系统取得完全认可之前，还需进行更多开发和研究。

令人惊讶的是，人们对有关认知教具对 EMS 或医院复苏团队表现的影响知之甚少。

尽管专门的心搏骤停中心可提供其他医院可能没有的规程和技术，但现有文献就这些方案和技术对复苏预后的影响所做结论不一。

团队反馈非常重要。结构化分析总结规程可提高复苏团队在后续复苏中的表现。

系统范围的反馈非常重要。实施结构化数据收集和审查可改善院内和院外的复苏过程和生存率。

【总结和建议】

在过去的 20 年里，由于高质量心肺复苏、复苏后积极治疗和体外生命支持的推广和不断完善，成人及儿童院内心搏骤停的预后有所改善，但是，院外成人及儿童心搏骤停的存活率也无明显升高。因此，持续改进心搏骤停患者的救治措施，以提高心搏骤停患者的生存率和生存质量，仍然是全世界急危重症学者共同关注的话题。随着患者的自主循环恢复（return of spontaneous circulation，ROSC）率逐步提高，复苏后康复在心搏骤停患者的诊疗过程中的作用日益突显。2020 年指南在原有院前院内"双五环"生命链的基础上增加复苏后康复环节，形成"双六环"生命链，并对"双六环"生命链中的重要环节进行更新。同时，也应注意指南主要关注的是复苏流程中临床实践的原则性描述，针对每一位患者，仍然需要根据实际情况制定个体化复苏方案，以期提高心搏骤停患者的救治成功率。

（1）2020 年指南对成人心肺复苏的措施加强推荐，尤其注重心搏骤停患者复苏后康复，并将其作为生命链的第六环，同时强调非专业施救者早期开始心肺复苏、肾上腺素的早期使用、实时视听反馈装置的应用、心肺复苏质量的生理监测、静脉通路优先于骨内通路、复苏后神经功能预后评估、心搏骤停孕妇的救治。但仍需开展 RCT 寻找更强有力的证据支持，以期提高成人心搏骤停患者的救治成功率，改善其远期神经功能预后。

（2）近年来，儿童和新生儿复苏科学取得了显著的进步，这与许多研究人员在实验室和临床中做出的努力密不可分。虽然 2020 年指南进行了全面的修订，但也强调了还需要根据临床情况进行更细化的研究，以优化儿童和新生儿心肺复苏和心血管急救技术。随着未来新证据的出现和技术水平的发展，指南也将不断更新。同时，也应注意指南主要关注的是复苏流程中临床实践的原则性描述，针对每一位患儿，仍需要根据实际情况制定个体化复苏方案。

（3）中国新生儿复苏项目专家组在 2016 年发表了《中国新生儿复苏指南（北京修订）》，接着以 2016 年美国儿科学会和美国心脏协会出版的《新生儿复苏教程》（第 7 版）为基础，将其中主要的更新进行归纳总结，并结合我国现状进行修改，于 2018 年发表了《国际新生儿复苏教程更新及中国实施意见》。这两份中国指南内容相通，一以贯之，都是围绕 2015 年国际新生儿复苏及后续更新文件，充分考虑中国新生儿复苏的实际情况，提出的符合中国国情的新生儿复苏的建议。可以将此次指南建议加入到我国的新版新生儿复苏指南更新中。

（4）未来复苏教育的重点，宜着眼于指南提出的几个问题，即鼓励施救者根据自己的实践经历对教育效果和救治成功率之间的因果关系进行评估；鼓励施救者对教育强度与教育效果两者之间的成本效益进行分析；对于特定地域、特定人群如何进行个性化的培训方案的制订与实施等的研究。复苏教育学对提高救治生存率和 CPR 的培训普及率而言，仍旧任重而道远，尚需要研究者持续的、深远的研究。突发心搏骤停可能发生在任何场所、任何时候，包括医院、家中和公共场所等，除了专业医疗救治人员，每个旁观者都可能成为施救者。因此，有效的复苏医学教育是提高心搏骤停患者存活率的关键。复苏教育的 10 个课程设计要点显著影响教学效果，我们应结合本指南以及我国实际情况制订更加科学的复苏教育计划。

（吕传柱）

参考文献

1. National Academy of Sciences. Cardiopulmonary resuscitation. JAMA, 1966, 198: 372 - 379.

2. Standards for cardiopulmonary resuscitation (CPR) and emergency cardiac care (ECC), 3: advancedlife support. JAMA, 1974, 227(suppl): 852 - 860.

3. Standards and guidelines for cardiopulmonary resuscitation (CPR) and emergency cardiac care (ECC). JA-

MA, 1980, 244: 453 – 509.

4. Standards and guidelines for cardiopulmonary resuscitation (CPR) and emergency cardiac care (ECC): National Academy of Sciences-National Research Council. JAMA, 1986, 255: 2905 – 2989.

5. Guidelines for cardiopulmonary resuscitation and emergency cardiac care: Emergency Cardiac Care Committee and Subcommittees, American Heart Association, Part I: introduction. JAMA, 1992, 268: 2171 – 2183.

6. The American Heart Association in collaboration with the International Liaison Committee on Resuscitation. Guidelines 2000 for Cardiopulmonary Resuscitation and Emergency Cardiovascular Care: Part 6: advanced cardiovascular life support: 7D: the tachycardia algorithms. Circulation, 2000, 102(suppl): I158 – I165.

7. ECC Committee, Subcommittees, Task Forces of the American Heart Association. 2005 American Heart Association Guidelines for Cardiopulmonary Resuscitation and Emergency Cardiovascular Care. Circulation, 2005, 112(1): 1 – 203.

8. FIELD JM, HAZINSKI MF, SAYRE MR, et al. Part 1: executive summary: 2010 American Heart Association Guidelines for Cardiopulmonary Resuscitation and Emergency Cardiovascular Care. Circulation, 2010, 122(3): 640 – 656.

9. NEUMAR RW, SHUSTER M, CALLAWAY CW, et al. Part 1: executive summary: 2015 American Heart Association Guidelines Update for Cardiopulmonary Resuscitation and Emergency Cardiovascular Care. Circulation, 2015, 132(2): 315 – 367.

10. VIRANI SS, ALONSO A, BENJAMIN EJ, et al. On behalf of the American Heart Association Council on Epidemiology and Prevention Statistics Committee and Stroke StatisticsSubcommittee. Heart disease and stroke statistics-2020 update: a report from the American Heart Association. Circulation, 2020, 141: 139 – 596.

11. HOLMBERG M J, ROSS C E, FITZMAURICE G M, et al. Annual Incidence of Adult and Pediatric In-Hospital Cardiac Arrest in the United States. Circ Cardiovasc Qual Outcomes, 2019, 12: 005580.

12. PERLMAN J M, RISSER R. Cardiopulmonary resuscitation in the delivery room: associated clinical events. Arch Pediatr Adolesc Med, 1995, 149: 20 – 25.

13. BARBER C A, WYCKOFF M H. Use and efficacy of endotracheal versus intravenous epinephrine during neonatal cardiopulmonary resuscitation in the delivery room. Pediatrics, 2006, 118: 1028 – 1034.

14. CUMMINS R O, ORNATO J P, THIES W H, et al. Improving survival from sudden cardiac arrest: the "chain of survival" concept. A statement for health professionals from the Advanced Cardiac Life Support Subcommittee and the Emergency Cardiac Care Committee, American Heart Association. Circulation, 1991, 83(5): 1832 – 1847.

15. AZIZ K, LEE H C, ESCOBEDO M B, et al. Part 5: neonatal resuscitation: 2020 American Heart Association Guidelines for Cardiopulmonary Resuscitation and Emergency Cardiovascular Care. Circulation, 2020, 142(2): 524 – 550.

16. SØR EIDE E, MORRISON L, HILLMAN K, et al. Utstein Formula for Survival Collaborators. The formula for survival in resuscitation. Resuscitation, 2013, 84: 1487 – 1493.

17. CHENG A, MAGID D J, AUERBACH M, et al. Part 6: resuscitation education science: 2020 American Heart Association Guidelines for Cardiopulmonary Resuscitation and Emergency Cardiovascular Care. Circulation, 2020, 142(2): 551 – 579.

18. BERG K M, CHENG A, PANCHAL A R, et al. On behalf of the Adult Basic and Advanced Life Support, Pediatric Basic and Advanced Life Support, Neonatal Life Support, and Resuscitation Education Science Writing Groups. Part 7: systems of care: 2020 American Heart Association Guidelines for Cardiopulmonary

Resuscitation and Emergency Cardiovascular Care. Circulation, 2020, 142(2): 580 – 604.

19. MAGID D J, AZIZ K, CHENG A, et al. Part 2: evidence evaluation and guidelines development: 2020 American Heart Association Guidelines for Cardiopulmonary Resuscitation and Emergency Cardiovascular Care. Circulation, 2020, 142(2): 358 – 365.

20. PANCHAL A R, BARTOS J A, CABAÑAS J G, et al. On behalf of the Adult Basic and Advanced Life Support Writing Group. Part 3: adult basic and advanced life support: 2020 American Heart Association Guidelines for Cardiopulmonary Resuscitation and Emergency Cardiovascular Care. Circulation, 2020, 142(2): 366 – 468.

21. TOPJIAN A A, RAYMOND T T, ATKINS D, et al. On behalf of the Pediatric Basic and Advanced Life Support Collaborators. Part 4: pediatric basic and advanced life support: 2020 American Heart Association Guidelines for Cardiopulmonary Resuscitation and Emergency Cardiovascular Care. Circulation, 2020, 142(2): 469 – 523.

22. American Heart Association. Coronavirus (COVID-19) resources for CPR training & resuscitation. https://cpr.heart.org/en/resources/coronaviruscovid19-resources-for-cpr-training. Accessed June 24, 2020.

23. International Liaison Committee on Resuscitation. Continuous evidence evaluation guidance and templates. https://www.ilcor.org/documents/continuous-evidence-evaluation-guidance-and-templates. Accessed December 31, 2019.

24. Institute of Medicine (US) Committee of Standards for Systematic Reviews of Comparative Effectiveness Research. Finding What Works in Health Care: Standards for Systematic Reviews. Washington, DC: The National Academies Press, 2011.

25. TRICCO A C, LILLIE E, ZARIN W, et al. PRISMA Extension for Scoping Reviews (PRISMA-ScR): Checklist and Explanation. Ann Intern Med, 2018, 169(7): 467 – 473.

26. PRISMA. PRISMA for scoping reviews. http://www.prisma-statement.org/Extensions/ScopingReviews. Accessed December 31, 2019.

27. International Liaison Committee on Resuscitation (ILCOR). Continuous evidenceevaluationguidance and templates: 2020 evidence update worksheet final. https://www.ilcor.Org/docume-nts/continuous-eviden-ceevaluation-guidance-and-templates#Templates. AccessedDecember 31, 2019.

28. International Liaison Committee on Resuscitation (ILCOR). Continuous evidence evaluation guidance and templates: 2020 evidence update process final. https://www.ilcor.org/documents/continuous-evidence-evaluationguidance-and-templates. Accessed December 31, 2019.

29. GUYATT GH, OXMAN AD, VIST GE, et al. GRADE: an emerging consensus on rating quality of evidence and strength of recommendations. BMJ, 2008, 336(7650): 924 – 926.

30. 2010 American Heart Association Guidelines for Cardiopulmonary Resuscitation and Emergency Cardiovascular Care Science. Circulation, 2010, 122(suppl 3): S640 – S946.

31. NEUMAR R W, SHUSTER M, CALLAWAY C W, et al. 2015 American Heart Association Guidelines Update for Cardiopulmonary Resuscitation and Emergency Cardiovascular Care. Circulation, 2015, 132(suppl 2): S315 – S367.

32. ATKINS DL, DE CAEN AR, BERGER S, et al. 2017 American Heart Association Focused Update on Pediatric Basic Life Support and Cardiopulmonary Resuscitation Quality: An Update to the American Heart Association Guidelines for Cardiopulmonary Resuscitation and Emergency Cardiovascular Care. Circulation, 2018, 137(1): e1 – e6.

33. CHARLTON NP, PELLEGRINO JL, KULE A, et al. 2019 American Heart Association and American Red

Cross Focused Update for First Aid: Presyncope: An Update to the American Heart Association and American Red Cross Guidelines for First Aid. Circulation, 2019, 140(24): e931 – e938.

34. DUFF JP, TOPJIAN A, BERG MD, et al. 2018 American Heart Association Focused Update on Pediatric Advanced Life Support: An Update to the American Heart Association Guidelines for Cardiopulmonary Resuscitation and Emergency Cardiovascular Care. Circulation, 2018, 138(23): e731 – e739.

35. DUFF JP, TOPJIAN AA, BERG MD, et al. 2019 American Heart Association Focused Update on Pediatric Advanced Life Support: An Update to the American Heart Association Guidelines for Cardiopulmonary Resuscitation and Emergency Cardiovascular Care. Circulation., 2019, 140(24): e904 – e914.

36. DUFF JP, TOPJIAN AA, BERG MD, et al. 2019 American Heart Association focused update on pediatric basic life support: an update to the American Heart Association guidelines for cardiopulmonary resuscitation and emergency cardiovascular care. Circulation, 2019, 140(24): e915 – e921.

37. ESCOBEDO MB, AZIZ K, KAPADIA VS, et al. 2019 American Heart Association Focused Update on Neonatal Resuscitation: An Update to the American Heart Association Guidelines for Cardiopulmonary Resuscitation and Emergency Cardiovascular Care. Circulation, 2019, 140(24): e922 – e930.

38. KLEINMAN ME, GOLDBERGER ZD, REA T, et al. 2017 American Heart Association Focused Update on Adult Basic Life Support and Cardiopulmonary Resuscitation Quality: An Update to the American Heart Association Guidelines for Cardiopulmonary Resuscitation and Emergency Cardiovascular Care. Circulation, 2018, 137(1): e7 – e13.

39. PANCHAL AR, BERG KM, CABAÑAS JG, et al. 2019 American Heart Association Focused Update on Systems of Care: Dispatcher-Assisted Cardiopulmonary Resuscitation and Cardiac Arrest Centers: An Update to the American Heart Association Guidelines for Cardiopulmonary Resuscitation and Emergency Cardiovascular Care. Circulation, 2019, 140(24): e895 – e903.

40. PANCHAL AR, BERG KM, HIRSCH KG, et al. 2019 American Heart Association focused update on advanced cardiovascular life support: use of advanced airways, vasopressors, and extracorporeal cardiopulmonary resuscitation during cardiac arrest: an update to the American Heart Association guidelines for cardiopulmonary resuscitation and emergency cardiovascular care. Circulation, 2019, 140(24): e881 – e894.

41. PANCHAL AR, BERG KM, KUDENCHUK PJ, et al. 2018 American Heart Association Focused Update on Advanced Cardiovascular Life Support Use of Antiarrhythmic Drugs During and Immediately After Cardiac Arrest: An Update to the American Heart Association Guidelines for Cardiopulmonary Resuscitation and Emergency Cardiovascular Care. Circulation, 2018, 138(23): e740 – e749.

42. NOLAN JP, MACONOCHIE I, SOAR J, et al. Executive summary: 2020 International Consensus on Cardiopulmonary Resuscitation and Emergency Cardiovascular Care Science With Treatment Recommendations. Circulation, 2020, 142(suppl1): S2 – S27.

43. MORLEY PT, ATKINS DL, FINN JC, et al. Evidence evaluation process and management of potential conflicts of interest: 2020 International Consensus on Cardiopulmonary Resuscitation and Emergency Cardiovascular Care Science With Treatment Recommendations. Circulation, 2020, 142(suppl1): S28 – S40.

44. OLASVEENGEN TM, MANCINI ME, PERKINS GD, et al. Adult Basic Life Support Collaborators. Adult basic life support: 2020 International Consensus on Cardiopulmonary Resuscitation and Emergency Cardiovascular Care Science With Treatment Recommendations. Circulation, 2020, 142(suppl 1): S41 – S91.

45. MACONOCHIE IK, AICKIN R, HAZINSKI MF, et al. on behalf of the Pediatric Life Support Collaborators. Pediatric life support: 2020 International Consensus on Cardiopulmonary Resuscitation and Emergency Cardiovascular Care Science With Treatment Recommendations. Circulation, 2020, 142(suppl 1): S140 –

S184.

46. WYCKOFF MH, WYLLIE J, AZIZ K, et al. on behalf of the Neonatal Life Support Collaborators. Neonatal life support: International Consensus on Cardiopulmonary Resuscitation and Emergency Cardiovascular Care Science With Treatment Recommendations. Circulation, 2020, 142(suppl 1): S185 – S221.

47. GREIF R, BHANJI F, BIGHAM BL, et al. Education, implementation, and teams: 2020 International Consensus on Cardiopulmonary Resuscitation and Emergency Cardiovascular Care Science With Treatment Recommendations. Circulation, 2020, 142(suppl 1): S222 – S283.

48. BERG KM, SOAR J, ANDERSEN LW, et al. Adult advanced life support: 2020 International Consensus on Cardiopulmonary Resuscitation and Emergency Cardiovascular Care Science With Treatment Recommendations. Circulation, 2020, 142(suppl 1): S92 – S139.

49. LEVINE GN, O'GARA PT, BECKMAN JA, et al. Recent Innovations, Modifications, and Evolution of ACC/AHA Clinical Practice Guidelines: An Update for Our Constituencies: A Report of the American College of Cardiology/American Heart Association T ask Force on Clinical Practice Guidelines. Circulation, 2019, 139(17): e879 – e886.

50. CONSIDINE J, GAZMURI RJ, PERKINS GD, et al. Chest compression components (rate, depth, chest wall recoil and leaning): A scoping review. Resuscitation, 2020, 146: 188 – 202.

51. STIELL IG, BROWN SP, NICHOL G, et al. Resuscitation Outcomes Consortium Investigators. What is the optimal chest compression depth during out-of-hospital cardiac arrest resuscitation of adult patients? Circulation, 2014, 130(22): 1962 – 1970.

52. STIELL IG, BROWN SP, CHRISTENSON J, et al. Resuscitation Outcomes Consortium (ROC) Investigators. What is the role of chest compression depth during out-of-hospital cardiac arrest resuscitation? Crit Care Med, 2012, 40(4): 1192 – 1198.

53. EDELSON DP, ABELLA BS, KRAMER-JOHANSEN J, et al. Effects of compression depth and preshock pauses predict defibrillation failure during cardiac arrest. Resuscitation, 2006, 71(2): 137 – 145.

54. BABBS CF, KEMENY AE, QUAN W, et al. A new paradigm for human resuscitation research using intelligent devices. Resuscitation, 2008, 77(3): 306 – 315.

55. HWANG SO, CHA KC, KIM K, et al. A randomized controlled trial of compression rates during cardiopulmonary resuscitation. J Korean Med Sci, 2016, 31(9): 1491 – 1498.

56. WHITE L, ROGERS J, BLOOMINGDALE M, et al. Dispatcher-assisted cardiopulmonary resuscitation: risks for patients not in cardiac arrest. Circulation, 2010, 121(1): 91 – 97.

57. HALEY KB, LERNER EB, PIRRALLO RG, et al. The frequency and consequences of cardiopulmonary resuscitation performed by bystanders on patients who are not in cardiac arrest. Prehosp Emerg Care, 2011, 15(2): 282 – 287.

58. MORIWAKI Y, SUGIYAMA M, TAHARA Y, et al. Complications of bystander cardiopulmonary resuscitation for unconscious patients without cardiopulmonary arrest. J Emerg Trauma Shock, 2012, 5(1): 3 – 6.

59. TANAKA Y, NISHI T, TAKASE K, et al. Survey of a protocol to increase appropriate implementation of dispatcher-assisted cardiopulmonary resuscitation for out-of-hospital cardiac arrest. Circulation, 2014, 129(17): 1751 – 1760.

60. BECK LR, OSTERMAYER DG, PONCE JN, et al. Effectiveness of Prehospital Dual Sequential Defibrillation for Refractory Ventricular Fibrillation and Ventricular T achycardia Cardiac Arrest. Prehosp Emerg Care, 2019, 23(5): 597 – 602.

61. MAPP JG, HANS AJ, DARRINGTON AM, et al. Prehospital Research and Innovation in Military and Ex-

peditionary Environments (PRIME) Research Group. Prehospital Double Sequential Defibrillation: A Matched Case-Control Study. Acad Emerg Med, 2019, 26(9): 994 – 1001.

62. ROSS EM, REDMAN TT, HARPER SA, et al. Dual defibrillation in out-of-hospital cardiac arrest: A retrospective cohort analysis. Resuscitation, 2016, 106: 14 – 17.

63. EMMERSON AC, WHITBREAD M, FOTHERGILL RT. Double sequential defibrillation therapy for out-of-hospital cardiac arrests: The London experience. Resuscitation, 2017, 117: 97 – 101.

64. CHESKES S, DORIAN P, FELDMAN M, et al. Double sequential external defibrillation for refractory ventricular fibrillation: the DOSE VF pilot randomized controlled trial. Resuscitation, 2020, 150: 178 – 184.

65. GRANFELDT A, AVIS SR, LIND PC, et al. Intravenous vs. intraosseous administration of drugs during cardiac arrest: A systematic review. Resuscitation, 2020,149: 150 – 157.

66. FEINSTEIN BA, STUBBS BA, REA T, et al. Intraosseous compared to intravenous drug resuscitation in out-of-hospital cardiac arrest. Resuscitation, 2017, 117: 91 – 96.

67. KAWANO T, GRUNAU B, SCHEUERMEYER FX, et al. Intraosseous vascular access is associated with lower survival and neurologic recovery among patients with out-of-hospital cardiac arrest. Ann Emerg Med, 2018, 71(5): 588 – 596.

68. CLEMENCY B, T ANAKA K, MAY P, et al. Intravenous vs. intraosseous access and return of spontaneous circulation during out of hospital cardiac arrest. Am J Emerg Med, 2017, 35(2): 222 – 226.

69. NGUYEN L, SUAREZ S, DANIELS J, et al. Effect of intravenous versus intraosseous access in prehospital cardiac arrest. Air Med J, 2019, 38(3): 147 – 149.

70. JACOBS IG, FINN JC, JELINEK GA, et al. Effect of adrenaline on survival in out-of-hospital cardiac arrest: a randomised doubleblind placebo-controlled trial. Resuscitation, 2011, 82(9): 1138 – 1143.

71. PERKINS GD, JI C, DEAKIN CD, et al. A Randomized Trial of Epinephrine in Out-of-Hospital Cardiac Arrest. N Engl J Med, 2018, 379(8): 711 – 721.

72. HOLMBERG MJ, ISSA MS, MOSKOWITZ A, et al. International Liaison Committee on resuscitation advanced life support T ask force collaborators. vasopressors during adult cardiac arrest: a systematic review and meta-analysis. Resuscitation, 2019, 139: 106 – 121.

73. DEZFULIAN C, ORKIN AM, MARON BA, et al. Opioid-associated out-of-hospital cardiac arrest: distinctive clinical features and implications for healthcare and public responses: a scientific statement from the American Heart Association. Circulation, 2021, 143(16): e836 – e870.

74. JEEJEEBHOY FM, ZELOP CM, LIPMAN S, et al. Cardiac Arrest in Pregnancy: A Scientific Statement From the American Heart Association. Circulation, 2015, 132(18): 1747 – 1773.

75. DIJKMAN A, HUISMAN CM, SMIT M, et al. Cardiac arrest in pregnancy: increasing use of perimortem caesarean section due to emergency skills training? BJOG, 2010, 117(3): 282 – 287.

76. PAGE-RODRIGUEZ A, GONZALEZ-SANCHEZ JA. Perimortem cesarean section of twin pregnancy: case report and review of the literature. Acad Emerg Med, 1999, 6(10): 1072 – 1074.

77. CARDOSI RJ, PORTER KB. Cesarean delivery of twins during maternal cardiopulmonary arrest. Obstet Gynecol, 1998, 92(4 Pt 2): 695 – 697.

78. REES SG, THURLOW JA, GARDNER IC, et al. Maternal cardiovascular consequences of positioning after spinal anaesthesia for Caesarean section: left 15 degree table tilt vs. left lateral. Anaesthesia, 2002, 57(1): 15 – 20.

79. MENDONCA C, GRIFFITHS J, ATELEANU B, et al. Hypotension following combined spinal-epidural anaesthesia for Caesarean section. Left lateral position vs. tilted supine position. Anaesthesia, 2003, 58(5):

428 － 431.

80. CALLAWAY CW, DONNINO MW, FINK EL, et al. Part 8: post-cardiac arrest care: 2015 American Heart Association Guidelines Update for Cardiopulmonary Resuscitation and Emergency Cardiovascular Care. Circulation, 2015, 132(suppl 2): 465 － 482.

81. GEOCADIN RG, CALLAWAY CW, FINK EL, et al. Standards for studies of neurological prognostication in comatose survivors of cardiac arrest: a scientific statement from the american heart association. Circulation, 2019, 140(9): e517 － e542.

82. SAMANIEGO EA, MLYNASH M, CAULFIELD AF, et al. Sedation confounds out-come prediction in cardiac arrest survivors treated with hypothermia. Neurocritical care, 2011, 15(1): 113 － 119.

83. SAWYER KN, CAMP-ROGERS TR, KOTINI-SHAH P, et al. Sudden cardiac arrest survivorship: a scientific statement from the American Heart Association. Circulation, 2020, 141(12): e654 － e685.

84. WILDER SCHAAF KP, ARTMAN LK, PEBERDY MA, et al. Anxiety, depression, and PTSD following cardiac arrest: a systematic review of the literature. Resuscitation, 2013, 84(7): 873 － 877.

85. PRESCIUTTI A, VERMA J, PAVOL M, et al. Posttraumatic stress and depressive symptoms characterize cardiac arrest survivors' perceived recovery at hospital discharge. Gen Hosp Psychiatry, 2018, 53: 108 － 113.

86. PRESCIUTTI A, SOBCZAK E, SUMNER JA, et al. The impact of psychological distress on long-term recovery perceptions in survivors of cardiac arrest. J Crit Care, 2019, 50: 227 － 233.

87. LILJA G, NILSSON G, NIELSEN N, et al. Anxiety and depression among out-of-hospital cardiac arrest survivors. Resuscitation, 2015, 97: 68 － 75.

88. NOLAN JP, SOAR J, CARIOU A, et al. European Resuscitation Council and European Society of Intensive Care Medicine 2015 guidelines for post-resuscitation care. Intensive Care Med, 2015, 41(12): 2039 － 2056.

89. MOULAERT VR, VERBUNT JA, BAKX WG, et al. "Stand still., and move on", a new early intervention service for cardiac arrest survivors and their caregivers: rationale and description of the intervention. Clin Rehabil, 2011, 25(10): 867 － 879.

90. COWAN MJ, PIKE KC, BUDZYNSKI HK. Psychosocial nursing therapy following sudden cardiac arrest: impact on two-year survival. Nurs Res, 2001, 50(2): 68 － 76.

91. SUTTON RM, REEDER RW, LANDIS WP, et al. Ventilation Rates and Pediatric In-Hospital Cardiac Arrest Survival Outcomes. Crit Care Med, 2019, 47(11): 1627 － 1636.

92. CHEN L, ZHANG J, PAN G, et al. Cuffed versus uncuffed endotracheal tubes in pediatrics: a meta-analysis. Open Med(Wars), 2018, 13: 366 － 373.

93. SHI F, XIAO Y, XIONG W, et al. Cuffed versus uncuffed endotracheal tubes in children: a meta-analysis. J Anesth, 2016, 30(1): 3 － 11.

94. DE ORANGE FA, ANDRADE RG, LEMOS A, et al. Cuffed versus uncuffed endotracheal tubes for general anaesthesia in children aged eight years and under. Cochrane Database Syst Rev, 2017, 11(11): CD011954.

95. CHAMBERS NA, RAMGOLAM A, SOMMERFIELD D, et al. Cuffed vs. uncuffed tracheal tubes in children: a randomised controlled trial comparing leak, tidal volume and complications. Anaesthesia, 2018, 73(2): 160 － 168.

96. DE WIT M, PEELEN LM, VAN WOLFSWINKEL L, et al. The incidence of postoperative respiratory complications: A retrospective analysis of cuffed vs uncuffed tracheal tubes in children 0 － 7 years of age. Paedi-

atr Anaesth, 2018, 28(3): 210 – 217.

97. SCHWEIGER C, MAROSTICA PJ, SMITH MM, et al. Incidence of post-intubation subglottic stenosis in children: prospective study. J Laryngol Otol, 2013, 127(4): 399 – 403.

98. DORSEY DP, BOWMAN SM, KLEIN MB, et al. Perioperative use of cuffed endotracheal tubes is advantageous in young pediatric burn patients. Burns, 2010, 36(6): 856 – 860.

99. KOJIMA T, LAVERRIERE EK, OWEN EB, et al. Clinical impact of external laryngeal manipulation during laryngoscopy on tracheal intubation success in critically ill children. Pediatr Crit Care Med, 2018, 19 (2): 106 – 114.

100. KOJIMA T, HARWAYNE-GIDANSKY I, SHENOI AN, et al. Cricoid Pressure During Induction for Tracheal Intubation in Critically Ill Children: A Report From National Emergency Airway Registry for Children. Pediatr Crit Care Med, 2018, 19(6): 528 – 537.

101. Andersen LW, Berg KM, Saindon BZ, et al. Time to Epinephrine and Survival After Pediatric In-Hospital Cardiac Arrest. JAMA, 2015, 314(8): 802 – 810.

102. LIN YR, WU MH, CHEN TY, et al. Time to epinephrine treatment is associated with the risk of mortality in children who achieve sustained ROSC after traumatic out-of-hospital cardiac arrest. Crit Care, 2019, 23 (1): 101.

103. LIN YR, LI CJ, HUANG CC, et al. Early Epinephrine Improves the Stabilization of Initial Post-resuscitation Hemodynamics in Children With Nonshockable Out-of-Hospital Cardiac Arrest. Front Pediatr, 2019, 7: 220.

104. FUKUDA T, KONDO Y, HAYASHIDA K, et al. Time to epinephrine and survival after paediatric out-of-hospital cardiac arrest. Eur Heart J Cardiovasc Pharmacother, 2018, 4(3): 144 – 151.

105. BERG RA, SUTTON RM, REEDER RW, et al. Association Between Diastolic Blood Pressure During Pediatric In-Hospital Cardiopulmonary Resuscitation and Survival. Circulation, 2018, 137 (17): 1784 – 1795.

106. HERMAN ST, ABEND NS, BLECK TP, et al. Consensus statement on continuous EEG in critically ill adults and children, part I: indications. J Clin Neurophysiol, 2015, 32(2): 87 – 95.

107. ABEND NS, TOPJIAN A, ICHORD R, et al. Electroencephalographic monitoring during hypothermia after pediatric cardiac arrest. Neurology, 2009, 72(22): 1931 – 1940.

108. TOPJIAN AA, GUTIERREZ-COLINA AM, SANCHEZ SM, et al. Electrographic status epilepticus is associated with mortality and worse short-term outcome in critically ill children. Crit Care Med, 2013, 41(1): 215 – 223.

109. OSTENDORF AP, HARTMAN ME, FRIESS SH. Early Electroencephalographic Findings Correlate With Neurologic Outcome in Children Following Cardiac Arrest. Pediatr Crit Care Med, 2016, 17 (7): 667 – 676.

110. BROPHY GM, BELL R, CLAASSEN J, et al. Guidelines for the evaluation and management of status epilepticus. Neurocrit Care, 2012, 17(1): 3 – 23.

111. TOPJIAN AA, SÁNCHEZ SM, SHULTS J, et al. Early Electroencephalographic Background Features Predict Outcomes in Children Resuscitated From Cardiac Arrest. Pediatr Crit Care Med, 2016, 17(6): 547 – 557.

112. MOLER FW, SILVERSTEIN FS, HOLUBKOV R, et al. Therapeutic hypothermia after out-of-hospital cardiac arrest in children. N Engl J Med, 2015, 372(20): 1898 – 1908.

113. MOLER FW, SILVERSTEIN FS, HOLUBKOV R, et al. Therapeutic hypothermia after in-hospital cardiac

arrest in children. N Engl J Med, 2017, 376(4): 318 – 329.

114. SLOMINE BS, SILVERSTEIN FS, PAGE K, et al. Relationships between three and twelve month outcomes in children enrolled in the therapeutic hypothermia after pediatric cardiac arrest trials. Resuscitation, 2019, 139: 329 – 336.

115. SLOMINE BS, SILVERSTEIN FS, CHRISTENSEN JR, et al. Neurobehavioural outcomes in children after In-Hospital cardiac arrest. Resuscitation, 2018, 124: 80 – 89.

116. SLOMINE BS, SILVERSTEIN FS, CHRISTENSEN JR, et al. Neuropsychological Outcomes of Children 1 Year After Pediatric Cardiac Arrest: Secondary Analysis of 2 Randomized Clinical Trials. JAMA Neurol, 2018, 75(12): 1502 – 1510.

117. SLOMINE BS, SILVERSTEIN FS, CHRISTENSEN JR, et al. Neurobehavioral outcomes in children after out-of-hospital cardiac arrest. Pediatrics, 2016, 137(4): e20153412.

118. VAN ZELLEM L, BUYSSE C, MADDEROM M, et al. Long-term neuropsychological outcomes in children and adolescents after cardiac arrest. Intensive Care Med, 2015, 41(6): 1057 – 1066.

119. VAN ZELLEM L, UTENS EM, LEGERSTEE JS, et al. Cardiac arrest in children: long-t erm health status and healthrelated quality of life. Pediatr Crit Care Med, 2015, 16(8): 693 – 702.

120. VAN ZELLEM L, UTENS EM, MADDEROM M, et al. Cardiac arrest in infants, children, and adolescents: long-term emotional and behavioral functioning. Eur J Pediatr, 2016, 175(7): 977 – 986.

121. TOPJIAN AA, SCHOLEFIELD BR, PINTO NP, et al. P-COSCA (Pediatric Core Outcome Set for Cardiac Arrest) in children: an advisory statement from the International Liaison Committee on Resuscitation. Circulation, 2020, 142(16): e246 – e261.

122. TOPJIAN AA, DE CAEN A, WAINWRIGHT MS, et al. Pediatric Post-Cardiac Arrest Care: A Scientific Statement From the American Heart Association. Circulation, 2019, 140(6): e194 – e233.

123. INWALD DP, CANTER R, WOOLFALL K, et al. Restricted fluid bolus volume in early septic shock: results of the Fluids in Shock pilot trial. Archives of disease in childhood, 2019, 104(5): 426 – 431.

124. VAN PARIDON BM, SHEPPARD C, GARCIA GUERRA G, et al. Timing of antibiotics, volume, and vasoactive infusions in children with sepsis admitted to intensive care. Crit Care, 2015, 19(1): 293.

125. SANKAR J, ISMAIL J, SANKAR MJ, et al. Fluid Bolus Over 15 – 20 Versus 5 – 10 Minutes Each in the First Hour of Resuscitation in Children With Septic Shock: A Randomized Controlled Trial. Pediatr Crit Care Med, 2017, 18(10): e435 – e445.

126. MEDEIROS DN, FERRANTI JF, DELGADO AF, et al. Colloids for the Initial Management of Severe Sepsis and Septic Shock in Pediatric Patients: A Systematic Review. Pediatr Emerg Care, 2015, 31(11): e11 – e16.

127. BALAMUTH F, KITTICK M, MCBRIDE P, et al. Pragmatic Pediatric Trial of Balanced Versus Normal Saline Fluid in Sepsis: The PRoMPT BOLUS Randomized Controlled Trial Pilot Feasibility Study. Acad Emerg Med, 2019, 26(12): 1346 – 1356.

128. WEISS SL, KEELE L, BALAMUTH F, et al. Crystalloid Fluid Choice and Clinical Outcomes in Pediatric Sepsis: A Matched Retrospective Cohort Study. J Pediatr, 2017, 182: 304 – 310.

129. EMRATH ET, FORTENBERRY JD, TRAVERS C, et al. Resuscitation With Balanced Fluids Is Associated With Improved Survival in Pediatric Severe Sepsis. Crit Care Med, 2017, 45(7): 1177 – 1183.

130. VENTURA AM, SHIEH HH, BOUSSO A, et al. Double-Blind Prospective Randomized Controlled Trial of Dopamine Versus Epinephrine as First-Line Vasoactive Drugs in Pediatric Septic Shock. Crit Care Med, 2015, 43(11): 2292 – 2302.

131. RAMASWAMY KN, SINGHI S, JAYASHREE M, et al. Double Blind Randomized Clinical Trial Comparing Dopamine and Epinephrine in Pediatric Fluid-Refractory Hypotensive Septic Shock. Pediatr Crit Care Med, 2016, 17(11): e502 – e512.

132. DAVIS AL, CARCILLO JA, ANEJA RK, et al. American College of Critical Care Medicine Clinical Practice Parameters for Hemodynamic Support of Pediatric and Neonatal Septic Shock. Crit Care Med, 2017, 45(6): 1061 –1093.

133. LAMPIN ME, ROUSSEAUX J, BOTTE A, et al. Noradrenaline use for septic shock in children: doses, routes of administration and complications. Acta Paediatr, 2012, 101(9): e426 – e430.

134. DEEP A, GOONASEKERA CD, WANG Y, et al. Evolution of haemodynamics and outcome of fluid-refractory septic shock in children. Intensive Care Med, 2013, 39(9): 1602 –1609.

135. WEISS SL, PETERS MJ, ALHAZZANI W, et al. Surviving Sepsis Campaign International Guidelines for the Management of Septic Shock and Sepsis-Associated Organ Dysfunction in Children. Pediatr Crit Care Med, 2020, 21(2): e52 – e106.

136. KELLY LK, PORTA NF, GOODMAN DM, et al. Inhaled prostacyclin for term infants with persistent pulmonary hypertension refractory to inhaled nitric oxide. J Pediatr, 2002, 141(6): 830 –832.

137. KERR D, KELLY AM, DIETZE P, et al. Randomized controlled trial comparing the effectiveness and safety of intranasal and intramuscular naloxone for the treatment of suspected heroin overdose. Addiction, 2009, 104(12): 2067 –2074.

138. WANGER K, BROUGH L, MACMILLAN I, et al. Intravenous vs subcutaneous naloxone for out-of-hospital management of presumed opioid overdose. Acad Emerg Med, 1998, 5(4): 293 –299.

139. BARTON ED, COLWELL CB, WOLFE T, et al. Efficacy of intranasal naloxone as a needleless alternative for treatment of opioid overdose in the prehospital setting. J Emerg Med, 2005, 29(3): 265 –271.

140. ROBERTSON TM, HENDEY GW, STROH G, et al. Intranasal naloxone is a viable alternative to intravenous naloxone for prehospital narcotic overdose. Prehosp Emerg Care, 2009, 13(4): 512 –515.

141. CETRULLO C, DI NINO GF, MELLONI C, et al. Naloxone antagonism toward opiate analgesic drugs. Clinical experimental study. Minerva Anestesiol, 1983, 49(4): 199 –204.

142. OSTERWALDER JJ. Naloxone for intoxications with intravenous heroin and heroin mixtures-harmless or hazardous? A prospective clinical study. J Toxicol Clin Toxicol, 1996, 34: 409 –416.

143. SPORER KA, FIRESTONE J, ISAACS SM. Out-of-hospital treatment of opioid overdoses in an urban setting. Acad Emerg Med, 1996, 3(7): 660 –667.

144. STOKLAND O, HANSEN TB, NILSEN JE. [Prehospital treatment of heroin intoxication in Oslo in 1996]. Tidsskr Nor Laegeforen, 1998, 118(20): 3144 –3146.

145. BUAJORDET I, NAESS AC, JACOBSEN D, et al. Adverse events after naloxone treatment of episodes of suspected acute opioid overdose. Eur J Emerg Med, 2004, 11(1): 19 –23.

146. CANTWELL K, DIETZE P, FLANDER L. The relationship between naloxone dose and key patient variables in the treatment of non-fatal heroin overdose in the pre-hospital setting. Resuscitation, 2005, 65(3): 315 –319.

147. BOYD JJ, KUISMA MJ, ALASPÄÄ AO, et al. Recurrent opioid toxicity after pre-hospital care of presumed heroin overdose patients. Acta Anaesthesiol Scand, 2006, 50(10): 1266 –1270.

148. NIELSEN K, NIELSEN SL, SIERSMA V, et al. Treatment of opioid overdose in a physician-based prehospital EMS: frequency and long-term prognosis. Resuscitation, 2011, 82(11): 1410 –1413.

149. WAMPLER DA, MOLINA DK, MCMANUS J, et al. No deaths associated with patient refusal of transport

after naloxone-reversed opioid overdose. Prehosp Emerg Care, 2011, 15(3): 320 – 324.

150. KELLY AM, KERR D, DIETZE P, et al. Randomised trial of intranasal versus intramuscular naloxone in pre-hospital treatment for suspected opioid overdose. Med J Aust, 2005, 182(1): 24 – 27.

151. MOORE ER, BERGMAN N, ANDERSON GC, et al. Early skin-to-skin contact for mothers and their healthy newborn infants. Cochrane Database Syst Rev, 2016, 11(11): CD003519.

152. DE ALMEIDA MF, GUINSBURG R, VELAPHI S, et al. Intravenous vs. intraosseus administration of drugs during car-diacarrest: International Liaison Committee on Resuscitation (ILCOR) Neonatal Life Support Task Force, 2019.

153. FOGLIA EE, WEINER G, DE ALMEIDA MF, et al. Impact of duration of intensive resuscitation (NLS# 895): syste-matic review: International Liaison Committee on Resuscitation (ILCOR) Neonatal Life Support Task Force, 2020.

154. CHENG A, NADKARNI VM, MANCINI MB, et al. Resuscitation Education Science: Educational Strategies to Improve Outcomes From Cardiac Arrest: A Scientific Statement From the American Heart Association. Circulation, 2018, 138(6): e82 – e122.

155. ANDERSON R, SEBALDT A, LIN Y, et al. Optimal training frequency for acquisition and retention of high-quality CPR skills: A randomized trial. Resuscitation, 2019, 135: 153 – 161.

156. LIN Y, CHENG A, GRANT VJ, et al. Improving CPR quality with distributed practice and real-time feed-back in pediatric healthcare providers-A randomized controlled trial. Resuscitation, 2018, 130: 6 – 12.

157. O'DONNELL CM, SKINNER AC. An evaluation of a short course in resuscitation training in a district general hospital. Resuscitation, 1993, 26(2): 193 – 201.

158. OERMANN MH, KARDONG-EDGREN SE, ODOM-MARYON T. Effects of monthly practice on nursing students' CPR psychomotor skill performance. Resuscitation, 2011, 82(4): 447 – 453.

159. KARDONG-EDGREN S, OERMANN MH, ODOM-MARYON T. Findings from a nursing student CPR study: implications for staff development educators. J Nurses Staff Dev, 2012, 28(1): 9 – 15.

160. NISHIYAMA C, IWAMI T, MURAKAMI Y, et al. Effectiveness of simplified 15-min refresher BLS training program: a randomized controlled trial. Resuscitation, 2015, 90: 56 – 60.

161. SULLIVAN NJ, DUVAL-ARNOULD J, TWILLEY M, et al. Simulation exercise to improve retention of cardiopulmonary resuscitation priorities for in-hospital cardiac arrests: A randomized controlled trial. Resuscitation, 2015, 86: 6 – 13.

162. PATOCKA C, CHENG A, SIBBALD M, et al. A randomized education trial of spaced versus massed instruction to improve acquisition and retention of paediatric resuscitation skills in emergency medical service (EMS) providers. Resuscitation, 2019, 141: 73 – 80.

163. PATOCKA C, KHAN F, DUBROVSKY AS, et al. Pediatric resuscitation training-instruction all at once or spaced over time? Resuscitation, 2015, 88: 6 – 11.

164. KUROSAWA H, IKEYAMA T, ACHUFF P, et al. A randomized, controlled trial of in situ pediatric advanced life support recertification ("pediatric advanced life support reconstructed") compared with standard pediatric advanced life support recertification for ICU frontline providers ∗. Crit Care Med, 2014, 42 (3): 610 – 618.

165. ERICSSON KA. Deliberate practice and the acquisition and maintenance of expert performance in medicine and related domains. Acad Med, 2004, 79(10 suppl): S70 – 81.

166. MCGAGHIE WC. When I say ... mastery learning. Med Educ, 2015, 49(6): 558 – 559.

167. MAGEE MJ, FARKOUH-KAROLESKI C, ROSEN TS. Improvement of Immediate Performance in Neo-

natal Resuscitation Through Rapid Cycle Deliberate Practice Training. J Grad Med Educ, 2018, 10(2): 192 – 197.

168. DIEDERICH E, LINEBERRY M, BLOMQUIST M, et al. Balancing Deliberate Practice and Reflection: A Randomized Comparison Trial of Instructional Designs for Simulation-Based Training in Cardiopulmonary Resuscitation Skills. Simul Healthc, 2019, 14(3): 175 – 181.

169. BRAUN L, SAWYER T, SMITH K, et al. Retention of pediatric resuscitation performance after a simulation-based mastery learning session: a multicenter randomized trial. Pediatr Crit Care Med, 2015, 16(2): 131 – 138.

170. CORDERO L, HART BJ, HARDIN R, et al. Deliberate practice improves pediatric residents' skills and team behaviors during simulated neonatal resuscitation. Clin Pediatr (Phila), 2013, 52(8): 747 – 752.

171. HUNT EA, DUVAL-ARNOULD JM, CHIME NO, et al. Integration of in-hospital cardiac arrest contextual curriculum into a basic life support course: a randomized, controlled simulation study. Resuscitation, 2017, 114: 127 – 132.

172. HUNT EA, DUVAL-ARNOULD JM, NELSON-MCMILLAN KL, et al. Pediatric resident resuscitation skills improve after "rapid cycle deliberate practice" training. Resuscitation, 2014, 85(7): 945 – 951.

173. JEFFERS J, EPPICH W, TRAINOR J, et al. Development and Evaluation of a Learning Intervention T argeting First-Year Resident Defibrillation Skills. Pediatr Emerg Care, 2016, 32(4): 210 – 216.

174. REED T, PIROTTE M, MCHUGH M, et al. Simulation-Based Mastery Learning Improves Medical Student Performance and Retention of Core Clinical Skills. Simul Healthc, 2016, 11(3): 173 – 180.

175. KURUP V, MATEI V, RAY J. Role of in-situ simulation for training in healthcare: opportunities and challenges. Curr Opin Anaesthesiol, 2017, 30(6): 755 – 760.

176. GOLDSHTEIN D, KRENSKY C, DOSHI S, et al. In situ simulation and its effects on patient outcomes: a systematic review. BMJ Simulation and Technology Enhanced Learning, 2020, 6: 3 – 9.

177. ROSEN MA, HUNT EA, PRONOVOST PJ, et al. In situ simulation in continuing education for the health care professions: a systematic review. J Contin Educ Health Prof, 2012, 32(4): 243 – 254.

178. STEINEMANN S, BERG B, SKINNER A, et al. In situ, multidisciplinary, simulation-based teamwork training improves early trauma care. J Surg Educ, 2011, 68(6): 472 – 477.

179. CLARKE SO, JULIE IM, YAO AP, et al. Longitudinal exploration of in situ mock code events and the performance of cardiac arrest skills. BMJ Simul Technol Enhanc Learn, 2019, 5(1): 29 – 33.

180. RUBIO-GURUNG S, PUTET G, T OUZET S, et al. In situ simulation training for neonatal resuscitation: an RCT. Pediatrics, 2014, 134(3): e790 – e797.

181. SAQE-ROCKOFF A, CIARDIELLO AV, SCHUBERT FD. Low-Fidelity, In-Situ Pediatric Resuscitation Simulation Improves RN Competence and Self-Efficacy. J Emerg Nurs, 2019, 45(5): 538 – 544. e1.

182. KATZNELSON JH, WANG J, STEVENS MW, et al. Improving Pediatric Preparedness in Critical Access Hospital Emergency Departments: Impact of a Longitudinal In Situ Simulation Program. Pediatr Emerg Care, 2018, 34(1): 17 – 20.

183. REDER S, CUMMINGS P, QUAN L. Comparison of three instructional methods for teaching cardiopulmonary resuscitation and use of an automatic external defibrillator to high school students. Resuscitation, 2006, 69(3): 443 – 453.

184. ROPPOLO LP, PEPE PE, CAMPBELL L, et al. Prospective, randomized trial of the effectiveness and retention of 30-min layperson training for cardiopulmonary resuscitation and automated external defibrillators: The American Airlines Study. Resuscitation, 2007, 74(2): 276 – 285.

185. DE VRIES W, TURNER NM, MONSIEURS KG, et al. Comparison of instructor-led automated external defibrillation training and three alternative DVD-based training methods. Resuscitation, 2010, 81(8): 1004 – 1009.

186. SARAÇ L, OK A. The effects of different instructional methods on students' acquisition and retention of cardiopulmonary resuscitation skills. Resuscitation, 2010, 81(5): 555 – 561.

187. ZELEKE BG, BISWAS ES, BISWAS M. Teaching Cardiopulmonary Resuscitation to Young Children (<12 Years Old). Am J Cardiol, 2019, 123(10): 1626 – 1627.

188. SCHMID KM, GARCÍA RQ, FERNANDEZ MM, et al. Teaching Hands-Only CPR in Schools: A Program Evaluation in San José, Costa Rica. Ann Glob Health, 2018, 84(4): 612 – 617.

189. LI H, SHEN X, XU X, et al. Bystander cardiopulmonary resuscitation training in primary and secondary school children in China and the impact of neighborhood socioeconomic status: A prospective controlled trial. Medicine (Baltimore), 2018, 97(40): e12673.

190. PAGLINO M, CONTRI E, BAGGIANI M, et al. A video-based training to effectively teach CPR with long-term retention: the ScuolaSalvaVita. it ("SchoolSavesLives. it") project. Intern Emerg Med, 2019, 14 (2): 275 – 279.

191. MAGID KH, HEARD D, SASSON C. Addressing Gaps in Cardiopulmonary Resuscitation Education: Training Middle School Students in Hands-Only Cardiopulmonary Resuscitation. J Sch Health, 2018, 88 (7): 524 – 530.

192. ANDREWS T, PRICE L, MILLS B, et al. Young adults' perception of mandatory CPR training in Australian high schools: a qualitative investigation. Austr J Paramedicine, 2018: 15.

193. ALOUSH S, TUBAISHAT A, ALBASHTAWY M, et al. Effectiveness of Basic Life Support Training for Middle School Students. J Sch Nurs, 2019, 35(4): 262 – 267.

194. GABRIEL IO, ALUKO JO. Theoretical knowledge and psychomotor skill acquisition of basic life support training programme among secondary school students. World J Emerg Med, 2019, 10(2): 81 – 87.

195. BROWN LE, CARROLL T, LYNES C, et al. CPR skill retention in 795 high school students following a 45-minute course with psychomotor practice. Am J Emerg Med, 2018, 36(6): 1110 – 1112.

196. BROOKOFF D, KELLERMANN AL, HACKMAN BB, et al. Do blacks get bystander cardiopulmonary resuscitation as often as whites? Ann Emerg Med, 1994, 24(6): 1147 – 1150.

197. VADEBONCOEUR TF, RICHMAN PB, DARKOH M, et al. Bystander cardiopulmonary resuscitation for out-of-hospital cardiac arrest in the Hispanic vs the non-Hispanic populations. Am J Emerg Med, 2008, 26 (6): 655 – 660.

198. ANDERSON ML, COX M, AL-KHATIB SM, et al. Rates of cardiopulmonary resuscitation training in the United States. JAMA Intern Med, 2014, 174(2): 194 – 201.

199. FOSBØL EL, DUPRE ME, STRAUSS B, et al. Association of neighborhood characteristics with incidence of out-of-hospital cardiac arrest and rates of bystander-initiated CPR: implications for community-based education intervention. Resuscitation, 2014, 85(11): 1512 – 1517.

200. BLEWER AL, SCHMICKER RH, MORRISON LJ, et al. Resuscitation Outcomes Consortium Investigators. Variation in Bystander Cardiopulmonary Resuscitation Delivery and Subsequent Survival From Out-of-Hospital Cardiac Arrest Based on Neighborhood-Level Ethnic Characteristics. Circulation, 2020, 141(1): 34 – 41.

201. MITCHELL MJ, STUBBS BA, EISENBERG MS. Socioeconomic status is associated with provision of bystander cardiopulmonary resuscitation. Prehosp Emerg Care, 2009, 13(4): 478 – 486.

202. VAILLANCOURT C, LUI A, DE MAIO VJ, et al. Socioeconomic status influences bystander CPR and survival rates for out-of-hospital cardiac arrest victims. Resuscitation, 2008, 79(3): 417 – 423.

203. CHIANG WC, KO PC, CHANG AM, et al. Bystander-initiated CPR in an Asian metropolitan: does the socioeconomic status matter? Resuscitation, 2014, 85(1): 53 – 58.

204. MONCUR L, AINSBOROUGH N, GHOSE R, et al. Does the level of socioeconomic deprivation at the location of cardiac arrest in an English region influence the likelihood of receiving bystander-initiated cardiopulmonary resuscitation? Emerg Med J, 2016, 33(2): 105 – 108.

205. DAHAN B, JABRE P, KARAM N, et al. Impact of neighbourhood socio-economic status on bystander cardiopulmonary resuscitation in Paris. Resuscitation, 2017, 110: 107 – 113.

206. BROWN TP, BOOTH S, HAWKES CA, et al. Characteristics of neighbourhoods with high incidence of out-of-hospital cardiac arrest and low bystander cardiopulmonary resuscitation rates in England. Eur Heart J Qual Care Clin Outcomes, 2019, 5(1): 51 – 62.

207. LIU KY, HAUKOOS JS, SASSON C. Availability and quality of cardiopulmonary resuscitation information for Spanish-speakingpopulation on the Internet. Resuscitation, 2014, 85(1): 131 – 137.

208. YIP MP, ONG B, TU SP, et al. Diffusion of cardiopulmonary resuscitation training to Chinese immigrants with limited english proficiency. Emerg Med Int, 2011, 2011: 685249.

209. MEISCHKE H, TAYLOR V, CALHOUN R, et al. Preparedness for cardiac emergencies among Cambodians with limited English proficiency. J Community Health, 2012, 37(1): 176 – 180.

210. SASSON C, HAUKOOS JS, BOND C, et al. Barriers and facilitators to learning and performing cardiopulmonary resuscitation in neighborhoods with low bystander cardiopulmonary resuscitation prevalence and high rates of cardiac arrest in Columbus, OH. Circ Cardiovasc Qual Outcomes, 2013, 6(5): 550 – 558.

211. SASSON C, HAUKOOS JS, BEN-YOUSSEF L, et al. Barriers to calling 911 and learning and performing cardiopulmonary resuscitation for residents of primarily Latino, high-risk neighborhoods in Denver, Colorado. Ann Emerg Med, 2015, 65(5): 545 – 552.

212. BLEWER AL, IBRAHIM SA, LEARY M, et al. Cardiopulmonary resuscitation training disparities in the United States. J Am Heart Assoc, 2017, 6(5): e006124.

213. ABDULHAY NM, TOTOLOS K, MCGOVERN S, et al. Socioeconomic disparities in layperson CPR training within a large U. S. city. Resuscitation, 2019, 141: 13 – 18.

214. SASSON C, KEIRNS CC, SMITH DM, et al. Examining the contextual effects of neighborhood on out-of-hospital cardiac arrest and the provision of bystander cardiopulmonary resuscitation. Resuscitation, 2011, 82(6): 674 – 679.

215. ROOT ED, GONZALES L, PERSSE DE, et al. A tale of two cities: the role of neighborhood socioeconomic status in spatial clustering of bystander CPR in Austin and Houston. Resuscitation, 2013, 84(6): 752 – 759.

216. BECKER TK, Gul SS, Cohen SA, et al. Public perception towards bystander cardiopulmonary resuscitation. Emerg Med J, 2019, 36(11): 660 – 665.

217. PERMAN SM, SHELTON SK, KNOEPKE C, et al. Public Perceptions on Why Women Receive Less Bystander Cardiopulmonary Resuscitation Than Men in Out-of-Hospital Cardiac Arrest. Circulation, 2019, 139(8): 1060 – 1068.

218. BLEWER AL, MCGOVERN SK, SCHMICKER RH, et al. Resuscitation Outcomes Consortium (ROC) Investigators. Gender Disparities Among Adult Recipients of Bystander Cardiopulmonary Resuscitation in the Public. Circ Cardiovasc Qual Outcomes, 2018, 11(8): e004710.

219. KRAMER CE, WILKINS MS, DAVIES JM, et al. Does the sex of a simulated patient affect CPR? Resuscitation, 2015, 86: 82 – 87.

220. CAMP BN, PARISH DC, ANDREWS RH. Effect of advanced cardiac life support training on resuscitation efforts and survival in a rural hospital. Ann Emerg Med, 1997, 29(4): 529 – 533.

221. DANE FC, RUSSELL-LINDGREN KS, PARISH DC, et al. In-hospital resuscitation: association between ACLS training and survival to discharge. Resuscitation, 2000, 47(1): 83 – 87.

222. LOWENSTEIN SR, SABYAN EM, LASSEN CF, et al. Benefits of training physicians in advanced cardiac life support. Chest, 1986, 89(4): 512 – 516.

223. MAKKER R, GRAY-SIRACUSA K, EVERS M. Evaluation of advanced cardiac life support in a community teaching hospital by use of actual cardiac arrests. Heart Lung, 1995, 24(2): 116 – 120.

224. MORETTI MA, CESAR LA, NUSBACHER A, et al. Advanced cardiac life support training improves long-term survival from inhospital cardiac arrest. Resuscitation, 2007, 72(3): 458 – 465.

225. POTTLE A, BRANT S. Does resuscitation training affect outcome from cardiac arrest? Accid Emerg Nurs, 2000, 8(1): 46 – 51.

226. SANDERS AB, BERG RA, BURRESS M, et al. The efficacy of an ACLS training program for resuscitation from cardiac arrest in a rural community. Ann Emerg Med, 1994, 23(1): 56 – 59.

227. SODHI K, SINGLA MK, SHRIVASTAVA A. Impact of advanced cardiac life support training program on the outcome of cardiopulmonary resuscitation in a tertiary care hospital. Indian J Crit Care Med, 2011, 15 (4): 209 – 212.

228. LOCKEY A, LIN Y, CHENG A. Impact of adult advanced cardiac life support course participation on patient outcomes-A systematic review and meta-analysis. Resuscitation, 2018, 129: 48 – 54.

229. GIROTRA S, VAN DIEPEN S, NALLAMOTHU BK, et al. Regional variation in out-of-hospital cardiac arrest survival in the United States. Circulation, 2016, 133(22): 2159 – 2168.

230. ZIJLSTRA JA, STIEGLIS R, RIEDIJK F, et al. Local lay rescuers with AEDs, alerted by text messages, contribute to early defibrillation in a Dutch out-of-hospital cardiac arrest dispatch system. Resuscitation, 2014, 85(11): 1444 – 1449.

231. BERGLUND E, CLAESSON A, NORDBERG P, et al. A smartphone application for dispatch of lay responders to out-of-hospital cardiac arrests. Resuscitation, 2018, 126: 160 – 165.

232. FLETCHER KA, BEDWELL WL. Cognitive aids: design suggestions for the medical field. Proc Int Symp Human Factors Ergonomics Health Care, 2014, 3: 148 – 152.

233. FITZGERALD M, CAMERON P, MACKENZIE C, et al. Trauma resuscitation errors and computer-assisted decision support. Arch Surg, 2011, 146(2): 218 – 225.

234. BERNHARD M, BECKER TK, NOWE T, et al. Introduction of a treatment algorithm can improve the early management of emergency patients in the resuscitation room. Resuscitation, 2007, 73(3): 362 – 373.

235. KELLEHER DC, CARTER EA, WATERHOUSE LJ, et al. Effect of a checklist on advanced trauma life support task performance during pediatric trauma resuscitation. Acad Emerg Med, 2014, 21(10): 1129 – 1134.

236. LASHOHER A, SCHNEIDER EB, JUILLARD C, et al. Implementation of the World Health Organization Trauma Care Checklist Program in 11 Centers Across Multiple Economic Strata: Effect on Care Process Measures. World J Surg, 2017, 41(4): 954 – 962.

第二部分

证据评估和指南制定

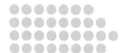

摘要

《美国心脏协会心肺复苏和心血管急救指南（2020 版）》是基于对复苏文献资料的大量研究，并由 AHA 与国际复苏联络委员会共同进行广泛的证据评估后编写。负责成人基本和高级生命支持、儿科基本和高级生命支持、新生儿生命支持、复苏教育科学及救治系统的编写小组，一起起草、审查和批准指南中的建议，并给每个建议标记一个推荐级别（如强度）和证据水平（如质量）。2020 版指南内容按知识块组成，这些知识块根据特定主题或管理问题被分成独立的信息模块。2020 版指南通过了主题专家的盲审，同时也通过了 AHA 科学咨询和协调委员会、AHA 执行委员会的审查并得以发表。为了尽量降低在制定指南的过程中出现偏倚或不当影响的风险，美国心脏协会制定了严格的利益冲突政策和规则管理。任何参与指南制定过程的人都披露了自己所有的商业关系和其他潜在的利益冲突。

第一章
2020 版 AHA 指南的制定过程

第一节　方法和证据审查

2020 版指南旨在为心肺复苏和心血管急救提供一个全面而简洁的指南汇编。指南内容包括成人基本和高级生命支持、儿科基本和高级生命支持、新生儿生命支持、复苏教育科学及救治系统，这些内容均由美国心脏协会与国际复苏联络委员会（简称 ILCOR）在结合大量文献资料进行广泛的证据评估后编写，详细内容可见《2020 年心肺复苏和心血管急救推荐要点》（CoSTR）。

在证据审查过程中，AHA 不仅与 ILCOR 工作组合作，也和 ILCOR 中的其他成员委员会合作。由方法学专家组成的 ILCOR 科学咨询委员会，创建了一套用于证据评估的审查流程。《美国心脏协会心肺复苏和心血管急救指南（2015 版）》（以下称 2015 版指南）的更新主要依赖于使用系统综述的方法，而 2020 版指南则使用三种类型的证据审核方法（系统综述、范围综述和证据更新），每一种方法都对已发表的证据进行了描述，这有助于促进指南的发展。

1. 证据审查的方法

系统综述

第一种证据审查方法是系统综述。根据美国国家医学研究院的建议，采用推荐、评估、发展和评价分级工作组（GRADE）提出的方法进行综述。每个国际复苏联络委员会工作小组通过使用 PICOST（人群、干预、对比、结局、研究设计、时间框架）方法，找到需要优先解决的问题，并确定要报告的重要成果。工作组还在 MEDLINE、Embase 和 Cochrane 图书馆数据库上对相关的出版物进行了详细的搜索，并筛选出已确定的出版物进行进一步评估。

两名系统审查员通过使用一系列标准或评估工具对每一项相关研究进行了偏倚风险评估，其中随机对照试验（RCTs）采用 Cochrane 和 GRADE 标准，诊断准确性研究采用诊断准确性研究质量评价工具（QUADAS-2）用于告知治疗或预后问题的观察及干预研究采用 GRADE 标准，除了评估科学偏差，Cochrane 偏倚风险评估工具还考虑了研究作者的资金来源和潜在利益冲突。审查员创建了包含所有研究结局信息的证据概要表。根据研究方法、偏倚的 GRADE 等级范围、不一致性、间接性、不精确性和发表偏倚，将证据的质量（对效果估计的可信度）分为高、中、低或者极低（表 2-1、表 2-2）。审查员们在评估过程中出现的分歧，均可通过与科学咨询委员会工作组的代表讨论和协商一致解决，如果仍有分歧，则由更大的 ILCOR 工作组解决。

表 2-1 推荐强度和证据确定性评估标准的等级术语

推荐强度			
强烈推荐＝我们推荐		弱推荐＝我们建议	
效果确定性的评估标准			
研究设计	效果确定性开始的层次	降低的情况	升高的情况
随机试验	高或中	偏倚风险 不一致性 间接性 不精确性 结果偏倚	明显效果 剂量反应 当结果显示呈无效果时，所有可能的混淆情形都将降低已证明的效果或暗示虚假的效果
观察试验	低或极低		

表 2-2 GREAD 术语

偏倚风险	随机试验的研究局限性，包括缺乏分配隐蔽性、缺乏盲法、对患者和结局事件的不完全统计、选择性的结局报告偏差和早期停药获益。观察性研究中的研究局限性，包括未能应用适当的合格标准、暴露和结局的错误测量、未能充分控制混杂因素以及未完成随访。
不一致性	结局不一致的标准包括以下内容：各研究之间的点估计差异很大；配置项显示很少或没有重叠；异质性统计检验显示低 P 值；I^2 值很大（由研究间差异导致的点估计值变化的度量）。
间接性	间接性的数据来源包括：人口差异（如 OHCA 代替 IHCA，成人替代儿童），干预措施差异（如不同的按压通气比率），结果差异和间接比较。
不精确	小概率事件或小样本通常会导致较宽的置信区间，因此不精确。
发表偏倚	发表偏倚的几个来源包括不发表阴性结果研究的倾向和行业赞助研究的影响。不对称漏斗图增加了发表偏倚的可能。
良好做法的声明	指南编写小组通常认为有必要针对不适合进行研究证据正式审查的特定主题发布指南。原因可能是对该主题的研究不太可能被定位或被认为是不道德或不可行的。发布无等级的较好的实践声明的标准包括以下内容：绝对肯定建议指南的益处将超过危害，并提供具体的理由；声明应清晰，并可对特定目标人群采取行动；该指南被认为是必要的，并且如果未明确传达，则可能会被某些供应商忽略；指南所针对的特定目标受众应易于实施建议。

注：GRADE 表示推荐、评估、发展和评价分级；IHCA：院内心搏骤停；OHCA：院外心搏骤停。

　　ILCOR 工作组对这些研究和系统综述分析进行了审核、讨论和辨析后，为每一项研究的结果起草了一份科学声明共识和一份已确定的证据和证据质量的书面总结。当达成共识时，工作组会制定意见一致的处理建议，同时为每个建议标记上强或弱、赞成或反对治疗，预后工具或诊断试验，还要注释证据的确定性。此外，每个主题摘要均包括 PICOST 问题以及"论证和证据至决策框架"部分，其中记录了工作组考虑的价值和偏好以及知识差距清单。在 PICOST 开发和 CoSTR 起草过程中的多个阶段均征求了大众的意见。工作组在 CoSTR 定稿时也考虑了所有的公众意见。所有的 2020 版 CoSTR 声明都经过至少 5 位主题专家的同行评审，并在发布前得到了 ILLCOR 理事会的认可。

范围综述

　　第二种证据审查方式是范围综述。范围综述的目的是提供与特定主题相关的可用研究证据的概述，并确定是否有足够的证据来推荐进行系统审查。范围综述和系统综述之间的区别在于，范围综述具有更广泛的纳入标准，而传统的系统综述则解决了一个狭义的、明确定义的问题。与可能从系统综述中得出处理建议不同，范围综述不能得出新的 ILCOR 处理建议或修改现有的 ILCOR 处理建议。

　　范围综述的方法主要基于系统综述和荟萃分析优先报告的条目（PRISMA 声明）中为范围综述而扩展的相关条目。每个工作组确定需要审查的问题，以 PICOST 的格式呈现，然后搜索 MEDLINE、Embase 和 Cochrane 数据库来确定相关出版物。负责范围综述的人员提取数据以创建汇总表。随后工作组对这些研究和证据表进行审查，得出了证据的叙述性，并概述了工作组的见解。每个主题的叙述总结、工作组见解概述以及完整的范围综述都发布在 ILCOR 网站上供公众审查。最终版本将包含在附录中，并在相关工作组的 CoSTR 出版物正文中进行总结。

2. 证据更新

　　证据更新是支持《2020 年心肺复苏和心血管急救推荐要点》和《美国心脏协会心肺复苏和心血管急救指南（2020 版）》的第三种审查方式。此类审查主要用于未进行系统或范围综述的问题。证据更新由 AHA 写作小组成员、AHA 志愿者或其他 ILCOR 成员委员会志愿者开展。证据更新审查员使用 PubMed 对 MEDLINE 数据库中索引的英语出版物进行搜索。当之前综述中的检索策略可用时，将重复使用这些检索策略。由审查员决定是否在 MEDLINE 数据库之外进行搜索。由审稿人确定相关的新研究、指南和系统综述，并完成证据更新列表，其中包括研究问题、检索策略和总结所有新证据的表格。经过 ILCOR 科学咨询委员会主席的审查后，该证据更新列表发表在 2020 版 CoSTR 工作组出版物的附录中，并在正文中引用。

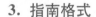

3. 指南格式

与之前的 ECC 指南不同，2020 年版指南以知识块的形式组织，分为有关特定主题或管理问题的离散信息模块。每个模块化的知识块包括一个建议表、一个简要介绍或概要、针对特定建议的支持文字，必要时还有图表、算法流程图和其他表格。同时还提供超链接参考，以便快速访问和查看。

第二节　编撰者信息及相关背景

1. AHA 指南编写组的组成

美国心脏协会努力确保每个指南编写小组具有必要的专业认知和多样性，通过挑选不同的背景、北美地理区域、性别、民族、认知视角和临床实践范围的专家来代表更广泛的医学界。对复苏有兴趣和具有公认的专业认知的志愿者由编写小组主席提名，再由美国心脏协会、心血管急救委员会挑选，最后由美国心脏协会著述监督委员会批准纳入。成人基本与高级生命支持的编写小组包括急诊医学、重症监护、心脏病学、毒理学、神经病学、急诊医疗服务、教育、研究和公共卫生等方面的专家。主要由儿科临床医师组成的儿童基本与高级生命支持编写小组还包括危重病学专家、心脏重症监护专家、心脏病专家、急诊医师和急诊医学护士。新生儿生命支持的编写小组包括具有临床医学、教育、研究和公共卫生背景的新生儿医师和护士。复苏教育科学编写小组由复苏教育、临床医学（如儿科、重症监护、急诊医学）、护理、院前急救、卫生服务和教育研究等方面的专家组成。救治系统编写小组包括临床医学、教育、研究和公共卫生等方面的专家。

2. 指南的制定、审查和批准

每个 AHA 编写小组在评估了美国心脏协会心肺复苏和心血管急救的所有相关内容和当前指南、2020 版 CoSTR 证据和建议，以及所有相关证据并更新工作表后，确定当前的指南是否需要再次确认、修订或淘汰，或者是否需要新的建议。最后由工作组起草、审核并批准建议，并为每个建议分配了推荐级别（COR，即强度）和证据等级（LOE，即质量）（表 2 - 3）。2020 年版指南的每一篇文章均已提交给 AHA 提名的 5 位主题专家进行盲法评审。所有的同行评审专家在被任命之前，都要披露与行业的关系以及任何其他潜在的利益冲突，并且所有披露均由 AHA 工作人员进行审核。同行评审的反馈意见先以初稿提供给指南，最后在提供终稿。所有指南均由 AHA 科学咨询和协调委员会及AHA 执行委员会审核并批准发布。

表 2-3 在患者救治的临床策略、干预、治疗或诊断中使用推荐级别和证据水平

（更新于 2019 年 5 月）[*]

推荐级别（强度）	证据水平（质量）[‡]
1 别（强）　　　　　　　　　　益处 >>> 风险	**A 级**
撰写指南建议时推荐采用的表述： 是推荐的 是适用的/有用的/有效的/有益的 应实施/执行/其他 相对有效性的表述[†]： —推荐/需要使用治疗方案/策略 A 而不是治疗方案 B —优先选择治疗方案 A 而非治疗方案 B	来自一项以上 RCT 的高质量证据[‡] 高质量 RCT 的荟萃分析 一项或以上由高质量注册研究证实的 RCT
	B-R 级　　　　　　　　　　　　（随机）
	来自一项或以上 RCT 的中等质量证据[‡] 中等质量 RCT 的荟萃分析
	B-NR 级　　　　　　　　　　　（非随机）
2a 级（中）　　　　　　　　　益处 >> 风险	来自一项或以上设计良好、执行良好的非随机研究、观察性研究或注册研究的中等质量数据[‡] 这类研究的荟萃分析
撰写指南建议时推荐采用的表述： 是合理的 可以是有用的/有效的/有益的 相对有效性的表述[†]： —可能推荐/需要使用治疗方案/策略 A 而不是治疗方案 B —优先选择治疗方案 A 而非治疗方案 B 是合理的	
	C-LD 级　　　　　　　　　　　（有限数据）
	设计或执行存在局限性的随机或非随机观察性或注册研究 这类研究的荟萃分析 对人类受试者的生理或机制研究
2b 级（弱）　　　　　　　　　益处 ≥ 风险	**C-EO 级**　　　　　　　　　　　（专家意见）
撰写指南建议时推荐采用的表述： 可能/或许是合理的 可能/或许可以考虑使用 有用性/有效性尚未知/不明确或未获公认	基于临床经验的专家共识
3 级：无益（中）　　　　　　益处 = 风险 **（通常仅用 LOE A 或 B）**	COR 与 LOE 是独立确定的（COR 与 LOE 可随意匹配） 如果某建议的证据等级为 LOE C，并不代表其为弱建议。本指南中提到的许多重要临床问题缺乏临床试验支持。尽管没有 RCT，但可能存在非常明确的临床共识，认为某一特定检查或治疗是有用的或有效的。
撰写指南建议时推荐采用的表述： 不建议 是不适用的/无效的/无用的/无益的 不应实施/执行/其他	[*] 干预措施的结局或效果应该具体明确（临床效果改善或诊断精度提高或预后改善）。 [†] 对于相对有效性建议（COR 1 和 2a；仅 LOE A 和 B），支持使用比较动词的研究应该对所评估的几项治疗或策略进行直接比较。
3 级：有害（强）　　　　　　益处 > 益处	[‡] 评价质量的方法在发生演变，包括对标准化的、广泛使用的。经过验证的证据评级工具的运用；以及在系统综述中有了证据审查委员会的参与。
撰写指南建议时推荐采用的表述： 可能有害 导致危害 与发病率/死亡率增加相关 不应实施/执行/其他	COR 指建议级别；EO，专家意见；LD，有限数据；LOE，证据水平；NR，非随机；R，随机；以及 RCT，随机对照试验。

注：[*] 2015 年版指南更新后首次发布以来，该工具已被用于所有 AHA ECC 指南和重点更新。

【评注与解读】

2020 版指南根据特定主题被分为独立的知识模块。相较于 2015 版指南主要利用系统综述的方法进行证据审核，2020 版指南同时使用了三种类型的证据审核方法，分别为系统综述、范围综述和证据更新。系统综述是循证实践中综合证据的重要方法之一，指针对某一具体临床问题（如病因、诊断、治疗、预后），系统全面地搜集已发表或未发表的临床研究，采用临床流行病学严格评价文献的原则和方法，筛选出符合质量标准的文献进行定量或定性合并，得出可靠的综合结论。范围综述自 2000 年后开始出现，与系统综述一样，范围综述也是一种基于实践理念的证据总结方法，即通过系统的文献检索，筛选并综合已有知识来描述某一研究领域的核心理念、证据类型和不足之处，以解决探索性研究问题。系统综述和范围综述的主要区别见表 2-4。

表 2-4 系统综述与范围综述的区别

项目	系统综述	范围综述
研究目的	描述某一主题的文献概况	确定某一具体问题的有效研究结果
研究问题	较宽泛	明确且聚焦
研究资料	多种研究设计和研究方法	确定的研究类型，主要来源于随机对照试验
研究过程	全面、系统地查阅文献，同时考虑人力、时间等客观因素	全面、系统地查阅文献
纳入/排除标准	较灵活	事先已明确
质量评价	推荐，无严格要求	强制性，严格的质量评价
研究结果	描述性总结	形成新的证据，并考虑偏倚
报告规范	系统综述与荟萃分析优先报告条目：范围综述声明	系统综述与荟萃分析优先报告条目

在 2020 版指南制定的过程中，系统综述主要用于得出新的 ILCOR 推荐处理建议或修改已有的 ILCOR 推荐处理建议，而范围综述主要用于提供与特定主题相关的可用研究证据概述，同时确定是否对该主题进行系统综述，因此，范围综述并不能得出新的 IL-COR 推荐处理建议或修改已有的 ILCOR 推荐处理建议。证据更新是本次 2020 版《心肺复苏和心血管急救推荐要点》和《美国心脏协会心肺复苏和心血管急救指南》更新采用的第三种证据审核方式。此类审核主要用于不适合进行系统综述或范围综述的科学问题。

指导临床实践需要有高质量指南，而制定高质量指南必须有一个科学、专业的编写团队，2020 版 AHA 指南编写组由不同背景、性别、民族、认知视角和临床实践的各领域专家组成，包含急诊医学、重症监护、心脏病学、毒理学、神经病学、急诊医疗服务、教育研究、院前急救、卫生服务和公共卫生等方面的专家参与了 2020 版 AHA 指南各个模块的编写工作。

2020 版指南使用 AHA 最新版 COR 和 LOE 定义（表 2 – 3），对指南中相关建议的推荐级别分为 3 类 5 种情况，对循证学证据的水平也分为 3 个级别 5 种情况：

推荐级别及其含义：Ⅰ类建议的推荐力度最强，获益远远大于风险。Ⅱa 类建议力度次之，获益大于风险，而Ⅱb 类建议力度较弱，获益稍大于风险。Ⅲ类建议分 2 种情况，一种是无获益，获益与风险相当，另一种是有害，风险大于获益。

证据分级及其含义：A 级证据是来自 3 种情况的循证医学证据：来自一项以上的临床随机试验的高质量证据；来自对高质量临床随机试验的荟萃分析；一项或以上由高质量注册研究证实的临床随机研究。B-R 级证据来自 2 种情况：来自一项或多项临床随机研究的中等质量数据；来自对中等质量临床随机研究的荟萃分析。B-NR 级证据也来自 2 种情况：质量中等，来自一项或以上设计良好、执行良好的非随机研究、观察性研究或注册研究的中等质量数据；对上述研究的荟萃分析。C-LD 级证据来自 3 种情况：来自设计或执行存在局限性的随机或非随机观察性或注册研究；对上述研究的荟萃分析；对人类受试者的生理或机理研究。C-EO 级证据来自基于临床经验的专家共识。

ILCOR 证据评估流程和 AHA 指南制定流程均受严格的 AHA 披露政策约束，这些政策旨在使与行业的关系及其他利益冲突完全透明，并保护这些流程免受不当影响。AHA 工作人员审查了所有参与者的利益冲突申报表，要求指南编写小组的所有主席以及至少 50% 的小组成员不得涉及任何利益冲突，并在相应的《涵盖治疗建议的科学共识》和指南出版物中披露所有相关关系。

【总结和建议】

2020 年版指南由 AHA 与 ILCOR 基于大量文献资料研究及广泛的证据评估后共同编写，系由世界顶尖专家组成的编写小组进行起草、审查和批准的编写流程。2020 年版指南根据特定主题或管理问题被分成 7 个模块，指南内容经过严格审查并得以发表。AHA 制定了严格的利益冲突政策和规则管理以降低指南制定过程中可能出现的偏倚或不当影响产生的风险。同时参与指南制定过程的专家大部分来自于发达国家，我国作为发展中国家，其中具体实际情况与指南内容可能会有一定的出入。建议增加发展中国家的顶尖专家参与指南的制定，以提高指南的实用性，切实落实于临床应用。

（宋兴月　颜时姣）

参考文献

1. BERG KM, SOAR J, ANDERSEN LW, et al. Adult advanced life support: 2020 International Consensus on

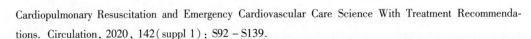
Cardiopulmonary Resuscitation and Emergency Cardiovascular Care Science With Treatment Recommendations. Circulation, 2020, 142(suppl 1): S92 – S139.

2. GREIF R, BHANJI F, BIGHAM BL, et al. Education, implementation, and teams: 2020 International Consensus on Cardiopulmonary Resuscitation and Emergency Cardiovascular Care Science With Treatment Recommendations. Circulation, 2020, 142(suppl 1): S222 – S283.

3. MACONOCHIE IK, AICKIN R, HAZINSKI MF, et al. Pediatric life support: 2020 International Consensus on Cardiopulmonary Resuscitation and Emergency Cardiovascular Care Science With Treatment Recommendations. Circulation, 2020, 142(suppl 1): S140 – S184.

4. MORLEY PT, ATKINS DL, FINN JC, et al. Evidence evaluation process and management of potential conflicts of interest: 2020 International Consensus on Cardiopulmonary Resuscitation and Emergency Cardiovascular Care Science With Treatment Recommendations. Circulation, 2020, 142(suppl 1): S28 – S40.

5. NOLAN JP, MACONOCHIE I, SOAR J, et al. Executive summary: 2020 International Consensus on Cardiopulmonary Resuscitation and Emergency Cardiovascular Care Science With Treatment Recommendations. Circulation, 2020, 142(suppl 1): S2 – S27.

6. OLASVEENGEN TM, MANCINI ME, PERKINS GD, et al. Adult basic life support: 2020 International Consensus on Cardiopulmonary Resuscitation and Emergency Car-diovascular Care Science With Treatment Recommendations. Circulation, 2020, 142(suppl 1): S41 – S91.

7. WYCKOFF MH, WYLLIE J, AZIZ K, et al. Neonatal life support: 2020 International Consensus on Cardiopulmonary Resuscitation and Emergency Cardiovascular Care Science With Treatment Recommendations. Circulation, 2020, 142(suppl 1): S185 – S221.

8. International Liaison Committee on Resuscitation. Continuous evidence evaluation guidance and templates. https://www.ilcor.org/documents/continuous-evidence-evaluation-guidance-and-templates. Accessed December 31, 2019.

9. Institute of Medicine (US) Committee of Standards for Systematic Reviews of Comparative Effectiveness Research. Finding What Works in Health Care: Standards for Systematic Reviews. Washington, DC: The National Academies Press, 2011.

10. GRADE Working Group. 5.2.1. Study limitations (risk of bias). In: Schünemann HJ, Brożek J, Guyatt G, Oxman A., eds. GRADE Handbook. 2013.

11. Cochrane Training. Chapter 5: defining the review questions and developing criteria for including studies// O'CONNOR D, HIGGINS J, GREEN S. Cochrane Handbook for Systematic Reviews of Interventions. Version 5.1.0. 2011. https://handbook-5-1.cochrane.org/chapter 5/5 defining the review question and developing criteria for. htm. Accessed December 31, 2019.

12. WHITING PF, RUTJES AW, WESTWOOD ME, et al. QUADAS-2: a revised tool for the quality assessment of diagnostic accuracy studies. Ann Intern Med, 2011, 155(8): 529 – 536.

13. Evidence Prime. GRADEpro GDT-an introduction to the system. https://gdt.gradepro.org/app/help/user_guide/index.html. Accessed December 31, 2019.

14. SCHÜNEMANN HJ, OXMAN AD, BROZEK J, et al. Grading quality of evidence and strength of recommendations for diagnostic tests and strategies. BMJ, 2008, 336(7653): 1106 – 1110.

15. TRICCO AC, LILLIE E, ZARIN W, et al. PRISMA extension for scoping reviews (PRISMA-ScR): checklist and explanation. Ann Intern Med, 2018, 169(7): 467 – 473.

16. PRISMA. PRISMA for scoping reviews. http://www.prisma-statement.org/Extensions/Scoping Reviews. Accessed December 31, 2019.

17. LEVINE GN, O'GARA PT, BECKMAN J A, et al. Recent innovations, modifications, and evolution of ACC/AHA clinical practice guidelines: an update for our constituencies: a report of the American College ofCardiology/American Heart Association Task Force on Clinical Practice Guidelines. Circulation, 2019, 73 (15): 1990 – 1998.

18. FIELD JM, HAZINSKI MF, SAYRE MR, et al. Part 1: executive summary: 2010 American Heart Association Guidelines for Cardiopulmonary Resuscitation and Emergency Cardiovascular Care. Circulation, 2010, 122(suppl3): S640 – S656.

19. NEUMAR RW, SHUSTER M, et al. Part 1: executive summary: 2015 American Heart Association Guidelines Update for Cardiopulmonary Resuscitation and Emergency Cardiovascular Care. Circulation, 2015, 132(suppl 2): S315 – S367.

20. KLEINMAN ME, GOLDBERGER ZD, REA T, et al. 2017 American Heart Association focused update on adult basic life support and cardiopulmonary resuscitation quality: an update to the American Heart Association Guidelines for Cardiopulmonary Resuscitation and Emergency Cardiovascular Care. Circulation, 2018, 137(1): e7 – e13.

21. ESCOBEDO MB, AZIZ K, KAPADIA VS, et al. 2019 American Heart Association focused update on neonatal resuscitation: an update to the American Heart Association Guidelines for Cardiopulmonary Resuscitation and Emergency Cardiovascular Care. Circulation, 2019, 140(24): e922 – e930.

22. PANCHAL AR, BERG KM, CABAÑAS JG, et al. 2019 American Heart Association focused update on systems of care: dispatcher-assisted cardiopulmonary resuscitation and cardiac arrest centers: an update to the American Heart Association Guidelines for Cardiopulmonary Resuscitation and Emergency Cardiovascular Care. Circulation, 2019, 140(24): e895 – e903.

23. PANCHAL AR, BERG KM, HIRSCH KG, et al. 2019 American Heart Association focused update on advanced cardiovascular life support: use of advanced airways, vasopressors, and extracorporeal cardiopulmonary resuscitation during cardiac arrest: an update to the American Heart Association guidelines for cardiopulmonary resuscitation and emergency cardiovascular care. Circulation, 2019, 140(24): e881 – e894.

24. PANCHAL AR, BERG KM, KUDENCHUK PJ, et al. 2018 American Heart Association focused update on advanced cardiovascular life support use of antiarrhythmic drugs during and immediately after cardiac arrest: an update to the American Heart Association Guidelines for Cardiopulmonary Resuscitation and Emergency Cardiovascular Care. Circulation, 2018, 138(23): e740 – e749.

25. ATKINS DL, DE CAEN AR, BERGER S, et al. 2017 American Heart Association focused update on pediatric basic life support and cardiopulmonary resuscitation quality: an update to the American Heart Association Guidelines for Cardiopulmonary Resuscitation and Emergency Cardiovascular Care. Circulation, 2018, 137(1): e1 – e6.

26. CHARLTON NP, PELLEGRINO JL, KULE A, et al. 2019 American Heart Association and American Red Cross focused update for first aid: presyncope: an update to the American Heart Association and American Red Cross Guidelines for First Aid. Circulation, 2019, 140(24): e931 – e938.

27. DUFF JP, TOPJIAN A, BERG MD, et al. 2018 American Heart Association focused update on pediatric advanced life support: an update to the American Heart Association Guidelines for Cardiopulmonary Resuscitation and Emergency Cardiovascular Care. Circulation, 2018, 138(23): e731 – e739.

28. DUFF JP, TOPJIAN AA, BERG MD, et al. 2019 American Heart Association focused update on pediatric advanced life support: an update to the American Heart Association Guidelines for Cardiopulmonary Resuscitation and Emergency Cardiovascular Care. Circulation, 2019, 140(24): e904 – e914.

29. DUFF JP, TOPJIAN AA, BERG MD, et al. 2019 American Heart Association focused update on pediatric basic life support: an update to the American Heart Association guidelines for cardiopulmonary resuscitation and emergency cardiovascular care. Circulation, 2019, 140(24): e915 – e921.

30. American Heart Association. Conflict of interest policy. https://www. heart. org/en/about-us/stat-ements-and-policies/conflict-of-interest-policy. Accessed December 31, 2019.

31. American Heart Association. MOC policies and procedures regarding relationships with industry for writing group members. Https://professional. heart. org/idc/groups/ahamah-public/@ cm/@ sop/@ spub/docu-ments/downloadable/ucm_495614. pdf. Accessed April 30, 2020.

32. American College of Cardiology Foundation, American Heart Association. Methodology manual and policies from the ACCF/AHA task force on practice guidelines. 2010. Https://professional. heart. org/idc/groups/ahamah-public/@ wcm/@ sop/documents/downloadable/ucm _ 319826. pdf. Accessed April 30, 2020.

33. SOAR J, MACONOCHIE I, WYCKOFF MH, et al. 2019 International Consensus on Cardiopulmonary Re-suscitation and Emergency Cardiovascular Care Science With Treatment Recommendations: summary from the Basic Life Support; Advanced Life Support; Pediatric Life Support; Neonatal Life Support; Education, Implementation, and Teams; and First Aid T ask Forces. Circulation, 2019, 140(24): e826 – e880.

34. MORRISON LJ, GENT LM, LANG E, et al. Part 2: evidence evaluation and management of conflicts of in-terest: 2015 American Heart Association Guidelines Update for Cardiopulmonary Resuscitation and Emer-gency Cardiovascular Care. Circulation, 2015, 132(suppl 2): S368 – S382.

第三部分
成人基础和高级生命支持

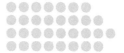

成人心血管生命支持的十条关键信息

（1）非专业人士在发现心搏骤停事件时，应迅速启动 CPR，并同时启动应急系统。

（2）高质量 CPR 的实施包括足够的按压深度和速度，同时尽量减少按压中断。

（3）当心室纤颤或无脉搏性室性心动过速引起心搏骤停时，早期的除颤和高质量 CPR 是至关重要的。

（4）同时给予肾上腺素与高质量 CPR 可提高存活率，特别是存在不可电击节律的患者。

（5）认识到所有心搏骤停事件的不同管理，对于患者的最佳预后至关重要，对于许多情况（例如电解质异常、妊娠、心脏手术后），必须进行专门的管理。

（6）阿片类药物的流行导致与阿片类药物相关的院外心搏骤停增加，而救治的主要内容仍然是应急系统的激活和高质量 CPR 的表现。

（7）心搏骤停后救治是生存链的重要组成部分，需要一个全面、结构化、多学科的系统，该系统需要一致地实施以实现患者最佳预后。

（8）对于所有自发循环后不遵循医嘱的患者，必须迅速启动目标温度管理，以确保获得最佳的功能和神经预后。

（9）对脑损伤的心搏骤停幸存者进行准确的神经预后至关重要，避免因神经预后康复治疗导致的不良后果也十分重要。

（10）需要在出院时向心搏骤停存活者及其看护者提供涉及治疗、监测和康复的期望值和幸存计划，以优化从家庭到门诊的过渡。

前言

2015 年，美国约 35 万名成年人经历了非创伤性 OHCA，并有 EMS 人员参加。约有 10.4% 的 OHCA 患者在首次住院治疗后得以存活，而 8.2% 的患者处于良好的功能状态。OHCA 成功复苏的关键驱动因素是非专业救援者 CPR 和公共使用 AED。尽管最近取得了进展，但只有 39.2% 的成年人接受了非专业人员发起的 CPR，而普通公众仅在 11.9% 的病例中应用了 AED。OHCA 的成活率在美国地区和 EMS 机构之间差异很大。经过重大改进后，自 2012 年以来，OHCA 的存活率一直处于稳定状态。

入院的成年人中约有 1.2% 患有 IHCA。在这些患者中，有 25.8% 活着从医院出院，而 82% 的存活者在出院时功能状态良好。尽管 IHCA 的存活率稳步提高，但仍有大量的住院患者死于心搏骤停。

ILCOR 的生存公式强调了实现良好复苏效果的 3 个基本要素：基于良好复苏科学的指南；对公众的有效教育和复苏提供者；运作良好的生存链实施。

这些指南包含针对成年患者的 BLS 和 ALS 的建议，并基于最佳的复苏科学。主要概念中引入的生存链现已扩展，以强调从心搏骤停恢复过程中生存的重要组成部分，它需要各个领域的医疗专业人员的协调努力，在 OHCA 的情况下，还需要来自非专业救援者的紧急救助、信息发布者和第一响应者的努力。此外，《第六部分：复苏教育科学》中提供了有关复苏提供者培训的具体建议，《第七部分：救治系统》中提供了有关救治系统的建议。

主要贡献者：Ashish R. Panchal，MD，PhD，Chair Jason A. Bartos，MD，PhD José G. Cabañas，MD，MPH Michael W. Donnino，MD Ian R. Drennan，ACP，PhD（C）Karen G. Hirsch，MD Peter J. Kudenchuk，MD Michael C. Kurz，MD，MS Eric J. Lavonas，MD，MS Peter T. Morley，MBBS Brian J. O'Neil，MD Mary Ann Peberdy，MD Jon C. Rittenberger，MD，MS Amber J. Rodriguez，PhD Kelly N. Sawyer，MD，MS Katherine M. Berg，MD，Vice Chair On behalf of the Adult Basic and Advanced Life Support Writing Group.

关键词：美国心脏协会科学声明；呼吸暂停；心肺复苏；除颤器；医疗保健提供；电除颤；心搏骤停；生命支持疗法。

第一章
成人基础和高级生命支持的介绍

第一节 编撰背景

1. 指南范围

这些指南主要针对正在寻找成年人 BLS 和 ALS 最新概要的北美医疗保健提供者，以及正在寻求了解有关复苏科学和当前认知差距进展方面的人们。青少年的 BLS 护理遵循成人指南。《美国心脏协会心肺复苏和心血管急救指南（2020 版）》的护理指南这一部分包括对患有心搏骤停的成年人（包括那些有生命危险且即将发生心搏骤停并在成功从心搏骤停复苏后有生命危险的成年人）进行临床治疗的建议。

一些建议与那些非专业救援者直接相关，包括其是否接受 CPR 培训但几乎或根本无法获得复苏设备的，其他建议则与接受过更高级复苏培训的人员有关，即无论在医院内或医院外，或是否使用复苏药物和设备均能正常工作的。ROSC 恢复后或复苏失败后，能提供治疗和决策的一些建议，更重要的是，可将机体反馈的情况汇报给有关团队，以增加未来的复苏成功率。

2. 编写组织架构

成人心血管生命支持写作小组成员包括急诊医学、重症监护、心脏病学、毒理学、神经病学、紧急医疗服务、教育、研究和公共卫生等背景方面的各种专家，以及内容编审专家，美国心脏协会工作人员和高级人员科学编辑。每一项建议都是由写作小组制定并正式批准的。美国心脏协会有严格的利益冲突政策和程序，以最大限度地减少指南制定过程中的偏见或不当影响的风险。在任命之前，写作小组成员披露了所有商业关系和其他潜在的冲突。这些程序在《第二部分：证据评估和指南制定》中有更全面的描述。

3. 方法论和证据审查

这些准则基于 ILCOR 及其附属 ILCOR 成员理事会联合进行的广泛证据评估。2020

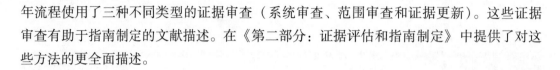
年流程使用了三种不同类型的证据审查（系统审查、范围审查和证据更新）。这些证据审查有助于指南制定的文献描述。在《第二部分：证据评估和指南制定》中提供了对这些方法的更全面描述。

4. 推荐级别和证据水平

与所有美国心脏协会指南一样，根据证据水平和一致性、替代治疗方案以及对患者和社会的影响，将 2020 年的每项建议都分配了 COR（表 2 - 3）。LOE 基于可用证据的质量、数量、相关性和一致性。对于每个建议，写作小组都讨论并批准具体的建议措辞以及 COR 和 LOE 分配。在确定 COR 时，撰写小组考虑了 LOE 和其他因素，包括制度问题、经济因素和伦理因素，如公平性、可接受性和可行性。这些证据审查方法，包括用于确定 COR 和 LOE 的具体标准，在《第二部分：证据评估和指南制定》中有更全面的描述。成人基础和高级生命支持写作小组成员拥有这些建议的最终权力并可以正式批准。不幸的是，尽管复苏研究的设计和资金支持有所改进，但复苏科学证据基础的总体确定性很低。在这些指南的 250 项建议中，只有 2 项建议得到了 A 级证据的支持（来自 1 个以上随机对照试验的高质量证据，或由高质量注册研究证实的 1 个或更多随机对照试验的高质量证据）。37 项建议得到了 B 级随机证据的支持（一项或多项随机对照试验中的中度证据），57 项建议得到了 B 级非随机证据的支持。大多数建议基于 C 级证据，包括基于有限数据（123 项建议）和专家意见的建议（31 项建议）。因此，建议的强度弱于最佳：这些指南包括 78 个 1 类（强）建议、57 个 2a 类（中）建议和 89 个 2b 类（弱）建议。此外，15 项建议被指定为 3 类（无益），11 项建议被指定为 3 类（有害）。迫切需要进行复苏方面的临床试验。

5. 指南结构

2020 年版指南被分成不同认知版块，包括有关特定主题或管理问题的离散信息模块。每个版块均包含使用 COR 和 LOE 的标准 AHA 命名法的建议表，并提供一个简短的简介或概述，以将建议与重要的背景信息和总体管理或治疗概念联系起来。具体建议文本阐明了支持建议的理由和关键研究数据，在适当的情况下，还包括流程图或附加表，并提供超链接以便于快速访问和查看。

6. 文件审核与批准

2020 年版指南均已提交给 AHA 提名的 5 位主题专家进行同行盲审。在被任命之前，所有同行评审员都必须披露与行业的关系以及任何其他利益冲突，并且所有披露信息均由 AHA 工作人员进行审核。同行评审者的反馈意见以草案格式提供，并以最终格式提交。所有指南均由 AHA 科学咨询与协调委员会和 AHA 执行委员会审核并批准发布。

【评注与解读】

十条关键信息首先从非专业人员开始实施 CPR 时，启动紧急应急系统，以及注意事项，然后阐述早期救援的重要性，通过联合用药救治，监测各种病因，以及新增的与阿片类药物有关的心搏骤停，从院前救治到院中的护理以及院后的康复都阐述了这个生命链的重要性，以用来指导临床实践，前言部分主要阐述了美国非创伤性院外心搏骤停（OHCA）的存活率，以及非专业人员对 CPR 和 AED 的使用率，国际复苏联络委员会（ILCOR）对此给出了 3 要素：指南、教育以及生存链。这些指南在最佳的复苏科学基础上包含了针对成年患者的基本生命支持（BLS）和高级生命支持（ALS）的建议，强调了生存链的重要性，在各方协调下从紧急救助、信息发布、第一目击者以及培训的建议到系统护理的建议，这是一条完整的生存链。

整体内容描述得非常具体和详细，对 2010 年及 2015 年的内容进行了更新，并在此基础上增加了新的内容。例如：2020 年指南将心脏手术后心搏骤停患者救治方案进行了专题讲解。

【总结和建议】

（1）非专业人士在发现心搏骤停事件时，应迅速启动 CPR，并同时启动应急系统。增加"如果受害人昏迷/反应迟钝，呼吸消失或异常（仅喘着粗气），则非专业施救者应假定受害人处于心搏骤停状态。对于反应迟钝、呼吸消失或异常的患者，非专业救援者应假定患者处于心搏骤停状态，寻求帮助，并立即进行 CPR"等方面的内容。

与 2015 版相同的是：对于院外的非专业施救者，指南强调识别心搏骤停征象、及时打急救电话并立即开始徒手心肺复苏。

（2）高质量 CPR 的实施包括足够的按压深度和速度，同时尽量减少按压中断。增加"高质量 CPR 的实施包括足够的按压深度和速度，尽量减少按压中断，按压的同时一定要注意胸壁充分回弹，眼睛注视患者有无恢复呼吸"的内容。

与 2015 版相同的是："保证速率和幅度，胸廓充分回弹，尽量减少中断"。按压速率由原来的至少 100 次/分改为 100~120 次/分；建议成人胸外按压幅度改为至少 5 cm，但不超过 6 cm；为使每次按压后胸廓充分回弹，施救者必须避免在按压间隙倚靠在患者胸上；尽可能减少胸外按压的中断次数，胸外按压在整体心肺复苏中占的比例至少为 60%。

（3）由心室纤颤或无脉搏性室性心动过速引起的心搏骤停，早期的除颤和高质量 CPR 是至关重要的。

与 2015 版相同的是：当可以立即取得 AED 时，应尽快使用除颤器。当不能立即取得 AED 时，应立即开始心肺复苏，并同时让人获取 AED，视情况尽快尝试进行除颤。

（4）同时肾上腺素给药与高质量 CPR 可提高生存率，特别是存在不可电击节律的患者。

与 2015 版相同的是：对于心律不可电击，转而接受肾上腺素治疗的心搏骤停患者，建议尽早使用肾上腺素。

（5）认识到所有心搏骤停的不同管理，对于患者的最佳预后至关重要，对于许多情况（例如电解质异常、妊娠、心脏手术后），必须进行专门的管理。增加"认识到所有不相同的心搏骤停事件类型管理对于患者的最佳预后是至关重要的，所以基于不同情况下发生心搏骤停的患者，必须进行专门的管理（例如电解质紊乱、妊娠、心脏手术后）"等方面的内容。

与 2015 版相同的是：特殊情况：《指南更新》建议孕妇出现心搏骤停时，不需要倾斜 30°做复苏，因为孕妇处于侧卧位会令高质量 CPR 无法执行。如果宫底高度超过肚脐水平，应该由一位急救员徒手将子宫推向左边，再由另一位急救员施行胸外按压。当孕产妇发生不可存活的创伤或无脉搏时间延长，传统 CPR 显然无效，应该在开始 CPR 后 4 min 考虑给孕妇进行"围死亡期剖宫产（perimortem cesarean delivery，PMCD）"，以提高胎儿生存机会。

（6）阿片类药物的流行导致与阿片类药物相关的院外心搏骤停增加，而救治的主要内容仍然是应急系统的激活和高质量 CPR 的表现。增加"阿片类药物的广泛使用增加了与阿片类药物相关的院外心搏骤停的发生风险，护理的主要内容仍然是应急系统的激活和高质量 CPR 的表现"等方面的内容。

与 2015 版相同的是：心搏骤停后 β 受体阻滞剂的常规使用可能会有危害，因为该类药物可能引起或加重血流动力学不稳定的情况，加剧心力衰竭，引起缓慢型心律失常等。因此，医护人员应该评估患者个体是否适用 β 受体阻滞剂。

（7）心搏骤停后救治是生存链的重要组成部分，需要一个全面、结构化、多学科的系统，该系统需要一致地实施以实现最佳患者预后。

与 2015 版相同的包括：①防止复苏后的低血压，防止患者的收缩压低于 90 mmHg 或平均动脉压低于 65 mmHg，确保器官的血流灌注足够。②采用目标温度管理：对心搏骤停复苏后患者进行脑复苏，以往是用亚低温治疗，现在改称为 TTM，就是把患者温度降低至 32 ~ 36 ℃，保持最少 24 h。③被怀疑心肌梗死的复苏后患者应进行冠状动脉造影；对于心搏骤停复苏后出现 ST 段抬高或血流动力不稳定的患者，建议全部进行紧急冠状动脉造影，找出其可能跟心脏相关的原因。④复苏后的预后评估：对已经接受 TTM 的患者，在体温恢复正常后 72 h 便可评估；对没有接受 TTM 的患者，可能患者受到了残余镇静药的影响，可延长评估时间。⑤器官移植：对于复苏后慢慢恶化至死亡或脑死亡的患者，应该评估其为潜在的器官捐赠者。

（8）对于所有自发循环后不遵循医嘱的患者，必须迅速启动目标温度管理，以确保获得最佳的功能和神经功能。

与 2015 版相同的是：所有在心搏骤停后恢复自主循环的昏迷，即对语言指令缺乏有意义的反应的成年患者，都应采用目标温度管理（TTM），选定在 32～36 ℃，并至少维持 24 h，临床医师可以根据其临床经验等因素从该范围内选择目标温度。指南也指出在 TTM 后积极预防昏迷患者发热是合理的。

（9）对脑损伤的心搏骤停幸存者进行准确的神经预后至关重要，避免因神经预后康复治疗导致的不良后果也十分重要。建议替换为"脑损伤的心搏骤停存活者进行准确的神经学预后，对于确保具有康复潜力的患者在康复治疗中避免出现某些不良后果是至关重要的。"

对比 2015 版：未找到相关内容。

（10）需要在出院时向心搏骤停存活者及其看护者提供涉及治疗、监测和康复的期望值和幸存计划，以优化从家庭到门诊的过渡。

对比 2015 版：未找到相关内容。

在《证据评估和指南制定》中提供了对相应问题处理方法更为全面的描述。2020 版指南采取不同的版块，每个版块提出了可靠的证据，形成了一系列的背景总结和概述，以及治疗用药的流程图、附加表或超链接等的推荐模式。版块结构阐述明确，层次分明，在经过 AHA 审核以及专家盲审后，该指南最终得以批准发布。

（张华　钟有清）

参考文献

1. VIRANI SS, ALONSO A, BENJAMIN EJ, et al. Heart disease and stroke statistics—2020 update：a report from the American Heart Association. Circulation, 2020, 141(9)：e139 – e596.

2. OKUBO M, SCHMICKER RH, WALLACE DJ, et al. Resuscitation Outcomes Consortium Investigators. Variation in Survival After Out-of-Hospital Cardiac Arrest Between Emergency Medical Services Agencies. JAMA Cardiol, 2018, 3(10)：989 – 999.

3. ZIVE DM, SCHMICKER R, DAYA M, et al. Survival and variability over time from out of hospital cardiac arrest across large geographically diverse communities participating in the Resuscitation Outcomes Consortium. Resuscitation, 2018, 131：74 – 82.

4. SØREIDE E, MORRISON L, HILLMAN K, et al. The formula for survival in resuscitation. Resuscitation, 2013, 84(11)：1487 – 1493.

5. LEVINE GN, O'GARA PT, BECKMAN JA, et al. Recent Innovations, Modifications, and Evolution of ACC/AHA Clinical Practice Guidelines：An Update for Our Constituencies：A Report of the American College of Cardiology/American Heart Association Task Force on Clinical Practice Guidelines. Circulation, 2019, 139(17)：e879 – e886.

缩写

缩写	含义/词组
ACD	active compression-decompression（主动按压—减压）
ACLS	advanced cardiovascular life support（高级心血管生命支持）
ADC	apparent diffusion coefficient（表观扩散系数）
AED	automated external defibrillator（自动体外除颤器）
AHA	American Heart Association（美国心脏协会）
ALS	advanced life support（高级生命支持）
aOR	adjusted odds ratio（调整后的优势比）
AV	atrioventricular（房室）
BLS	basic life support（基础生命支持）
COR	class of recommendatio（推荐类别）
CoSTR	International Consensus on Cardiopulmonary Resuscitation and Emergency Cardiovascular Care Science With Treatment Recommendations（关于心肺复苏和心血管急救科学的国际共识及治疗建议）
CPR	cardiopulmonary resuscitation（心肺复苏）
CT	computed tomography（CT 检查）
DWI	diffusion-weighted imaging（扩散加权成像）
EGG	electrocardiogram（心电图）
ECPR	extracorporeal cardiopulmonary resuscitation（体外心肺复苏）
EEG	electroencephalogram（脑电图）
EMS	emergency medical services（紧急医疗服务）
PETCO$_2$	partial pressure of end-tidal carbon dioxide（呼气末二氧化碳分压）
ETI	endotracheal intubation（气管插管术）
GWR	gray-white ratio（灰白比）
ICU	intensive care unit（重症监护室）
IHCA	in-hospital cardiac arrest（院内心搏骤停）
ILCOR	International Liaison Committee on Resuscitation（国际复苏联络委员会）
IO	intraosseous（骨内通路）
ITD	impedance threshold device（阻抗阈值装置）
IV	intravenous（静脉）
LAST	local anesthetic systemic toxicity（局麻药全身毒性）
LOE	Level of Evidence（证据水平）

（续）

缩写	含义/词组
MAP	mean arterial pressure（平均动脉压）
MRI	magnetic resonance imaging（磁共振成像）
NSE	neuron-specific enolase（神经元特异性烯醇化酶）
OHCA	out-of-hospital cardiac arrest（院外心搏骤停）
PAco2	arterial partial pressure of carbon dioxide（动脉二氧化碳分压）
PCI	percutaneous coronary intervention（经皮冠状动脉介入）
PE	pulmonary embolism（肺栓塞）
PMCD	perimortem cesarean delivery（围死亡期剖宫产）
PVT	pulseless ventricular tachycardia（无脉室性心动过速）
RCT	randomized controlled trial（随机对照试验）
ROSC	return of spontaneous circulation（自主循环恢复）
S100B	S100 calcium binding protein（S100 钙结合蛋白）
SGA	supraglottic airway（声门上气道）
SSEP	somatosensory evoked potential（体感诱发电位）
STEMI	ST-segment elevation myocardial infarction（ST 段抬高心肌梗死）
SVT	supraventricular tachycardia（室上性心动过速）
TCA	tricyclic antidepressant（三环类抗抑郁药）
TOR	termination of resuscitation（终止复苏）
TTM	targeted temperature management（靶向体温管理）
VF	ventricular fibrillation（心室颤动）
VT	ventricular tachycardia（室性心动过速）

第二章
复苏顺序

第一节　心搏骤停的识别

COR	LOE	推荐建议
		识别心搏骤停的建议
1	C-LD	1. 如果患者昏迷/反应迟钝，呼吸消失或异常（仅喘着粗气），则非专业施救者应假定患者处于心搏骤停状态。
1	C-LD	2. 如果患者昏迷/反应迟钝，呼吸消失或异常（仅喘着粗气），医护人员应检查脉搏不超过 10 s，如果未感觉到明确的脉搏，则应假定患者是在心搏骤停中。

概要

非专业救援者施行 CPR 可将心搏骤停患者的存活率提高到 2~3 倍。为心搏骤停患者施行 CPR 的益处超过对出现昏迷但未发生心搏骤停的患者提供胸外按压造成伤害的风险。已有研究表明，在这些患者中，CPR 造成伤害的风险很低。

曾有研究表明，所有救援者可能难以检测到心搏骤停患者的脉搏，从而导致 CPR 延迟。或者在某些情况下，心搏骤停患者根本未进行 CPR。因此，非专业救援者对心搏骤停的识别取决于患者的意识水平和呼吸情况。医护人员对心搏骤停的识别包括脉搏检查，但强调了不延长检测脉搏时间的重要性。

相应的推荐依据

濒死呼吸的特点是缓慢、不规则的喘息，属无效通气。非专业救援者用不同的术语来描述濒死呼吸，包括异常呼吸、鼾声呼吸和喘息。濒死呼吸很常见，据报道，院外心搏骤停的患者中多达 40%~60% 存在这种情况。濒死呼吸的存在被认为是非专业救援者误诊患者未处于心搏骤停状态的常见原因。对于反应迟钝、呼吸异常或缺乏的患者，非专业救援者应假定患者处于心搏骤停状态，寻求帮助，并立即进行 CPR。这两个标准（患者的反应能力和呼吸评估）已被证明可以快速识别出大部分心搏骤停的患者，从而可以立即开始非专业性 CPR。此外，在昏迷但没有心搏骤停的患者中进行胸部按压与较低的重大不良事件发生率有关。注意到的不良事件包括胸部按压区域疼痛（8.7%）、骨折（肋骨和锁骨）(1.7%)、横纹肌溶解（0.3%），没有出现内脏损伤。

在复苏开始检查脉搏时，以及连续的 CPR 周期之间，可能会出现长时间的 CPR 延迟。医护人员不仅通常花费很长时间来检查脉搏，而且有时难以确定脉搏是否存在。然而，没有证据表明对呼吸、咳嗽或运动的检查优于脉搏检查。因此，医疗人员应快速检查脉搏，并在脉搏没有明显跳动时立即进行按压。该主题最近一次收到正式证据审查是在 2010 年。

【评注与解读】

2020 版（更新）：对于反应迟钝、呼吸异常或缺乏呼吸的患者，非专业救援者应假定患者处于心搏骤停状态，寻求帮助并立即进行 CPR。

2015 版（旧）：指南就即刻识别与呼叫 EMS 提出如下更新推荐意见：①推荐急救调度员在得知事件发生地址后，就要确定患者有无反应、呼吸异常（Ⅰ级，LOE C-LD）；②如患者无反应、无呼吸或异常呼吸，急救调度员推断患者心搏骤停是合理的（Ⅱa 级，LOE C-LD）。应该教急救调度员识别无反应、呼吸异常及叹气样呼吸的临床表现。

【总结和建议】

对于复苏顺序，建议继续进行多中心临床研究，对现有的验证数据进行实时更新。对于出现疑似心搏骤停表现的患者，应假定患者处于心搏骤停状态，寻求帮助，并立即进行 CPR。

（张伟　张华）

参考文献

1. SASSONC, ROGERS MA, DAHL J, et al. Predictors of survival from out-of-hospital cardiac arrest：a systematic review and meta-analysis. Circ Cardiovasc Qual Outcomes, 2010, 3(1)：63 - 81.

2. OLASVEENGEN TM, MANCINI ME, PERKINS GD, et al. Adult basic life support：2020 International Consensus on Cardiopulmonary Resuscitation and Emergency Cardiovascular Care Science With Treatment Recommendations. Circulation, 2020, 142(1)：41 - 91.

3. BERG RA, HEMPHILL R, ABELLA BS, et al. Part 5：adult basic life support：2010 American Heart Association Guidelines for Cardiopulmonary Resuscitation and Emergency Cardiovascular Care. Circulation, 2010, 122(suppl 3)：685 - 705.

4. RIOU M, BALL S, WILLIAMS TA, et al. "She's sort of breathing"：What linguistic factors determine call-taker recognition of agonal breathing in emergency calls for cardiac arrest? Resuscitation, 2018, 122：92 - 98.

5. FUKUSHIMA H, IMANISHI M, IWAMI T, et al. Abnormal breathing of sudden cardiac arrest victims described by laypersons and its association with emergency medical service dispatcher-assisted cardiopulmonary resuscitation instruction. Emerg Med J, 2015, 32(4)：314 - 317.

6. BRINKROLF, P, METELMANN, B, SCHARTE, C, et al. Bystander-witnessed cardiac arrest is associated with reported agonal breathing and leads to less frequent bystander CPR. Resuscitation, 2018, 127: 114 – 118.

7. EBERLE B, DICK WF, SCHNEIDER T, et al. Checking the carotid pulse check: diagnostic accuracy of first responders in patients with and without a pulse. Resuscitation, 1996, 33(2): 107 – 116.

8. MOULE P. Checking the carotid pulse: diagnostic accuracy in students of the healthcare professions. Resuscitation, 2000, 44(3): 195 – 201.

9. OCHOA FJ, RAMALLE-GÓMARA E, CARPINTERO J M et al. Competence of health professionals to check the carotid pulse. Resuscitation, 1998, 37(3): 173 – 175.

10. PERKINS GD, STEPHENSON B, HULME J, et al. Birmingham assessmentof breathing study (BABS). Resuscitation, 2005, 64(1): 109 – 113.

11. MATHER C, O'KELLY S. The palpation of pulses. Anaesthesia, 1996, 51(2): 189 – 191.

第二节 启动复苏程序

启动复苏的建议：非专业救助者（未经培训或受过培训）		
COR	LOE	推荐建议
1	B-NR	1. 所有非专业的救援人员至少应为心搏骤停的患者提供胸部按压。
1	C-LD	2. 在识别出心搏骤停后，单独的响应者应首先激活紧急响应系统并立即启动 CPR。
1	C-LD	3. 我们建议非专业人士对推测为心搏骤停的患者启动 CPR，因为如果患者没有心搏骤停，对患者造成伤害的风险很低。
2a	C-LD	4. 对于接受过 CPR 训练的非专业救援者，在使用胸外按压和呼吸机（救援性呼吸）进行心肺复苏术训练时，除了对成人进行胸外按压（救援性呼吸）外，还可以在 OHCA 中为成年人提供通气（人工呼吸）。

概要

在识别出心搏骤停后，生存链会继续激活应急系统并启动 CPR。快速开始 CPR 可能是提高存活率和改善神经系统预后的最重要干预措施。理想情况下，应急系统的激活和 CPR 的启动应同时发生。在当前广泛使用移动设备的时代，单独的救援者可以在启动 CPR 的同时激活应急系统，方法是拨打求助电话，将电话设置为扬声器模式以继续通信，然后立即开始 CPR。在极少数情况下，当一名救援人员必须离开患者拨打紧急医疗服务时，优先考虑的应该是迅速激活紧急医疗服务，然后立即返回患者身边开始 CPR。

现有证据表明，对于被错误识别为心搏骤停的患者，CPR 的潜在危害很低。总体而言，启动 CPR，对心搏骤停患者的益处超过对非心搏骤停患者较低风险的伤害。一旦意识到心搏骤停，复苏的初始阶段在非专业救援者和医护人员之间是相似的，早期 CPR 是优先事项。非专业救援者可能只提供胸部按压的 CPR，以简化过程并鼓励 CPR 的开始，而医疗服务者可以提供胸部按压和通气。

　　CPR 的简化过程及推荐 CPR 的启动，以及医疗机构服务人员进行胸部按压及人工呼吸的规范见图 3 – 1。

1. 医疗机构需遵循的成人基本生命支持法则（图 3 – 1 ~ 图 3 – 3）

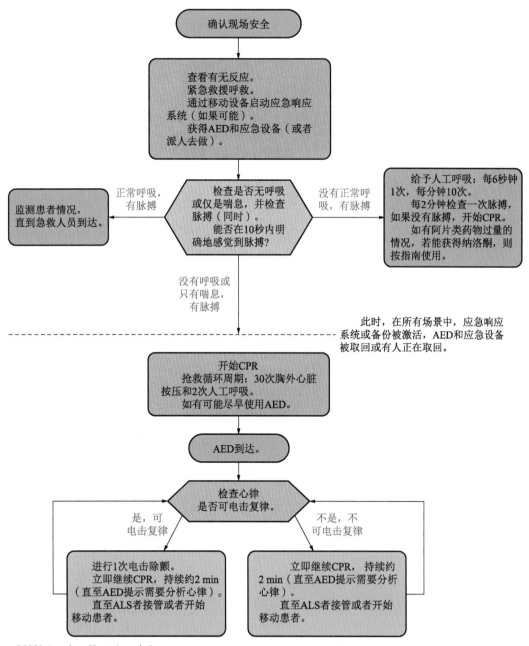

©2020 American Heart Association

注：AED：自动体外除颤器；ALS：高级生命支持；BLS：基本生命支持；CPR：心肺复苏。

图 3 – 1　医护人员成人基本生命支持流程

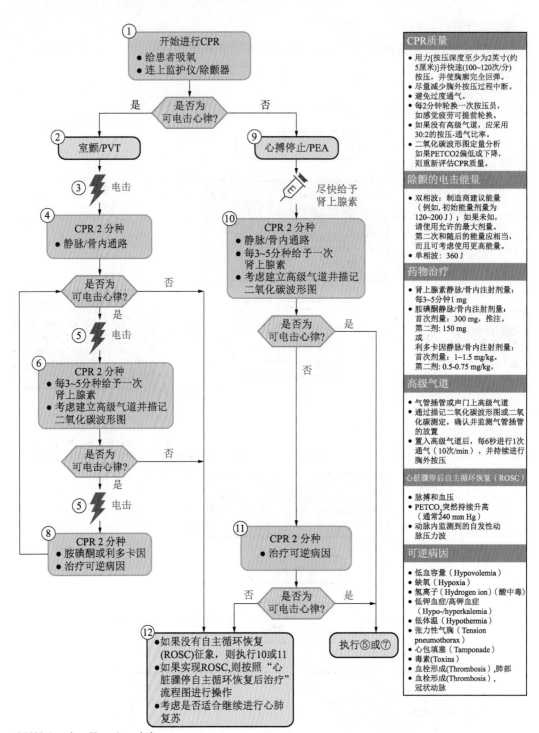

注：CPR：心肺复苏；ET：气管内；IO：骨内通路；IV：静脉通路；PEA：无脉性电冲动；PVT：无脉性室速；VF：室颤。

图 3－2 成人心搏骤停流程图

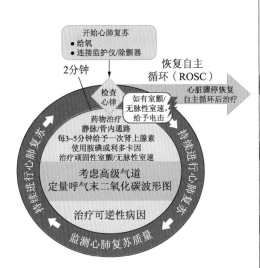

心肺复苏质量

- 用力（深度至少5 cm）并快速（速度100~120次/分钟）按压，并让胸廓完全回弹。
- 尽量减少按压的中断。
- 避免过度通气。
- 每2分钟更换一次按压员，如出现疲劳，可更早更换。
- 如果未建立高级气道，按压一通气比率为30:2。
- 定量二氧化碳波形图
  –如果PETCO₂<10 mmHg，应设法改进心肺复苏质量。
- 动脉血压监测
  –如果舒张期血压<20 mmHg，应设法改进心肺复苏质量。

除颤电击能量

- 双相波除颤器：制造商推荐能量（例如，初始剂量为120~200 J）；如果未知，请使用可用的最高能量。第二次和随后的能量应与初始能量相当，可考虑使用更高能量。
- 单相波除颤器：360 J

药物治疗

- 静脉/骨内肾上腺素给药剂量：每3~5分钟1 mg
- 静脉/骨内胺碘酮给药剂量：第一剂：300 mg推注。第二剂：150 mg。
  或者
  利多卡因静脉/骨内注射剂量：第一剂：1~1.5 mg/kg。第二剂：0.5~0.75 mg/kg。

高级气道

- 气管内插管或声门上高级气道
- 通过二氧化碳波形描记或二氧化碳检查仪确认及监测气管内插管的位置
- 建立高级气道后，每6秒给予1次呼吸（10次呼吸/分），进行持续胸外按压

心脏骤停后自主循环恢复（ROSC）

- 脉搏和血压
- PETCO₂突然持续升高（通常≥40 mmHg）
- 动脉内血压监测到自主动脉压波形

可逆性病因

- 低血容量
- 缺氧
- 氢离子（酸中毒）
- 低/高钾血症
- 低体温症
- 张力性气胸
- 心包填塞
- 毒素
- 肺栓塞
- 冠状动脉血栓

注：CPR：心肺复苏；ET：气管内；IO：骨内通路；IV：静脉通路；PVT：无脉性室速；VF：室颤。

图 3 – 3　成人心搏骤停环形流程图

2. 相应的推荐依据

依据一

CPR 是对心搏骤停患者最重要的干预措施，胸部按压是 CPR 最关键的组成部分，如果非专业救援者未经过训练或不愿提供人工呼吸，则仅采用胸部按压方法是合适的。从按压开始 CPR 程序可以最大限度地减少第一次胸部按压的时间。在日本，OHCA 后在全国范围内散发的仅进行胸部按压的 CPR 可增加存活率，并具有良好的神经系统预后，这可能是取决于非专业人员提供的 CPR。应尽快胸部按压，而无须先去除受害者的衣服。

在 2020 年，通过 ILCOR 系统审查评估了 CPR 启动和应急系统激活的最佳时机。一项针对 17 000 多个 OHCA 事件的观察性研究报道了"呼叫优先"或"CPR 优先"策略的相似结果。在当今无处不在的移动设备时代，理想情况下，激活 EMS 的呼叫和 CPR

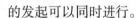
的发起可以同时进行。

有 4 项观察性研究报道了非心搏骤停患者接受 CPR 的结果，这些患者接受了非专业救援者的 CPR。在后来被确定没有心搏骤停的患者中，没有发现由 CPR 造成严重危害的情况。这与患者在心搏骤停时不进行 CPR 的重大风险形成鲜明对比，为启动 CPR 对心搏骤停患者的益处超过对非心搏骤停患者较低风险伤害的观点提供了强有力的支持。

在一些观察性研究中，与仅接受胸部按压的患者相比，接受常规 CPR（按压和通气）的心搏骤停患者的转归有所改善。其他研究报道，接受常规和仅按压 CPR 的患者结局无差异。鉴于常规 CPR 的潜在益处，如果对非专业救援者进行适当的培训，可鼓励他们同时进行加压通气。对实施常规 CPR 时有关按压/通气比的数据进行了全面的回顾，在《通气与按压/通气比》一书中对此进行了讨论。

这些建议得到了 2020 年 ILCOR 对心肺复苏和心血管急救科学与治疗推荐共识（CoSTR）的支持。

启动复苏的建议：医护人员		
COR	LOE	推荐建议
1	C-LD	1. 医护人员单独复苏时，应从胸部按压开始，而不是人工呼吸。
2a	C-LD	2. 对于所有因心脏或非心脏原因导致心搏骤停的成年患者，医护人员均需进行胸部按压和通气支持。

依据二

《心肺复苏和心血管急救指南（2010 版）》对训练有素的救援者进行了重大修改，以胸外按压开始 CPR 程序，而不是呼吸（循环—呼吸道—呼吸 *vs.* 呼吸道—呼吸—循环），最大限度缩短了开始胸外按压的时间。这一方法得到了新文献的支持，总结于 2020 年 ILCOR 系统综述（表 3－1）。在推荐的顺序中，一旦开始胸部按压，一名训练有素的救援者通过口对面具或球囊面罩装置进行救援呼吸，以提供氧气和通气。人体模型研究表明，从胸部按压开始，而不是呼吸道，完成第一个 CPR 周期的速度更快。

表 3－1　成人基本生命支持顺序

步骤	非专业人员（未培训）	非专业人员（已培训）	医护人员
1	确保现场安全。	确保现场安全。	确保现场安全。
2	检查是否有响应。	检查是否有响应。	检查是否有响应。
3	向附近的人大声呼救。打电话或请人拨打急救电话（9-1-1）（国内为 120，译者注）。电话保持在患者身边，电话处于扬声器模式。	向附近的人大声呼救，启动紧急响应系统（9-1-1）（国内为 120，译者注）。请尽可能确保手机放在患者身边。	向附近的人大声呼救；医护人员可以在此时或在检查呼吸和脉搏后启动复苏小组。

（续）

步骤	非专业人员 （未培训）	非专业人员 （已培训）	医护人员
4	按照通讯人员的电话语音指引进行操作。	检查是否有呼吸或仅有喘息；如果没有，开始心脏按压心肺复苏。	检查是否有呼吸或仅有喘息，并检查脉搏（最好同时进行）。 单独的医护人员或救援者派来的第二个人必须在检查没有正常呼吸和没有脉搏识别心搏骤停之后立即启动和取回 AED/急救设备。
5	在通讯人员的指引下，检查患者是否有呼吸，或者只是喘不过气来。	回答通讯人员的问题，并按照其指示操作。	立即开始心肺复苏，并在可用时使用 AED/除颤器。
6	请按照通讯人员的说明进行操作。	派第二个人去取回 AED（如果有的话）	当第二名救援者到达时，提供双人心肺复苏，并使用 AED/除颤器。

注：AED：自动体外除颤器；BLS：基本生命支持；CPR：心肺复苏。

医护人员经过培训可以提供按压和通气，无须辅助通气即可进行胸外按压，所延长时间可能不如常规 CPR（按压加通气）有效，因为随着 CPR 持续时间的增加，动脉血氧含量会降低。在窒息性心搏骤停的情况下，对这种情况的发生应尤为重视。医护人员经过训练和理解，可以切合实际地针对最有可能导致窒息的原因制定后续救援行动的顺序。

对于未经过培训或者经过培训的非专业施救者来说，在识别出心搏骤停后，应尽早呼叫紧急救援，并立即开始 CPR。对于非专业施救者来说，可以单纯地进行胸外按压。对于经过培训的非专业施救者，除了进行胸外心脏按压之外，还应提供通气支持。并且，2020 指南强化了医护人员成人基本生命支持流程图、成人心搏骤停流程图、成人心搏骤停环形流程图，为成人基础生命支持和高级心血管生命支持复苏场景提供易于记忆的指导。指南对早期使用肾上腺素再次进行强调，对于不可电击心律的心搏骤停患者，尽早给予肾上腺素。对于可电击心律的心搏骤停患者，在最初数次除颤尝试失败后给予肾上腺素治疗。

此外，《心肺复苏和心血管急救指南（2010 版）》对训练有素的施救者进行了重大修改，以胸外按压开始 CPR 程序，而不是呼吸，2020 指南对其进一步重申。并且对医务人员启动复苏的建议中指出，对于心脏因素或者非心脏因素导致的心搏骤停的成年患者，都应进行胸外心脏按压和通气。

【评注与解读】

2020 版（更新）：我们建议非专业人员对可能的心搏骤停患者实施 CPR，因为即使患者未处于心搏骤停状态，这样做对患者造成伤害的风险也较低。有关心搏骤停的识别，对于非专业施救者来说，假如患者处于昏迷/反应迟钝，呼吸消失或异常，应假定患者处于心搏骤停状态，从而寻求帮助，并立即进行 CPR。而对于医务人员来说，医疗人员应快速检查脉搏，并在脉搏没有明确的情况下进行 CPR。

2015 版（旧）：如果成人猝倒或无反应患者呼吸不正常，非专业施救者不应检查脉搏，而应假定存在心搏骤停。医务人员应在不超过 10 秒时间内检查脉搏，如在该时间内并未明确触摸到脉搏，施救者应开始胸外心脏按压。急救者以胸外按压开始 CPR 是合理的（Ⅱ级，LOE C-LD）；培训急救员一旦开始胸外按压，就要用口对口或简易呼吸器抢救呼吸，以提供氧合与通气（译者注：培训急救员应做按压—通气的 CPR）。关于每次通气时间长短及必须使胸廓抬举的推荐意见，在 2015 更新指南中未做修订。

理由：新证据表明，未处于心搏骤停状态时接受胸外心脏按压的患者受到伤害的风险较低。非专业施救者无法确定患者是否有脉搏，而不对无脉搏患者实施 CPR 的风险超过不必要胸外心脏按压所造成的伤害。

【总结和建议】

2020 年指南强调：所有非专业施救者至少应为心搏骤停的患者提供胸部按压（推荐级别 1 级；证据级别 B-R）。2020 年指南指出：在识别出心搏骤停后，单独的响应者应首先激活应急系统并立即开始 CPR（推荐级别 1 级；证据级别 C-LD）。2020 年指南指出：建议非专业人员对推测为心搏骤停的患者启动 CPR，即使患者没有心搏骤停，对患者造成伤害的风险也很低（推荐级别 1 级；证据级别 C-LD）。尽早实施 CPR 不仅可以降低心搏骤停患者的死亡率，改善其神经功能预后，缩短患者的住院时长，而且可以降低患者住重症监护病房的风险。心肺复苏有如肋骨骨折、胸骨骨折、软组织挫伤、气胸等并发症，这些都是影响非专业施救者对患者实施心肺复苏的重要因素。但早期实施 CPR 为患者带来的益处高于其造成的风险。因此，2020 年指南仍然推荐非专业施救者应早期实施心肺复苏。

2020 年指南依然提出，非专业施救者在实施 CPR 时，可进行单纯胸外心脏按压。近几年研究表明：接受单纯胸外心脏按压患者的 30 天存活率低于接受标准 CPR 的患者，但单纯胸外心脏按压可以明显提高心搏骤停患者的存活率，其原因可能与非专业施救者参与单纯胸外心脏按压的比例更高有关。

（张伟　张华）

参考文献

1. OLASVEENGEN TM, MANCINI ME, PERKINS GD, et al. Adult basic life support: 2020 International Consensus on Cardiopulmonary Resuscitation and Emergency Cardiovascular Care Science With Treatment Recommendations. Circulation, 2020, 142(suppl 1): S41 – S91.

2. LUBRANO R, CECCHETTI C, BELLELLI E, et al. Comparison of times of intervention during pediatric CPR maneuvers using ABC and CAB sequences: a randomized trial. Resuscitation, 2012, 83(12): 1473 – 1477.

3. SEKIGUCHI H, KONDO Y, KUKITA I. Verification of changes in the time taken to initiate chest compressions according to modified basic life support guidelines. Am J Emerg Med, 2013, 31(8): 1248 – 1250.

4. MARSCH S, TSCHAN F, sEMMER NK, et al. ABC versus CAB for cardiopulmonary resuscitation: a prospective, randomized simulator-based trial. Swiss Med Wkly, 2013, 143: w13856.

5. IWAMI T, KITAMURA T, KIYOHARA K, et al. Dissemination of Chest Compression-Only Cardiopulmonary Resuscitation and Survival After Out-of-Hospital Cardiac Arrest. Circulation, 2015, 132(5): 415 – 422.

6. KAMIKURA T, IWASAKI H, MYOJO Y, et al. Advantage of CPR-first over call-first actions for out-of-hospital cardiac arrests in nonelderly patients and of noncardiac aetiology. Resuscitation, 2015, 96: 37 – 45.

7. WHITEL, ROGERSJ, BLOOMINGDALEM, et al. Dispatcher-assisted cardiopulmonary resuscitation: risks for patients not in cardiac arrest. Circulation, 2010, 121(1): 91 – 97.

8. HALEY KB, LERNER EB, PIRRALLO RG, et al. The frequency and consequences of cardiopulmonary resuscitation performed by bystanders on patients who are not in cardiac arrest. Prehosp Emerg Care, 2011, 15(2): 282 – 287.

9. MORIWAKI Y, SUGIYAMA M, TAHARA, Y, et al. Complications of bystander cardiopulmonary resuscitation for unconscious patients without cardiopulmonary arrest. J Emerg Trauma Shock, 2012, 5(1): 3 – 6.

10. TANAKA Y, NISHI T, TAKASE K, et al. Survey of a protocol to increase appropriate implementation of dispatcher-assisted cardiopulmonary resuscitation for out-of-hospital cardiac arrest. Circulation, 2014, 129(17): 1751 – 1760.

11. KITAMURA T, IWAMI T, KAWAMURA T, et al. Bystander-initiated rescue breathing for out-of-hospital cardiac arrests of noncardiac origin. Circulation, 2010, 122(3): 293 – 299.

12. OGAWA T, AKAHANE M, KOIKE S, et al. Outcomesof chest compression only CPR versus conventional CPR conducted by lay people in patients with out of hospital cardiopulmonary arrest witnessed by bystanders: nationwide population based observational study. BMJ, 2011, 342: c7106.

13. SVENSSON L, BOHM K, CASTRÈN M, et al. Compression-only CPR or standard CPR in out-of-hospital cardiac arrest. N Engl J Med, 2010, 363(5): 434 – 442.

14. REA TD, FAHRENBRUCH C, CULLEY L, et al. CPR with chest compression alone or with rescue breathing. N Engl J Med, 2010, 363(5): 423 – 433.

15. IWAMI T, KAWAMURA T, HIRAIDE A, et al. Effectiveness of bystander-initiated cardiac-only resuscitation for patients with out-of-hospital cardiac arrest. Circulation, 2007, 116(25): 2900 – 2907.

16. KITAMURA T, IWAMI T, KAWAMURA T, et al. Implementation Working Group for All-Japan Utstein Registry of the Fire and Disaster Management Agency. Time-dependent effectiveness of chest compression-only and conventional cardiopu-lmonary resuscitation for out-of-hospital cardiac arrest of cardiac origin. Resuscitation, 2011, 82(1): 3 – 9.

17. ONG ME, NG FS, ANUSHIA P, et al. Comparison of chest compression only and standard cardiopulmonary resuscitation for out-of-hospital cardiac arrest in Singapore. Resuscitation, 2008, 78(2): 119 – 126.

18. SOS-KANTO Study Group. Cardiopulmonary resuscitation by bystanders with chest compression only (SOS-KANTO): an observational study. Lancet, 2007, 369(9565): 920 – 926.

19. BOBROW BJ, SPAITE DW, BERG RA, et al. Chest compression-only CPR by lay rescuers and survival from out-of-hospital cardiac arrest. JAMA, 2010, 304(13): 1447 – 1454.

20. OLASVEENGEN TM, WIK L, STEEN PA. Standard basic life support vs. continuous chest compressions only in out-of-hospital cardiac arrest. Acta Anaesthesiol Scand, 2008, 52(7): 914 – 919.

21. PANCHAL AR, BOBROW BJ, SPAITE DW, et al. Chest compression-only cardiopulmonary resuscitation performed by lay rescuers for adult out-of-hospital cardiac arrest due to non-cardiac aetiologies. Resuscitation, 2013, 84(4): 435 – 439.

22. KLEINMAN ME, BRENNAN EE, GOLDBERGER ZD, et al. Part 5: adult basic life support and cardiopulmonary resuscitation quality: 2015 American Heart Association Guidelines Update for Cardiopulmonary Resuscitation and Emergency Cardiovascular Care. Circulation, 2015, 132(suppl 2): S414 – S435.

23. KOBAYASHI M, FUJIWARA A, MORITA H, et al. A manikin-based observational study on cardiopulmonary resuscitation skills at the Osaka Senri medical rally. Resuscitation, 2008, 78(3): 333 – 339.

第三节　开放气道

概要

通畅的气道对于促进适当的通气和氧合是必不可少的。尽管没有高质量的证据表明一种技术优于另一种技术来建立和维持患者的气道，但急救人员应了解其优缺点，并熟练掌握每种技术所需的技能。救援人员应认识到可能需要多种方法联合来建立合适的气道。应持续监测患者，以确认呼吸道通畅以及适当的通气和充氧。没有研究比较心搏骤停患者开放气道的不同策略。检验气道策略有效性的许多证据来自放射学和身体研究。

开放气道的建议		
COR	LOE	推荐建议
1	C-EO	1. 当未怀疑患者有颈椎损伤时，医护人员应使用压额—抬颏法的动作打开气道。
1	C-EO	2. 当未怀疑患者颈椎损伤时，如果非专业救助人员能熟练操作心脏按压和人工呼吸，其可使用压额—抬颏法的动作打开气道。
2b	C-EO	3. 对于没有咳嗽或呕吐反射的无意识（无反应）患者，可在使用气道附加装置［如口咽和（或）鼻咽气道］时使用球囊面罩装置进行通气。
2a	C-EO	4. 在存在已知或疑似颅底骨折或严重凝血障碍的情况下，与鼻咽气道相比，首选口咽气道。
3: No Benefit	C-LD	5. 在成人心搏骤停中不建议常规使用环状软骨按压法。

1. "开放气道的建议" 相应的推荐依据

在非心搏骤停和放射学研究中，倾斜头部—下巴抬起法已被证明是建立气道的有效方法。没有关于倾斜头部—下巴抬起法与其他气道动作在心搏骤停期间建立气道的比较研究。

尽管尚无证据证明在心搏骤停期间使用口咽部和鼻咽部气道的有效性，但口咽部和鼻咽部气道可用于维持通畅的气道并通过防止舌头阻塞气道来促进适当的通气。但是，不正确的放置可能会使舌头移至口咽后部而导致气道阻塞。

在已知或疑似颅底颅骨折或严重凝血障碍的情况下，口咽部与鼻咽部气道相比的益处尚未在临床试验中进行评估。然而，口咽部气道是首选，因为鼻咽部气道有创伤的风险。多个病例观察到涉及鼻咽部气道的患者颅内出现了颅底骨折。

没有证据表明环状软骨加压有助于心搏骤停患者的通气或降低误吸的风险。有一些证据表明，在非心搏骤停患者中，环状软骨加压可以防止球囊—面罩通气时将气体充入胃内。然而，环状软骨加压也可能阻碍通气和声门上气道（supraglottic airway，SGA）或插管的放置，并增加插管过程中呼吸道损伤的风险。此议题上一次接受正式证据审查是在 2010 年。

2. "头颈部创伤后开放气道的建议" 相应的推荐依据

头颈部创伤后开放气道的建议		
COR	LOE	推荐建议
1	C-EO	1. 在疑似颈椎损伤的情况下，医疗机构人员不可使用双手托颌法打开气道。
1	C-EO	2. 在头部和颈部外伤时，如果使用气道附加装置压额—抬颏法的动作无法打开气道，可使用双手托颌法打开气道。
3：Harm	C-LD	3. 在头颈部创伤的情况下，非专业救援人员不应使用固定装置，因为未经训练的救援人员使用这些装置可能会造成伤害。

医护人员在打开呼吸道前应考虑脊柱损伤的可能性，如果不能排除脊髓损伤，医护人员应通过下颌推力打开气道，而不是抬起头。

维持通畅的气道，提供充足的通气和氧合是 CPR 中的优先事项。如果下巴推力和（或）插入气道附件不能有效地打开气道并允许进行通气，则倾斜头部—下巴抬起法可能是打开气道的唯一方法。在这些情况下，即使在潜在的脊髓损伤的情况下，也应该使用这种手法，因为开放气道的需要超过了心搏骤停患者进一步脊髓损伤的风险。

当怀疑或不能排除脊髓损伤时，救援人员应保持脊柱活动限制，不得使用固定装置。人工固定可以减少患者护理期间颈椎的活动，同时允许适当的通气和气道控制。脊柱固定装置可能会增加维持气道通畅和提供足够的通气的难度。

此议题上一次接受正式证据审查是在 2010 年。

【评注与解读】

2020 版（更新）：通畅的气道对于促进适当的通气和氧合是必不可少的。因为有证据表明倾斜头部—下巴抬起法是建立气道的有效方法。如果下巴推力和（或）插入气道附件不能有效地打开气道并允许进行通气，即使存在潜在脊髓损伤，也要使用倾斜头部—下巴抬起法。

2015 版（旧）：对怀疑脊柱损伤患者，急救员应用徒手限制脊柱活动（患者头部两侧各放 1 只手，制动）而不是用制动装置，因为民众急救员使用制动装置可能有害（Ⅲ级：有害，LOEC-LD）；医务人员：医务人员对于无头、颈损伤的患者采用仰头举颏法。

【总结和建议】

当患者无疑似颈椎损伤时，医务人员和非专业施救者都应使用压额—抬颏法打开气道。当患者疑似颈椎损伤时，医务人员应通过下颌推力打开气道，而不是抬起头。对于疑似颅底骨折和严重凝血障碍的患者，由于鼻咽部气道有创伤风险，将口咽部气道列为首选。最后，非专业施救者在患者头颈部创伤的情况下，不应使用头部固定装置，以免再次造成伤害。

（张伟　张华）

参考文献

1. ELAM JO, GREENE DG, SCHNEIDER MA, et al. Head-tilt method of oral resuscitation. JAMA, 1960, 172: 812 – 815.

2. GUILDNER CW. Resuscitation-opening the airway: a comparative study of techniques for opening an airway obstructed by the tongue. JACEP, 1976, 5: 588 – 590.

3. GREENE DG, ELAM JO, DOBKIN AB, et al. Cinefluorographic study of hyperextension of the neck and upper airway patency. JAMA, 1961, 176: 570 – 573.

4. RUBEN HM, ELAM JO, RUBEN AM, et al. Investigation of upper airway problems in resuscitation. 1. Studies of pharyngeal x-rays and performance by laymen. Anesthesiology, 1961, 22: 271 – 279.

5. KIM HJ, KIM SH, MIN JY, et al. Determination of the appropriate oropharyngeal airway size in adults: Assessment using ventilation and an endoscopic view. Am J Emerg Med, 2017, 35(10): 1430 – 1434.

6. KIM HJ, KIM SH, MIN NH, et al. Determination of the appropriate sizes of oropharyngeal airways in adults: correlation with external facial measurements: A randomised crossover study. Eur J Anaesthesiol, 2016, 33(12): 936 – 942.

7. SCHADE K, BORZOTTA A, MICHAELS A. Intracranial malposition of nasopharyngeal airway. J Trauma, 2000, 49(5): 967 – 968.

8. MUZZI DA, LOSASSO TJ, CUCCHIARA RF. Complication from a nasopharyngeal airway in a patient with a

basilar skull fracture. Anesthesiology, 1991, 74(2): 366 – 368.

9. SALEM MR, WONG AY, MANI M, et al. Efficacy of cricoid pressure in preventing gastric inflation during bag-mask ventilation in pediatric patients. Anesthesiology, 1974, 40(1): 96 – 98.

10. LAWES EG, CAMPBELL I, MERCER D. Inflation pressure, gastric insufflation and rapid sequence induction. BR J ANAESTH. 1987, 59(3): 315 – 318. DOI: 10.1093/BJA/59.3.315.

11. PETITO SP, RUSSELL WJ. The prevention of gastric inflation-a neglected benefit of cricoid pressure. Anaesth Intensive Care, 1988, 16(2): 139 – 143.

12. MOYNIHAN RJ, BROCK-UTNE JG, ARCHER JH, et al. The effect of cricoid pressure on preventing gastric insufflation in infants and children. Anesthesiology, 1993, 78(4): 652 – 656.

13. BRIMACOMBE J, WHITE A, BERRY A. Effect of cricoid pressure on ease of insertion of the laryngeal mask airway. Br J Anaesth, 1993, 71(6): 800 – 802.

14. ALLMAN KG. The effect of cricoid pressure application on airway patency. J Clin Anesth, 1995, 7(3): 197 – 199.

15. HARTSILVER EL, VANNER RG. Airway obstruction with cricoid pressure. Anaesthesia, 2000, 55(3): 208 – 211.

16. HOCKING G, ROBERTS FL, THEW ME. Airway obstruction with cricoid pressure and lateral tilt. Anaesthesia, 2001, 56(9): 825 – 828.

17. TURGEON AF, NICOLE PC, TRÉPANIER CA, et al. Cricoid pressure does not increase the rate of failed intubation by direct laryngoscopy in adults. Anesthesiology, 2005, 102(2): 315 – 319.

18. ASAI T, GOY RW, LIU EH. Cricoid pressure prevents placement of the laryngeal tube and laryngeal tube-suction Ⅱ. Br J Anaesth, 2007, 99(2): 282 – 285.

19. MCNELIS U, SYNDERCOMBE A, HARPER I, et al. The effect of cricoid pressure on intubation facilitated by the gum elastic bougie. Anaesthesia, 2007, 62(5): 456 – 459.

20. CARAUNA E, CHEVRET S, PIRRACCHIO R. Effect of cricoid pressure on laryngeal view during prehospital tracheal intubation: a propensity-based analysis. Emerg Med J, 2017, 34(3): 132 – 137.

21. BERG RA, HEMPHILL R, ABELLA BS, et al. Part 5: adult basic life support: 2010 American Heart Association Guidelines for Cardiopulmonary Resuscitation and Emergency Cardiovascular Care. Circulation, 2010, 122(suppl 3): S685 – S705.

22. MAJERNICK TG, BIENIEK R, HOUSTON JB, et al. Cervical spine movement during orotracheal intubation. Ann Emerg Med, 1986, 15(4): 417 – 420.

23. LENNARSON PJ, SMITH DW, SAWIN PD, et al. Cervical spinal motion during intubation: efficacy of stabilization maneuvers in the setting of complete segmental instability. J Neurosurg, 2001, 94(2 suppl): 265 – 270.

24. HASTINGS RH, WOOD PR. Head extension and laryngeal view during laryngoscopy with cervical spine stabilization maneuvers. Anesthesiology, 1994, 80(4): 825 – 831.

25. GERLING MC, DAVIS DP, HAMILTON RS, et al. Effects of cervical spine immobilization technique and laryngoscope blade selection on an unstable cervical spine in a cadaver model of intubation. Ann Emerg Med, 2000, 36(4): 293 – 300.

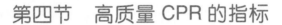

第四节　高质量 CPR 的指标

概要

　　高质量 CPR 是心搏骤停患者最重要的挽救生命的干预措施，对那些心律失常的患者来说，除颤器也是最重要的干预措施。随着研究的不断深入，构成最佳 CPR 的证据不断发展。已为高质量 CPR 定义了许多关键内容，包括最大限度地减少胸部按压的中断，提供足够速率和深度的按压，避免两次按压之间靠在胸部上以及避免过度通气。但是，相对缺乏对照研究，观察证据有时是矛盾的。很难评估单个 CPR 质量指标或干预措施的效果，因为有许多情形可能同时发生并相互影响。例如，按压率和按压深度都可以带来更好的结果，但是发现这些变量相互之间呈反相关系，因此改善其中的一个可能会使另一个恶化。很难确定任何一项特定措施的收益。随着越来越多的中心和 EMS 系统正在使用反馈设备并收集有关 CPR 措施的数据，例如按压深度和胸部按压分数，这些数据将使这些建议得以不断更新。

1. "心肺复苏术的定位和建议" 相应的推荐依据

心肺复苏术的定位和建议		
COR	LOE	推荐建议
1	C-LD	1. 进行胸部按压时，救助者应将一只手的掌跟部置于患者胸部的中心区（胸骨的下半部分），另一只手的掌跟部置于第一只手上，双手重叠。
1	C-EO	2. 一般在发现患者处进行就地复苏，只要该地点能安全有效地实施高质量的心肺复苏术即可。
2a	C-LD	3. 最好尽可能在坚硬板面上进行 CPR，且患者应取仰卧位。
2b	C-LD	4. 如患者无法仰卧，救援人员也可在其俯卧时进行 CPR，特别是有人工气道的住院患者。

　　2020 年 ILCOR 的系统评价确定了 3 项研究，涉及 57 位患者，研究了手部位置对复苏过程和结局的影响。尽管未观察到复苏结果的差异，但研究发现，与中段相比，对胸骨下三分之一部位进行加压时，生理参数更好（峰值动脉压，平均动脉压，呼气末二氧化碳）。第 3 项研究没有发现差异。影像学检查显示左心室通常位于乳头连线以下，与胸骨的下半部分相对应；但是低于乳头连线的手按压位置可能会导致剑突受压。尽管人体模型研究数据相互矛盾，但优势手或非优势手与胸骨接触并不重要。

确定开始复苏前是否需要移动受害者的主要考虑因素是发现受害者的位置和提供高质量 CPR 的可行性和安全性。对于是否进行复苏或何时将患者运送到医院的决定而言是另一个独立的问题。

当患者仰卧时，救助者跪在受害者的胸部旁边（如院外）或站立在床旁（如院内），CPR 的效果似乎已可达最大化。通常认为，最佳的胸部按压最好在患者紧紧贴在地面上的情况下进行。人体模型研究表明，在医院床垫上进行 CPR 可以普遍接受胸部按压。

一项较早的系统评价确定了 22 例俯卧位 CPR 病例报告（手术室 21 例，ICU1 例），有 10/22 例患者幸存。在由 6 例难治性 IHCA 患者组成的小病例系列中，俯卧定位（使用带沙袋的木板按压胸骨）可改善 CPR 期间的血流动力学，但不会导致 ROSC。CPR 在俯卧位的疗效尚未确定，但非常有限的证据表明，当患者无法仰卧或无法安全躺下时，启动 CPR 比不提供 CPR 更好。

提议 1、提议 2 和提议 3 得到了 2020 年 CoSTR 的 BLS 部分的支持。提议 4 最近一次接受正式证据审查是在 2010 年。

2. "胸部按压分数和间歇的建议" 相应的推荐依据

胸部按压分数和间歇的建议		
COR	LOE	推荐建议
1	C-LD	1. 在成人心搏骤停中，尽可能缩短电击前及点击后胸部按压暂停的时间。
1	C-LD	2. 医护人员应在脉搏检查过程中将检查脉搏（不超过 10 秒）的时间减至最短，如果感觉患者没有明显的搏动，应恢复胸部按压。
2a	B-R	3. 如果有 2 名或更多的施救者，合理的做法是大约每 2 分钟（或在以 30∶2 的比例进行约 5 次按压和通气 5 次之后）切换 1 次胸部按压，以防止按压质量下降。
2a	B-R	4. 任何情况下，对于心搏骤停的成年人，立即恢复胸部按压是合理的。
2a	C-LD	5. 对于在没有高级气道的情况下接受 CPR 的心搏骤停的成年人，合理的做法是暂停按压以进行 2 次呼吸，每次呼吸超过 1 秒。
2b	C-LD	6. 在成人心搏骤停中，胸部按压分数至少为 60% 的 CPR 可能是合理的。

观察证据表明，在电击性节律患者中，胸部按压分数增加会改善预后。此外，研究还报道了随着电击间隙时间的缩短，ROSC 升高。

这项建议的依据是最大限度地减少对 CPR 的干扰并保持至少 60% 的胸部按压分数的总体原则，据报道该研究与更好的预后相关。

CPR 进行 90～120 秒后，胸部按压深度开始降低，尽管在该时间段内按压速度并未显著降低。使用人体模型的随机试验发现，每 1 分钟轮转一次与每 2 分钟轮转一次相比，高质量按压的百分比没有差异。每 2 分钟轮转一次指定的胸部按压器是明智的，因为这种方法可以保持胸部按压质量，并利用通常在何时暂停 CPR 进行节奏分析。

两项纳入超过 1 000 名患者的随机对照试验，在暂停 CPR 以分析除颤后的节律时，没有发现任何存活率增加。观察性研究显示，当休息后没有立即恢复胸部按压时，ROSC 降低。

由于胸部按压分数至少 60% 与更好的复苏结果相关，因此按压暂停换气的时间应该尽可能短。

2015 年的一项系统回顾报道称，不同研究之间存在显著的异质性，有些研究（但不是全部）报道的结果更好。胸部按压分数越高，生存概率越低。按压速率和深度以及协同干预（如除颤、气道管理和药物治疗）也很重要，并可能与胸部按压分数相互作用。高性能的紧急医疗服务系统的目标是达到至少 60% ，并且有至少 80% 为常态目标。

提议 1 和提议 4 得到了 2020 年 CoSTR 的 BLS 部分的支持。提议 2、提议 3、提议 5 和提议 6 最近一次接受正式证据审查是在 2015 年。

3. "按压深度和速率的建议" 相应的推荐依据

按压深度和速率的建议		
COR	LOE	推荐建议
1	B-NR	1. 在进行人工 CPR 时，救援人员对常规的成年人进行胸部按压的深度至少为 2 英寸（约 5 cm），同时应避免胸部按压过深 [超过 2.4 英寸（约 6 cm）]。
2a	B-NR	2. 对于心搏骤停的成年患者，救援人员给予 100 ~ 120 次/分的胸部按压速度较为合理。
2a	C-LD	3. 对于心搏骤停的成年患者，救援人员应避免两次按压之间手掌一直贴附于胸前，如此有益于胸壁回弹完全。
2b	C-EO	4. 在进行胸外按压时，应尽可能使按压和回弹/松弛时间大致相等。

2020 年 ILCOR 范围界定审查确定了 12 项研究，包括 12 500 多名患者，研究了胸部按压的组成部分。几项研究发现，当压迫深度至少为 5 cm 而小于 4 cm 时，出院生存率和除颤成功率更高。

同一篇综述还纳入了 13 项研究，涉及 15 000 例患者，研究了按压速率。各个研究的结果有些不一致，在成年人中只有 3 项观察性研究显示较高的按压速率与预后之间存在关联。唯一的 RCT 研究了 292 例患者，将速率 100 次/分与 120 次/分进行了比较，结果没有差异。没有证据表明可以将成人的建议按压速率由 100 次/分更改为 120 次/分。3

项研究报道显示，深度随着速率的增加而减小，这突出了孤立评估单个 CPR 质量指标的陷阱。

ILCOR 综述发现 2 项观察性研究在胸腔按压释放速度和存活率之间的关系上提供了不一致的结果，其中 1 项研究没有发现关联，另一个研究发现释放速度较快与存活率增加相关。但通常认为胸壁未能充分的回弹与胸腔内压的增加及冠状动脉灌注的减少是有关联的。

CPR 占空比是指按压所花费的时间相对于按压—放松周期的总时间的比例。2010 年版指南建议采用 50% 的占空比，其中按压和放松所花费的时间相等，这主要是基于在实践中易于实现的感觉。值得注意的是，在一项针对成年人的院外 VF 引起心搏骤停的临床研究中（其中 43% 存活至出院），复苏期间观察到的平均占空比为 39%。一项针对儿童的研究还发现，平均占空比为 40%，这表明较短的占空比可能是临床实践中的常态。尽管许多动物研究发现，当占空比小于 50% 时，血流量更高，结果更好，但最佳占空比未知。当前，没有足够的证据证明需要对现有建议进行更改，因为现有建议仍然存在认知差距，需要进一步研究。

提议 1、提议 2 和提议 3 得到了 2020 年 CoSTR 的 BLS 部分的支持。提议 4 最近一次接受正式证据审查是在 2010 年。

4. "CPR 反馈和监测建议" 相应的推荐依据

CPR 反馈和监测建议		
COR	LOE	推荐建议
2b	B-R	1. 尽可能在 CPR 期间使用视听反馈设备来实时优化 CPR 性能。
2b	C-LD	2. 在可行的情况下，尽可能使用动脉压或呼气末 CO_2 等生理参数来监测和优化 CPR 质量。

2020 年 ILCOR 系统评价发现，大多数研究并未表明实时反馈与患者预后改善之间存在显著关联。但是没有研究发现明显的危害，并且一些研究显示其对于存活率的提高具有重要的临床意义。最近的一项随机对照试验报道称，使用按压深度和反冲音频反馈的院内心搏骤停出院存活率增加了 25.6%（54% *vs.* 28.4%；$P < 0.001$）。

美国心脏协会的 GET 数据与指南—复苏登记的数据分析显示，发生 ROSC 的可能性更高（OR = 1.22；95% *CI.* 34）。一项针对成年患者的观察性研究报道称，按压深度每增加 10 mm，呼气末二氧化碳分压就会增加 1.4 mmHg。2018 年的一项对呼气末二氧化碳分压作为 ROSC 预后指标的系统回顾发现，呼气末二氧化碳分压作为 ROSC 的预测指标存在变异性，但小于 10 mmHg 通常与不良结局相关，大于 20 mmHg 的患者与大于 10 mmHg 的患者相比，其与 ROSC 的相关性更强。更高的呼气末二氧化碳分压与 ROSC 之间的关联，以及增加胸部按压深度可以增加呼气末二氧化碳分压的发现相结合，表明应将按压目标定在至少 10 mmHg，理想情况下是 20 mmHg 或更高，可能是有益的。呼气末二氧化碳分压在非插管患者中的有效性和可靠性尚未得到很好的证实。如果可行，有创动脉血压监测也可能有助于评估和指导 CPR。心搏骤停时使用舒张压监测与较高的 ROSC 相关，但是没有足够的人体数据来支持此观点。

这些提议得到了 2020 年 CoSTR 的 BLS 及 ALS 部分的支持。

【评注与解读】

2020 版（更新）：对患者进行胸外心脏按压时，施救者将一只手的掌根部置于胸骨的下半部分，另一只手的掌根部置于第一只手上，两手重叠。胸部按压：通气 = 30 : 2。如果有 2 名及以上施救者，可交叉进行胸外心脏按压，保证 CPR 质量。并且，尽可能地增加胸部心脏按压次数，缩短电击间隙时间，提高 ROSC。在进行 CPR 时，胸部按压深度为 4 ~ 5 cm，不要超过 6 cm，否则会造成骨折和内脏损伤。按压速度应为 100 ~ 120 次/分。需要注意的是，在施救者进行胸外心脏按压时，为了使胸壁充分回弹，应避免两次按压之间手掌一直紧贴胸部。胸外按压速度：对于心搏骤停的成年患者，救援人员给予 100 ~ 120 次/分的胸部按压速度较为合理。胸外按压深度：在进行人工 CPR 时，救援人员对常规的成年人进行胸部按压的深度至少为 2 英寸（约 5 cm），同时应避免胸部按压过深［超过 2.4 英寸（约 6 cm）］。2020 年 ILCOR 系统评价发现，实施 CPR 时使用视听反馈设备可增加院内心搏骤停出院存活率。2020 指南同时表明，在条件允许的情况下，利用动脉血压和呼气末二氧化碳分压进行监测，可提高 CPR 质量。

2015 版（旧）：胸外按压速度：2015 更新指南就按压速度的推荐意见更新为对成人心搏骤停患者，做 100 ~ 120 次/分的胸外按压是合理的（Ⅱa 级，LOE C-LD）；胸外按压深度：徒手 CPR 期间，急救者对一般身材成人做胸外按压的深度至少为 5 cm，同时避免过深（＞6 cm）（Ⅰ级，LOE C-LD）。但目前实际情况是，专业人员做胸外按压更可能太浅（不到 4 cm），极不可能超过 5.5 cm。2015 年更新指南就 CPR 期间胸外按压反馈的推荐意见更新：为即时最佳 CPR 操作，使用自动视频装置是合理的（Ⅱb 级，LOE B-R）。

【总结和建议】

胸外按压中断可分为必需的与非必需的，前者是治疗的需要，即分析心律与通气，后者是抢救的需要。胸外按压分数是衡量心搏骤停期间所做按压时间的比例。减少胸外按压间歇可增加胸外按压分数。高质量 CPR 是心搏骤停患者最重要的挽救生命的干预措施，随着越来越多的急救中心和 EMS 系统使用反馈设备并收集有关 CPR 措施的数据，例如按压深度和胸部按压次数，这些数据将使这些建议得以进一步验证。建议加强 CPR 实时反馈在临床中的应用，目前不仅没有研究发现明显的危害，而且当前研究表明 CPR 实时反馈对患者存活率的提高具有重要的临床意义，可进行深层次研究。

（张伟　吕传柱）

参考文献

1. IDRISAH, GUFFEY D, PEPE PE, et al. Chest compression rates and survival following out-of-hospital cardiac arrest. Crit Care Med, 2015, 43(4): 840 – 848.

2. VADEBONCOEUR T, STOLZ U, PANCHAL A, et al. Chest compression depth and survival in out-of-hospital cardiac arrest. Resuscitation, 2014, 85(2): 182 – 188.

3. STIELL IG, BROWN SP, CHRISTENSON J, et al. Resuscitation Outcomes Consortium (ROC) Investigators. What is the role of chest compression depth during out-of-hospital cardiac arrest resuscitation? Crit Care Med, 2012, 40(4): 1192 – 1198.

4. OLASVEENGEN TM, MANCINI ME, PERKINS GD, et al. Adult basic life support: 2020 International Consensus on Cardiopulmonary Resuscitation and Emergency Cardiovascular Care Science With Treatment Recommendations. Circulation, 2020, 142(suppl 1): S41 – S91.

5. CHA KC, KIM HJ, SHIN HJ, et al. Hemodynamic effect of external chest compressions at the lower end of the sternum in cardiac arrest patients. J Emerg Med, 2013, 44(3): 691 – 697.

6. ORLOWSKI JP. Optimum position for external cardiac compression in infants and young children. Ann Emerg Med, 1986, 15(6): 667 – 673.

7. QVIGSTAD E, KRAMER-JOHANSEN J, TØMTE Ø, et al. Clinical pilot study of different hand positions during manual chest compressions monitored with capnography. Resuscitation, 2013, 84(9): 1203 – 1207.

8. SHIN J, RHEE JE, KIM K. Is the inter-nipple line the correct hand position for effective chest compression in adult cardiopulmonary resuscitation? Resuscitation, 2007, 75(2): 305 – 310.

9. KUSUNOKI S, TANIGAWA K, KONDO T, et al. Safety of the inter-nipple line hand position landmark for chest compression. Resuscitation, 2009, 80(10): 1175 – 1180.

10. NIKANDISH R, SHAHBAZI S, GOLABI S, et al. Role of dominant versus non-dominant hand po-sition during uninterrupted chest compression CPR by novice rescuers: a randomized double-blind crossover study. Resuscitation, 2008, 76(2): 256 – 260.

11. KUNDRA P, DEY S, RAVISHANKAR M. Role of dominant hand position during external cardiac compression. Br J Anaesth, 2000, 84(4): 491 – 493.

12. HANDLEY AJ, HANDLEY JA. Performing chest compressions in a confined space. Resuscitation, 2004, 61(1): 55 – 61.

13. NISHISAKI A, NYSAETHER J, SUTTON R, et al. Effect of mattress deflection on CPR quality assessment for older children and adolescents. Resuscitation, 2009, 80(5): 540 – 545.

14. NOORDERGRAAF GJ, PAULUSSEN IW, VENEMA A, et al. The impact of compliant surfaces on in-hospital chest compressions: effects of common mattresses and a backboard. Resuscitation, 2009, 80(5): 546 – 552.

15. BROWN J, ROGERS J, SOAR J. Cardiac arrest during surgery and ventilation in the prone position: a case report and systematic review. Resuscitation, 2001, 50(2): 233 – 238.

16. MAZER SP, WEISFELDT M, BAI D, et al. Reverse CPR: a pilot study of CPR in the prone position. Resuscitation, 2003, 57(3): 279 – 285.

17. CAVE DM, GAZMURI RJ, OTTO CW, et al. Part 7: CPR techniques and devices: 2010 American Heart Association Guidelines for Cardiopulmonary Resuscitation and Emergency Cardiovascular Care. Circulation, 2010, 122(18 Suppl 3): S720 – 728.

18. TALIKOWSKA M, TOHIRA H, FINN J. Cardiopulmonary resuscitation quality and patient survival outcome in cardiac arrest: A systematic review and meta-analysis. Resuscitation, 2015, 96: 66 – 77.

19. CHRISTENSON J, ANDRUSIEK D, EVERSON-STEWART S, et al. Resuscitation Outcomes Consortium Investigators. Chest compression fraction determines survival in patients with out-of-hospital ventricular fibrillation. Circulation, 2009, 120(13): 1241 – 1247.

20. EDELSON DP, ABELLA BS, KRAMER-JOHANSEN J, et al. Effects of compression depth and pre-shock pauses predict defibrillation failure during cardiac arrest. Resuscitation, 2006, 71(2): 137 – 145.

21. EFTESTØL T, SUNDE K, STEEN PA. Effects of interrupting precordial compressions on the calculated probability of defibrillation success during out-of-hospital cardiac arrest. Circulation, 2002, 105 (19): 2270 – 2273.

22. CHESKES S, SCHMICKER RH, CHRISTENSON J, et al. Resuscitation Outcomes Consortium (ROC) Investigators. Perishock pause: an independent predictor of survival from out-of-hospital shockable cardiac arrest. Circulation, 2011, 124(1): 58 – 66.

23. VAILLANCOURT C, EVERSON-STEWART S, STIELL IG. Resuscitation Outcomes Consortium Investigators. The impact of increased chest compression fraction on return of spontaneous circulation for out-of-hospital cardiac arrest patients not in ventricular fibrillation. Resuscitation, 2011, 82(12): 1501 – 1507.

24. SUGERMAN NT, EDELSON DP, LEARY M, et al. Rescuer fatigue during actual in-hospital cardiopulmonary resusci-tation with audiovisual feedback: a prospective multicenter study. Resuscitation, 2009, 80 (9): 981 – 984.

25. MANDERS S, GEIJSEL FE. Alternating providers during continuous chest compressions for cardiac arrest: every minute or every two minutes? Resuscitation, 2009, 80(9): 1015 – 1018.

26. JOST D, DEGRANGE H, VERRET C, et al. DEFI 2005: a randomized controlled trial of the effect of automated external defibrillator cardiopulmonary resuscitation protocol on outcome from out-of-hospital cardiac arrest. Circulation, 2010, 121(14): 1614 – 1622.

27. BEESEMS SG, BERDOWSKI J, HULLEMAN M, et al. Minimizing pre-and post-shock pauses during the use of an automatic external defibrillator by two different voice prompt protocols. A randomized controlled trial of a bundle of measures. Resuscitation, 2016, 106: 1 – 6.

28. REA TD, HELBOCK M, PERRY S, et al. Increasing use of cardiopulmonary resuscitation during out-of-hospital ventricular fibrillation arrest: survival implications of guideline changes. Circulation, 2006, 114 (25): 2760 – 2765.

29. BOBROW BJ, CLARK LL, EWY GA, et al. Minimally interrupted cardiac resuscitation by emergency medical services for out-of-hospital cardiac arrest. JAMA, 2008, 299(10): 1158 – 1165.

30. CHESKES S, SCHMICKER RH, REA T, et al. Resuscitation Outcomes Consortium investigators. Chest compression fraction: A time dependent variable of survival in shockable out-of-hospital cardiac arrest. Resuscitation, 2015, 97: 129 – 135.

31. KLEINMAN ME, BRENNAN EE, GOLDBERGER ZD, et al. Part 5: adult basic life support and cardiopulmonary resuscitation quality: 2015 American Heart Association Guidelines Update for Cardiopulmonary

Resuscitation and Emergency Cardiovascular Care. Circulation, 2015, 132(suppl 2): S414 – S435.

32. CONSIDINE J, GAZMURI RJ, PERKINS GD, et al. Chest compression components (rate, depth, chest wall recoil and leaning): A scoping review. Resuscitation, 2020, 146: 188 – 202.

33. STIELL IG, BROWN SP, NICHOL G, et al. What is the optimal chest compression depth during out-of-hospital cardiac arrest resuscitation of adult patients? Circulation, 2014, 130(22): 1962 – 1970.

34. BABBS CF, KEMENY AE, QUAN W, et al. A new paradigm for human resuscitation resear-chusing intelligent devices. Resuscitation, 2008, 77(3): 306 – 315.

35. KILGANNON JH, KIRCHHOFF M, PIERCE L, et al. Association bet-ween chest compression rates and clinical outcomes following in-hospital cardiac arrest at an academic tertiary hospital. Resuscitation, 2017, 110: 154 – 161.

36. ABELLA BS, SANDBO N, VASSILATOS P, et al. Chest compression rates during cardiopulmonary resuscitation are suboptimal: a prospective study during in-hospital cardiac arrest. Circulation, 2005, 111(4): 428 – 434.

37. HWANG SO, CHA KC, KIM K, et al. A randomized controlled trial of compression rates during cardiopulmonary resuscitation. J Korean Med Sci, 2016, 31(9): 1491 – 1498.

38. CHESKES S, COMMON MR, BYERS AP, et al. The association between chest compression release velocity and outcomes from out-of-hospital cardiac arrest. Resuscitation, 2015, 86: 38 – 43.

39. KOVACS A, VADEBONCOEUR TF, STOLZ U, et al. Chest compression release velocity: Association with survival and favorable neurologic outcome after out-of-hospital cardiac arrest. Resuscitation, 2015, 92: 107 – 114.

40. YANNOPOULOS D, MCKNITE S, AUFDERHEIDE TP, et al. Effects of incomplete chest wall decompression during cardiopulmonary resuscitation on coronary and cerebral perfusion pressures in a porcine model of cardiac arrest. Resuscitation, 2005, 64(3): 363 – 372.

41. ZUERCHER M, HILWIG RW, RANGER-MOORE J, et al. Leaning during chest compressions impairs cardiac output and left ventricular myocardial blood flow in piglet cardiac arrest. Crit Care Med, 2010, 38(4): 1141 – 1146.

42. JOHNSON BV, JOHNSON B, COULT J, et al. Cardiopulmonary resuscitation duty cycle in out-of-hospital cardiac arrest. Resuscitation, 2015, 87: 86 – 90.

43. WOLFE H, MORGAN RW, DONOGHUE A, et al. Quantitative analysis of duty cycle in pediatric and adolescent in-hospital cardiac arrest. Resuscitation, 2016, 106: 65 – 69.

44. BERG RA, HEMPHILL R, ABELLA BS, et al. Part 5: adult basic life support: 2010 American Heart Association Guidelines for Cardiopulmonary Resuscitation and Emergency Cardiovascular Care. Circulation, 2010, 122(suppl 3): S685 – S705.

45. GOHARANI R, VAHEDIAN-AZIMI A, FARZANEGAN B, et al. MORZAK Collaborative. Real-time compression feedback for patients with in-hospital cardiac arrest: a multi-center randomized controlled clinical trial. J Intensive Care, 2019, 7: 5.

46. SUTTON RM, FRENCH B, MEANEY PA, et al. American Heart Association's Get With The Guidelines-Resuscitation Investigators. Physiologic monitoring of CPR quality during adult cardiac arrest: A propensity-matched cohort study. Resuscitation, 2016, 106: 76 – 82.

47. SHEAK KR, WIEBE DJ, LEARY M, et al. Quantitative relationship between end-tidal carbon dioxide and CPR quality during both in-hospital and out-of-hospital cardiac arrest. Resuscitation, 2015, 89: 149 – 154.

48. PAIVA EF, PAXTON JH, O'NEIL BJ. The use of end-tidal carbon dioxide (ETCO2) measurement to guide

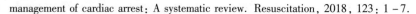
management of cardiac arrest: A systematic review. Resuscitation, 2018, 123: 1 – 7.

49. BERG KM, SOAR J, ANDERSEN LW, et al. Adult advanced life support: 2020 International Consensus on Cardiopulmonary Resuscitation and Emergency Cardiovascular Care Science With Treatment Recommendations. Circulation, 2020, 142(suppl 1): S92 – S139.

第五节　通气和按压—通气比

概要

为呼吸暂停患者提供急救通气是必不可少的。辅助通气对心搏骤停患者的相对贡献更具争议性。有人担心，长时间不借助辅助通气进行胸外按压的效果可能不如常规 CPR（按压加呼吸），因为随着 CPR 持续时间的增加，动脉血氧含量会降低。

在窒息性心搏骤停的情况下，这种担忧尤为重要。许多已发表的研究涉及那些被认为是心脏起搏且紧急医疗服务反应时间短的患者。很可能存在一个时间阈值，超过该时间阈值可能会导致不通气，因此必须谨慎考虑所有结果对所有设置的普遍性。

一旦放置了高级气道，持续的胸部按压会增加按压比例，但也会使足够的通气更加困难。应避免同时加压和通气，但在不暂停换气的情况下进行胸部按压似乎是一个合理的选择。使用 SGA 会增加这种复杂性，因为心搏骤停时的通气效率可能比使用气管插管时差，尽管这在最近发表的随机对照试验中没有得到证实。

1. "心搏骤停时通气的基本建议" 相应的推荐依据

心搏骤停时通气的基本建议		
COR	**LOE**	**推荐建议**
2a	C-LD	1. 对于心搏骤停的成年人，其较为合理的通气潮气量为 500 ~ 600 mL，或者引起明显胸廓起伏的潮气量。
2a	C-EO	2. 对于没有建立高级气道的患者，应给予口—口人工呼吸或面罩通气。
2b	C-EO	3. 在呼吸急救时，应给予 1 次超过 1 s 的人工呼吸，规律地给予第 2 次超过 1 s 的人工呼吸（非深呼吸）。
3：Harm	C-LD	4. 在实施 CPR 时，救援人员应避免过度通气（呼吸次数过多或通气量过大）。

研究报道称，足够的潮气量（500 ~ 600 mL）可提供足够的通气，同时将过度膨胀或胃部吸入的风险降至最低。

口对口人工呼吸和球囊—面罩通气都为患者提供了氧气和通气。口对口人工呼吸步骤：打开患者的呼吸道，捏住患者的鼻子，口对口密封，并提供吹气。

救援人员保持正常呼吸，而不是深呼吸，可以避免出现头晕目眩，并防止患者肺部过度充气。通气困难最常见的原因是气道打开不当，因此，如果患者的胸部在第一次抢救呼吸时没有上升，可以通过再次进行倾斜头部—下巴抬起法来重新定位头部，然后再进行第二次抢救呼吸。建议持续 1 秒钟，以使 CPR 暂停时间尽可能短。

过度通气是不必要的，会导致胃胀、反流和嗳气。过度通气还会增加胸腔内压，减少心脏静脉回流和心输出量，降低存活率。

该提议最近一次接受正式证据审查是在 2010 年。

2. "心搏骤停时的通气建议：特殊情况"相应的推荐依据

心搏骤停时的通气建议：特殊情况		
COR	LOE	推荐建议
2a	C-LD	1. 如果无法通过口给予患者通气，救援人员可使用口对鼻通气。
2b	C-EO	2. 对于需要呼吸急救的气管造口患者，可使用口对造口或面罩（儿科首选）对造口的通气。

如果由于创伤、位置或难以获得封口而无法通过患者的嘴进行通气，则可能需要进行口对鼻的通气。一系列病例表明，成人口对鼻通气是可行、安全和有效的。

气管造口患者的有效通气可能需要通过造口进行通气，要么使用口对造口抢救呼吸，要么使用球囊面罩技术，用圆形的儿科面罩对造口进行紧密密封。目前还没有公开的证据表明口对造口通气的安全性、有效性和可行性。一项对喉切除术患者的研究表明，儿童面罩比标准的呼吸面罩能更好地封闭口周。

该提议最近一次接受正式证据审查是在 2010 年。

3. "自发循环（呼吸骤停）患者的通气建议"相应的推荐依据

自发循环（呼吸骤停）患者的通气建议		
COR	LOE	推荐建议
2b	C-LD	1. 如果一个成年患者出现自主循环（例如，脉搏增强且容易触及），但仍需要通气支持，医疗机构救治人员应给予大约每 6 秒 1 次，或每分钟 10 次的人工呼吸急救。

自 2010 年对成人患者的抢救性呼吸进行上一次审查以来，没有证据支持改变之前的建议。一项对需要呼吸机支持的危重患者的研究发现，以每分钟 10 次呼吸的速度进行球囊—面罩通气可以减少插管前的缺氧事件。

该提议最近一次接受正式证据审查是在 2010 年。

4. "胸部按压—人工呼吸比例建议：ALS" 相应的推荐依据

胸部按压—人工呼吸比例建议：ALS		
COR	LOE	推荐建议
2a	BR	1. 在放置高级气道（声门上气道或气管插管）之前，医疗机构救治人员应先进行 CPR，即 30 次胸部按压和 2 次人工呼吸。
2a	BR	2. 在放置高级气道前，EMS 人员应在持续胸外按压时，给予 10 次/分（每 6 秒 1 次）频率的非同步通气。
2b	C-LD	3. 如患者已有高级气道，应在进行连续胸外按压的同时给予患者每 6 秒 1 次（10 次/分）的呼吸支持。
2b	C-LD	4. 对于目击的可除颤的 OHCA 患者，初始应给予最低程度中断的胸外按压（比如延迟通气），此亦为救护的一部分。

2017 年 ILCOR 的一项系统评估发现，30 次按压与 2 次呼吸的比例与更高的存活率有关，这一建议在 2018 年得到了美国心脏协会的重申。这些研究中的大多数都进行了心搏骤停 "集束治疗"，因此无法明确存活率的改善是否源于按压与通气比率本身。这一比率得到了一项大型 RCT 的支持，在这项试验中，使用 30：2（按压暂停不到 5 秒）至少与连续的胸外按压一样好。

在一项大型试验中，其中一组接受了 10 次/分的机械通气而不停止按压的患者中，存活率与插管前的 30：2 的比率相似。

2017 年的一项系统回顾确定了 1 项观察性的人类研究和 10 项动物研究，比较了不同的通气方式。但没有发现其他比率更优。2017 年 ILCOR 的综述没有发现任何新的证据来改变这一建议，这一建议在《2017 美国心脏协会重点更新成人基础生命支持和 CPR 质量：更新 CPR 和急诊心血管救治指南》中得到了重申。

2017 年 ILCOR 的系统评估得出结论，尽管来自观察性研究的证据支持使用集束治疗，包括最低程度中断的胸部按压，但确定性很低（主要是未经调整的结果），已经使用这种方法的医疗系统可能会继续这样做。

这些提议得到了 2017 年针对成人 BLS 和 CPR 质量指南的支持。

【评注与解读】

2020 版（更新）：2020 指南对心搏骤停时通气推荐了许多建议。对于成年人发生心搏骤停，急救给予的潮气量是 500 ~ 600 mL；在给患者进行口对口人工呼吸时，要捏住患者的鼻子，口对口密封（如果无法对口进行通气，可对鼻通气），然后进行吹气。每次进行人工呼吸时，时间持续 1 秒。但是要避免过度通气，否则会导致胃胀、反流和抽气。在放置高级气道（声门上气道或气管插管）之前，医疗机构救治人员应先进行CPR，即 30 次胸部按压和 2 次人工呼吸。在放置高级气道前，EMS 人员应在持续胸外按压时，给予 10 次/分（每 6 秒 1 次）频率的非同步通气。如患者已有高级气道，应在进行连续胸外按压的同时给予患者每 6 秒 1 次（10 次/分）的呼吸支持。

2015 版（旧）：对有目击者可除颤 OHCA，EMS 系统使用优先、多层次急救，先以高达 3 轮 200 次连续胸外按压加被动吸氧与辅助气道，延迟正压通气，这是较为合理的（Ⅱb 级，LOE C-LD）。2015 年 ILCOR 系统总结提出不同于 30∶2 的按压—通气比是否影响生理与临床结果。为达到适当的进气，在无高级气道的成人心搏骤停患者中，建议暂停胸外按压，给予人工通气。根据相关证据总结，2015 更新指南就按压—通气比的推荐意见不变：成人心搏骤停予 30∶2 的按压—通气比是合理的（Ⅱa 级，LOE C-LD）。

【总结和建议】

当患者发生心搏骤停时，为其提供急救通气是必须的。当在抢救过程中出现患者胸部在人工呼吸时没有上抬，建议通过仰额举颏法来重新定位头部，进行二次人工呼吸。在放置高级气道（声门上气道或气管插管）之前，医疗机构救治人员应先进行 CPR，即 30 次胸部按压和 2 次人工呼吸，EMS 人员应在持续胸外按压时，给予 10 次/分（每 6 秒 1 次）频率的非同步通气。对于目击的可除颤的 OHCA 患者，初始应给予最小限度的间断性胸外按压并延迟通气。

（张伟　曾俊）

参考文献

1. KLEINMAN ME, BRENNAN EE, GOLDBERGER ZD, et al. Part 5: adult basic life support and cardiopulmonary resuscitation quality: 2015 American Heart Association Guidelines Update for Cardiopulmonary Resuscitation and Emergency Cardiovascular Care. Circulation, 2015, 132(suppl 2): S414-S435.
2. KRISCHER JP, FINE EG, WEISFELDT ML, et al. Comparison of prehospital conventional and simultaneous compression-ventilation cardiopulmonary resuscitation. Crit Care Med, 1989, 17(12): 1263-1269.
3. JABRE P, PENALOZA A, PINERO D, et al. Effect of Bag-Mask Ventilation vs Endotracheal Intubation During Cardiopulmonary Resuscitation on Neurological Outcome After Out-of-Hospital Cardiorespiratory Arrest: A Randomized Clinical Trial. JAMA, 2018, 319(8): 779-787.
4. BENGER JR, KIRBY K, BLACK S, et al. Effect of a Strategy of a Supraglottic Airway Device vs Tracheal Intubation During Out-of-Hospital Cardiac Arrest on Functional Outcome: The AIRWAYS-2 Randomized Clinical Trial. JAMA, 2018, 320(8): 779-791.
5. WANG HE, SCHMICKER RH, DAYA MR, et al. Effect of a Strategy of Initial Laryngeal Tube Insertion vs Endotracheal Intubation on 72-Hour Survival in Adults With Out-of-Hospital Cardiac Arrest: A Randomized Clinical Trial. JAMA, 2018, 320(8): 769-778.

6. WENZEL V, KELLER C, IDRIS AH, et al. Effects of smaller tidal volumes during basic life support ventilation in patients with respiratory arrest: good ventilation, less risk? Resuscitation, 1999, 43(1): 25 – 29.

7. BASKETT P, NOLAN J, PARR M. Tidal volumes which are perceived to be adequate for resuscitation. Resuscitation, 1996, 31(3): 231 – 234.

8. DÖRGES V, OCKER H, HAGELBERG S, et al. Smaller tidal volumes with room-air are not sufficient to ensure adequate oxygenation during bag-valve-mask ventilation. Resuscitation, 2000, 44(1): 37 – 41.

9. DÖRGES V, OCKER H, HAGELBERG S, et al. Optimisation of tidal volumes given with self-inflatable bags without additional oxygen. Resuscitation, 2000, 43(3): 195 – 199.

10. WENZEL V, IDRIS AH, BANNER MJ, et al. The composition of gas given by mouth-to-mouth ventilation during CPR. Chest, 1994, 106(6): 1806 – 1810.

11. SAFAR P, ESCARRAGA LA, CHANG F. Upper airway obstruction in the unconscious patient. J Appl Physiol, 1959, 14: 760 – 764.

12. BERG MD, IDRIS AH, BERG RA. Severe ventilatory compromise due to gastric distention during pediatric cardiopulmonary resuscitation. Resuscitation, 1998, 36(1): 71 – 73.

13. AUFDERHEIDE TP, SIGURDSSON G, PIRRALLO RG, et al. Hyperventilation-induced hypotension during cardiopulmonary resuscitation. Circulation, 2004, 109(16): 1960 – 1965.

14. BERG RA, HEMPHILL R, ABELLA BS, et al. Part 5: adult basic life support: 2010 American Heart Association Guidelines for Cardiopulmonary Resuscitation and Emergency Cardiovascular Care. Circulation, 2010, 122(suppl 3): S685 – S705.

15. RUBEN H. The immediate treatment of respiratory failure. Br J Anaesth, 1964, 36: 542 – 549.

16. BHALLA RK, CORRIGAN A, ROLAND NJ. Comparison of two face masks used to deliver early ventilation to laryngectomized patients. Ear Nose Throat J, 2004, 83(6): 414, 416.

17. CASEY JD, JANZ DR, RUSSELL DW, et al. Bag-mask ventilation during tracheal intubation of critically ill adults. N Engl J Med, 2019, 380(9): 811 – 821.

18. ASHOOR HM, LILLIE E, ZARIN W, et al. ILCOR Basic Life Support Task Force. Effectiveness of different compression-to-ventilation methods for cardiopulmonary resuscitation: A systematic review. Resuscitation, 2017, 118: 112 – 125.

19. KLEINMAN ME, GOLDBERGER ZD, REA T, et al. 2017 American Heart Association Focused Update on Adult Basic Life Support and Cardiopulmonary Resuscitation Quality: An Update to the American Heart Association Guidelines for Cardiopulmonary Resuscitation and Emergency Cardiovascular Care. Circulation, 2018, 137(1): e7 – e13.

20. NICHOL G, LEROUX B, WANG H, et al. ROC Investigators. Trial of Continuous or Interrupted Chest Compressions during CPR. N Engl J Med, 2015, 373(23): 2203 – 2214.

21. VISSERS G, SOAR J, MONSIEURS KG. Ventilation rate in adults with a tracheal tube during cardiopulmonary resuscitation: A systematic review. Resuscitation, 2017, 119: 5 – 12.

第六节　除颤

概要

当心搏骤停由室颤或无脉性室速引起时，早期除颤和 CPR 对存活至关重要。除颤在室颤/室速发作后尽快使用，在发作到休克时间非常短的情况下进行合理的即刻治疗是最成功的。相反，当室颤/室性心动过速持续时间较长时，心脏能量储备的耗尽会影响除颤的效果，除非在节律分析前进行规定的 CPR。最大限度地减少电击对 CPR 的干扰也是一个高度优先考虑的问题。

目前市场上销售的除颤器使用专有的电特性不同的电击波形。即使在相同的程序能量设置下，它们也会产生不同的峰值电流，这使得设备之间的冲击效率比较具有挑战性。不同类型的心脏复律的能量设置规格也不同，目前正在开发新的技术，以诊断正在进行的 CPR 期间的潜在心律，并从有助于指导患者治疗的心室波形中得出预后信息。在常规使用除颤器之前，这些仍然需要进一步的测试和验证。请参考设备制造商对特定波形的推荐能量。

1. "除颤指示、类型和能量的建议" 相应的推荐依据

除颤指示、类型和能量的建议		
COR	LOE	推荐建议
1	B-NR	1. 推荐使用除颤器（使用双相或单相波形）电击治疗快速性心律失常。
2a	B-R	2. 在治疗快速性心律失常时，基于双相波的除颤器在终止心律失常方面的效果显著，其比单相波除颤器更受欢迎。
2a	B-NR	3. 心搏骤停在无监护的情况下，单一电击策略比叠加电击除颤更合理。
2a	C-LD	4. 如果预测为电击除颤难复性心律失常，后续的电击是选择固定能量，还是递增能量，应基于特定除颤仪有关波形的说明。如果无相关说明，可以考虑给予最大剂量。
2b	B-R	5. 如果应用递增能量的除颤器，对预测为电击除颤难复性心律失常的患者，第二次和后续电击能量应升高。
2b	C-LD	6. 在终止 VF 时，若没有确凿证据表明一种双相波形优于另一种，第一次电击除颤的剂量应参照除颤仪的说明。如果无相关说明，可以考虑给予最大剂量。

紧急电复律和除颤对终止 VF/VT 和其他快速性心律失常非常有效。没有任何一种冲击波形能够始终如一地获得更高的 ROSC 或存活率。双相和单相电击波形在临床疗效上可能相当。

在提高 ROSC 发生率或存活率方面无电击波形已被证明优于其他电击波形。然而，与单相除颤器相比，双相波形除颤器（提供相反极性的脉冲）使患者暴露于更低的峰值电流，与单相除颤器在终止房性和室性快速性心律失常方面具有同等或更高的疗效。这些安全性和有效性方面的潜在差异有利于优先使用双相除颤器。双相除颤器已经在很大程度上取代了单相电击除颤器。

单一电击策略的理由是，在第一次电击后立即恢复 CPR，而不是在连续的"叠加"电击（如果需要）之后立即恢复 CPR，这是基于若干考虑因素的结果。这些问题包括双相波形的第一次电击成功率高（减少了对连续电击的需要），当第一次电击失败时立即进行第二次和第三次连续电击的成功率下降，以及一系列叠加电击所需的长时间 CPR 中断。与连续的"叠加"电击相比，单一电击策略可以缩短 CPR 的中断时间，显著提高入院和出院的存活率（尽管不是 1 年存活率）。尚不清楚在观察到心搏骤停的情况下，叠加电击和单次电击哪个更有效（参见关于心脏手术后心搏骤停的章节）。

无论波形如何，除颤成功的要求是电击足够的能量终止 VF/VT。在初始电击未能终止 VF/VT 的情况下，当在相同或逐渐增大的能量设置下重复时，后续电击可能有效。尚未确定用于第一或随后两相除颤（无论是固定的还是逐渐增大的）的最佳能量设置，其选择可以基于除颤器的制造商规格。

到目前为止，还没有确凿的证据表明一种双相电击波形优于另一种电击波形。鉴于专有双相电波之间的电特性不同，使用制造商为该特定设备指定的能量设置是合理的。如果在预期使用时不知道制造商指定的除颤能量设置，则可以考虑该设备的最大剂量设置。

市面上可买到的除颤器或者提供固定的能量设置，或者允许能量设置升级；这两种方法在终止 VF/VT 方面都非常有效。对于第一次或随后的双相除颤（无论是固定的还是升级的），最佳的能量设置尚未确定，最好由除颤器的制造商来确定。一项比较固定 150 J 双相除颤和递增更高电击能量（200 – 300 – 360 J）的随机试验观察到，第一次电击后的除颤成功率和转为有组织节律的成功率相似。然而，在需要多次电击的患者中，不断增加的电击能量导致明显更高的转换率，尽管两个治疗组的总体存活率没有差别。当 VF/VT 对第一次电击无效时，可以考虑采用与第一次电击相同或更高的能量设置。

提议 1、提议 2 和提议 6 最近一次接受正式证据审查是在 2015 年。提议 3、提议 4 和提议 5 得到了 2020 年 CoSTR 的 BLS 部分支持。

2."除颤仪电极板建议"相应的推荐依据

除颤仪电极板建议		
COR	LOE	推荐建议
2a	C-LD	1. 电极板或垫片应置于暴露胸部的前外侧或前后位，成年人应使用直径大于 8 cm 的电极板或垫片。

前外侧电极、前后电极、左肩下电极和右肩关节下电极对室上性心律失常和室性心律失常的治疗效果相当。较大的电极板（直径在 8 ~ 12 cm 范围内）可以降低经胸阻抗。自粘性电极片在临床上已基本取代了除颤电极板。在放置电极板之前须取下胸前的所有衣物和首饰。

这项建议得到了 2020 年 ILCOR 范围界定审查的支持，2010 年后无最新更新建议。

3. "关于自动除颤和手动除颤的建议"相应的推荐依据

关于自动除颤和手动除颤的建议		
COR	LOE	推荐建议
2b	C-LD	1. 与自动模式相比，根据施救者的技术能力来选择使用手动除颤更为合理。

AED 在检测可电击心律失常方面具有很高的准确性，但需要暂停 CPR 以进行自动节律分析。对于具有足够技能进行快速可靠节律分析的操作员来说，手动除颤可以导致较短的节律确认交接。

这个建议得到了 2020 年 ILCOR 范围审查的支持，该审查较 2010 年没有更新。

4. "除颤前 CPR 的建议"相应的推荐依据

除颤前 CPR 的建议		
COR	LOE	推荐建议
1	C-LD	1. 建议在使用除颤器或 AED 前进行 CPR。
2a	B-R	2. 在心搏骤停无监测时，在准备好除颤仪、初始心律分析和除颤前，应给予简短的限定时间的 CPR。
2a	C-LD	3. 当可视监测或观察到了短期 VF/PVT，已经或即将使用除颤器时，可立即除颤。

CPR 是心搏骤停患者最重要的干预措施，应尽早提供并在使用除颤器时将按压中断降至最低程度。

当室颤/室性心动过速出现超过几分钟时，心肌氧储备和其他能量底物迅速耗尽。如果在休息前补充一段时间的 CPR，除颤成功率将显著提高。因为在比较初始节律分析前的短时间（通常约 30 秒）和长时间（最多 3 分钟）的 CPR 结果没有发现差异，所以在除颤器准备好使用时，短时间的 CPR 可能足以应对无监护的心搏骤停。即使在有监护的心搏骤停时，也可能需要时间来连接垫片、打开除颤器的电源，并在电击前给电容器充电。

早期除颤可以改善心搏骤停的转归。当 VF 持续时间较短时，心肌的氧气储备和其他能量底物可能保持完好。在这个早期的电阶段，心律对除颤反应最快。因此，如果已经使用或可以立即接触到除颤器监测或目击到 VF 的发作，那么尽快实施电击是合理的。如果在获得除颤器或准备使用除颤器方面有任何延误，应提供临时 CPR。

提议 1 和 2 得到了 2020 年 CoSTR 的 BLS 部分支持，提议 3 最近一次接受正式证据审查是在 2010 年。

5. "预期除颤器充电建议"相应的推荐依据

COR	LOE	推荐建议
2b	C-EO	1. 在常规心律分析之前或之后进行胸外按压时，应给手动除颤器充电。

<!-- table title -->
预期除颤器充电建议

在复苏期间给手动除颤器充电有不同的方法。胸部按压暂停以检测心律，并在除颤器充电准备电击时继续停止，这种情况并不少见。这种做法导致了在受到电击之前的长时间不干预。在正在进行的胸部按压中预先给除颤器充电可以缩短除颤的离开胸壁时间，而且没有证据表明除颤是有害的。虽然没有研究直接评估预充电本身对心搏骤停结果的影响，但较短的心脏停顿时间（这可能是由这样的策略引起的）与提高 VF 停止的存活率有关。关于对除颤器充电，有两种方法是合理的：一种是在节律检查前给除颤器充电；另一种是在节律检查后短暂恢复按压，同时对除颤器充电。无论采用哪种方法，都可以减少无血流灌注期。

这一建议得到了 2020 年 CoSTR 的 ALS 部分支持。

6. "电击后心律检查建议"相应的推荐依据

COR	LOE	推荐建议
2b	C-LD	1. 对于心搏骤停的患者来说，在电击后立即恢复胸外按压比暂停 CPR 进行心律检查更恰当。

<!-- table title -->
电击后心律检查建议

休息后立即恢复胸部按压可缩短心脏停搏时间，并改善复苏期间的总体操作时间（胸部按压分数），这与提高 VF 停止的存活率有关。即使成功除颤，除颤之后往往伴随着一段可变的停搏或无脉搏电活动，在此期间，最好在等待心律和脉搏恢复的同时进行 CPR。休息后立即恢复 CPR 是否会重新诱发 VF/VT 仍存在争议。这种潜在的担忧还没有任何证据表明这种策略会恶化存活率。如果有循环恢复的生理学证据，如动脉波形或休克后 $ETCO_2$ 的突然升高，可能需要短暂暂停胸外按压以进行确证节律分析。

这一提议得到了 2020 年 CoSTR 的 BLS 部分支持。

7. "除颤器辅助技术建议"相应的推荐依据

COR	LOE	推荐建议
2b	C-LD	1. 尚未确立人工过滤算法在胸部按压时心电图（ECG）节律分析中的价值。
2b	C-LD	2. 尚未确立 VF 波形分析在指导成人心搏骤停的急性治疗中的价值。

<!-- table title -->
除颤器辅助技术建议

由于胸外按压在心电图上产生的伪影，CPR 模糊了对潜在节奏的解释，这使得很难计划下一步的诊疗，如果根据患者假定的潜在节奏进行经验性给药，可能会推迟甚至误导药物治疗，心律分析所花费的时间也会干扰 CPR 的进行。伪影消除和其他创新技术可以克服这些挑战，最大限度地减少胸部按压的中断，同时提供诊断优势，从而更好地指导治疗。尽管有理论上的优势，但还没有研究在实时临床环境中评估这些技术，也没有研究验证它们与当前复苏策略相比的临床有效性。目前，在进行 CPR 期间，消除算法严格用于视觉（手动）心律分析，而不是用于 AED 的自动 VF/VT 节律检测。这一新增的潜在应用仍未经过测试，仍需要进一步的临床研究，2020 年的 ILCOR 系统回顾建议目前不要在 CPR 期间采用伪影消除算法进行心律分析。撰写小组还赞同在将这些技术应用于临床实践之前需要进一步的研究和临床验证。

已知 VF 波形的电特性随时间而变化。VF 波形分析可能对预测复苏过程中除颤或其他治疗的成功有价值。基于对 VF 波形的实时预测分析进行治疗的前景是一个令人兴奋和发展的新研究途径。然而，在预测性分析的基础上立刻电击、暂停电击或其他治疗方法的有效性、可靠性和临床有效性目前尚不确定。对标准休息优先方案和波形分析引导的休克算法进行比较的唯一前瞻性临床试验没有观察到结果上的差异。撰写小组的共识是，目前没有足够的证据支持常规使用波形分析来指导复苏护理，但这是一个需要和鼓励进行进一步临床验证研究的领域。

提议 1 得到了 2020 年 CoSTR 的 ALS 部分支持。提议 2 得到了 2020 年 ILCOR 证据更新的支持，2010 年后建议内容无更新。

8. "双序贯体外除颤的建议"相应的推荐依据

双序贯体外除颤的建议		
COR	LOE	推荐建议
2b	C-LD	1. 尚未确定重叠双序贯体外除颤在电击除颤难复性心律失常的有效性。

临床上检验双序贯体外除颤的证据有限。虽然，许多病例报告显示，接受双序贯体外除颤的患者效果良好。然而，这些病例报告容易受到发表偏见的影响，不被应用支持其有效性。少数观察性研究表明，与标准除颤相比，使用双序贯体外除颤在结局（ROSC、存活率、神经预后）方面没有差异。这些研究也应谨慎解释，因为双序贯体外除颤的使用未被程序化，而且通常在标准复苏失败后的复苏后期使用。已发表的报告也没有区分在电击成功后的 CPR 期间复发的真正电击难治性（持续）VF 和 VF 双序贯体外除颤的应用。这是更常见的临床情况。2020 年 ILCOR 系统回顾没有发现支持双序贯体外除颤的证据，并建议不要将其作为常规使用。最近的一项 RCT（未包括在系统综述

中）对 152 名在至少 3 次电击后仍留在室颤的患者进行了研究，发现与标准除颤相比，双序贯体外除颤或替代除颤器垫放置的 VF 终止率和 ROSC 发生率更高，但没有改善预后，也没有报道患者存活的数量。在缺乏证据的情况下，将双序贯体外除颤纳入常规临床实践为时过早，它的有效性应该在临床试验的背景下进行探索。

这一建议得到了 2020 年 CoSTR 的 ALS 部分支持。

【评注与解读】

1. 不可电击心律

研究表明，院内心搏骤停后肾上腺素给药延迟是普遍现象，各医院之间存在差异。肾上腺素治疗延迟率高的医院因不可电击心律而导致院内心搏骤停总体生存率较低。Patel 等的研究发现，利用肾上腺素治疗无搏动/无脉电活动与 1 年生存率较高相关，但不超过 3 年或 5 年。一项关于 OHCA 患者救治的临床随机对照试验（randomized controlled trial，RCT）研究发现，与安慰剂相比，肾上腺素对 ROSC 的影响随时间增加而增加，但长期结果却没有增加。并且相对于安慰剂其生存率及远期神经功能预后并没有差异性变化。因此，对不可电击心律患者的及时救治而非药物本身对患者的预后产生关键性影响，肾上腺素的作用还需更多的临床研究进一步验证。

2. 可电击心律

肾上腺素在可电击心律与不可电击心律的心搏骤停患者中的应用存在区别。虽然 Hayashi 等的研究发现心搏骤停后 10 分钟内早期给予肾上腺素可增加心室颤动骤停后 1 个月的生存率，并有良好的神经系统预后。但是几项回顾性研究发现，对于可电击心律的心搏骤停患者院前使用肾上腺素仅起到轻微作用，甚至发现存在有害作用，会分别使心搏骤停患者 1 个月总体生存率和神经完整存活的机会减少约 50% 和 80%。32 402 项 RCT 研究表明，在 3 次除颤转律无效后使用肾上腺素可提高 OHCA 患者的 ROSC 率。但由于以上研究并未对除颤前后不同时间点给予肾上腺素进行 RCT 研究，除颤后加用肾上腺素对患者是否有益仍有待进一步研究。

3. 不支持双重连续除颤

2020 版（更新）：尚未确定双重连续除颤对顽固性可电击心律的有用性。

理由：双重连续除颤指使用 2 台除颤器近乎同时实施电击的做法。尽管一些病例报告显示预后良好，但 2020 年 ILCOR 系统综述未发现支持双重连续除颤的证据，因此不建议常规使用。现有研究存在多种形式的偏倚，观察性研究并未显示预后改善。最近的一项试验性 RCT 表明，通过重新放置电极片来改变除颤电流的方向可能与双重连续除颤效用相当，同时避免因能量增加造成伤害以及除颤器受损的风险。根据目前的证据，尚不清楚双重连续除颤是否有益。

2020 年指南首次提出对顽固性可电击心律使用双重连续电除颤观点，但由于目前研究证据性较弱，不支持使用双重连续电除颤（推荐级别 2b；证据水平 C-LD）。目前仅有少数病例研究报道，OHCA 患者接受双重连续电除颤后具有一定或者良好的预后。而部分观察性研究未发现 EMS 使用 DSD 治疗 RVF 有任何明显的益处。但是，发现个别几例在单次电击失败后接受 DSD 治疗的患者 VF 终止。最新一项纳入 152 例 OHCA 患者的 RCT 研究发现，与标准电除颤相比，使用双重连续电除颤可使经历 3 次以上电除颤的患者拥有更高的心室颤动终止率和 ROSC 率，但其对短期或长期生存等预后情况的影响尚不清楚。以上研究告诉我们迫切需要前瞻性随机临床试验来研究 DSD 在院前环境中的潜在价值。鉴于缺乏有力的证据，2020 年指南暂不支持和推荐临床使用双重连续电除颤救治顽固性可电击心律患者。

当心搏骤停由室颤或无脉性室速引起时，早期除颤和 CPR 对提高患者的存活率至关重要。由此，2020 指南推荐使用双相或单向波形除颤器来治疗快速性心律失常，并指出双向波除颤器在终止心律失常方面具有比单相波更好的效果。如果预测为电击除颤难复性心律失常，后续的电击是选择固定能量，还是递增能量和终止 VF，若无法判断哪种电波合适，并且在无相关说明的情况下，可以考虑给予最大能量设置。

【总结和建议】

当室颤/室性心动过速出现超过几分钟时，施救者在使用除颤器或者 AED 前应进行 CPR。早期除颤可以改善心搏骤停的转归。如果已经使用或可以立即接触到除颤器监测或目击到 VF 的发作，应尽快实施电击。如果在获得除颤器或准备使用除颤器方面有任何延误，应提供临时 CPR。

在复苏期间给手动除颤器充电有两种方法：一种是在节律检查前给除颤器充电，另一种是在节律检查后短暂恢复按压，同时给除颤器充电。无论采用哪种方法，都可以减少无血流灌注期。在临床研究上，有些数据显示使用双重连续除颤对顽固性可电击心律具有良好的效果，也有数据表明无效果。因现在临床数据无法进一步证实双重连续除颤的有效性，暂不支持临床使用此除颤技术。

（张伟　曾俊）

参考文献

1. LARSEN MP, EISENBERG MS, CUMMINS RO. Predicting survival from out-of-hospital cardiac arrest: a graphic model. Ann Emerg Med, 1993, 22(11): 1652 - 1658.
2. SWOR RA, JACKSON RE, CYNAR M, et al. Bystander CPR, ventricular fibrillation, and survival in witnessed, unmonitored out-of-hospital cardiac arrest. Ann Emerg Med, 1995, 25(6): 780 - 784.

3. KUDENCHUK PJ, COBB LA, COPASS MK, et al. Transthoracic incre-mental monophasic versus biphasic defibrillation by emergency responders (TIMBER): a ran-domized comparison of monophasic with biphasic waveform ascending energy defibrillation for the resuscitation of out-of-hospital cardiac arrest due to ventricu-lar fibrillation. Circulation, 2006, 114(19): 2010 – 2018.

4. INÁCIOJF, DA ROSA MDOS S, SHAH J, et al. Monophasic and biphasic shock for transthoracic conversion of atrial fibrillation: systematic review and network meta-analysis. Resuscitation, 2016, 100: 66 – 75.

5. HIGGINS SL, O'GRADY SG, BANVILLE I, et al. Efficacy of lower-energy biphasic shocks for transthoracic defibrillation: a follow-up clinical study. Prehosp Emerg Care, 2004, 8(3): 262 – 267.

6. DIDON JP, FONTAINE G, WHITE RD, et al. Clinical experience with a low-energy pulsed biphasic wave-form in out-of-hospital cardiac arrest. Resuscitation, 2008, 76(3): 350 – 353.

7. VAN ALEM AP, CHAPMAN FW, LANK P, et al. A prospective, randomised and blinded comparison of first shock success of monophasic and biphasic waveforms in out-of-hospital cardiac arrest. Resuscitation, 2003, 58(1): 17 – 24.

8. MORRISON LJ, DORIAN P, LONG J, et al. Out-of-hospital cardiac arrest rectilinear biphasic to monopha-sic damped sine defibrillation waveforms with advanced life support intervention trial (ORBIT). Resuscita-tion, 2005, 66(2): 149 – 157.

9. SCHNEIDER T, MARTENS PR, PASCHEN H, et al. Multicenter, randomized, controlled trial of 150-J bi-phasic shocks compared with 200-to 360-J monophasic shocks in the resuscitation of out-of-hospital cardiac arrest victims. Optimized Response to Cardiac Arrest(ORCA)Investigators. Circulation, 2000, 102(15): 1780 – 1787.

10. WHITE RD, HANKINS DG, BUGLIOSI TF. Seven years' experience with early defibrillation by poli-ce and paramedics in an emergency medical services system. Resuscitation, 1998, 39(3): 145 – 151.

11. LENG CT, PARADIS NA, CALKINS H, et al. Resuscitation after prolonged ventricular fibrillation with use of monophasic and biphasic waveform pulses for external defibrillation. Circulation, 2000, 101 (25): 2968 – 2974.

12. KOSTER RW, WALKER RG, CHAPMAN FW. Recurrent ventricular fibrillation during advanced life sup-port care of patients with prehospital cardiac arrest. Resuscitation, 2008, 78(3): 252 – 257.

13. BOBROW BJ, CLARK LL, EWY GA, et al. Minimally interrupted cardiac resuscitation by emergency med-ical services for out-of-hospital cardiac arrest. JAMA, 2008, 299(10): 1158 – 1165.

14. REA TD, HELBOCK M, PERRY S, et al. Increasing use of cardiopulmonary resuscitation during out-of-hospital ventricular fibrillation arrest: survival implications of guideline changes. Circulation, 2006114 (25): 2760 – 2765.

15. JOST D, DEGRANGE H, VERRET C, et al. DEFI 2005: a randomized controlled trial of the effect of au-tomated external defibrillator cardiopulmonary resuscitation protocol on outcome from out-of-hospital cardiac arrest. Circulation, 2010, 121(14): 1614 – 1622.

16. HESS EP, RUSSELL JK, LIU PY, et al. A high peak current 150-J fixed-energy defibrillation protocol treats recurrent ventricular fibrillation (VF) as effectively as initial VF. Resuscitation, 2008, 79(1): 28 – 33.

17. STIELL IG, WALKER RG, NESBITT LP, et al. BIPHASIC Trial: a randomized comparison of fixed lower versus escalating higher energy levels for defibrillation in out-of-hospital cardia carrest. Circulation, 2007, 115(12): 1511 – 1517.

18. MORRISON LJ, HENRY RM, KU V, et al. Single-shock defibrillation success in adult cardiac arrest: a

systematic review. Resuscitation, 2013, 84(11): 1480 – 1486.

19. LINK MS, BERKOW LC, KUDENCHUK PJ, et al. Part 7: adult advanced cardiovascular life support: 2015 American Heart Association Guidelines Update for Cardiopulmonary Resuscitation and Emergency Cardiovascular Care. Circulation, 2015, 132(suppl 2): S444 – S464.

20. OLASVEENGEN TM, MANCINI ME, CONSIDINE J, et al. Adult basic life support: 2020 International Consensus on Cardiopulmonary Resuscitation and Emergency Cardiovascular Care Science With Treatment Recommendations. Circulation, 2020, 142(suppl 1): S41 – S91.

21. BOODHOO L, MITCHELL AR, BORDOLI G, et al. DC cardioversion of persistent atrial fibrillation: a comparison of two protocols. Int J Cardiol, 2007, 114(1): 16 – 21.

22. BRAZDZIONYTE J, BABARSKIENE RM, STANAITIENE G. Anterior-posterior versus anterior-lateral electrode position for biphasic cardioversion of atrial fibrillation. Medicina (Kaunas), 2006, 42(12): 994 – 998.

23. CHEN CJ, GUO GB. External cardioversion in patients with persistent atrial fibrillation: a reappraisal of the effects of electrode pad position and transthoracic impedance on cardioversion success. Jpn Heart J, 2003, 44(6): 921 – 932.

24. STANAITIENE G, BABARSKIENE RM. [Impact of electrical shock waveform and paddle positions on efficacy of direct current cardioversion for atrial fibrillation]. Medicina (Kaunas), 2008, 44(9): 665 – 672.

25. KRASTEVA V, MATVEEV M, MUDROV N, et al. Transthoracic impedance study with large self-adhesive electrodes in two conventional positions for defibrillation. Physiol Meas, 2006, 27(10): 1009 – 1022.

26. KERBER RE, GRAYZEL J, HOYT R, et al. Transthoracic resistance in human defibrillation. Influence of body weight, chest size, serial shocks, paddle size and paddle contact pressure. Circulation, 1981, 63 (3): 676 – 682.

27. CONNELL PN, EWY GA, DAHL CF, et al. Transthoracic impedance to defibrillator discharge. Effect of electrode size and electrode-chest wall interface. J Electrocardiol, 1973, 6(4): 313 – 31M.

28. JACOBS I, SUNDE K, DEAKIN CD, et al. Part 6: Defibrillation: 2010 International Consensus on Cardiopulmonary Resuscitation and Emergency Cardiovascular Care Science With Treatment Recommendations. Circulation, 2010, 122(Suppl2): S325 – S337.

29. LOMA-OSORIO P, NUNEZ M, ABOAL J, et al. The Girona Territori Cardioprotegit Project: performance evaluation of public defibrillators. Rev Esp Cardiol (Engl Ed), 2018, 71(2): 79 – 85.

30. ZIJLSTRA JA, BEKKERS LE, HULLEMAN M, et al. Automated external defibrillator and operator performance in out-of-hospital cardiac arrest. Resuscitation, 2017, 118: 140 – 146.

31. KRAMER-JOHANSEN J, EDELSON DP, ABELLA BS, et al. Pauses in chest compression and inappropriate shocks: a comparison of manual and semi-automatic defibrillation attempts. Resuscitation, 2007, 73 (2): 212 – 220.

32. CHESKES S, HILLIER M, BYERS A, et al. The association between manual mode defibrillation, pre-shock pause duration and appropriate shock delivery when employed by basic life support paramedics during out-of-hospital cardiac arrest. Resuscitation, 2015, 90: 61 – 66.

33. EFTESTØL T, WIK L, SUNDE K, et al. Effects of cardiopulmonary resuscitation on predictors of ventricular fibrillation defibrillation success during out-of-hospital cardiac arrest. Circulation, 2004, 110: 10 – 15.

34. HOLMBERG M, HOLMBERG S, HERLITZ J. Incidence, duration and survival of ventricular fibrillation in out-of-hospital cardiac arrest patients in sweden. Resuscitation, 2000, 44(1): 7 – 17.

35. BAKER PW, CONWAY J, COTTON C, et al. Defibrillation or cardiopulmonary resuscitation first for pa-

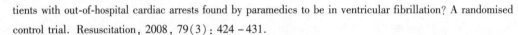
tients with out-of-hospital cardiac arrests found by paramedics to be in ventricular fibrillation? A randomised control trial. Resuscitation, 2008, 79(3): 424 – 431.

36. JACOBS IG, FINN JC, OXER HF, et al. CPR before defibrillation in out-of-hospital cardiac arrest: a randomized trial. Emerg Med Australas, 2005, 17(1): 39 – 45.

37. STIELL IG, NICHOL G, LEROUX BG, et al. Early versus later rhythm analysis in patients with out-of-hospital cardiac arrest. N Engl J Med, 2011, 365(9): 787 – 797.

38. BIRCHER NG, CHAN PS, XU Y. American Heart Association's Get With The GuidelinesResuscitation Investigators. Delays in Cardiopulmonary Resuscitation, Defibrillation, and Epinephrine Administration All Decrease Survival in In-hospital Cardiac Arrest. Anesthesiology, 2019, 130(3): 414 – 422.

39. VALENZUELA TD, ROE DJ, NICHOL G, et al. Outcomes of rapid defibrillation by security officers after cardiac arrest in casinos. N Engl J Med, 2000, 343(17): 1206 – 1209.

40. WHITE RD, ASPLIN BR, BUGLIOSI TF, et al. High discharge survival rate after out-of-hospital ventricular fibrillation with rapid defibrillation by police and paramedics. Ann Emerg Med, 1996, 28(5): 480 – 485.

41. WEISFELDT ML, BECKER LB. Resuscitation after cardiac arrest: a 3-phase time-sensitive model. JAMA, 2002, 288: 3035 – 3038.

42. KERN KB, GAREWAL HS, SANDERS AB, et al. Depletion of myocardial adenosine triphosphate during prolonged untreated ventricular fibrillation: effect on defibrillation success. Resuscitation, 1990, 20(3): 221 – 229.

43. LINK MS, ATKINS DL, PASSMAN RS, et al. Part 6: electrical therapies: automated external defibrillators, defibrillation, cardioversion, and pacing: 2010 American Heart Association Guidelines for Cardiopulmonary Resuscitation and Emergency Cardiovascular Care. Circulation, 2010, 122(suppl 3): S706 – S719.

44. EDELSON DP, ROBERTSON-DICK BJ, YUEN TC, et al. Safety and efficacy of defibrillator charging during ongoing chest compressions: a multi-center study. Resuscitation, 2010, 81(11): 1521 – 1526.

45. CHESKES S, SCHMICKER RH, CHRISTENSON J, et al. Perishock pause: an independent predictor of survival from out-of-hospital shockable cardiac arrest. Circulation, 2011, 124(1): 58 – 66.

46. HANSEN LK, FOLKESTAD L, BRABRAND M. Defibrillator charging before rhythm analysis signi-ficantly reduces hands-off time during resuscitation: a simulation study. Am J Emerg Med, 2013, 31(2): 395 – 400.

47. KEMPER M, ZECH A, LAZAROVICI M, et al. Defibrillator charging before rhythm analysis causes perishock pauses exceeding guideline recommended maximum 5s: A randomized simulation trial. Anaesthesist, 2019, 68(8): 546 – 554.

48. BERG KM, SOAR J, ANDERSEN LW, et al. Adult advanced life support: 2020 International Consensus on Cardiopulmonary Resuscitation and Emergency Cardiovascular Care Science With Treatment Recommendations. Circulation, 2020, 142(suppl 1): S92 – S139.

49. BERDOWSKI J, TEN HAAF M, TIJSSEN JG, et al. Time in recurrent ventricular fibrillation and survival after out-of-hospital cardiac arrest. Circulation, 2010, 122(11): 1101 – 1108.

50. HESS EP, WHITE RD. Ventricular fibrillation is not provoked by chest compression during post-shock organized rhythms in out-of-hospital cardiac arrest. Resuscitation, 2005, 66(1): 7 – 11.

51. BERDOWSKI J, TIJSSEN JG, KOSTER RW. Chest compressions cause recurrence of ventricular fibrillation after the first successful conversion by defibrillation in out-of-hospital cardiac arrest. Circ Arrhythm Electrophysiol, 2010, 3(1): 72 – 78.

52. LI Y, BISERA J, TANG W, et al. Automated detection of ventricular fibrillation to guide cardiopulmonary

resuscitation. Crit Pathw Cardiol, 2007, 6(3): 131 – 134.

53. TAN Q, FREEMAN GA, GEHEB F, et al. Electrocardiographic analysis during uninterrupted cardiopulmonary resuscitation. Crit Care Med, 2008, 36(11 Suppl): S409 – S412.

54. LI Y, BISERA J, WEIL MH, et al. An algorithm used for ventricular fibrillation detection without interrupting chest compression. IEEE Trans Biomed Eng, 2012, 59(1): 78 – 86.

55. BABAEIZADEH S, FIROOZABADI R, HAN C, et al. Analyzing cardiac rhythm in the presence of chest compression artifact for automated shock advisory. Electrocardiol, 2014, 47(6): 798 – 803.

56. FUMAGALLI F, SILVER AE, TAN Q, et al. Cardiac rhythm analysis during ongoing cardiopulmonary resuscitation using the Analysis During Compressions with Fast Reconfir-mation technology. Heart Rhythm, 2018, 15(2): 248 – 255.

57. HU Y, TANG H, LIU C, et al. The performance of a new shock advisory algorithm to reduce interruptions during CPR. Resuscitation, 2019, 143: 1 – 9.

58. ASANO Y, DAVIDENKO JM, BAXTER WT, et al. Optical mapping of drug-induced polymorphic arrhythmias and torsade de pointes in the isolated rabbit heart. J Am Coll Cardiol, 1997, 29(4): 831 – 842.

59. CALLAWAY CW, SHERMAN LD, MOSESSO VN, et al. Scaling exponent predicts defibrillation success for out-of-hospital ventricular fibrillation cardiac arrest. Circulation, 2001, 103(12): 1656 – 1661.

60. COULT J, BLACKWOOD J, SHERMAN L, et al. Ventricular Fibrillation Waveform Analysis During Chest Compressions to Predict Survival From Cardiac Arrest. Circ Arrhythm Electrophysiol, 2019, 12(1): e006924.

61. COULT J, KWOK H, SHERMAN L, et al. Ventricular fibrillation waveform measures combined with prior shock outcome predict defibrillation success during cardiopulmonary resuscitation. J Electrocardiol, 2018, 51(1): 99 – 106.

62. FREESE JP, JORGENSON DB, LIU PY, et al. Waveform analysis-guided treatment versus a standard shock-first protocol for the treatment of out-of-hospital cardiac arrest presenting in ventricular fibrillation: results of an international randomized, controlled trial. Circulation, 2013, 128(9): 995 – 1002.

63. NEUMAR RW, OTTO CW, LINKMS, et al. Part 8: adult advanced cardiovascular life support: 2010 American Heart Association Guidelines for Cardiopulmonary Resuscitation and Emer-gency Cardiovascular Care. Circulation, 2010, 122(18 Suppl 3): S729 – S767.

64. CLEMENCY BM, PASTWIK B, GILLEN D. Double sequential defibrillation and the tyranny of the case study. Am J Emerg Med, 2019, 37(4): 792 – 793.

65. BECK LR, OSTERMAYER DG, PONCE JN, et al. Effectiveness of Prehospital Dual Sequential Defibrillation for Refractory Ventricular Fibrillation and Ventricular Tachycardia Cardiac Arrest. Prehosp Emerg Care, 2019, 23(5): 597 – 602.

66. MAPP JG, HANS AJ, DARRINGTONAM, et al. Prehospital Research and Innovation in Military and Expeditionary Environments (PRIME) Research Group. Prehospital Double Sequential Defibrillation: A Matched Case-Control Study. Acad Emerg Med, 2019, 26(9): 994 – 1001.

67. ROSS EM, REDMAN TT, HARPER SA, et al. Dual defibrillation in out-of-hospital cardiac arrest: A retrospective cohort analysis. Resuscitation, 2016, 106: 14 – 17.

68. EMMERSON AC, WHITBREAD M, FOTHERGILL RT. Double sequential defibrillation therapy for out-of-hospital cardiac arrests: The London experience. Resuscitation, 2017, 117: 97 – 101.

69. CHESKES S, DORIAN P, FELDMAN M, et al. Double sequential external defibrillation for refractory ventricular fibrillation: the DOSE VF pilot randomized controlled trial. Resuscitation, 2020, 150: 178 – 184.

70. GERSTEIN NS, MCLEAN AR, STECKER EC, et al. External Defibrillator Damage Asso-ciated With Attempted Synchronized Dual-Dose Cardioversion. Ann Emerg Med, 2018, 71(1): 109 – 112.

71. KUDENCHUK PJ. Shocking insights on double defibrillation: How, when and why not? Resuscitation, 2019, 140: 209 – 210.

第七节　心搏骤停的其他电疗法或拟电疗法

概要

在心搏骤停期间，还探索了几种替代的电疗法和拟电疗法作为可能的治疗方案。经皮起搏在心搏骤停伴缓慢性心律失常期间已被研究过。该理论认为，心脏可通过心肌收缩和血液向前运动来对电刺激做出反应，但临床试验并未显示起搏可以改善患者的预后。

其他拟电疗法，如咳嗽 CPR、拳头或敲击起搏和胸前锤击起搏，都被描述为临时性措施，适用于部分在围心搏骤停期间，或者被目睹心搏骤停的最初几秒钟的患者（在失去知觉之前的咳嗽 CPR），此时还没有明确的治疗方法。胸前锤击起搏是紧握拳头的尺侧对胸骨中段发出的一次高速撞击。胸前锤击的力量是为了将电能传递到心脏，类似于低能量的电击，希望能终止潜在的快速性心律失常。

拳击起搏是通过闭合的瘘管向胸骨发出连续的、有节奏的、相对低速的撞击。拳击起搏是为了试图刺激足以引起心肌去极化的电脉冲。咳嗽 CPR 被描述为反复深呼吸，然后每隔几秒钟咳嗽一次，试图增加主动脉和心脏内的压力，在失去意识之前提供短暂的血流动力学支持。

1."电起搏建议"相应的推荐依据

电起搏建议		
COR	LOE	推荐建议
3：No Benefit	B-R	1. 在已确诊的心搏骤停患者中，不推荐常规使用电起搏。

现有证据包括观察性和准随机对照试验数据表明，在心搏骤停时，经皮、经静脉或经心肌途径起搏并不能提高 ROSC 或存活的可能性，无论在已确定的停搏中应用起搏的时机、停搏的位置（院内或院外）或主要心律（无脉搏电活动）。在评估起搏成功与否的同时，胸部按压中长时间的中断也可能对生存不利。目前尚不清楚起搏开始的时机是否会影响起搏的成功率，从而使起搏在有目击和监测的心搏骤停病例的最初几秒钟内发挥作用（参见心脏手术后心搏骤停）。如果在与上述特殊情况相关的心搏骤停期间尝试起搏，操作者应注意不要以牺牲高质量 CPR 为代价进行起搏，特别是在评估电子和机械捕捉时。

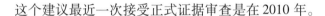

这个建议最近一次接受正式证据审查是在 2010 年。

2. "心前区重击建议" 相应的推荐依据

心前区重击建议		
COR	LOE	推荐建议
2b	B-NR	1. 若没有立即准备好除颤器，在不延误 CPR 或电击的情况下，在救援人员在场、监测示不稳定性室性快速心律失常发作时，可给予心前区重击。
3：No Benefit	C-LD	2. 心前区重击不应作为心搏骤停的常规操作。

　　胸前锤击起搏的目的是将"搏动"的机械力作为类似于起搏刺激或极低能量电击（取决于其力量）的电能传递到心脏，被称为机电传导。没有证据表明，在院外或院内的常规心搏骤停护理中，使用胸前锤击起搏可以提高 ROSC 或出院存活率。它可能只在 VT 最容易受到低能量终止（如应答者目击、监护仪条件下或在受控的实验室环境中）的早期才有益处，但即便如此，它也很少有效。尽管有成功的病例报告没有胸前锤击起搏的伤害证据，但如果偶然对节律（T 波）的电击部分进行治疗，锤击（如不同步的电击）可能会加速或将节律转变为 VF，类似于心脏震击猝死综合征。因此，尽管在特定情况下（例如，当响应者目睹心搏骤停并由监护人员确认是由 VF/VT 导致，并且除颤器不易使用时），重击可用作单个短暂干预，它不应延迟 CPR 或除颤器的部署。

　　这一建议得到了 2020 年 CoSTR 的 BLS 部分的支持。

3. "拳头（打击）起搏建议" 相应的推荐依据

拳头（打击）起搏建议		
COR	LOE	推荐建议
2b	C-LD	1. 通常认为拳头（打击）是一种在特殊情况下的临时救治措施，用于在院内被发现及监测到（如心导管检查室）意识丧失前的心脏缓停时，且在不延迟最终治疗的情况下。

　　进行拳头（打击）起搏的目的是刺激足以引起心肌去极化和收缩并产生脉冲的电脉冲。有许多病例报告和病例系列研究了在收缩期或"危及生命的心动过缓"事件发生期间拳头起搏的作用，这些研究显示生存和 ROSC 的预后良好。然而，这些研究均未进行对照研究，与标准疗法相比，拳头（打击）起搏本身能否提高 ROSC 或存活率尚不清楚。对于心搏骤停的患者，拳头（打击）起搏没有作用。

　　这一建议得到了 2020 年 CoSTR 的 BLS 部分的支持。

4. "'咳嗽'CPR 建议"相应的推荐依据

"咳嗽" CPR 建议		
COR	LOE	推荐建议
2b	C-LD	1. "咳嗽" CPR 可以被认为是一种临时措施，用于在发现及监测到意识丧失前发生血流增快的快速性心律失常或心动过缓时，且不延误确诊的情况下。

必须强调的是，虽然咳嗽 CPR 从定义上讲不能用于昏迷的患者，但在任何情况下，如果分散了进行高质量 CPR 的时间、精力和注意力，都可能是有害的。咳嗽 CPR 被描述为一种重复的深度吸气，然后在意识丧失之前每隔几秒咳嗽一次。只有在合作的、清醒的患者出现血流动力学上的严重心律失常时，这种治疗才是可行的，而且这种治疗是通向明确治疗的桥梁。目前还没有研究将咳嗽 CPR 与标准复苏诊疗进行比较。来自病例报告和病例系列的有限证据表明，意识清醒的患者在快速性心律失常或缓慢性心律失常发作时，使用咳嗽 CPR 会引起主动脉和心内压的一过性升高。这些研究存在相当大的选择偏差，缺乏对照组，并且没有对其他治疗的混杂效应进行控制，这使得咳嗽 CPR 难以具备说服力。这一建议得到了 2020 年 CoSTR 的 BLS 部分支持。

【评注与解读】

在心搏骤停期间，还探索了几种替代的电疗法和拟电疗法作为可能的治疗方案，如咳嗽 CPR、拳头或敲击起搏和胸前锤击起搏。在心搏骤停时，经皮、经静脉或经心肌途径起搏并不会提高 ROSC。对于心前区重击，不作为常规操作。只有在还没有准备好除颤器、不延误 CPR 和施救者现场监测到不稳定性快速心律失常发作时，才可使用。

拳击起搏是通过闭合的拳头向胸骨发出连续的、有节奏的、相对低速的撞击，属于临时救治措施。咳嗽 CPR 为反复深呼吸，然后每隔几秒咳嗽一次，试图增加主动脉和心脏内的压力，在失去意识之前提供短暂的血流动力学支持。也是一种临时救治措施，适用于合作的、清醒的患者。

【总结和建议】

以上提到的拟电疗法，由于缺乏足够的证据表明对心搏骤停患者是否有效，所以建议在合适的环境、条件允许的情况下进行临时使用。关于心搏骤停的其他电疗法或拟电疗法的使用条件和使用方式需要继续进行临床研究。

（张伟　张华）

参考文献

1. TUCKER KJ, SHABURIHVILI TS, GEDEVANISHVILI AT. Manual external (fist) pacing during high-degree atrioventricular block: a lifesaving intervention. Am J Emerg Med, 1995, 13(1): 53 – 54.

2. SHERBINO J, VERBEEK PR, MACDONALD RD, et al. Prehospital transcutaneous cardiac pacing for symptomatic bradycardia or bradyasystolic cardiacarrest: a systematic review. Resuscitation, 2006, 70(2): 193 – 200.

3. WHITE JD, BROWN CG. Immediate transthoracic pacing for cardiac asystole in an emergency department setting. Am J Emerg Med, 1985, 3(2): 125 – 128.

4. HEDGES JR, SYVERUD SA, DALSEY WC, et al. Prehospital trial of emergency transcutaneous cardiac pacing. Circulation, 1987, 76(6): 1337 – 1343.

5. BARTHELL E, TROIANO P, OLSON D, et al. Prehospital external cardiac pacing: a prospective, controlled clinical trial. Ann Emerg Med, 1988, 17(11): 1221 – 1226.

6. CUMMINS RO, GRAVES JR, LARSEN MP, et al. Out-of-hospital transcutaneous pacing by emergency medical technicians in patients with asystolic cardiac arrest. N Engl J Med, 1993, 328(19): 1377 – 1382.

7. NEUMAR RW, OTTO CW, LINK MS, et al. Part 8: adult advanced cardiovascular life support: 2010 American Heart Association Guidelines for Cardiopulmonary Resuscitation and Emergency Cardiovascular Care. Circulation, 2010, 122(18 Suppl 3): S729 – S767.

8. NEHME Z, ANDREW E, BERNARD SA, et al. Treatment of monitored out-of-hospitalventricular fibrillation and pulseless ventricular tachycardia utilising the precordial thump. Resuscitation, 2013, 84(12): 1691 – 1696.

9. PELLIS T, KETTE F, LOVISA D, et al. Utility of pre-cordial thump for treatment of out of hospital cardiac arrest: a prospective study. Resuscitation, 2009, 80(1): 17 – 23.

10. CALDWELL G, MILLAR G, QUINN E, et al. Simple mechanical methods for cardioversion: defence of the precordial thump and cough version. BMJ(Clin Res Ed), 1985, 291(6496): 627 – 630.

11. GERTSCH M, HOTTINGER S, HESS T. Serial chest thumps for the treatment of ventricular tachycardia in patients with coronary artery disease. Clin Cardiol, 1992, 15(3): 181 – 188.

12. RAJAGOPALAN RS, APPU KS, SULTAN SK, et al. Precordial thump in ventricular tachycardia. J Assoc Physicians India, 1971, 19(10): 725 – 729.

13. HAMAN L, PARIZEK P, VOJACEK J. Precordial thump efficacy in termination of induced ventricular arrhythmias. Resuscitation, 2009, 80(1): 14 – 16.

14. BEFELER B. Mechanical stimulation of the heart: its therapeutic value in tachyarrhythmias. Chest, 1978, 73(6): 832 – 838.

15. VOLKMANN H, KLUMBIES A, KÜHNERT H, et al. Terminating ventricular tachycardias by mechanical heart stimulation with precordial thumps. Z Kardiol, 1990, 79(10): 717 – 724.

16. MORGERA T, BALDI N, CHERSEVANI D, et al. Chest thump and ventricular tachycardia. Pacing Clin Electrophysiol, 1979, 2(1): 69 – 75.

17. KRIJNE R. Rate acceleration of ventricular tachycardia after a precordial chest thump. Am J Cardiol, 1984, 53(7): 964 – 965.

18. SCLAROVSKY S, KRACOFF OH, AGMON J. Acceleration of ventricular tachycardia induced by a chest thump. Chest, 1981, 80(5): 596 – 599.

19. YAKAITIS RW, REDDING JS. Precordial thumping during cardiac resuscitation. Crit Care Med, 1973, 1 (1)：22 – 26.

20. LINK MS, MARON BJ, WANG PJ, et al. Upper and lower limits of vulnerability to sudden arrhythmic death with chest-wall impact (commotio cordis). J Am Coll Cardiol, 2003, 41(1)：99 – 104.

21. OLASVEENGEN TM, MANCINI ME, PERKINS GD, et al. Adult basic life support：2020 International Consensus on Cardiopulmonary Resuscitation and Emergency Cardiovascular Care Science With Treatment Recommendations. Circulation, 2020, 142(suppl 1)：S41 – S91.

22. KLUMBIES A, PALIEGE R, VOLKMANN H. Mechanical emergency stimulation in asystole and extreme bradycardia. Z Gesamte Inn Med, 1988, 43(13)：348 – 352.

23. ISERI LT, ALLEN BJ, BARON K, Fist pacing, a forgotten procedure in bradyasystolic cardiac arrest. Am Heart J, 1987, 113(6)：1545 – 1550.

24. PALIEGER, VOLKMANN H, KLUMBIES A. The fist as a pacemaker for the heart-investigations about the mechanical stimulation of the heart in case of emergency. Deutsche Gesundheitswesen Zeitschrift für Klinische Medizin, 1982, 37：1094 – 1100.

25. SCHERF D, BORNEMANN C. Thumping of the precordium in ventricular standstill. Am J Cardiol, 1960, 5：30 – 40.

26. PETELENZT, IWIŃSKI J, CHLEBOWCZYK J, et al. Self-administered cough cardiopulmonary resuscitation (c-CPR) in patients threaten edby MAS events of cardiovascular origin. Wiad Lek, 1998, 51(7/8)：326 – 336.

27. NIEMANNJT, ROSBOROUGHJ, HAUSKNECHT M, et al. Cough-CPR：documentation of systemic perfusion in man and in an experimental model：a "window" to the mechanism of blood flow in external CPR. Crit Care Med, 1980, 8(3)：141 – 146.

28. MAROZSÁN I, ALBARED JL, SZATMÁRY LJ. Life-threatening arrhythmias stopped by cough. CorVasa, 1990, 32(5)：401 – 408.

第八节 血管通路

COR	LOE	心搏骤停治疗中血管通路的建议
		推荐建议
2a	B-NR	1. 在心搏骤停时，救援者应首先尝试建立静脉给药通道。
2b	B-NR	2. 如静脉通道建立不成功或不可行，可考虑骨内通道。
2b	C-LD	3. 如静脉和骨内通道建立不成功或不可行，经过培训的操作者可考虑建立中心静脉通路。
2b	C-LD	4. 如果没有其他通路，可以考虑气管内给药。

概要

传统的急诊药物治疗方法是通过外周静脉途径。然而，根据患者的特点和治疗者的经验，在紧急情况下获得静脉注射可能被证明是具有挑战性的，从而导致药物治疗的延迟。

用于急性给药的静脉输注的替代途径包括体内途径、中心静脉途径、心内途径和气管内途径。2000 年美国心脏协会 CPR 和心血管急救指南不建议心内给药，因为它具有高度专门化的技能、潜在的发病率和其他可供选择的途径。气管内给药会导致血药浓度低和不可预测的药理作用，在很大程度上已被废弃，所以考虑选择其他途径。在院内主要使用中心静脉通路，因为它需要通过适当的培训来获得和维持所需的技能。

与 IV 途径相比，IO 途径更容易和快速，并且置入成功率更高，程序风险相对较低，因此体内给药变得越来越受欢迎。然而，IV 与 IO 药物给药在心搏骤停中的疗效仍有待进一步研究。

相应的推荐依据

在复苏过程中，IV 途径一直是作为紧急用药和输液的传统途径。IV 给药时，主要描述了急诊药物的药代动力学特性、急性效应和临床疗效。IV 途径通常是可接受的，并且具有优先权，因为它提供了可预测的药物反应，使其成为血管通路的一种合理初始途径。

在 2010 年，人们认识到在 CPR 期间缺乏关于输入药物疗效的信息，但从那时起，体内给药途径就变得越来越实用。血管内通道多次被作为紧急血管通路的第一种途径。一项 2020 年 ILCOR 系统综述在 5 项回顾性研究中比较了心搏骤停期间 IV 和 IO（主要是胫前骨放置）给药，发现 IV 与 IO 相比具有更好的临床结果。但是存在明显的偏倚问题，特别是由于有这样的事实，即在准备建立 IO 的患者或者有骤停特性者，给药途径本身也是导致不良结局的危险因素。系统综述包含了来自 2 个随机对照试验的 IV 和输入途径的亚组分析。在这些研究中，给药途径的改变没有统计学意义。除了 PARAMEDIC2 试验中 ROSC 的结果外，点数估计更倾向于静脉注射，在 PARAMEDIC2 试验中，肾上腺素的作用与给药途径无关。IO 给药的位点特异性也可能是一个问题，因为在这些研究中，IO 注射的位置几乎都是在胫骨前。在这些结果的基础上，撰写小组得出结论，建立外周 IV 仍然是一种合理的初始方法，但当 IV 不成功或行不通时，可以考虑 IO。需要进一步的研究来评估 IV 与 IO（胫骨和肱骨）的疗效。

中心静脉给药（颈内静脉或锁骨下静脉给药）较周围静脉给药，药物可获得更高的峰值浓度和更快的循环时间，但目前尚无数据比较这两种途径的临床疗效。中心静脉的发病率较高，实施时间长，还可能需要中断 CPR。目前这种方法主要在医院中使用，当 IV 输注不成功或不可行时，技术熟练的急救者可能会考虑使用。

气管内给药被认为是最不推荐的给药途径，因为它与不可预测的（但通常较低的）药物浓度有关，而且 ROSC 率和存活率较低。

建议 1 和建议 2 得到了 2020 年 CoSTR 的 ALS 部分的支持。这个建议最近一次接受正式证据审查是在 2010 年。

【评注与解读】

2020 版（更新）：静脉通路优先于骨内通路，为首选方式（推荐级别 2a 级；证据水平 B-NR）；静脉通路尝试不成功或不可行，可以考虑改用骨内通路（推荐级别 2b 级；证据水平 B-NR）。

2010 版（旧）：如果没有现成可用的静脉通路，可尝试经骨内通路给药（推荐级别 2a 级；证据水平 C）。

【总结和建议】

当出现心搏骤停时，救援者应首先尝试建立静脉给药通道。但在紧急情况下获得静脉注射可能是具有挑战性的，或者不可行时，经过培训或者有经验的救助者可以采用 IO 途径，但是 IV 途径与 IO 途径仍然需要大量的研究来证明两者的临床疗效，特别是 IO 途径放置的位置以及可能中断 CPR 的情况，在院外的可行性仍然值得分析。强调替代途径依次包括 IO 途径、中心静脉途径、心内途径和气管内途径，但目前的证据来源于回顾性研究或其他随机对照研究中的亚组分析，尚缺少高质量的 RCT 研究比较静脉通路和骨内通道给药救治效果的优劣以充分论证上述建议。

（郭峻莉　张华）

参考文献

1. The American Heart Association in collaboration with the International Liaison Committee on Resuscitation. Guidelines 2000 for Cardiopulmonary Resuscitation and Emergency Cardiovascular Care. Part 6：advanced cardiovascular life support：section 6：pharmacology Ⅱ：agents to optimize cardiac output and blood pressure. Circulation, 2000, 102(suppl)：I129 – I135.

2. AITKENHEAD AR. Drug administration during CPR：what route? Resuscitation, 1991, 22(2)：191 – 195.

3. COLLINSWORTH KA, KALMAN SM, HARRISON DC. The clinical pharmacology of lidocaine as an antiarrhythmic drug. Circulation, 1974, 50(6)：1217 – 1230.

4. GREENBLATT DJ, BOLOGNINI V, KOCH-WESER J, et al. Pharmacokinetic approach to the clinical use of lidocaine intravenously. JAMA, 1976, 236(3)：273 – 277.

5. RIVA E, GERNA M, LATINI R, et al. Pharmacokinetics of amiodarone in man. J Cardiovasc Pharmacol, 1982, 4(2)：264 – 269.

6. ORLOWSKI JP, POREMBKA DT, Gallagher JM, et al. Comparison study of intraosseous, central intravenous, and peripheral intravenous infusions of emergency drugs. Am J Dis Child, 1990, 144(1)：112 – 117.

7. GRANFELDT A, AVIS SR, LIND PC, et al. Intravenous vs. intraosseous administration of drugs during cardiac arrest：A systematic review. Resuscitation, 2020, 149：150 – 157.

8. FEINSTEIN BA, STUBBS BA, REA T, et al. Intraosseous compared to intravenous drug resuscitation in out-of-hospital cardiac arrest. Resuscitation, 2017, 117: 91 - 96.

9. KAWANO T, GRUNAU B, SCHEUERMEYER FX, et al. Intraosseous Vascular Access Is Associated With Lower Survival and Neurologic Recovery Among Patients With Out-of-Hospital Cardiac Arrest. Ann Emerg Med, 2018, 71(5): 588 - 596.

10. CLEMENCY B, TANAKA K, MAY P, et al. Intravenous vs. intraosseous access and return of spontaneous circulation during out of hospital cardiac arrest. Am J Emerg Med, 2017, 35(2): 222 - 226.

11. NGUYEN L, SUAREZ S, DANIELS J, et al. Effect of Intravenous Versus Intraosseous Access in Prehospital Cardiac Arrest. Air Med J, 2019, 38(3): 147 - 149.

12. MODY P, BROWN SP, KUDENCHUK PJ, et al. Intraosseous versus intravenous access in patients with out-of-hospital cardiac arrest: Insights from the resuscitation outcomes consortium continuous chest compression trial. Resuscitation, 2019, 134: 69 - 75.

13. DAYA MR, LEROUX BG, DORIAN P, et al. Survival After Intravenous Versus Intraosseous Amiodarone, Lidocaine, or Placebo in Out-of-Hospital Shock-Refractory Cardiac Arrest. Circulation, 2020, 141(3): 188 - 198.

14. NOLAN JP, DEAKIN CD, JI C, et al. Intraosseous versus intravenous administration of adrenaline in patients with out-of-hospital cardiac arrest: a secondary analysis of the PARAMEDIC2 placebo-controlled trial [published online January 30, 2020]. Intensive Care Med, 2020, 46(5): 954 - 962.

15. BARSAN WG, LEVY RC, WEIR H. Lidocaine levels during CPR: differences after peripheral venous, central venous, and intracardiac injections. Ann Emerg Med, 1981, 10(2): 73 - 78.

16. KUHN GJ, WHITE BC, SWETNAM RE, et al. Peripheral vs central circulation times during CPR: a pilot study. Ann Emerg Med, 1981, 10(8): 417 - 419.

17. EMERMAN CL, PINCHAK AC, HANCOCK D, et al. Effect of injection site on circulation times during cardiac arrest. Crit Care Med, 1988, 16(11): 1138 - 1141.

18. SCHÜTTLER J, BARTSCH A, EBELING BJ, et al. Endobronchial administration of adrenaline in preclinical cardiopulmonary resuscitation. Anasth Intensivther Notfallmed, 1987, 22(2): 63 - 68.

19. HÖRNCHEN U, SCHÜTTLER J, STOECKEL H, et al. Endobronchial instillation of epinephrine during cardiopulmonary resuscitation. Crit Care Med, 1987, 15(11): 1037 - 1039.

20. NEUMAR RW, OTTO CW, LINK MS, et al. Part 8: adult advanced cardiovascular life support: 2010 American Heart Association Guidelines for Cardiopulmonary Resuscitation and Emergency Cardiovascular Care. Circulation, 2010, 122(18 Suppl 3): S729 - S767.

21. NIEMANN JT, STRATTON SJ, CRUZ B, et al. Endotracheal drug administration during out-of-hospital resuscitation: where are the survivors? Resuscitation, 2002, 53(2): 153 - 157.

22. BERG KM, SOAR J, ANDERSEN LW, et al. Adult advanced life support: 2020 International Consensus on Cardiopulmonary Resuscitation and Emergency Cardiovascular Care Science With Treatment Recommendations. Circulation, 2020, 142(suppl 1): S92 - S139.

第九节 心搏骤停期间的升压药物

COR	LOE	推荐建议
1	B-R	1. 心搏骤停的患者应使用肾上腺素。
2a	B-R	2. 参照临床试验中的方案，心搏骤停患者，每 3 ~ 5 分钟使用 1 mg 肾上腺素比较合理。
2a	C-LD	3. 就时机而言，对不可电击复律的心搏骤停，应尽早给予肾上腺素。
2b	C-LD	4. 就时机而言，对可电击复律的心搏骤停，应在最初尝试电除颤失败后使用肾上腺素。
2b	C-LD	5. 在心搏骤停时，可单独使用升压药或将升压药与肾上腺素联合使用，但其不宜作为肾上腺素的替代品。
3：No Benefit	B-R	6. 在心搏骤停时，不宜常规大量使用肾上腺素。

心搏骤停中血管加压药管理的建议

概要

肾上腺素被认为在心搏骤停时可以发挥有益的作用，主要是因为它的 α-肾上腺素能效应，导致 CPR 期间冠状动脉和脑灌注压升高。相反，β-肾上腺素能效应可能增加心肌耗氧量，减少心内膜下灌注，并可能导致心律失常。两项随机、安慰剂对照试验，招募了超过 8 500 名患者，评估了肾上腺素对院外心搏骤停的疗效。对这些研究和其他研究进行了系统回顾和荟萃分析得出结论，肾上腺素显著提高了 ROSC 和出院存活率。肾上腺素并不能增加 3 个月后神经系统结局有利或不利的存活率，尽管这两种结果在肾上腺素组中发生的频率略高一些。观察数据表明，越早输注肾上腺素效果越好，在现有试验中，存活率低而结果有利的部分原因可能是从心搏骤停到接受肾上腺素的中位时间为 21 分钟。这一时间延迟是院外心搏骤停试验中一直存在的问题。院内心搏骤停患者的用药时间一般要短得多，因此肾上腺素对院内心搏骤停人群结局的影响可能有所不同。到目前为止，还没有试验发现在 CPR 中使用高剂量肾上腺素或其他升压药比标准剂量肾上腺素有任何益处。

相应的推荐依据

在系统评价和荟萃分析的基础上，肾上腺素的管理建议得到了加强。其中包括 2 项肾上腺素对 OHCA 的随机试验结果，其中 1 项包括 8 000 多例患者，表明肾上腺素可提高 ROSC 和生存率。在 3 个月时，这个时间点对于神经功能恢复最有意义，肾上腺素组中存活者的神经系统结局有利和不利均无明显增加。任何会增加 ROSC 和存活率但在几分钟的停机时间后服用的药物，都可能会改善神经学预后。在心搏骤停时确定有利或不利的神经逻辑结果的可能性目前尚不可行。因此，继续使用已被证明可以提高生存率的药物，同时将更广泛的精力集中在缩短所有患者的服药时间上，以使更多的存活者具有良好的神经系统结局，这似乎是最有益的方法。

现有试验采用每 3 ~ 5 分钟 1 mg 的方案。在操作中，在第一次给药之后，每隔两个 CPR 周期注射一次肾上腺素也是合理的。

在最近的系统性综述中关于时机的 16 项观察性研究中，所有研究都发现早期肾上腺素与非电击节律患者的 ROSC 之间存在关联，尽管并不是所有人都能看到存活率的改善。

对于电击节律，试验方案指示在第三次电击后使用肾上腺素。文献支持最初优先考虑除颤和心脏复苏术，如果 CPR 和除颤术的初步尝试不成功，则给予肾上腺素。

最近的系统回顾发现，在比较单独使用加压素或加压素联合肾上腺素与单独使用肾上腺素进行心搏骤停的试验中，结局没有差异，尽管这些研究的效力不足。

多项随机对照试验将高剂量肾上腺素与标准剂量肾上腺素进行了比较，虽然有些试验显示高剂量肾上腺素的 ROSC 发生率较高，但没有一项试验显示出其可提高出院存活率或任何长期结果有改善。

这些建议得到了《2019 年 AHA 聚焦高级心血管生命支持的更新—在心搏骤停期间使用高级气道、升压药和体外 CPR：AHA 中 CPR 和心血管急救的更新指南》的支持。

【评注与解读】

2020 版（更新）：强调肾上腺素早期给药，对于不可电击的心搏骤停，尽早给予肾上腺素是合理的，对于可电击的心搏骤停，可在数次除颤失败后给予肾上腺素。

2015 版（旧）：联合使用加压素和肾上腺素，相比使用标准剂量的肾上腺素在治疗心搏骤停时没有优势。而且，给予加压素相对仅使用肾上腺素也没有优势。因此，为了简化流程，已从成人心搏骤停流程中去除加压素。

【总结和建议】

以上内容阐述了心搏骤停过程中肾上腺素的使用原则。强调肾上腺素显著提高了 ROSC 和出院存活率，但是肾上腺素不能提高神经系统结局的存活率，越早输注肾上腺素效果越好，并且大量的研究表明，肾上腺素的管理建议得到了加强，因为在 3 个月那个时间点，有随机对照试验表明其能增加患者神经功能的预后情况，并且要从 21 分钟的基础上缩短患者的用药时间，在操作中多次给药，也是被推荐的，但不建议常规大量使用肾上腺素，当电除颤联合使用肾上腺素时，也是合理的。肾上腺素联合加压素时，仍然需要大量的回顾性研究、其他随机对照研究中的亚组分析或者高质量的 RCT 研究证据。

（郭峻莉　张华）

参考文献

1. JACOBS IG, FINN JC, JELINEK GA, et al. Effect of adrenaline on survival in out-of-hospital cardiac arrest: a randomised double-blind placebo-controlled trial. Resuscitation, 2011, 82(9): 1138 – 1143.

2. PERKINS GD, JI C, DEAKIN CD, et al. A Randomized Trial of Epinephrine in Out-of-Hospital Cardiac Arrest. N Engl J Med, 2018, 379(8): 711 – 721.

3. HOLMBERG MJ, ISSA MS, MOSKOWITZ A, et al. International Liaison Committee on Resuscitation Advanced Life Support Task Force Collaborators. Vasopressors during adult cardiacarrest: A systematic review and meta-analysis. Resuscitation, 2019, 139: 106 – 121.

4. BROWN CG, MARTIN DR, PEPE PE, et al. A comparison of standard-dose and high-dose epinephrine in cardiac arrest outside the hospital. The Multicenter High-Dose Epinephrine Study Group. N Engl J Med, 1992, 327(15): 1051 – 1055.

5. CHOUX C, GUEUGNIAUD PY, BARBIEUX A, et al. Standard doses versus repeated high doses of epinephrine in cardiac arrest outside the hospital. Resuscitation, 1995, 29(1): 3 – 9.

6. GUEUGNIAUD PY, MOLS P, GOLDSTEIN P, et al. A comparison of repeated high doses and repeated standard doses of epinephrine for cardiacarrest outside the hospital. European Epinephrine Study Group. N Engl J Med, 1998, 339(22): 1595 – 1601.

7. LINDNER KH. Comparison of standard and high-dose adrenaline in the resuscitation of asystole and electromechanical dissociation. Acta Anaesthesiol Scand, 1991, 35(3): 253 – 256.

8. LIPMAN J, WILSON W, KOBILSKI S, et al. High-dose adrenaline in adult in-hospital asystolic cardiopulmonary resuscitation: a double-blind randomised trial. Anaesth Intensive Care, 1993, 21(2): 192 – 196.

9. SHERMAN BW, MUNGER MA, FOULKE GE, et al. High-dose versus standard-dose epinephrine treatment of cardiac arrest after failure of standard therapy. Pharmacotherapy, 1997, 17(2): 242 – 247.

10. STIELL IG, HEBERT PC, WEITZMAN BN, et al. High-dose epinephrine in adult cardiac arrest. N Engl J Med, 1992, 327(15): 1045 – 1050.

11. CALLAHAM M, MADSEN CD, BARTON CW, et al. A randomized clinical trial of high-dose epinephrine and norepinephrine vs standard-dose epinephrine in prehospital cardiac arrest. JAMA, 1992, 268(19): 2667 – 2672.

12. PANCHAL AR, BERG KM, HIRSCH KG, et al. 2019 American Heart Association focused update on advanced cardiovascular life support: use of advanced airways, vasopressors, and extracorporeal cardiopulmonary resuscitation during cardiac arrest: an update to the American Heart Association guidelines for cardiopulmonary resuscitation and emergency cardiovascular care. Circulation, 2019, 140(24): e881 – e894.

第十节　心脏停搏患者的非升压药

非升压药的建议		
COR	LOE	推荐建议
2b	BR	1. 对除颤无反应的 VF/PVT 患者，可使用胺碘酮或利多卡因治疗。
2b	C-LD	2. 对 OHCA 患者，在 CPR 中使用类固醇的获益不确定。
3：No Benefit	B-NR	3. 心搏骤停患者不推荐常规应用钙剂治疗。
3：No Benefit	B-R	4. 心搏骤停患者不建议常规使用碳酸氢钠治疗。
3：No Benefit	B-R	5. 心搏骤停患者不推荐常规使用镁剂治疗。

概要

心搏骤停的药物治疗通常在 CPR 加或不加除颤均不能达到 ROSC 时进行。这可能包括肾上腺素等升压药（在心搏骤停期间的升压药中讨论），以及没有直接血流动力学效应的药物（"非升压药"），如抗心律失常药物、镁、碳酸氢钠、钙或类固醇。尽管这两种疗法在理论上很有吸引力，在动物实验中也有一定的益处，但没有一种疗法被明确证明可以提高心搏骤停后的总体存活率，尽管有些疗法在特定人群和（或）特殊情况下可能会有益处。

电解质异常中提出了治疗高钾血症所致心搏骤停的建议，包括钙和碳酸氢钠的使用，尖端扭转的管理建议也在尖端扭转中提出。

相应的推荐依据

上一次正式回顾使用胺碘酮或利多卡因治疗心肌梗死患者是在 2018 年，结果显示，使用胺碘酮或利多卡因可以改善入院后的存活率，但并不能改善出院后的总存活率或神经系统结果良好的存活率。然而，胺碘酮和利多卡因均显著提高了心搏骤停患者的出院存活率。这两种药物都能显著提高心搏骤停患者的出院存活率，这可能是一种时间依赖性的益处，而且这两种药物对那些患者可能更有用。其他抗心律失常药物在最近的证据综述中没有具体提到，值得进一步评估。这些药物包括对甲苯磺酸苄酯，它最近被重新引入美国，用于治疗立即危及生命的室性心律失常，但没有任何关于其有效性或安全性的新信息。索他洛尔要求以缓慢输注的方式给药，将其用于心搏骤停是不切实际的。类似的限制也适用于普鲁卡因，尽管它曾作为心搏骤停的二线药物快速输注，但疗效不确定。抗心律失常药物与心搏骤停联合使用时的疗效尚未得到系统研究。成功除颤后预防性抗心律失常药物对 ROSC 的作用也不确定。虽然利多卡因与提高出院后的存活率无关，但在成功除颤和心搏骤停后预防性使用利多卡因可降低室颤/室性心动过速的复发率。

2018 年美国心脏协会重点介绍了在心搏骤停期间和心搏骤停后使用高级心血管生命支持药物的最新进展,《美国心搏骤停和心血管急救指南的更新》得出的结论是:当复发性室颤/室性心动过速的治疗可能受到影响时,可以考虑在特定情况下(例如在紧急医疗服务转运期间)使用利多卡因。没有证据表明是否使用其他抗心律失常药物来治疗这一特定的适应证。

同一中心的两项随机试验报道称,当在心搏骤停期间将类固醇与升压素和肾上腺素联合使用,并在心搏骤停成功复苏后使用类固醇时,可改善存活率和神经预后。然而,除了标准复苏外,关于在心搏骤停期间严格使用皮质类固醇的非随机研究结果好坏参半。因为唯一的研究表明,仅有一个中心通过捆绑干预受益,而观察数据相互矛盾,类固醇是否对心搏骤停有益仍不清楚。

自 2010 年指南最后一次提出以来,2013 年的一项系统回顾发现,几乎没有证据支持在所有心搏骤停时常规使用钙,尽管证据非常薄弱,也缺乏临床试验积累,但在高钾血症和钙拮抗剂过量等特殊情况下,出现电解质异常及中毒时仍应强调钙的使用。

自 2010 年指南以来的临床试验和观察性研究没有发现新的证据表明常规应用碳酸氢钠可以改善心搏骤停的预后,也有证据表明它可能会降低存活率和恶化神经恢复。在高钾血症和药物过量等特殊情况下使用碳酸氢钠的问题是在电解质异常和毒性方面:如钠通道阻滞剂,包括三环抗抑郁药。

镁剂作为抗心律失常药的作用上一次是在 2018 年关于 ACLS 指南的重点更新中提出的。但随机对照试验并没有发现它可以改善 ROSC、存活率或神经预后,即无论是否出现心搏骤停节律,它并没有显示出对单形性 VT 有作用。

建议 1 和建议 5 得到了 2018 年 ACLS 指南的重点更新的支持。建议 2 最近一次接受正式证据审查是在 2015 年。建议 3 和建议 4 最近一次接受正式证据审查是在 2010 年。

【评注与解读】

2020 版(更新):强调了对除颤无反应的 VF/PVT 患者,可使用胺碘酮或利多卡因治疗(推荐级别 2b 级;证据水平 B-R)。

2015 版(旧):类固醇和加压素与肾上腺素一起做综合干预,治疗院内心搏骤停可能有益;尽管不建议在以后的随访研究中常规使用此综合治疗,但医护人员在治疗院内心搏骤停时仍然可以使用。

【总结和建议】

以上内容阐述了心搏骤停的药物治疗中除肾上腺素以外的其他的使用建议,建议使用胺碘酮或利多卡因治疗,可以改善院后的存活率,类固醇的使用获益不确定,不建议常规使用碳酸氢钠和镁剂治疗,但在电解质异常中提出了治疗高钾血症所致心搏骤停中钙和碳酸氢钠的使用，这些疗法没有被证明可以提高患者的存活率，需要进一步验证，甲苯磺酸苄酯和索他洛尔需要有效和安全的新信息，而普鲁卡因的疗效和除颤后预防性使用抗心律失常药物对 ROSC 不确定，抗心律失常药物与心搏骤停药物联合使用需进一步开发。

（郭峻莉　张华）

参考文献

1. PANCHAL AR, BERG KM, KUDENCHUK PJ, et al. 2018 American Heart Association Focused Update on Advanced Cardiovascular Life Support Use of Antiarrhythmic Drugs During and Immediately After Cardiac Arrest: An Update to the American Heart Association Guidelines for Cardiopulmonary Resuscitation and Emergency Cardiovascular Care. Circulation, 2018, 138(23): e740 – e749.

2. KUDENCHUK PJ, BROWN SP, DAYA M, et al. Amiodarone, Lidocaine, or Placebo in Out-of-Hospital Cardiac Arrest. N Engl J Med, 2016, 374(18): 1711 – 1722.

3. CHOWDHURY A, FERNANDES B, MELHUISH TM, et al. Antiarrhythmics in Cardiac Arrest: A Systematic Review and Meta-Analysis. Heart Lung Circ, 2018, 27(3): 280 – 290.

4. BATUL SA, GOPINATHANNAIR R. Intravenous Sotalol-Reintroducing a Forgotten Agent to the Electrophysiology Therapeutic Arsenal. J Atr Fibrillation, 2017, 9(5): 1499.

5. MARKEL DT, GOLD LS, ALLEN J, et al. Procainamide and survival in ventricular fibrillation out-of-hospital cardiac arrest. Acad Emerg Med, 2010, 17(6): 617 – 623.

6. KUDENCHUK PJ, NEWELL C, WHITE L, et al. Prophylactic lidocaine for post resuscitation care of patients with out-of-hospital ventricular fibrillation cardiac arrest. Resuscitation, 2013, 84(11): 1512 – 1518.

7. MENTZELOPOULOS SD, ZAKYNTHINOS SG, TZOUFI M, et al. Vasopressin, epinephrine, and corticosteroids for in-hospital cardiac arrest. Arch Intern Med, 2009, 169(1): 15 – 24.

8. MENTZELOPOULOS SD, MALACHIAS S, CHAMOS C, et al. Vasopressin, steroids, and epinephrine and neurologically favorable survival after in-hospital cardiac arrest: a randomized clinical trial. JAMA, 2013, 310(3): 270 – 279.

9. TSAI MS, CHUANG PY, YU PH, et al. Glucocorticoid use during cardiopulmonary resuscitation may be beneficial for cardiac arrest. Int J Cardiol, 2016, 222: 629 – 635.

10. TSAI MS, HUANG CH, CHANG WT, et al. The effect of hydrocortisone on the outcome of out-of-hospital cardiac arrest patients: a pilot study. Am J Emerg Med, 2007, 25(3): 318 – 325.

11. KETTE F, GHUMAN J, PARR M. Calcium administration during cardiac arrest: a systematic review. Eur J Emerg Med, 2013, 20(2): 72 – 78.

12. VUKMIR RB, KATZ L, Sodium Bicarbonate Study Group. Sodium bicarbonate improves outcome in prolonged prehospital cardiacarrest. Am J Emerg Med, 2006, 24(2): 156 – 161.

13. AHN S, KIM YJ, SOHN CH, et al. Sodium bicarbonate on severe metabolic acidosis during prolonged cardiopulmonary resuscitation: a double-blind, randomized, placebo-controlled pilot study. J Thorac Dis, 2018, 10(4): 2295 – 2302.

14. KAWANO T, GRUNAU B, SCHEUERMEYER FX, et al. Prehospital sodium bicarbonate use could worsen long term survival with favorable neurological recovery among patients with out-of-hospital cardiac arrest. Resuscitation, 2017, 119: 63 – 69.

15. FATOVICH DM, PRENTICE DA, DOBB GJ. Magnesium in cardiac arrest (the magic trial). Resuscitation, 1997, 35(3): 237 –241.

16. ALLEGRA J, LAVERY R, CODY R, et al. Magnesium sulfate in the treatment of refractory ventricular fibrillation in the prehospital setting. Resuscitation, 2001, 49(3): 245 –249.

17. HASSAN TB, JAGGER C, BARNETT DB. A randomised trial to investigate the efficacy of magnesium sulphate for refractory ventricular fibrillation. Emerg Med J, 2002, 19(1): 57 –62.

18. THEL MC, ARMSTRONG AL, MCNULTY SE, et al. Randomised trial of magnesium in in-hospital cardiac arrest. Duke Internal Medicine Housestaff. Lancet, 1997, 350(9087): 1272 –1276.

19. MANZ M, JUNG W, LÜDERITZ B. Effect of magnesium on sustained ventricular tachycardia [in German]. Herz, 1997, 22(suppl 1): 51 –55.

20. LINK MS, BERKOW LC, KUDENCHUK PJ, et al. Part 7: adult advanced cardiovascular life support: 2015 American Heart Association Guidelines Update for Cardiopulmonary Resuscitation and Emergency Cardiovascular Care. Circulation, 2015, 132(suppl 2): S444 –S464.

21. NEUMAR RW, OTTO CW, LINK MS, et al. Part 8: adult advanced cardiovascular life support: 2010 American Heart Association Guidelines for Cardiopulmonary Resuscitation and Emergency Cardiovascular Care. Circulation, 2010, 122(18 Suppl 3): S729 –S767.

第十一节　心肺复苏术的辅助设备

心肺复苏术辅助设备的建议		
COR	LOE	推荐建议
2b	C-LD	1. 如果在心搏骤停抢救时，有经验丰富的超声医师在场，且超声检查不会影响抢救，那么尽管超声检查的益处还没有得到很好的证实，但它可作为评估标准患者病情的辅助手段。
2b	C-LD	2. 在 CPR 过程中，使用辅助氧时，应尽可能地吸入最高浓度的氧气。
2b	C-LD	3. 在胸外按压期间或在心律检查显示有自主心搏时，呼气末 CO_2 的突然增加可用于监测 ROSC。
2b	C-EO	4. CPR 时，常规测量动脉血气的价值尚不确定。
2b	C-EO	5. 在胸外按压期间或在心律检查显示有自主心搏时，可应用动脉导管的动脉压监测 ROSC。

概要

　　绝大多数心搏骤停试验都是在 OHCA 进行的，而且 IHCA 几乎占美国每年发生的心搏骤停的一半，而且许多 OHCA 复苏仍在急诊室进行。IHCA 患者通常有侵入性监测设备，如中心静脉或动脉管道，而且经常有开展先进技术的人员，如动脉血气分析或床旁超声检查、呼气末二氧化碳分压监测等高级监测越来越多地被使用。确定这种生理监测或诊断程序的效用是很重要的。高质量 CPR、时期恰当的除颤、血管升压剂和（或）抗心律失常药物以及气道管理仍然是心搏骤停复苏的基石，但一些新出现的数据表明，将患者特定的影像和生理数据纳入我们的复苏方法中是有希望的。有关 CPR 期间生理监测的建议，请参阅高质量 CPR 指标。这一领域显然需要更多的研究。

相应的推荐依据

心脏超声可以识别心脏压塞或其他潜在的心搏骤停的潜在可逆原因，并在无脉性电活动中识别心脏运动。然而，心脏超声也与胸部按压中断的时间延长有关。单一的小型随机对照试验发现，在体外循环期间使用心脏超声并没有改善结果。

没有研究直接比较 CPR 期间吸入氧气浓度的水平。少数研究表明，CPR 期间较高的 PaO_2 与 ROSC 有关，但这可能是患者或复苏质量的差异。

观察性研究发现，呼气末二氧化碳分压升高超过 10 mmHg 可能预示 ROSC，但尚未确定指示 ROSC 的具体临界值。动脉氧分压和二氧化碳分压值取决于心输出量和通气，因此将取决于患者的特征和 CPR 的质量。

动脉血氧分压（PaO_2）和二氧化碳分压（$PaCO_2$）值取决于心输出量和呼吸机，因此将取决于患者的特征和 CPR 的质量。一项小型研究发现，CPR 期间混合静脉和动脉样本的血气有很大差异，并得出结论，动脉样本在复苏期间不准确。

如果有动脉管路，舒张压的突然升高或节律检查中显示有规整节律的动脉波形可能提示 ROSC。

建议 1、建议 3 和建议 5 最近一次接受正式证据审查是在 2015 年。建议 2 最近一次接受正式证据审查是在 2015 年，最近一次完成证据更新是在 2020 年。建议 4 最近一次接受正式证据审查是在 2010 年。

【评注与解读】

2020 版（更新）：强调条件允许时，监测 $ETCO_2$ 以提高心肺复苏质量（推荐级别 2b 级；证据水平 C-LD）；在胸外心脏按压过程中，$ETCO_2$ 显著增高，提示患者可能达到 ROSC，证据水平较之前提高（C-LD），推荐级别未变（2b 级）；可通过监测和反馈生理参数，如动脉血压或 $ETCO_2$，提高心肺复苏质量（推荐级别 2b 级；证据水平 C-LD）。

2015 版（旧）：经过 20 分钟心肺复苏后，$ETCO_2$ 仍然较低的插管患者复苏的可能性很低，尽管不能单凭此项指标进行决策，但医护人员可以把 20 分钟心肺复苏后低 ET-

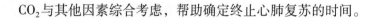

CO_2 与其他因素综合考虑，帮助确定终止心肺复苏的时间。

【总结和建议】

高质量 CPR、时期恰当的除颤、血管升压剂和（或）抗心律失常药物以及气道管理是心搏骤停复苏的基石，但一些新出现的数据表明，将患者特定的影像和生理数据纳入复苏方法中是有希望的，包括超声检查、辅助氧、呼气末二氧化碳分压、动脉血气、监测动脉导管的动脉压等手段。

其中，心脏超声可以识别心脏压塞或其他心搏骤停的潜在可逆原因，并在无脉性电活动中识别心脏运动。心脏超声可作为评估标准患者病情的辅助手段。证据水平为 C-LD（来自有限数据）。

吸入较高的氧气与患者 ROSC 有关，在 CPR 过程中，应尽可能地吸入最高浓度的氧气。证据等级为 C-LD（来自有限数据）。

呼气末二氧化碳分压升高，可以用来监测自主循环恢复。证据等级为 C-LD（来自有限数据）。

动脉血氧分压和二氧化碳分压值取决于患者的特征和 CPR 的质量，常规测量动脉血气的价值尚不确定。证据等级为 C-EO（来自专家观点）。

如果有动脉管路，可以用动脉压监测自主循环恢复。证据等级为 C-EO（来自专家观点）。

以上 5 种手段，推荐级别均为 2b。

（王鹏　周宁）

参考文献

1. BREITKREUTZ R, PRICE S, STEIGER HV, et al. Focused echocardiographic evaluation in life support and peri-resuscitation of emergency patients: a prospective trial. Resuscitation, 2010, 81(11): 1527 - 1533.

2. GASPARI R, WEEKES A, ADHIKARI S, et al. Emergency department point-of-care ultrasound in out-of-hospital and in-ED cardiac arrest. Resuscitation, 2016, 109: 33 - 39.

3. CLATTENBURG EJ, WROE P, BROWN S, et al. Point-of-care ultrasound use in patients with cardiac arrest is associated prolonged cardiopulmonary resuscitation pauses: A prospective cohort study. Resuscitation, 2018, 122: 65 - 68.

4. CHARDOLI M, HEIDARI F, RABIEE H, et al. Echocardiography integrated ACLS protocol versus conventional cardiopulmonary resuscitation in patients with pulseless electrical activity cardiac arrest. Chin J Traumatol, 2012, 15(5): 284 - 287.

5. SPINDELBOECK W, SCHINDLER O, MOSER A, et al. Increasing arterial oxygen partial pressure during cardiopulmonary resuscitation is associated with improved rates of hospital admission. Resuscitation, 2013,

84(6)：770 – 775.

6. SPINDELBOECK W, GEMESG, STRASSER C, et al. Arterial blood gases during and their dynamic changes after cardiopulmonary resuscitation：A prospective clinical study. Resuscitation, 2016, 106：24 – 29.

7. PATEL JK, SCHOENFELD E, PARIKH PB, et al. Association of Arterial Oxygen Tension During In-Hospital Cardiac Arrest With Return of Spontaneous Circulation and Survival. J Intensive Care Med, 2018, 33(7)：407 – 414.

8. SANDRONI C, DE SANTIS P, D'ARRIGO S. Capnography during cardiac arrest. Resuscitation, 2018, 132：73 – 77.

9. WEIL MH, RACKOW EC, TREVINO R, et al. Difference in acid-base state between venous and arterial blood during cardiopulmonary resuscitation. N Engl J Med, 1986, 315(3)：153 – 156.

10. LINK MS, BERKOW LC, KUDENCHUK PJ, et al. Part 7：adult advanced cardiovascular life support：2015 American Heart Association Guidelines Update for Cardiopulmonary Resuscitation and Emergency Cardiovascular Care. Circulation, 2015, 132(suppl 2)：S444 – S464.

11. BERG KM, SOAR J, ANDERSEN LW, et al. Adult advanced life support：2020 International Consensus on Cardiopulmonary Resuscitation and Emergency Cardiovascular Care Science With Treatment Recommendations. Circulation, 2020, 142(suppl 1)：S92 – S139.

12. NEUMAR RW, OTTO CW, LINK MS, et al. Part 8：adult advanced cardiovascular life support：2010 American Heart Association Guidelines for Cardiopulmonary Resuscitation and Emergency Cardiovascular Care. Circulation, 2010, 122(18 Suppl 3)：S729 – S767.

第十二节　终止复苏

终止复苏的建议		
COR	LOE	推荐建议
1	B-NR	1. 如果考虑 TOR，在 ALS 不可用或可能严重延迟的情况下，EMS 救治人员应采用 BLS 的复苏终止准则。
2a	B-NR	2. 对于院内成年心搏骤停患者的复苏，院前 ALS 救治人员应使用成人 ALS TOR 原则来终止复苏。
2a	B-NR	3. 在一个分层的 ALS-和 BLS-救治体系中，应用 BLS TOR 原则不影响诊断的准确性，可以避免心搏骤停现场诊断的困惑。
2b	C-LD	4. 对于气管插管患者，在 ALS 复苏 20 min 后，波形图显示 $ETCO_2$ 未能大于 10 mmHg，可被视为判决终止复苏的多个条件之一，但不可单独使用。
3：No Benefit	C-LD	5. 我们不推荐在 CPR 中使用床旁超声来预测复苏效果。
3：Harm	C-EO	6. 对于未插管的患者，CPR 期间测定的呼气末 CO_2 分压的特定截断值，在任何时刻都不应作为终止复苏的指征。

概要

OHCA 是一种资源密集型疾病，与低存活率有关。重要的是，急救人员能够区分持续复苏无效的患者和有生存机会的患者，后者应该接受持续复苏并被送往医院。这将有助于资源的利用和优化患者的生存机会。使用有效的 TOR 规则将有助于确保对复苏无望患者判定的准确性（图 3-4，图 3-5）。无效性通常被定义为生存机会小于 1%，这表明，要使 TOR 规则有效，它在预测无效性方面应该表现出很高的准确性，外部验证的置信下限大于 99%。

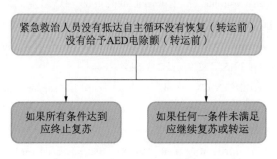

图 3-4　BLS 的成人复苏终止原则

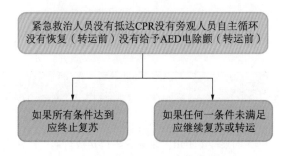

图 3-5　ACLS 的成人复苏终止原则

相应的推荐依据

BLS TOR 规则建议，在转移到救护车之前，以下所有标准均适用时的 TOR：①急救人员没有抵达；②没有获得 ROSC；③没有电击。在最近一项对 7 项已发表的研究（33 795 名患者）的荟萃分析中，只有 0.13%（95% *CI*：0.03%~0.58%）的符合入院终止标准的患者存活到出院。

TOR 规则建议，在转移到救护车之前，以下所有标准均适用：①没有目击者；②没有旁观者提供 CPR；③在实施全面 ALS 后，没有 ROSC；④没有 AED。在最近发表的 2 项研究（10 178 名患者）的荟萃分析中，符合高级生命支持终止标准的患者中只有

0.01%（95% *CI*：0.00%～0.07%）存活到出院。

BLS TOR 规则，也被称为通用 TOR 规则（无急救人员的抵达；无电除颤；无 ROSC），已在 BLS 和 ALS 联合系统中进行了前瞻性验证。尽管该规则在 6 分钟的复苏后没有足够的特异性（假阳性率：2.1%），但在尝试复苏约 15 分钟后确实达到了 99% 以上的特异性，同时仍将运输减少了一半。一项回顾分析发现，在复苏 20 分钟时应用通用 TOR 能够预测无效性，识别出 99% 以上的存活者和神经系统结果良好的患者。

在插管患者中，$ETCO_2$ 小于 10 mmHg 表示低血流量或无血流量。几项小型研究提供的证据表明，肌萎缩侧索硬化症复苏 20 分钟后 $ETCO_2$ 低于 10 mmHg 时，强烈但不能完全预测无用。这些小型观察性研究存在很高的偏倚风险。已经提出了替代的 $ETCO_2$ 阈值和时间点。单独使用 $ETCO_2$ 来预测患者结局需要在一项大型前瞻性研究中进行验证。

最近的一项系统回顾发现，没有一项超声检查结果对作为终止心搏骤停复苏的唯一标准的临床结果具有一贯的高度敏感性。尽管一些发现显示出更高的敏感性和（或）特异性，但有关在心搏骤停期间使用护理点超声波的研究显示结果各不相同，并受到重大偏差的阻碍。在治疗点超声的时机和应用方面，研究之间存在着相当大的异质性，在心脏运动方面，也存在不一致的定义和术语。此外，很少有研究检验心搏骤停期间超声检查结果的评价者之间的可靠性。可参见辅助超声作为 CPR 的辅助手段。

尚无研究明确检查 $ETCO_2$ 在没有高级气道支持的心搏骤停患者中的使用。尚不明确面罩通气期间的 $ETCO_2$ 值是否与采用高级气道的 $ETCO_2$ 值一样可靠。由于缺乏证据，没有资料支持使用 $ETCO_2$ 的任何临界值来判断非插管患者的 TOR 规则。

建议 1、建议 2、建议 3 和建议 5 得到了 2020 年 CoSTR 的 BLS 和 ALS 部分的支持。建议 4 和建议 6 最近一次接受正式证据审查是在 2015 年。

【评注与解读】

2020 版（更新）：建议可在心肺复苏过程中使用视听反馈装置，以实时提高心肺复苏质量（推荐级别 2b 级；证据水平 B-R）；建议使用多种装置从不同方面监测和反馈心肺复苏质量。

2015 版（旧）：对于插管患者，如果经 20 分钟心肺复苏后，二氧化碳波形图检测的 $ETCO_2$ 仍不能达到 10 mmHg 以上，可将此作为决定停止复苏的多模式方法中的一个因素，但不能单凭此点就做决定。

【总结和建议】

为了资源的合理利用和优化患者的生存机会，急救人员应该能够区分持续复苏无效的患者和有生存机会的患者。无效性指生存机会小于 1%，持续复苏无效的患者应该终止复苏。

（1）在高级生命支持（ALS）不可用或可能严重延迟的情况下，急救人员应采用基础生命支持（BLS）的复苏终止准则。证据等级为 B-NR（来自非 RCT 研究），推荐级别为 1。

（2）基础生命支持（BLS）的复苏终止准则。急救人员没有抵达、自主循环没有恢复、没有给予 AED 电除颤，这三个条件同时满足，就终止复苏；若有一条不满足，则继续复苏或转运。

（3）高级生命支持（ALS）的复苏终止准则。急救人员没有抵达、没有旁观者提供 CPR、自主循环没有恢复、没有给予 AED 电除颤，这四个条件同时满足，就终止复苏；若有一条不满足，则继续复苏或转运。

（4）基础生命支持（BLS）的复苏终止准则也被称为通用复苏终止准则，包括急救人员没有抵达、自主循环没有恢复、没有给予 AED 电除颤三个条件。

（5）院前高级生命支持（ALS）救治人员应使用成人高级生命支持（ALS）的复苏终止准则来终止复苏。证据等级为 B-NR（来自非 RCT 研究），推荐级别为 2a。

（6）即使在基础生命支持（BLS）和高级生命支持（ALS）的分层救治条件下，应用基础生命支持（BLS）的复苏终止准则不影响诊断的准确性，可以避免心搏骤停现场诊断的困惑。证据等级为 B-NR（来自非 RCT 研究），推荐级别为 2a。

（7）对于气管插管患者，在高级生命支持（ALS）复苏 20 分钟后，呼气末二氧化碳分压低于 10 mmHg，可视为判决终止复苏的多个条件之一，但不可单独使用。证据等级为 C-LD（来自有限数据），推荐级别为 2b。

（8）不推荐在 CPR 中使用即时超声来预测复苏效果。证据等级为 C-LD（来自有限数据），推荐级别为 3：没有益处。

（9）对于未插管的患者，CPR 期间测定的呼气末二氧化碳分压的截断值，在任何时刻都不能作为终止复苏的指征。证据等级为 C-EO（来自专家观点），推荐级别为 3：有害。

（王鹏　周宁）

参考文献

1. SCHNEIDERMAN LJ. Defining Medical Futility and Improving Medical Care. J Bioeth Inq, 2011, 8(2): 123 – 131.

2. MORRISON LJ, KIERZEK G, DIEKEMA DS, et al. Part 3：ethics：2010 American Heart Association Guidelines for Cardiopulmonary Resuscitation and Emergency Cardiovascular Care. Circulation, 2010, 122(suppl 3)：S665 – S675.

3. EBELL MH, VELLINGA A, MASTERSON S, et al. Meta-analysis of the accuracy of termination of resuscitation rules for out-of-hospital cardiac arrest. Emerg Med J, 2019, 36(8)：479 – 484.

4. GRUNAU B, TAYLOR J, SCHEUERMEYER FX, et al. External Validation of the Universal Termination of

Resuscitation Rule for Out-of-Hospital Cardiac Arrest in British Columbia. Ann Emerg Med, 2017, 70(3):374 – 381. e1.

5. DRENNAN IR, CASE E, VERBEEK PR, et al. A comparison of the universal TOR Guideline to the absence of prehospital ROSC and duration of resuscitation in predicting futility from out-of-hospital cardiac arrest. Resuscitation, 2017, 111: 96 – 102.

6. AHRENS T, SCHALLOM L, BETTORF K, et al. End-tidal carbon dioxide measurements as a prognostic indicator of outcome in cardiac arrest. Am J Crit Care, 2001, 10(6): 391 – 398.

7. LEVINE RL, WAYNE MA, MILLER CC. End-tidal carbon dioxide and outcome of out-of-hospital cardiac arrest. N Engl J Med, 1997, 337(5): 301 – 306.

8. WAYNE MA, LEVINE RL, MILLER CC. Use of end-tidal carbon dioxide to predict outcome in prehospital cardiac arrest. Ann Emerg Med, 1995, 25(6): 762 – 767.

9. AKINCI E, RAMADAN H, YUZBASIOGLU Y, et al. Comparison of end-tidal carbon dioxide levels with cardiopulmonary resuscitation success presented to emergency department with cardiopulmonary arrest. Pak J Med Sci, 2014, 30(1): 16 – 21.

10. REYNOLDS JC, MAHMOUD SI, NICHOLSON T, et al. Prognostication with point-of-care echocardiography during cardiac arrest: a systematic review. Resuscitation, 2020, 152: 56 – 68.

11. FLATO UA, PAIVA EF, CARBALLO MT, et al. Echocardiography for prognostication during the resuscitation of intensive care unit patients with non-shockable rhythm cardiac arrest. Resuscitation, 2015, 92: 1 – 6.

12. GASPARI R, WEEKES A, ADHIKARI S, et al. Emergency department point-of-care ultrasound in out-of-hospital and in-ED cardiac arrest. Resuscitation, 2016, 109: 33 – 39.

13. OLASVEENGEN TM, MANCINI ME, PERKINS GD, et al. Adult basic life support: 2020 International Consensus on Cardiopulmonary Resuscitation and Emergency Cardiovascular Care Science With Treatment Recommendations. Circulation, 2020, 142(suppl 1): S41 – S91.

14. BERG KM, SOAR J, ANDERSEN LW, et al. Adult advanced life support: 2020 International Consensus on Cardiopulmonary Resuscitation and Emergency Cardiovascular Care Science With Treatment Recommendations. Circulation, 2020, 142(suppl 1): S92 – S139.

15. LINK MS, BERKOW LC, KUDENCHUK PJ, et al. Part 7: adult advanced cardiovascular life support: 2015 American Heart Association Guidelines Update for Cardiopulmonary Resuscitation and Emergency Cardiovascular Care. Circulation, 2015, 132(suppl 2): S444 – S464.

第三章
高级技术和复苏设备

第一节　高级气道放置

概要

心搏骤停时的气道管理通常从气囊面罩通气等基本操作开始。此外，如果施救者无法建立首选的气道通气，掌握高级气道通气会有所帮助。放置高级气道装置可能会导致胸部按压中断、设备放置不当或不良的过度通气，因此操作者应仔细权衡这些风险和高级气道的潜在优势。2019 年 ACLS 指南的重点更新涉及在心搏骤停中使用高级气道，并指出，在任何情况下，在对成人心搏骤停进行 CPR 期间，可以考虑使用面罩通气或高级气道策略。高级气道和面罩通气干预的结果高度依赖于操作者的技能和经验（图 3 – 6）。因此，对于建立高级气道类型和时机的选择，需要考虑一系列患者和施救者的专业水平。确定气道管理策略的重要考虑因素是施救人员的气道管理技能和经验，对施救人员进行反复培训，对气道管理进行持续的质量改进，由此尽量将并发症降至最低。

1. "心搏骤停时进行高级气道干预的建议" 相应的推荐依据

心搏骤停时进行高级气道干预的建议		
COR	LOE	推荐建议
2b	B-R	1. 在任何情况下对成人心搏骤停进行 CPR 时，根据救治条件及施救者的技能水平，可考虑使用球囊—面罩通气或高级气道策略。

OHCA 中的一项大型 RCT 对基层医师的 EMS 系统中的球囊—面罩通气与气管插管（endotracheal intubation，ETI）进行了比较，结果显示这两种技术对于 28 天生存率或具有良好的神经预后生存率均无明显益处。在这项研究中，ETI 的成功率为 98%，表明 ETI 作为一种干预手段的潜在成功可能是处于一个相对理想的环境，然而这需要进一步的研究来确定两种急性气道管理方法之间的差异。

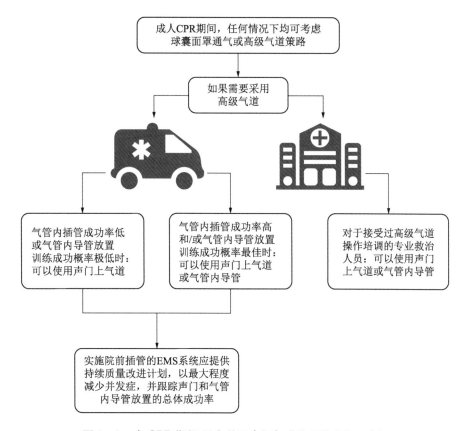

图3-6 在 CPR 期间 ALS 关于高级气道使用的建议示意图

这些建议得到了 2019 年 ACLS 指南重点更新的支持。

2. "高级气道装置选择的建议：气管插管与声门上气道"相应的推荐依据

高级气道装置选择的建议：气管插管与声门上气道		
COR	LOE	推荐建议
2a	B-R	1. 如在成人 OHCA 中使用高级气道，当气管内插管成功率低或气管内导管放置训练成功概率极低时，可使用声门上气道。
2a	B-R	2. 如在成人 OHCA 中使用高级气道，当气管内插管成功率高或气管内导管放置训练成功概率最佳时，可以使用声门上气道或气管内插管。
2a	B-R	3. 如在院内由受过培训的专门救治人员使用高级气道，既可使用声门上气道，又可使用气管内插管。

在 OHCA 中的一项 RCT 研究中，在基于非医师的 EMS 系统中将 SGA（含 iGel）与 ETI 进行了比较（ETI 成功率为 69%），发现患者的存活率或出院时神经系统预后良好的结局无差异。OHCA 中的第二项 RCT 研究在非医师基础 EMS 系统中比较了 SGA（带喉

管）和 ETI（ETI 成功率为 52%），发现患者的出院存活率均高，而使用 SGA 的患者出院存活率较高，且神经功能恢复较好。这些结果很难进行情境化，因为它们都允许提供者偏离基于临床判断的方案。此外，尽管可以从现有的临床试验中获得指导，但尚未确定气管插管成功率高或低的精确阈值。因此，很难判断建立特殊的高级呼吸道设备对每个个体潜在的益处（或危害）。在决定是否建立高级气道时，需要了解患者和操作者的特征，而这些特征在全球推荐中并不容易定义。由于缺乏针对 IHCA 的高级气道管理的研究，因此 IHCA 的建议是从 OHCA 数据推断出来的。基于这些问题，需要进一步的研究，尤其是研究患者因素与操作者的经验、培训、工具和技能等方面之间的关联性。鉴于这些原因，建议使用 SGA 优先于 ETI 还为时尚早。

这些建议得到了 2019 年 ACLS 指南重点更新的支持。

3."有关高级气道放置注意事项的建议"相应的推荐依据

有关高级气道放置注意事项的建议		
COR	LOE	推荐建议
1	B-NR	1. 气管插管操作的救治人员，应有过多次经验或经常参加培训。
1	C-LD	2. 如果放置高级气道会打断胸外按压，救治人员应推迟插入气道，直到患者在初始 CPR 及尝试除颤后没有反应，或者获得 ROSC。
1	C-LD	3. 除临床评估外，建议持续监测 CO_2 波形，其可作为评估气管内插管位置正确的最可靠的方法。
1	C-EO	4. 实施院前插管的 EMS 系统应提供持续质量改进方案，以最大限度地减少并发症，并跟踪声门上气道和气管内插管的成功率。

为了从最初的培训中就保持操作者的技能，频繁的再培训很重要。然而，培训经验中的具体培训类型、数量和持续时间是需要进一步研究解决的。

虽然可以在不中断胸部按压的情况下放置高级气道，但不幸的是，这样的中断仍然会发生，因此，操作者应该权衡放置高级气道的潜在优势和持续胸部按压的益处。

在一项小型临床试验和几项观察性研究中，波形二氧化碳描记法对确定心搏骤停时气管插管位置的特异性为 100%。心搏骤停后，二氧化碳描记的波形的灵敏度会降低。使用波形二氧化碳描记法评估其他高级气道（如 Combitube、喉部面罩气道）的位置尚未进行研究。

跟踪进行气管内插管的系统的总体成功率的基本原理是做出明智的决定，即实践是否应该允许气管内插管转向 SGA，还是简单地对心搏骤停患者使用球囊—面罩通气；建议将根据设定系统的总体成功率而有所不同。

这些建议得到了 2019 年 ACLS 指南重点更新的支持。

【评注与解读】

2020 版（更新）：气管插管操作的救治人员，应经常参加培训及练习（推荐级别 1 级；证据水平 B-NR）；如果放置高级气道会打断胸外按压，救治人员应推迟插入气道，直到患者在初始 CPR 及尝试除颤后没有反应，或者获得 ROSC（推荐级别 1 级；证据水平 C-LD）。

2015 版（旧）：医护人员可以每 6 秒进行 1 次人工呼吸（每分钟 10 次），同时进行持续胸部按压，即在心肺复苏中使用高级气道。

2010 版（旧）：双人复苏时建立了高级气道（例如气管插管、食管气管导管、喉罩气道）后，应每 6~8 秒给予 1 次呼吸，不用保持呼吸按压同步（这样，人工呼吸频率为每分钟 8~10 次）。

【总结和建议】

（1）在对成人心搏骤停进行 CPR 期间，任何的救治条件及救治者的技能水平，都可使用球囊—面罩通气或高级气道策略。证据等级为 B-R（来自中等质量 RCT），推荐级别为 2b。

（2）如在成人 OHCA 中使用高级气道，当低位气道插管或气管内插管训练成功概率非常低时，可使用声门上气道。证据等级为 B-R（来自中等质量 RCT），推荐级别为 2a。

（3）如在成人 OHCA 中使用高级气道，当高位气管插管或气管内插管训练成功率高时，可以使用声门上气道或气管内插管。证据等级为 B-R（来自中等质量 RCT），推荐级别为 2a。

（4）如在院内由受过培训的专门救治人员使用高级气道，则既可使用声门上气道，又可使用气管内插管。证据等级为 B-R（来自中等质量 RCT），推荐级别为 2a。

（5）气管插管操作的救治人员，应经常参加培训及练习。证据等级为 B-NR（来自非 RCT 研究），推荐级别为 1。

（6）如果放置高级气道会打断胸外按压，救治人员应推迟插入气道，直到患者在初始 CPR 及尝试除颤后没有反应，或者获得 ROSC。证据等级为 C-LD（来自有限数据），推荐级别为 1。

（7）除临床评估外，建议持续监测 CO_2 波形，其可作为评估气管内插管位置正确的最可靠的方法。证据等级为 C-LD（来自有限数据），推荐级别为 1。

（8）对于 EMS 系统在院前的插管，应提供持续的质量改进计划，以最大限度地减少并发症，并跟踪声门上气道和气管内插管的成功率。证据等级为 C-EO（来自专家观点），推荐级别为 1。

（王鹏　张华）

参考文献

1. PANCHAL AR, BERG KM, HIRSCH KG, et al. 2019 American Heart Association focused update on advanced cardiovascular life support: use of advanced airways, vasopressors, and extracorporeal cardio-pulmonary resuscitation during cardiac arrest: an update to the American Heart Association guidelines for cardiopulmonary resuscitation and emergency cardiovascular care. Circulation, 2019, 140(24): e881 - e894.

2. JABRE P, PENALOZA A, PINERO D, et al. Effect of Bag-Mask Ventilation vs Endotracheal Intubation During Cardiopulmonary Resuscitation on Neurological Outcome After Out-of-Hospital Cardiorespiratory Arrest: A Randomized Clinical Trial. JAMA, 2018, 319(8): 779 - 787.

3. BENGER JR, KIRBY K, BLACK S, et al. Effect of a Strategy of a Supraglottic Airway Device vs Tracheal Intubation During Out-of-Hospital Cardiac Arrest on Functional Outcome: The AIRWAYS-2 Randomized Clinical Trial. JAMA, 2018, 320(8): 779 - 791.

4. WANG HE, SCHMICKER RH, DAYA MR, et al. Effect of a Strategy of Initial Laryngeal Tube Insertion vs Endotracheal Intubation on 72-Hour Survival in Adults With Out-of-Hospital Cardiac Arrest: A Randomized Clinical Trial. JAMA, 2018, 320(8): 769 - 778.

5. WONG ML, CAREY S, MADERTJ, et al. Time to invasive airway placement and resuscitation outcomes after inhospital cardiopulmonary arrest. Resuscitation, 2010, 81(2): 182 - 186.

6. WARNER KJ, CARLBOM D, COOKE CR, et al. Paramedic training for proficient prehospital endotracheal intubation. Prehosp Emerg Care, 2010, 14(1): 103 - 108.

7. GATWARD JJ, THOMAS MJ, NOLAN JP, et al. Effect of chest compressions on the time taken to insert airway devices in a manikin. Br J Anaesth, 2008, 100(3): 351 - 356.

8. TALIKOWSKA M, TOHIRA H, FINN J. Cardiopulmonary resuscitation quality and patient survival outcome in cardiac arrest: A systematic review and meta-analysis. Resuscitation, 2015, 96: 66 - 77.

9. VAILLANCOURT C, EVERSON-STEWART S, CHRISTENSON J, et al. The impact of increased chest compression fraction on return of spontaneous circulation for out-of-hospital cardiac arrest patients not in ventricular fibrillation. Resuscitation, 2011, 82(12): 1501 - 1507.

10. CHRISTENSON J, ANDRUSIEK D, EVERSON-STEWART S, et al. Chest compression fraction determines survival in patients with out-of-hospital ventricular fibrillation. Circulation, 2009, 120(13): 1241 - 1247.

11. GRMECS. Comparison of three different methods to confirm tracheal tube placement in emergency intubation. Intensive Care Med, 2002, 28(6): 701 - 704.

12. TAKEDA T, TANIGAWA K, TANAKA H, et al. The assessment of three methods to verify tracheal tube placement in the emergency setting. Resuscitation, 2003, 56(2): 153 - 157.

13. TANIGAWA K, TAKEDA T, GOTO E, et al. Accuracy and reliability of the self-inflating bulb to verify tracheal intubation in out-of-hospital cardiac arrest patients. Anesthesiology, 2000, 93(6): 1432 - 1436.

第二节　可供选择的心肺复苏技术和设备

概要

目前已开发了许多常规 CPR 的替代设备和辅助设备。这些设备包括机械 CPR、阻抗阈值装置（impedance threshold device，ITD）、主动按压—减压（active compression-decompression，ACD）CPR 和间歇腹部按压 CPR，其中许多技术和设备需要专门的设备和培训。

机械 CPR 设备通过提供自动胸外按压，从而消除手动胸外按压的需要。有两种不同类型的机械 CPR 装置：一种是沿圆周方向压缩整个胸腔的负荷分配按压带，另一种是沿前后方向按压胸部的气动活塞装置。最近对 11 项随机对照试验（总体证据的可信度从中到低）的系统回顾发现，无论是在 IHCA 还是在 OHCA 中，机械 CPR 与人工 CPR 相比，没有证据表明使用机械 CPR 可以改善存活率并获得良好的神经结果。在患者运送过程中，相对于人员有限和安全方面的问题，机械 CPR 具有一定的优势，因而在一些操作者和系统中仍然很受欢迎。

ACD-CPR 是通过手持设备进行的，在胸骨中部应用一个吸盘，在减压过程中主动抬起胸部，从而增强胸部反冲产生的负压，并在下一次胸部按压时增加静脉回流和心输出量。ITD 是一种压力敏感型阀门，附着在高级气道或面罩上，在 CPR 减压阶段限制空气进入肺部，增强胸壁回弹时产生的胸腔内负压，并在 CPR 期间改善静脉回流和心输出量。

有许多可供选择的 CPR 技术正在使用，其中许多都是未经证实的。例如，没有足够的证据表明心搏骤停的诊疗常规包括"抬头"式 CPR，因此无法就其使用提出建议。最好在正式临床对照研究的背景下对这种和其他替代 CPR 技术进行进一步研究。

1. "机械 CPR 设备的建议"相应的推荐依据

机械 CPR 设备的建议		
COR	LOE	推荐建议
2b	C-LD	1. 当高质量的人工按压对救治人员来说可能具有挑战性或危险性时，可以考虑使用机械 CPR 设备，只要救治人员能够严格限制因机械设备的部署和拆卸导致的 CPR 中断。
3：No Benefit	B-R	2. 不建议常规使用机械 CPR 设备。

与人工 CPR 相比，机械 CPR 装置的研究尚未显示出益处，在一些研究中提示其神经系统预后更差。在 ASPIRE 试验（1 071 名患者）中，与人工 CPR 相比，使用负荷分布带装置与出院生存率相似（调整比值比 aOR = 0.56；CI：0.31 ~ 1.00；$P = 0.06$），良好神经功能的残存率较差（3.1% $vs.$ 7.5%；$P = 0.006$）。在 CIRC 试验（$n = 4231$）中，与人工 CPR 相比，使用负荷分布带-CPR 导致的存活率在统计学上等同于出院的存活率（aOR = 1.06；CI：0.83 ~ 1.37）和良好神经功能的残存率（aOR = 0.80；CI：0.47 ~ 1.37）。在辅助医疗试验（$n = 4470$）中，与人工 CPR 相比，使用机械活塞装置

的 30 天存活率相似（aOR = 0.86；CI：0.64 ~ 1.15），但良好神经功能的残存率较差（aOR = 0.72；CI：0.52 ~ 0.99）。在 LINC 试验中（$n = 2589$），两组患者的良好神经功能残存率相似（8.3% $vs.$ 7.8%；OR = 0.55%；95% CI：1.5% ~ 2.6%）。

这些数据显示，在无法进行可靠、高质量的手动按压或可能对人员造成风险（如人员有限、移动救护车、血管造影术套件、长时间复苏或与传染病暴露有关）的情况下，由训练有素的人员使用机械 CPR 设备可能是有益的。

该建议最近一次接受正式证据审查是在 2015 年。

2. "ACD-CPR 和阻抗阈值设备的建议"相应的推荐依据

ACD-CPR 和阻抗阈值设备的建议		
COR	LOE	推荐建议
2b	B-NR	1. ACD-CPR 的有效性尚未确定，但当救治人员接受过充分的培训及指导时，可以考虑使用 ACD-CPR。
2b	C-LD	2. 在设备齐全、人员训练有素的情况下，ACD-CPR 与阻抗阈值装置相结合使用可能较为合理。
3：No Benefit	A	3. 在传统 CPR 过程中，不建议常规使用阻抗阈值装置作为辅助设备。

2013 年 Cochrane 通过 10 项临床试验的回顾性审查比较 ACD-CPR 和标准 CPR，结果发现，在患有 IHCA 或 OHCA 成年人中，死亡率和神经功能恢复没有差异。这种方法的一个重要额外考虑因素是，救援者的疲劳加剧，可能会影响 CPR 的整体质量。

ACD-CPR 和阻抗阈值装置可能具有协同作用，在胸腔减压时增加静脉回流，在 CPR 时可改善重要器官的血流量。ResQTrial 表明，与标准的 CPR 相比，ACD 加阻抗阈值装置可以提高出院后的存活率，并且有利于 OHCA 的神经功能恢复，尽管这项研究受到以下因素的限制：缺乏盲法，研究人员之间的 CPR 反馈元素不同（共同干预），缺乏 CPR 质量评估，以及早期 TOR 的限制。2015 年 AHA 关于 CPR 和心血管急救的指南更新对这个主题进行了评估，并指出，尽管大量低质量的 RCT 显示了使用 ACD 的好处，但由于研究的局限性，还需要进行更多的试验来证实。因此，在 AHA 指南的先前版本中不推荐 ACD-CPR 加阻抗阈值装置。然而，在有设备和训练有素的人员的情况下，ACD-CPR 加阻抗阈值装置可能是标准 CPR 的替代方案。

在 PRIMED 研究（$n = 8178$）中，使用阻抗阈值装置（与假装置相比）不能显著提高 IHCA 患者出院存活率或神经功能残存率。尽管对阻抗阈值装置的 PRIMED 试验增加了一项特别分析，仍不建议常规使用阻抗阈值装置作为常规 CPR 的辅助设备。

该建议最近一次接受正式证据审查是在 2015 年。

3. "替代 CPR 技术的建议" 相应的推荐依据

替代 CPR 技术的建议		
COR	LOE	推荐建议
2b	B-NR	1. 在院内复苏期间，如果救治人员有相关的足够培训，可使用插入式腹部按压 CPR。

插入式腹部按压 CPR 是一种包括常规胸外按压和交替腹外按压的三人抢救技术。在胸部按压的放松阶段，提供手动腹部按压的专职救援者会在剑突和脐部连线的中间按压腹部。上一次回顾这一主题是在 2010 年，确定了两项随机试验，对于成人 IHCA，训练有素的救援者实施的间歇腹部按压 CPR 与常规 CPR 相比提高了患者的短期存活率和出院存活率。成人 OHCA 的一次 RCT 没有显示出间歇腹部按压 CPR 的任何生存优势。需要更多的评估来进一步确定这项技术的常规使用。

该建议最近一次在 2010 年获得正式证据审查。

【评注与解读】

2020 版（更新）：在院内复苏期间，如果救治人员足够训练有素，可使用插入式腹部按压 CPR（推荐级别 2b 级；证据水平 B-NR）。

2015 版（旧）：不建议常规使用 ITD 辅助传统心肺复苏，当有可用设备和经过适当培训的人员在场时，可以用阻力阀装置搭配主动按压—减压心肺复苏替代传统心肺复苏。

【总结和建议】

（1）对救治人员来说高质量的人工按压可能是具有挑战性或危险性的特殊情况，可以考虑使用机械 CPR 设备，只要救援人员能够严格限制因机械设备的部署和拆卸导致的 CPR 中断。证据等级为 C-LD（来自有限数据），推荐级别为 2b。

（2）不建议常规使用机械 CPR 设备。证据等级为 B-R（来自中等质量 RCT），推荐级别为 3：没有益处。

（3）当救治人员接受过充分的培训及监控时，可以使用 ACD-CPR，其有效性尚未确定。证据等级为 C-LD（来自有限数据），推荐级别为 2b。

（4）在设备齐全、人员训练有素的情况下，ACD-CPR 与阻抗阈值装置相结合可能较为合理。证据等级为 C-LD（来自有限数据），推荐级别为 2b。

（5）在传统 CPR 过程中，不建议常规使用阻抗阈值装置作为辅助设备。证据等级为 A，推荐级别为 3：没有益处。

（6）插入式腹部按压 CPR 是一种包括常规胸外按压和交替腹外按压的三人抢救技术。在胸部按压的放松阶段，提供手动腹部按压的专职救援者会在剑突和脐部之间的中间按压腹部。在院内复苏期间，如果有足够训练有素的救治人员，可使用插入式腹部按压 CPR。证据等级为 B-NR（来自非 RCT 研究），推荐级别为 2b。

（王鹏　张华）

参考文献

1. WANG PL, BROOKS SC. Mechanical versus manual chest compressions for cardiac arrest. Cochrane Database Syst Rev, 2018, 8(8)：CD007260.

2. PEPE PE, SCHEPPKE KA, ANTEVY PM, et al. Confirming the Clinical Safety and Feasibility of a Bundled Methodology to Improve Cardiopulmonary Resuscitation Involving a Head-Up/Torso-Up Chest Compression Technique. Crit Care Med, 2019, 47(3)：449 – 455.

3. HALLSTROM A, REA TD, SAYRE MR, et al. Manual chest compression vs use of an automated chest compression device during resuscitation following out-of-hospital cardiac arrest：a randomized trial. JAMA, 2006, 295(22)：2620 – 2628.

4. WIK L, OLSEN JA, PERSSE D, et al. Manual vs. integrated automatic load-distributing band CPR with equal survival after out of hospital cardiac arrest. The randomized CIRC trial. Resuscitation, 2014, 85(6)：741 – 748.

5. PERKINS GD, LALL R, QUINN T, et al. Mechanical versus manual chest compression for out-of-hospital cardiac arrest（PARAMEDIC）：a pragmatic, cluster randomised controlled trial. Lancet, 2015, 385(9972)：947 – 955.

6. RUBERTSSON S, LINDGREN E, SMEKAL D, et al. Mechanical chest compressions and simultaneous defibrillation vs conventional cardiopulmo-nary resuscitation in out-of-hospital cardiac arrest：the LINC randomized trial. JAMA, 2014, 311(1)：53 – 61.

7. BROOKS SC, ANDERSON ML, BRUDER E, et al. Part 6：alternative techniques and ancillary devices for cardiopulmonary resuscitation：2015 American Heart Association Guidelines Update for Cardiopulmonary Resuscitation and Emergency Cardiovascular Care. Circulation, 2015, 132(suppl 2)：S436 – S443.

8. LAFUENTE-LAFUENTE C, MELERO-BASCONES M. Active chest compression Decompres-Ssion for cardiopulmonary resuscitation. Cochrane Database Syst Rev, 2013, 2013(9)：CD002751.

9. AUFDERHEIDE TP, FRASCONE RJ, WAYNE MA, et al. Standard cardiopulmonary resuscitation versus active compression-decompression cardiopulmonary resuscitation with augmentation of negative intrathoracic pressure for out-of-hospital cardiac arrest：a randomised trial. Lancet, 2011, 377(9762)：301 – 311.

10. FRASCONE RJ, WAYNE MA, SWOR RA, et al. Treatment of non-traumatic out-of-hospital cardiac arrest with active compression decompression cardiopulmonary resuscitation plus an impedance threshold device. Resuscitation, 2013, 84(9)：1214 – 1222.

11. AUFDERHEIDE TP, NICHOL G, REA TD, et al. Resuscitation Outcomes Consortium（ROC）Investigators. A trial of an impedance threshold device in out-of-hospital cardiac arrest. N Engl J Med, 2011, 365

(9)：798－806.

12. SUGIYAMA A, DUVAL S, NAKAMURA Y, et al. Impedance Threshold Device Combined With High-Quality Cardiopulmonary Resuscitation Improves Survival With Favorable Neurological Function After Witnessed Out-of-Hospital Cardiac Arrest. Circ J. 2016, 80(10)：2124－2132.

13. SACK JB, KESSELBRENNER MB, JARRAD A. Interposed abdominal compression-cardopulmonary resuscitation and resuscitation outcome during asystole and electromechanical dissociation. Circulation, 1992, 86 (6)：1692－1700.

14. SACK JB, KESSELBRENNER MB, BREGMAN D. Survival from in-hospital cardiac arrest with interposed abdominal counterpulsation during cardiopulmonary resuscitation. JAMA, 1992, 267(3)：379－385.

15. MATEER JR, STUEVEN HA, THOMPSON BM, et al. Pre-hospital IAC-CPR versus standard CPR：paramedic resuscitation of cardiac arrests. Am J Emerg Med, 1985, 3(2)：143－146.

16. CAVE DM, GAZMURI RJ, OTTO CW, et al. Part 7：CPR techniques and devices：2010 American Heart Association Guidelines for Cardiopulmonary Resuscitation and Emergency Cardiovascular Care. Circulation, 2010, 122(18 Suppl 3)：S720－728.

第三节 体外心肺复苏

体外心肺复苏建议		
COR	LOE	推荐建议
2b	C-LD	1. 没有足够的证据建议心搏骤停患者常规使用体外心肺复苏。如在有限的机械呼吸支持期间引起心搏骤停的原因可能被逆转，可考虑对这类患者实施体外心肺复苏。

概要

体外心肺复苏（extracorporeal cardiopulmonary resuscitation，ECPR）指的是在心搏骤停患者复苏期间启动体外循环。这涉及大静脉和大动脉的插管，启动静脉—动脉体外循环和膜肺氧合（extracorporeal membrane oxygenation，ECMO）（图3-7）。ECPR的目标是在处理潜在可逆情况的同时支持终末器官灌注。ECPR是一项复杂的干预措施，需要一个训练有素的团队、专门的设备和医疗系统内的多学科支持。2019年高级心血管生命支持指南重点更新了ECPR用于心搏骤停的情况，并指出没有足够的证据建议常规使用ECPR治疗心搏骤停。然而，如果存在潜在的可逆的心搏骤停原因，而临时心肺支持会使其受益，则可以考虑ECPR。ECPR患者的选择也是一个重要的考虑因素，还需要进一步的研究来确定哪些患者将从干预中受益最多。此外，启动和维持ECPR计划所需的资源强度应该结合加强生存链中的其他环节来考虑。额外的调查是必要的，以评估常规使用ECPR的成本效益、资源分配和伦理。

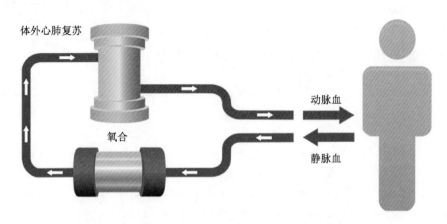

图 3-7　用于心肺复苏的体外膜肺氧合器电路组件示意图

相应的推荐依据

目前还没有关于针对 OHCA 或 IHCA 的 ECPR 使用的随机对照试验。在纳入标准、ECPR 设置和研究设计上存在差异的 15 项观察性研究中，大多数研究报道了与 ECPR 相关的神经功能改善结果。在住院环境中使用 ECPR 时，所有研究都被评估为具有非常严重的偏倚风险（主要是由于混杂因素），所有结果的证据总体确定性都被评为非常低。在 3 项研究中，ECPR 与短期或长期神经预后的益处无关，而其中 1 项研究报道了相关的短期或长期神经预后的益处。尽管许多研究报道称 ECPR 的应用效果良好，但绝大多数研究都来自于具有不同纳入标准和环境的单一中心，在个案基础上做出实施 ECPR 的决定。虽然目前还没有证据清楚地定义什么是"选定的患者"，但大多数分析的研究都包括较年轻的患者，他们的合并症较少。因此，需要更多更高质量的研究（包括随机试验）数据。

这些建议得到了 2019 年 ACLS 指南重点更新的支持。

【评注与解读】

2020 版（更新）：没有足够的证据推荐心搏骤停患者常规使用 ECPR，如在有限的机械呼吸支持期间引起心搏骤停的原因可被逆转，可考虑对这类患者实施 ECPR（推荐级别 2b 级；证据水平 C-LD）。

2015 版（旧）：ECPR 快速实施时，可以延长可用性，因为可以争取时间治疗潜在的可逆病症，或为经传统 CPR 未能复苏的患者安排心脏移植。

【总结和建议】

ECPR 指的是在心搏骤停患者复苏期间启动体外循环。这涉及大静脉和大动脉的插管和启动静脉—动脉体外循环和膜氧合。ECPR 的目标是在处理潜在可逆情况的同时支持终末器官灌注。ECPR 是一项复杂的干预，需要一个训练有素的团队、专门的设备和医疗系统内的多学科支持。没有足够的证据推荐心搏骤停患者常规使用 ECPR。如在有限的机械呼吸支持期间引起心搏骤停的原因可被逆转，可考虑对这类患者实施 ECPR。证据等级为 C-LD（来自有限数据），推荐级别为 2b。

（王鹏　孙明伟）

参考文献

1. PANCHAL AR, BERG KM, HIRSCH KG, et al. 2019 American Heart Association focused update on advanced cardiovascular life support: use of advanced airways, vasopressors, and extracorporeal cardio-pulmonary resuscitation during cardiac arrest: an update to the American Heart Association guidelines for cardiopulmonary resuscitation and emergency cardiovascular care. Circulation, 2019, 140(24): e881 – e894.

2. HOLMBERG MJ, GERI G, WIBERG S, et al. Extracorporeal cardiopulmonary resuscitation for cardiac arrest: A systematic review. Resuscitation, 2018, 131: 91 – 100.

3. BLUMENSTEIN J, LEICK J, LIEBETRAU C, et al. Extracorporeal life support in cardiovascular patients with observed refractory in-hospital cardiac arrest is associated with favourable short and long-term outcomes: A propensity-matched analysis. Eur Heart J Acute Cardiovasc Care, 2016, 5(7): 13 – 22.

4. CHEN YS, LIN JW, YU HY, et al. Cardiopulmonary resuscitation with assisted extracorporeal life-support versus conventional cardiopulmonary resuscitation in adults with in-hospital cardiac arrest: an observational study and propensity analysis. Lancet, 2008, 372(9638): 554 – 561.

5. LIN JW, WANG MJ, YU HY, et al. Comparing the survival between extracorporeal rescue and conventional resuscitation in adult in-hospital cardiac arrests: propensity analysis of three-year data. Resuscitation, 2010, 81(7): 796 – 803.

6. SHIN TG, CHOI JH, JO IJ, et al. Extracorporeal cardiopulmonary resuscitation in patients with inhospital cardiac arrest: A comparison with conventional cardiopulmonary resuscitation. Crit Care Med, 2011, 39(1): 1 – 7.

第四章
不同情况心律失常的处理

第一节　特发性心律失常

概要

宽 QRS 波心动过速是指 QRS 波时限≥120 ms、心率＞100 bpm 的心动过速。它可以代表任何异常传导的室上性心动过速（supraventricular tachycardia，SVT），包括房室折返引起的阵发性 SVT、异常传导的心房颤动、心房扑动或异位房性心动过速。当通过旁路传导（称为预激性心律失常）时，这些室上性心律失常中的任何一种都可以引起宽 QRS 波心动过速。相反，宽 QRS 波心动过速也可能是室性心动过速或起搏器患者的快速室性心律失常所致。

宽 QRS 波心动过速的初始治疗需要快速评估患者的血流动力学稳定性。不稳定的患者需要立即进行电复律。如果血流动力学稳定，应通过获取 12 导联心电图来评估心动过速的特征，从而尝试进行假定节律诊断。这包括识别 P 波及其与 QRS 复合波的关系，以及 QRS 复合波之前的起搏尖峰（对于带起搏器的患者）。

宽 QRS 波心动过速的类型可以是规则的，也可以是不规则的。不同搏动间具有一致（单形性）或不同的（多形性）QRS 波群，这些特征中的每一个 QRS 波群在诊断心动过速类型中是有用的。例如：不规则宽 QRS 波心动过速合并单形性 QRS 波群提示心房颤动伴异常，而预激性心房颤动或多形性室速则可能发生在 QRS 波群形态随搏动改变时；相反，规律性宽 QRS 波型心动过速可能代表单形性室性心动过速或异常传导折返性阵发性室性心动过速、异位房性心动过速或心房扑动。区分这些节律病因是正确选择治疗药物的关键。虽然血流动力学稳定的节律为评估和药物治疗提供了机会，但如果心律失常对这些措施没有反应或发生快速失代偿，则需要立即进行电复律。关于心律失常的处理详见其他内容。

1. 临床药学管理方面的相应推荐依据

血流动力学稳定的宽 QRS 波心动过速的药理管理建议		
COR	**LOE**	**推荐建议**
2b	B-NR	1. 血流动力学稳定的患者，若无法确定规则的单形性心律失常的病因，可以考虑静脉使用腺苷进行治疗，同时协助心律失常类型诊断。
2b	B-R	2. 胺碘酮、普鲁卡因胺或索他洛尔可应用于治疗宽 QRS 波心动过速。
3：Harm	B-NR	3. 除非已知室上性心动过速且不是通过旁路传导，否则不应使用维拉帕米治疗任何宽 QRS 波心动过速。
3：Harm	C-LD	4. 对于血流动力学不稳定、不规则或多形态宽 QRS 波心动过速的患者，不宜使用腺苷治疗。

在血流动力学稳定的情况下，开始经验性药物治疗之前，先检查 12 导联心电图和（或）寻求专家咨询以进行诊断。如果规律性宽 QRS 波心动过速怀疑为阵发性 SVT，可在开始药物治疗前考虑刺激迷走神经治疗（参考常规窄 QRS 波心动过速）。腺苷是一种超短效药物，可有效终止房室折返引起的规律性心动过速。腺苷通常不会终止房性心律失常（如房扑或房性心动过速），但可通过阻断房室结的 P 波传导而一过性减慢心室率，帮助节律异常类型的诊断。虽然腺苷在终止室性心律失常方面无效，但它对血压的相对短暂影响可以使血流动力学稳定的患者单形性室性心动过速稳定。这些特点使腺苷在治疗血流动力学稳定、规则、单形性、宽 QRS 波、未知类型的心动过速时相对安全，并有助于节律异常类型的诊断。

患有宽 QRS 波心动过速的稳定患者可考虑静脉注射抗心律失常药物，特别是怀疑为室性心动过速或腺苷失效的患者。由于作用时间较长，抗心律失常药也可用于预防宽 QRS 波心动过速的复发。利多卡因未被列为未分化宽 QRS 波心动过速的治疗选择，因为它是一种相对"窄谱"的药物，对 SVT 无效，可能是因为它的动力学特性在血流动力学耐受性能上不如胺碘酮、普鲁卡因胺或索他洛尔。相比之下，胺碘酮、普鲁卡因胺和索他洛尔是比利多卡因"更宽谱"的抗心律失常药物，可以同时治疗 SVT 和室性心动速，但会引起低血压。自 2010 版指南发布以来，一种新的品牌生物等效剂型胺碘酮可用于静脉输注，其降压作用低于旧的普通制剂。很少有胺碘酮、普鲁卡因胺和索他洛尔之间的直接疗效比较研究，撰写小组认为没有足够的证据支持其中一种药物比另一种好，除了对长 QT 间期患者使用胺碘酮治疗引起可疑的预激心律失常或者在未经专家咨询的情况下联合使用这些药物提出警告。这些药物中的任何一种都可以加重宽 QRS 波心动过速，将其转化为更快速、血流动力学更不稳定或更恶性的心律失常，因此在施用这些药物时可以考虑使用除颤器。

维拉帕米是一种钙通道阻滞剂，可减慢房室结传导速度，缩短旁路不应期，具有负性肌力和血管扩张剂的作用，作用时间比腺苷长。虽然维拉帕米对治疗已知起源于 SVT

且不涉及旁路传导的宽 QRS 波心动过速有效，但其负性变力和降压作用可使 VT 不稳定，加速预激的心房颤动和扑动。有类似不良反应的还有其他常用的治疗 SVT 的药物，如地尔硫草和 β-肾上腺素能受体阻滞剂，这些药物在本建议中未涉及，需要进行证据审查。

腺苷对房室结传导的短暂减慢、心肌和旁路不应期的缩短以及低血压的效应，使其不宜用于血流动力学不稳定的患者，也不宜用于治疗不规则、多形性宽 QRS 波心动过速。腺苷只是暂时减缓不规则节律。该药的降压和有效不应期缩短作用可加速多形性室速的心室率，当房颤或房扑时，发生室颤的风险增加。因此，不建议将该药用于血流动力学不稳定的患者或治疗不规则或多形性宽 QRS 波心动过速。

该建议最近一次在 2010 年获得正式证据审查。

2. 电复律管理方面的相应推荐依据

COR	LOE	血流动力学稳定的宽 QRS 波性心动过速的电复律管理建议
		推荐建议
2a	C-LD	1. 对于血流动力学稳定的宽 QRS 波心动过速，如果药物治疗不成功，应给予电复律或紧急请专家会诊。

如果可以的话，专家咨询有助于难治性宽 QRS 波心动过速的诊断和治疗。心脏电除颤可作为折返性心律失常（如心房颤动、心房扑动、房室折返和室性心动过速）而产生宽 QRS 波心动过速的一线治疗。但是电复律对窦性心动过速（如异位房性心动过速）无效，且存在与镇静相关的风险，也不能防止宽 QRS 波心动过速的复发。当 QRS 波群具有统一的形态时，可使用同步直流电复律，因为这最大限度地减少了心动周期（T 波）易损期内操作错误的电击引起室颤的风险。相反，多形性宽 QRS 波心动过速不能同步，因为每个 QRS 波群的特征不同，需要使用非同步直流电复律。

该建议最近一次在 2010 年获得正式证据审查。

【评注与解读】

2020 版（更新）：强调静脉注射胺碘酮、普鲁卡因胺或索他洛尔可应用于治疗宽 QRS 波心动过速（推荐级别 2b 级；证据水平 B-R）。

2015 版（旧）：目前的证据不足以支持心搏骤停后 β-受体阻滞剂的常规使用，但是因室颤/无脉性室性心动过速导致心搏骤停而入院后，可以考虑尽早开始或继续口服或静脉注射 β-受体阻滞剂。

【总结和建议】

本节开头用表格总结了血流动力学稳定的宽 QRS 波心动过速的药理管理建议，能使读者快速抓住文章重点。概要部分从宽 QRS 波心动过速的定义、常见的引起宽 QRS 波心动过速的原因、宽 QRS 波心动过速常见类型规律以及初始治疗的注意事项方面展开阐述，相应的推荐依据部分详细阐述了血流动力学稳定的情况下宽 QRS 波心动过速的不同类型的抗心律失常药物的应用以及血流动力学稳定的宽 QRS 波心动过速的电复律的管理建议。但是关于几种药物的直接疗效比较却很少，因为无论其中任何一种药物都会加重宽 QRS 波心动过速，对于几种药物联合使用的临床研究可能会增加除颤器的使用频率，因此关于联合用药的使用仍需进一步研究。

（刘笑然　张华）

参考文献

1. AL-KHATIB SM, STEVENSON WG, ACKERMAN MJ, et al. 2017 AHA/ACC/HRS guideline for management of patients with ventricular arrhythmias and the prevention of sudden cardiac death: a report of the American College of Cardiology/American Heart Association Task Force on Clinical Practice Guidelines and the Heart Rhythm Society. Circulation, 2018, 138(13): e272 – e391.

2. PAGE RL, JOGLAR JA, CALDWELL MA, et al. 2015 ACC/AHA/HRS Guideline for the Management of Adult Patients With Supraventricular Tachycardia: a report of the American College of Cardiology/American Heart Association Task Force on Clinical Practice Guidelines and the Heart Rhythm Society. Circulation, 2016, 133(14): e506 – e574.

3. JANUARY CT, WANN LS, CALKINS H, et al. 2019 AHA/ACC/HRS Focused Update of the 2014 AHA/ACC/HRS Guideline for the Management of Patients With Atrial Fibrillation: a report of the American College of Cardiology/American Heart Association Task Force on Clinical Practice Guidelines and the Heart Rhythm Society in Collaboration With the Society of Thoracic Surgeons. Circulation, 2019, 140(2): e125 – e151.

4. MARILL KA, WOLFRAM S, DESOUZA IS, et al. Adenosine for wide-complex tachycardia: efficacy and safety. Crit Care Med, 2009, 37(9): 2512 – 2518.

5. SHAHCP, GUPTA AK, THAKUR RK, et al. Adenosineinduced ventricular fibrillation. Indian Heart J, 2001, 53: 208 – 210.

6. PARHAM WA, MEHDIRAD AA, BIERMANN KM, et al. Case report: adenosine induced ventricular fibrillation in a patient with stable ventricular tachycardia. J Interv Card Electro-physiol, 2001, 5(1): 71 – 74.

7. JOSEPHSON ME. Lidocaine and sustained monomorphic ventricular tachycardia: fact or fiction. Am J Cardiol, 1996, 78(1): 82 – 83.

8. SOMBERG JC, BAILIN SJ, HAFFAJEE CI, et al. Intravenous lidocaine versus intravenous amiodarone (in a new aqueous formulation) for incessant ventricular tachycardia. Am J Cardiol, 2002, 90(8): 853 – 859.

9. GORGELS AP, VAN DEN DOOL A, HOFS A, et al. Comparisonof procainamide and lidocaine in terminating sustained monomorphic ventricular tachycardia. Am J Cardiol, 1996, 78(1): 43 – 46.

10. HO DS, ZECCHIN RP, RICHARDS DA, et al. Double-blind trial of lignocaine versus sotalol for acute termination of spontaneous sustained ventricular tachycardia. Lancet, 1994, 344(8914): 18 – 23.

11. CUSHING DJ, COOPER WD, GRALINSKI MR, et al. The hypotensive effect of intravenous amiodarone is sustained throughout the maintenance infusion period. Clin Exp Pharmacol Physiol, 2010, 37(3): 358 – 361.

12. ORTIZ M, MARTÍN A, ARRIBAS F, et al. Randomized comparison of intravenous procainamide vs. intra-

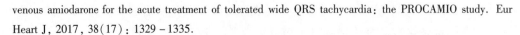
venous amiodarone for the acute treatment of tolerated wide QRS tachycardia: the PROCAMIO study. Eur Heart J, 2017, 38(17): 1329 – 1335.

13. FRIEDMAN PL, STEVENSON WG. Proarrhythmia. Am J Cardiol. 1998, 82(8A):50N-58N.

14. BUXTON AE, MARCHLINSKI FE, DOHERTY JU, et al. Hazards of intravenous verapamil for sustained ventricular tachycardia. Am J Cardiol, 1987, 59(12): 1107 – 1110.

15. GULAMHUSEIN S, KO P, CARRUTHERS SG, et al. Acceleration of the ventricular response during atrial fibrillation in the Wolff-Parkinson-White syndrome after verapamil. Circulation, 1982, 65(2): 348 – 354.

16. GUPTA AK, SHAH CP, MAHESHWARI A, et al. Adenosine induced ventricular fibrillation in Wolff-Parkinson White syndrome. Pacing Clin Electrophysiol, 2002, 25(4 Pt 1): 477 – 480.

17. NEUMAR RW, OTTO CW, LINK MS, et al. Part 8: adult advanced cardiovascular life support: 2010 American Heart Association Guidelines for Cardiopulmonary Resuscitation and Emergency Cardiovascular Care. Circulation, 2010, 122(18 Suppl 3): S729 – S767.

18. TROHMAN RG, PARRILLO JE. Direct current cardioversion: indications, techniques, and recent advances. Crit Care Med, 2000, 28(10 suppl): N170 – N173.

19. DELL'ORFANO JT, NACCARELLI GV. Update on external cardioversion and defibrillation. CurrOpin Cardiol, 2001, 16(1): 54 – 57.

第二节　多形性室性心动过速心律失常

概要

多形性室性心动过速指的是一种宽 QRS 波心律失常，其 QRS 波群的形态每一次搏动都不同。多形性室性心动过速的诊断和治疗中最关键的特征不是节律的形态，而是患者潜在的 QT 间期的已知（或可疑）情况。尖端扭转型室性心动过速是一种多形性 VT，发作前后伴有 QT 间期延长，且 QT 间期延长与室性心动过速发作相关。当校正的 QT 间期≥500 ms 并伴有心动过缓时，发生扭转型室性心动过速的风险会增加。扭转可由遗传性异常引起，也可由引起 QT 间期延长的药物和电解质失衡引起。

与长 QT 间期无关的多形性 VT 最常见的原因是急性心肌缺血。其他潜在原因包括儿茶酚胺能多形性 VT，这是一种由遗传异常引起的心律失常；"短 QT"综合征，一种与异常短的 QT 间期（校正的 QT 间期 < 370 ms）相关的多形性室性心动过速；双向室性心动速，其中交替的 QRS 波群的轴向移位≥180°。无论是否有较长的校正 QT 间期，多形性 VT 的急性药物治疗的支持数据，主要基于病例报告和病例系列，因为不存在随机对照试验。

1. 电复律处理方面的相应推荐依据

多形性室性心动过速的电复律处理建议		
COR	LOE	推荐建议
1	B-NR	1. 对于持续血流动力学不稳定的多形性室速患者，建议立即除颤治疗。

无论潜在 QT 间期如何，所有形式的多形性 VT 都倾向于血流动力学和电学不稳定，他们可能反复发生和自发缓解，甚至进展为 VF，这可能需要电除颤。当室性心动过速 QRS 波群具有统一的形态时，与 QRS 波同步的电除颤可最大限度地降低心动过速在心动周期的脆弱期（T 波）因时机不当而引发室性心动过速的风险。多形性 VT 每个 QRS 波群特征不同步，需要使用非同步直流电复律。虽然电除颤能有效地终止多形性 VT，但无法阻止其复发，对此通常需要药物治疗。

该建议最近一次在 2010 年获得正式证据审查。

2. 与长 QT 间期相关的多形性（尖端扭转型）室速的药物治疗方面的推荐依据

COR	LOE	推荐建议
与长 QT 间期相关的多形性（尖端扭转型）室速的药物治疗建议		
2b	C-LD	1. 镁可考虑用于治疗与长 QT 间期相关的多形性（尖端扭转型）室性心动过速。

尖端扭转型 VT 在长 QT 间期的情况下，通常表现为反复出现的自我终止、血流动力学不稳定的多形性 VT 的发作模式，通常伴有心动过缓。当扭转持续或恶化为心室颤动时，立即除颤是首选治疗方法。然而，通过冲击终止扭转并不能防止其再次发生，这需要采取额外的措施。在小病例系列中，静脉注射镁在抑制和防止扭转复发方面是有效的。镁被认为可以抑制早期后除极，这是心肌动作电位的波动，可引发扭转型室性心动过速的骤停，纠正任何电解质异常，特别是低钾血症。尖端扭转不能用抗心律失常药物治疗，因为抗心律失常药物本身会延长 QT 间期并导致心律失常。当给予 β-肾上腺素能阻滞剂时，可以引起或恶化心动过缓导致尖端扭转型室性心律失常。对于有心动过缓或突然发作的扭转型 VT 患者，最好寻求专家咨询以获得额外措施，例如超速起搏或异丙肾上腺素。2010 年版指南解决了在尖端扭转型 VT 中使用镁的问题，并在 2018 年针对 ACLS 指南的重点更新中进行了更新，并进行了临时证据审查，发现没有新的信息可以修改先前的建议。

该建议最近一次在 2010 年获得正式证据审查。

3. 与长 QT 间隔无关的多形性室速的药物治疗方面的推荐依据

COR	LOE	推荐建议
与长 QT 间隔无关的多形性室速的药物治疗建议		
2b	C-LD	1. 静脉注射利多卡因、胺碘酮和治疗心肌缺血的措施可考虑用于治疗无 QT 间期延长的多形性室速。
3：No Benefit	C-LD	2. 我们不推荐常规使用镁剂来治疗 QT 间期正常的多形性室速。

与 QT 延长无关的多形性 VT 常由急性心肌缺血和梗死触发，常迅速进展为 VT，其治疗方法与其他室性心律失常（VT 和 VF）相似。但是电除颤终止多形性 VT 并不能阻止其复发，这通常需要额外的措施。目前还没有随机对照试验来确定多形性 VT 的最佳药理学治疗方法。当心律失常持续时，治疗心肌缺血的措施（如 β-肾上腺素能受体阻滞剂或急诊冠状动脉介入治疗）以及利多卡因和胺碘酮在心律失常持续时与电除颤联合使用可能是有效的。β-肾上腺素能阻滞剂也被证明可以降低急性冠状动脉综合征的室性心律失常发生率。当怀疑其他原因导致多形性 VT 时，建议进行专家会诊，β-肾上腺素能阻滞剂和抗心律失常药物也可能有效。这一主题上一次由 2010 年版指南进行讨论，临时证据更新没有发现修改先前建议的新信息。新定义的导致多形性 VT 的诊断单元值得进行未来的证据评估。

在没有长 QT 间期的情况下，镁对多形性 VT 的治疗或对急性处理其他室性快速性心律失常方面均未显示出有效性。

这些建议得到了 2018 年 ACLS 指南重点更新的支持。

【评注与解读】

2020 版（更新）：镁可考虑用于治疗与长 QT 间期相关的多形性（尖端扭转型）室性心动过速（推荐级别 2b 级；证据水平 C-LD）；β-肾上腺素能阻滞剂和抗心律失常药物对这些原因也可能有效。与 2015 一样：我们不推荐常规使用镁剂来治疗 QT 间期正常的多形性室速。

2015 版（旧）：对心肺复苏、除颤及升压药治疗无反应的 VF/PVT 考虑使用胺碘酮（推荐级别 2b 级；证据水平 B-R）；对成年患者不推荐镁剂常规治疗 VF/PVT（推荐级别 3 级，无害；证据水平 B-R）。

【总结和建议】

尖端扭转型心动过速是多形性室性心动过速的一种。多形性室性心动过速是临床常见的快速性室性心律失常之一，一般为恶性，常导致严重血流动力学异常，可伴有意识丧失或转化为心室颤动而危及患者的生命。根据发作前后心电图特点，可分为长 QT 依赖的尖端扭转型室性心动过速和非长 QT 依赖的多形性室性心动过速，两者在病因、发作前后心电图表现和治疗方法等方面均存在显著不同，是临床需要鉴别的重要问题。

（刘笑然　张华）

参考文献

1. CHAN A, ISBISTER GK, KIRKPATRICK CM, et al. Drug-induced QT rolong-ation and torsades de

pointes:evaluation of a QT nomogram. QJM, 2007, 100(10): 609 – 615.

2. SAPRUNGRUANG A, KHONGPHATTHANAYOTHIN A, MAULEEKOONPHAIROJ J, et al. Genotype and clinical characteristics of congenital long QT syndrome in Thailand. Indian Pacing Electrophysiol J, 2018, 18 (5): 165 – 171.

3. DREW BJ, ACKERMAN MJ, FUNK M, et al. Prevention of torsade de pointes in hospital settings: a scientific statement from the American Heart Association and the American College of Cardiology Foundation. J Am Coll Cardiol, 2010, 55(9): 934 – 947.

4. POGWIZD SM. Electrophysiologic mechanisms underlying arrhythmias due to reperfusionof ischemic myocardium. Circulation, 1987, 76(2): 404 – 426.

5. WOLFECL, NIBLEY C, BHANDARI A, et al. Polymorphous ven-tricular tachycardia associated with acute myocardial infarction. Circulation, 1991, 84(4): 1543 – 1551.

6. LIUN, RUAN Y, PRIORI SG. Catecholaminergic polymorphic ventricular tachycarda. Prog Cardiovasc Dis, 2008, 51(1): 23 – 30.

7. CROSS B, HOMOUD M, LINK M, et al. The short QT syndrome. J Interv Card Electrophysiol, 2011, 31 (1): 25 – 31.

8. GOLLOB MH, REDPATH CJ, ROBERTS JD. The short QT syndrome: proposed diagnostic criteria. J Am Coll Cardiol, 2011, 57(7): 802 – 812.

9. CHAPMAN M, HARGREAVES M, SCHNEIDER H, et al. Bidirectional ventricular tachycardia asso-ciated with digoxin toxicity and with normal digoxin levels. Heart Rhythm, 2014, 11(7): 1222 – 1225.

10. TROHMAN RG, PARRILLO JE. Direct current cardioversion: indications, techniques, and recent advances. CritCare Med, 2000, 28(10 suppl): N170 – N173.

11. DELL'ORFANO JT, NACCARELLIGV. Update on external cardioversion and defibrillation. Curr Opin Cardiol, 2001, 16(1): 54 – 57.

12. NEUMAR RW, OTTO CW, LINK MS, et al. Part 8: adult advanced cardiovascular life support: 2010 American Heart Association Guidelines for Cardiopulmonary Resuscitation and EmergencyCardiovascular Care. Circulation, 2010, 122(18 Suppl 3): S729 – S767.

13. TZIVONI D, BANAI S, SCHUGER C, et al. Treatment of torsade de pointes with magnesium sulfate. Circulation, 1988, 77(2): 392 – 37.

14. TZIVONI D, KEREN A, COHEN AM, et al. Magnesium therapy for torsades de pointes. Am J Cardiol, 1984, 53(4): 528 – 530.

15. HOSHINO K, OGAWA K, HISHITANI T, et al. Successful uses of magnesium sulfate for torsades de pointes in children with long QT syndrome. Pediatr Int, 2006, 48(2): 112 – 117.

16. MANZ M, JUNG W, LÜDERITZ B. Effect of magnesium on sustained ventricular tachycardia[in German]. Herz, 1997, 22(suppl 1): 51 – 55.

17. BAKER WL. Treating arrhythmias with adjunctive magnesium: identifying future research directions. Eur Heart J Cardiovasc Pharmacother, 2017, 3(2): 108 – 117.

18. DISEGNI E, KLEIN HO, DAVID D, et al. Overdrive pacing in quinidine syncope and other long QT-interval syndromes. Arch Intern Med, 1980, 140(8): 1036 – 1040.

19. DAMIANO BP, ROSEN MR. Effects of pacing on triggered activity induced by early after depolarizations. Circulation, 1984, 69(5): 1013 – 1025.

20. SUAREZ K, MACK R, HARDEGREE EL, et al. Isoproterenol suppresses recurrent torsades de pointes in a patient with long QT syndrome type 2. HeartRhythm Case Rep, 2018, 4(12): 576 – 579.

21. PANCHAL AR, BERG KM, KUDENCHUK PJ, et al. 2018 American Heart Association Focused Update on Advanced Cardiovascular Life Support Use of Antiarrhythmic Drugs During and Immediately After Cardiac Arrest: An Update to the American Heart Association Guidelines for Cardiopulmonary Resuscitation and Emergency Cardiovascular Care. Circulation, 2018, 138(23): e740 – e749.

22. VRANA M, POKORNY J, MARCIAN P, et al. Class I and Ⅲ antiarrhythmic drugs for prevention of sudden cardiac death and management of postmyocardial infarction arrhythmias. A review. Biomed Pap Med Fac Univ Palacky Olomouc Czech Repub, 2013, 157(2): 114 – 124.

23. NALLIAH CJ, ZAMAN S, NARAYAN A, et al. Coronary artery reperfusion for ST elevation myocardial infarction is associated with shorter cycle length ventricular tachycardia and fewer spontaneous arrhythmias. Europace, 2014, 16(7): 1053 – 1060.

24. BRADYW, MELDON S DEBEHNKE D. Comparison of prehospital monomorphicand polymorphic ventricular tachycardia: prevalence, response to therapy, and outcome. Ann Emerg Med, 1995, 25(1): 64 – 70.

25. BRADY WJ, DEBEHNKE DJ, LAUNDRIE D. Prevalence, therapeutic response, and outcome of ventricular tachycardia in the out-of-hospital setting: a comparison of monomorphic ventricular tachycardia, polymorphic ventricular tachycardia, and torsades de pointes. Acad Emerg Med, 1999, 6(6): 609 – 617.

26. LUQMANN, SUNG RJ, WANG CL, et al. Myocardial ischemia and ventricular fibrillation: pathophysiology and clinical implications. Int J Cardiol, 2007, 119(3): 283 – 290.

27. GORENEK B, LUNDQVIST CB, TERRADELLAS JB, et al. Cardiac arrhythmias in acute coronary syndromes: position paper from the joint EHRA, ACCA, and EAPCI task force. Eur Heart J Acute Cardiovasc Care, 2015, 4(4): 386.

28. CARMELIET E. Cardiac ionic currents and acute ischemia: from channels to arrhythmias. Physiol Rev, 1999, 79(3): 917 – 1017.

29. STEG PG, JAMES SK, ATAR D, et al. ESC Guidelines for the management of acute myocardial infarction in patients presenting with ST-segment elevation. Eur Heart J, 2012, 33(20): 2569 – 2619.

30. AL-KHATIB SM, STEVENSON WG, ACKERMAN MJ, et al. 2017 AHA/ACC/HRS guideline for management of patients with ventricular arrhythmias and the prevention of sudden cardiac death: A report of the American College of Cardiology/American Heart Association Task Force on Clinical Practice Guidelines and the Heart Rhythm Society. Circulation, 2018, 138(13): e272 – e391.

31. CHATTERJEE S, CHAUDHURI D, VEDANTHAN R, et al. Early intravenous beta-blockers in patients with acute coronary syndrome—a meta-analysis of randomized trials. Int J Cardiol, 2013, 168(2): 915 – 921.

32. VAN HOUZEN NE, ALSHEIKH-ALI AA, GARLITSKI AC, et al. Short QT syndrome review. J Interv Card Electrophysiol, 2008, 23(1): 1 – 5.

第三节 规则窄 QRS 波心动过速

概要

SVT（室上性心动过速）的管理是美国心脏协会、美国心脏病学会和心脏节律学会最近联合治疗指南的主题。

窄 QRS 波心动过速代表一系列起源于心房或房室结回路的快速性心律失常。临床医师必须确定心动过速是窄 QRS 波还是宽 QRS 波，以及它的节律是规则的还是不规则的。

对于窦性心动过速（心率大于 100 次/分，P 波存在）的患者，不需要特殊的药物治疗，临床医师应该专注于识别和治疗心动过速的根本原因（发热、脱水、疼痛）。如果患者出现 SVT，治疗的主要目标是快速识别和治疗血流动力学不稳定（缺血性胸痛、精神状态改变、休克、低血压、急性心力衰竭），治疗的人群为由于心律失常而出现症状的患者；同步复律或药物或两者均可用于控制不稳定或有症状的规则窄波心动过速。现有证据表明，钙通道阻滞剂和腺苷在成功率或主要不良事件发生率方面没有明显差异。

在对所述措施无效的窄 QRS 波心动过速患者中，这可能表明存在更复杂的节律异常，建议进行专家咨询。

1. 规则窄 QRS 波心动过速的电疗法的相应推荐依据

COR	LOE	推荐建议
		规则窄 QRS 波心动过速的电疗法建议
1	B-NR	1. 对血流动力学不稳定的室上性心动过速患者，建议采用同步直流电复律治疗。
1	B-NR	2. 对于血流动力学稳定的室上性心动过速患者，当迷走神经刺激和药物治疗无效或存在禁忌时，建议采用同步直流电复律治疗。

对于血流动力学不稳定的 SVT 患者的治疗必须从通过迅速复律恢复窦性心律开始。已有证据表明，对于对迷走神经刺激方法和静脉药物治疗无效的血流动力学不稳定的 SVT 患者，院前进行心脏电复律既安全又有效。建议对出现低血压、精神状态急性改变、休克、胸痛或急性心力衰竭的患者进行电复律。大多数稳定型 SVT 患者经药物治疗（如腺苷、地尔硫䓬）转复成功率高达 80%~98%。然而，如果药物不能恢复窦性心律，在充分镇静和麻醉后，电复律对稳定型患者是安全有效的。

这些建议由《2015 年 ACC/AHA/HRS 成人 SVT 患者治疗指南：美国心脏病学会/AHA 临床实践指南和心律协会特别工作组报告》所支持。

2. 规则窄 QRS 波心动过速药物疗法的相应推荐依据

COR	LOE	推荐建议
		规则窄 QRS 波心动过速药物疗法的建议
1	B-R	1. 建议对 SVT 患者急救时常规使用 Valsalva 手法刺激迷走神经。
1	B-R	2. 建议对 SVT 患者急救时常规使用腺苷。
2a	B-R	3. 对血流动力学稳定的 SVT 患者，常规静脉滴注地尔硫䓬或维拉帕米，急救效果较好。
2a	C-LD	4. 对血流动力学稳定的 SVT 患者，应常规静脉注射 β-肾上腺素能受体阻滞剂进行急救。

Valsalva 手法终止 SVT 的成功率为 19% ~ 54% ，被动抬腿加强 Valsalva 手法更有效。考虑到潜在的血栓栓塞风险，建议在老年患者中进行颈动脉按摩时要谨慎。

2015 年美国心脏病学会、AHA 和心脏节律学会指南评估并推荐腺苷作为常规 SVT 的一线治疗，是因为它的有效性、极短的半衰期和较少的不良反应等特征。Cochrane 对 7 个随机对照试验（622 名患者）进行的系统评估发现，腺苷或钙通道阻滞剂的转复窦性心律的比率相似（90% 比 93%），在降压方面没有显著差异。腺苷可能对心脏移植后的患者有深远的影响，并可导致哮喘患者严重的支气管痉挛。

静脉滴注地尔硫草或维拉帕米治疗血流动力学稳定的患者，研究显示 64% ~ 98% 的患者的 SVT 可转为正常窦性心律。这些药物对不能耐受 β-肾上腺素能阻滞剂或腺苷治疗后复发的 SVT 患者特别有用。应谨慎并缓慢地使用这些药物，以降低出现低血压的风险。地尔硫草和维拉帕米不适合用于可疑的收缩性心力衰竭。

β-肾上腺素能阻滞剂终止 SVT 的有效性证据有限。在一项比较艾司洛尔和地尔硫草的试验中，地尔硫草在终止 SVT 方面更为有效。尽管如此，β-肾上腺素受体阻滞剂通常是安全的，在血流动力学稳定的患者中使用它们终止 SVT 是合理的。

这些建议由《2015 年美国心脏病学会、AHA 和心律协会治疗成人 SVT 指南》所支持。

【评注与解读】

2020 版（更新）：强调使用腺苷对 SVT 患者急救效果（推荐级别 1 级；证据水平 B-R）。

2015 版（旧）：缺乏足够的证据支持或反对 ROSC 后早期（在第 1 小时内）常规使用 β-受体阻滞剂。

【总结和建议】

本节讲解了规则窄 QRS 波心动过速的常见类型可以是窦性、房性，也可能是室性心动过速，并分别以表格的形式归纳总结了规则窄 QRS 波型心动过速的电疗法建议以及规则窄 QRS 波心动过速药物疗法的建议，并将相应的推荐依据部分详细阐述。

（刘笑然　张华）

参考文献

1. PAGE RL, JOGLAR JA, CALDWELL MA, et al. 2015 ACC/AHA/HRS guideline for the management of adult patients with supraventricular tachycardia: a report of the American College of Cardiology/American Heart Association task force on clinical practice guidelines and the heart rhythm society. J Am Coll Cardiol, 2016, 67(13): e27 – e115.

2. ALABED S, SABOUNI A, PROVIDENCIA R, et al. Adenosine versus intravenous calcium channel antagonists for supraventricular tachycardia. Cochrane Database Syst Rev, 2017, 10(10): CD005154.

3. ROTH A, ELKAYAM I, SHAPIRA I, et al. Effectiveness of prehospital synchronous direct-current cardioversion for supraventricular tachyarrhythmias causing unstable hemodynamic states. Am J Cardiol, 2003, 91(4): 489 – 491.

4. BRADY WJ, DEBEHNKEJR, LINDBECK G. Treatment of out-of-hospital supraventricular tachycardia: adenosine vs verapamil. Acad Emerg Med, 1996, 3(6): 574 – 585.

5. GUPTA A, NAIK A, VORA A, et al. Comparison of efficacy of intravenous diltiazem and esmolol in terminating supraventricular tachycardia. J Assoc Physicians India, 1999, 47(10): 969 – 972.

6. PAGE RL, JOGLAR JA, CALDWELL MA, et al. 2015 ACC/AHA/HRS guideline for the management of adult patients with supraventricular tachycardia: a report of the American College of Cardiology American Heart Association task force on clinical practice guidelinesand the heart rhythm society. Circulation, 2016, 133(14): e506 – e574.

7. SMITH GD, FRY MM, TAYLOR D, et al. Effectiveness of the Valsalva manoeuvre for reversion of supraventricular tachycardia. Cochrane Database Syst Rev, 2015, 2015(2): CD 009502.

8. APPELBOAM A, REUBEN A, MANN C, et al. Postural modification to the standard Valsalva manoeuvre for emergency treatment of supraventricular tachycardias (REVERT): a randomised controlled trial. Lancet, 2015, 386(10005): 1747 – 1753.

9. LIM SH, ANANTHARAMAN V, TEO WS, et al. Slow infusion of calcium channel blockers compared with intravenous adenosine in the emergency treatment of supraventricular tachycardia. Resuscitation, 2009, 80(5): 523 – 528.

10. MADSEN CD, POINTER JE, LYNCH TG. A comparison of adenosine and verapamil for the treatment of supraventricular tachycardia in the prehospital setting. Ann Emerg Med, 1995, 25(5): 649 – 655.

11. LIM SH, ANANTHARAMAN V, TEO WS. Slow-infusion of calcium channel blockers in the emergency management of supraventricular tachycardia. Resuscitation, 2002, 52(2): 167 – 174.

第四节　伴发心室率增快的心房颤动或扑动

概要

心房颤动是一种心房的电活动紊乱、心房收缩不协调的 SVT。心房扑动是一种具有大折返性回路的 SVT，可导致快速的心房激动和间歇性的心室反应。这些心律失常类型很常见，而且常常并存，它们的治疗建议也是相似的。

心房颤动/扑动的治疗取决于患者的血流动力学稳定性，以及既往心律失常、合并症和对药物的反应性。血流动力学不稳定的患者和与心率相关的缺血患者应进行紧急电复律。血流动力学稳定的患者可以采用心率控制或节律控制策略。心率控制在急诊中更为常见，使用静脉注射非二氢吡啶钙通道拮抗剂（如地尔硫䓬、维拉帕米）或β-肾上腺素能阻滞剂（如美托洛尔、艾司洛尔）。虽然胺碘酮通常被认为是一种节律控制剂，但它可以有效地降低心室率，在充血性心力衰竭患者中有潜在的用途，因为充血性心力衰竭患者可能不能耐受 β-肾上腺素能受体阻滞剂，并且禁止使用非二氢吡啶钙通道拮抗剂。根据 $CHA_2DS_2-VAS_c$ 评分，有血栓栓塞风险的患者可能需要长期抗凝。抗凝药物的选择超出了这些指南的范围。

节律控制策略（有时称为化学性复律）包括使用抗心律失常药物将心律转为窦性心律和（或）防止复发的心房颤动/扑动（表 3 – 2）。接受节律控制的患者选择、评估、时机、药物选择和抗凝不在本指南的范围内，将在其他部分介绍。

预激综合征（又名 Wolff-Parkinson-White）患者的处理在《宽 QRS 波心动过速》一节中介绍。

宽 QRS 波心动过速部分涵盖了预激综合征（又名 Wolff-ParkinsonWhite）患者的管理。

表 3 – 2　控制心房颤动和心房扑动急性发作率的静脉药物

药物	剂量	输液速度	备注
非二氢吡啶钙通道阻滞剂			
地尔硫䓬	在 2 分钟内静脉推注 0.25 mg/kg	5 ~ 10 mg/h	避免低血压、心力衰竭、心肌病和急性冠状动脉综合征
维拉帕米	IV，2 分钟内，0.075 ~ 0.15 mg/kg；如果没有反应，可 30 min 后再注射一次	每分钟 0.005 mg/kg	避免低血压、心力衰竭、心肌病和急性冠状动脉综合征
β-肾上腺素能阻滞剂			
美托洛尔	2 分钟内 2.5 ~ 5 mg，1 分钟内最多 3 mg		避免失代偿性心力衰竭
艾司洛尔	500 μg/kg 静脉注射	每分钟 50 ~ 300 μg/kg	持续时间短；避免失代偿性心力衰竭
普萘洛尔	1 分钟内 1 mg，IV，最多 3 剂		避免失代偿性心力衰竭
其他药物			
胺碘酮	300 mg，静脉至少输注 1 小时	24 小时内 10 ~ 50 mg/h	存在胺碘酮的多种给药方案
地高辛	0.25 mg，IV，在 24 小时内重复达到最大剂量 1.5 mg		通常用作辅助疗法，上面还有其他选择；肾功能不全患者要谨慎使用

注：Ⅳ：静脉注射。

1. 心房颤动/扑动电疗法方面的推荐依据

COR	LOE	推荐建议
1	C-LD	1. 对血流动力学不稳定的房颤或房扑伴随心室率增快的患者应进行电复律。
1	C-LD	2. 对血流动力学受损、持续缺血或心率控制不佳的患者，建议在出现急性冠脉综合征的新发房颤时马上进行紧急直流电复律治疗。
2a	C-LD	3. 双相同步转复房颤时，初始能量以 120 ~ 200 J 为宜，具体参考所用的双相除颤器。
2b	C-LD	4. 双相同步转复房扑时，初始能量以 50 ~ 100 J 为宜，具体参考所用的双相除颤器。

心房颤动/扑动电疗法的建议

　　无法控制的心动过速可能损害心室充盈、心输出量和冠状动脉灌注，同时增加心肌耗氧量。虽然药物和（或）液体的快速试验在某些情况下可能是合适的，但不稳定的患者或持续心肌缺血伴心房颤动或心房扑动的患者需要迅速进行心脏复律。在做出转复决定时，还应考虑心律失常是否是心动过速的原因。继发性因素（如脓毒症）可能会导致快速心室反应，并可能为初步尝试药物治疗稳定血流动力学的心律失常提供参考。在血流动力学不稳定的患者中，很少有研究这些策略的数据。此外，即使在血压正常的患者中，使用负性肌力调节剂也存在低血压和低灌流的风险。血流动力学不稳定的患者和持续心肌缺血的患者，在接受改善血流动力学状态、恢复窦性心律和避免替代药物引起的低血压等治疗后会有受益。根据临床情况，持续 48 小时或更长时间的心房颤动或心房扑动的心律转复患者可以考虑接受抗凝治疗。有关抗凝剂选择的详细信息可以参考其他部分。

　　成功地将患者从心房颤动或心房扑动转复为窦性心律所需的电能量各不相同。在新发心律失常、体形瘦弱和出现双相波形电击的患者中通常所需的能量较小。肥胖患者可能需要更多的能量。如果最初的转复不成功，在随后的尝试中所需的能量会增加。心房扑动通常比心房颤动需要更少的能量。200 J 或更高的能量与改善首次电击成功率和减少总能量输送有关。此外，一项回顾分析发现，较低的能量电击与较高的电转复诱发室颤风险相关。以前的指南包括了单向和双向波形的比较。本建议现在主要关注双相波形。建议的能量水平因设备不同而不同，从而降低了一般性建议的有效性。这一主题需要进一步的研究和全面的系统回顾，以更好地理解当前设备的最佳电剂量。撰写小组将 LOE 评估为 C-LD，这与使用现代设备和能量波形的有限证据是一致的。

　　这些建议由《2014 AHA/ACC/HRS 心房颤动患者治疗指南：美国心脏病学会/AHA 实践指南工作组和心律协会的报告》以及 2019 年发布的指南的重点更新所支持。

2. 心房颤动/扑动的药物治疗方面的推荐依据

COR	LOE	推荐建议
心房颤动/扑动的药物治疗建议		
1	B-NR	1. 推荐静脉注射 β-肾上腺素能受体阻滞剂或非二氢吡啶钙通道拮抗剂，以控制没有心律不齐的心室率增快的房颤或房扑患者的心率。
2a	B-NR	2. 静脉注射胺碘酮可用于控制无预激心室率增快的危重房颤患者心率。
3：Harm	C-LD	3. 对于预激状态下的房颤或房扑患者，不应使用地高辛、非二氢吡啶钙通道拮抗剂、β-肾上腺素受体阻滞剂和静注胺碘酮，因为它们可能提高心室反应性，导致室颤。
3：Harm	C-EO	4. 非二氢吡啶类钙通道阻滞剂和静脉注射 β-肾上腺素能受体阻滞剂不宜用于左心室收缩功能不全和失代偿性心力衰竭患者，因为这可能进一步导致血流动力学损害。

临床试验证据表明，非二氢吡啶钙通道阻滞剂（如地尔硫䓬、维拉帕米）、β-肾上腺素能阻滞剂（如艾司洛尔、普萘洛尔）、胺碘酮和地高辛对心房颤动/扑动患者的心率控制都是有效的。钙通道阻滞剂可能比胺碘酮更有效，更容易引起低血压。由于地高辛起效缓慢，很少用于急性发作。

基于有限的病例报告和小的病例系列，人们担心伴随预激综合征和心房颤动或心房扑动的患者在应用房室结阻滞剂如地高辛、非二氢吡啶钙通道阻滞剂、β-肾上腺素能阻滞剂或静脉胺碘酮后，可能会因加速的心室反应而发生室颤。在这种情况下，转复被推荐为最合适的治疗方法。

非二氢吡啶类钙通道阻滞剂（如地尔硫䓬、维拉帕米）具有负性肌力作用，可进一步使左心室收缩功能不全和症状性心力衰竭患者失代偿。它们可用于射血分数保留的心力衰竭患者。β-肾上腺素能受体阻滞剂可用于心肌病代偿期患者，但对于失代偿性心力衰竭患者应谨慎使用或完全避免使用。这一建议基于专家共识和病理生理学原理。β-肾上腺素能阻滞剂可用于慢性阻塞性肺疾病患者，因为多项研究均未显示其负面影响。

这些建议由《2014 AHA/ACC/HRS 心房颤动患者治疗指南：美国心脏病学会/AHA实践指南工作组和心律协会的报告》以及 2019 年发布的指南的重点更新所支持。

【评注与解读】

2020 版（更新）：指南首次提出对顽固性可除颤心律使用双重连续电除颤观点，但由于证据薄弱，不支持使用双重连续电除颤（推荐级别 2b；证据水平 C-LD）。

2015 版（旧）：一项观察性研究表明，心搏骤停后施用 β-受体阻滞剂可能会比不用 β-受体阻滞剂效果更好，尽管这项观察性研究还不足以成为将其建议为常规疗法的有力证据。

【总结和建议】

本段文字讲解了房颤/房扑在血流动力学稳定与否患者的治疗方案选择。血流动力学稳定的患者可以采用心率控制或节律控制策略。以一个表格总结归纳了控制心房颤动和心房扑动急性发作率的各类抗心律失常药物的使用细则。血流动力学不稳定的患者可以采用电复律的方法，文中以表格形式简单归纳总结了心房颤动/扑动需要使用电复律治疗的几种常见情况。《2014 AHA/ACC/HRS 心房颤动患者治疗指南：美国心脏病学会/AHA 实践指南工作组和心律协会的报告》以及 2019 年发布的指南对心房颤动/扑动的药物治疗进行了更新，其中主要包括静脉注射 β-肾上腺素能受体阻滞剂或非二氢吡啶钙通道拮抗剂、胺碘酮、地高辛等抗心律失常药物的使用注意事项的更新，并给出了推荐文本支持。

（刘笑然　张华）

参考文献

1. JANUARY CT, WANN LS, ALPERT JS, et al. 2014 AHA/ACC/HRS guideline for the management of patients with atrial fibrillation：executive summary：a report of the American College of Cardiology/American Heart Association task force on practice guidelines and the Heart Rhythm Society. Circulation, 2014, 130 (23)：2071 – 2104.

2. JANUARY CT, WANN LS, CALKINS H, et al. 2019 AHA/ACC/HRS focused update of the 2014 aha/acc/hrs guideline for the management of patients with atrial fibrillation：a report of the American College of Cardiology/American Heart Association task force on clinical practice guidelines and the Heart Rhythm Society in collaboration with the society of thoracic surgeons. Circulation, 2019, 140(2)：e125 – e151.

3. MCMURRAY J, KØBER L, ROBERTSON M, et al. Antiarrhythmic effect of carvedilol after acute myocardial infarction：results of the Carvedilol Post-Infarct Survival Control in Left Ventricular Dysfunction (CAPRICORN) trial. J Am Coll Cardiol, 2005, 45(4)：525 – 530.

4. DEMARIA AN, LIES JE, KING JF, et al. Echographic assessment of atrial transport, mitral movement, and ventricular performance following electroversion of supraventricular arrhythmias. Circulation, 1975, 51(2)：273 – 282.

5. RAYMOND RJ, LEE AJ, MESSINEO FC, et al. Cardiac performance early after cardioversion from atrial fibrillation. Am Heart J, 1998, 136(3)：435 – 442.

6. DELLE KG, GEPPERT A, NEUNTEUFL T, et al. Amiodarone versus diltiazem for rate control in critically ill patients with atrial tachyarrhythmias. Crit Care Med, 2001, 29(6)：1149 – 1153.

7. PLATIA EV, MICHELSON EL, PORTERFIELD JK, et al. Esmolol versus verapamil in the acute treatment of atrial fibrillation or atrial flutter. Am J Cardiol, 1989, 63(13)：925 – 929.

8. ELLENBOGEN KA, DIAS VC, PLUMB VJ, et al. A placebo-controlled trial of continuous intravenous diltiazem infusion for 24-hour heart rate control during atrial fibrillation and atrial flutter：a multicenter study. J Am Coll Cardiol, 1991, 18(4)：891 – 897.

9. GLOVER BM, WALSH SJ, MCCANN CJ, et al. Biphasic energy selection for transthoracic cardioversion of atrial fibrillation. The BEST AF Trial. Heart, 2008, 94(7): 884-887.

10. INÁCIO JF, DA ROSA MDOS S, SHAH J, et al. Monophasic and biphasic shock for transthoracic conversion of atrial fibrillation: systematic review and network meta-analysis. Resuscitation, 2016, 100: 66-75.

11. GALLAGHER MM, GUO XH, POLONIECKI JD, et al. Initial energy setting, outcome and efficiency in direct current cardioversion of atrial fibrillation and flutter. J Am Coll Cardiol, 2001, 38(5): 1498-1504.

12. SCHOLTEN M, SZILI-TOROK T, KLOOTWIJK P, et al. Comparison of monophasic and biphasic shocks for transthoracic cardioversion of atrial fibrillation. Heart, 2003, 89(9): 1032-1034.

13. PAGE RL, KERBER RE, RUSSELL JK, et al. Biphasic versus monophasic shock waveform for conversion of atrial fibrillation: the results of an international randomized, double-blind multicenter trial. J Am Coll Cardiol, 2002, 39(12): 1956-1963.

14. REISINGER J, GSTREIN C, WINTER T, et al. Optimization of initial energy for cardioversion of atrial tachyarrhythmias with biphasic shocks. Am J Emerg Med, 2010, 28(2): 159-165.

15. ALATAWIF, GUREVITZ O, WHITE RD, et al. Prospective, randomized comparison of two biphasic waveforms for the efficacy and safety of transthoracic biphasic cardioversion of atrial fibrillation. Heart Rhythm, 2005, 2(4): 382-387.

16. VOSKOBOINIK A, MOSKOVITCH J, PLUNKETT G, et al. Cardioversion of atrial fibrillation in obese patients: results from the cardioversion-BMI randomized controlled trial. J Cardiovasc Electrophysiol, 2019, 30(2): 155-161.

17. GaLLAGHER MM, YAP YG, PADULA M, et al. Arrhythmic complications of electrical cardioversion: relationship to shock energy. Int J Cardiol, 2008, 123(3): 307-312.

18. JANUARY CT, WANN LS, ALPERT JS, et al. 2014 AHA/ACC/HRS guideline for the management of patients with atrial fibrillation: a report of the American College of Cardiology/American Heart Association task force on practice guidelines and the Heart Rhythm Society. Circulation, 2014, 130(23): e199-e267.

19. ABRAMS J, ALLEN J, ALLIN D, et al. Efficacy and safety of esmolol vs propranolol in the treatment of supraventricular tachyarrhythmias: a multicenter double-blind clinical trial. Am Heart J, 1985, 110(50: 913-922.

20. SIU CW, LAU CP, LEE WL, et al. Intravenous diltiazem is superior to intravenous amiodarone or digoxin for achieving ventricular rate control in patients with acute uncompli-cated atrial fibrillation. Crit Care Med, 2009, 37(7): 2174-2179.

21. CLEMO HF, WOOD MA, GILLIGAN DM, et al. Intravenous amiodarone for acute heart rate control in the critically ill patient with atrial tachyarrhythmias. Am JCardiol, 1998, 81(5): 594-598.

22. HOU ZY, CHANG MS, CHEN CY, et al. Acute treatment of recent-onset atrial fibrillation and flutter with a tailored dosing regimen of intravenous amiodarone. a randomized, digoxin-controlled study. Eur Heart J, 1995, 16(4): 521-528.

23. SALERNO DM, DIAS VC, KLEIGER RE, et al. Efficacy and safety of intravenous diltiazem for treatment of atrial fibrillation and atrial flutter. The Diltiazem-Atrial Fibrillation/Flutter Study Group. Am J Cardiol, 1989, 63(15): 1046-1051.

24. GULAMHUSEIN S, KO P, CARRUTHERS SG, et al. Acceleration of the ventricular response during atrial fibrillation in the Wolff-Parkinson-White syndrome after verapamil. Circulation, 1982, 65(2): 348-354.

25. JACOB AS, NIELSEN DH, GIANELLY RE. Fatal ventricular fibrillation following verapamil in Wolff-Parkinson-White syndrome with atrial fibrillation. Ann Emerg Med, 1985, 14(2): 159-160.

26. BORIANI G, BIFFI M, FRABETTI L, et al. Ventricular fibrillation after intravenous amiodarone in Wolff-Parkinson-White syndrome with atrial fibrillation. Am Heart J, 1996, 131(6): 1214 – 1216.

27. KIM RJ, GERLING BR, KONO AT, et al. Precipitation of ventricular fibrillation by intravenous diltiazem and metoprolol in a young patient with occult Wolff-Parkinson-White syndrome. Pacing Clin Electrophysiol, 2008, 31(6): 776 – 779.

28. YANCY CW, JESSUP M, BOZKURT B, et al. 2013 ACCF/AHA guideline for the management of heart failure: a report of the American College of Cardiology Foundation/American Heart Association task force on practice guidelines. Circulation, 2013, 128(16): e240 – e327.

29. SALPETER S, ORMISTON T, SALPETER E. Cardioselective beta-blockers for chronic obstructive pulmonary disease. Cochrane Database Syst Rev, 2005, 19(4): CD003566.

第五节　心动过缓

概要

心动过缓通常定义为心率低于 60 次/分。心动过缓可见于正常人，比如运动员或处于睡眠状态时。当心动过缓继发于病理原因时，可导致心输出量减少，并导致低血压和组织灌注不足。心动过缓的临床表现可从无症状到有症状（心动过缓伴随着剧烈的精神状态改变、缺血性胸部不适、急性心力衰竭、低血压或其他在有充足呼吸支持时仍存在的休克体征）。心动过缓的原因可能决定了症状的严重程度。例如，严重缺氧和即将发生呼吸衰竭的患者可能会突然发生严重的心动过缓，如果不立即解决，可能会导致心搏骤停。相比之下，出现三度房室传导阻滞但在其他方面得到很好代偿的患者可能会经历相对较低的血压，但在其他方面是稳定的。因此，心动过缓的治疗取决于潜在原因和临床表现的严重程度。2018 年，AHA、美国心脏病学会和心律学会发布了一份关于稳定型和不稳定型心动过缓的评估和管理指南。该指南专门关注 ACLS 环境下的症状性心动过缓，并与 2018 年版指南保持一致。

1."心动过缓的初始治疗建议"相应的推荐依据

心动过缓的初始治疗建议		
COR	LOE	推荐建议
1	C-EO	1. 对于急性症状性心动过缓的患者，建议评估原因，判定治疗后是否可逆。
2a	B-NR	2. 对于急性心动过缓合并血流动力学异常的患者，应使用阿托品提高心率。
2b	C-LD	3. 如果患者的心动过缓对阿托品无反应，若患者已做好紧急起搏准备，应使用肾上腺素能激动剂（如肾上腺素）或经皮起搏以有效提高心率。
2b	C-EO	4. 对于不稳定的高度房室传导阻滞患者，若无法建立静脉/输液通道，应立即起搏。

症状性心动过缓可能是由一些潜在的可逆或可治疗的原因引起的，包括结构性心脏病、迷走神经张力增加、低氧血症、心肌缺血或药物治疗。在根本原因得到治疗之前，心动过缓可能难以解决，因此对潜在病因的评估势在必行，同时还需要紧急的稳定治疗。

在观察性研究和 1 项限制性随机对照试验中，阿托品对症状性心动过缓的治疗被证明是有效的。

如果阿托品无效，下一步合理的治疗方法是选择其他提高心率和血压的药物或经皮起搏。对于抢救患者的医疗管理，肾上腺素的地位日益突显，包括静脉输注和对急性心动过缓和低血压静推给药。尽管有限的数据支持对低血压的情况给予静推肾上腺素，但缺乏针对心动过缓的肾上腺素推注剂量的研究。静推升压药的使用需要仔细注意正确的剂量。用药失误导致不良反应已有报道。多巴胺输注也会增加心率。将药物治疗与经皮起搏治疗心动过缓进行比较的研究有限。一项关于对阿托品失效患者进行的随机可行性研究比较了多巴胺和经皮起搏，发现出院存活率没有差别。因此，是否尝试经皮起搏、肾上腺素、多巴胺或其他血管活性药物可能取决于临床医师的经验和可用的资源。

对于引起休克的严重症状性心动过缓，如果没有静脉或输液通道可用，可在探查通道时立即进行经皮起搏。2006 年，一份关于涉及 7 项经皮起搏治疗院前症状性心动过缓和心动过缓性心搏骤停的系统综述，在与标准 ACLS 相比后，未发现起搏的益处，尽管其中 1 项试验的亚组分析表明对症状性心动过缓的患者可能有益处。

这些建议由《2018 ACC/AHA/HRS 评估和管理心动过缓和心脏传导延迟的患者的指南：美国心脏病学会/AHA 临床实践指南工作组和心律协会的报告》所支持。

2. "心动过缓的静脉起搏建议" 相应的推荐依据

心动过缓的静脉起搏建议		
COR	LOE	推荐建议
2a	C-LD	1. 持续性血流动力学不稳定的心动过缓患者，对内科治疗无效，应临时经静脉起搏，可提高患者心率、改善症状。

当心动过缓难以解决并导致严重症状时，下一步合理的方法是放置临时起搏导管进行经静脉起搏。这种干预的有限证据主要是观察性研究，其中许多研究都集中在适应证和相对较高的并发症发生率（包括血液感染和气胸等）中。然而，当服用药物后心率没有改善且休克持续存在时，经静脉起搏可以改善心率和症状，直到实施更明确的治疗（纠正潜在原因或永久安置起搏器）。

该建议由《2018 ACC/AHA/HRS 评估和管理心动过缓和心脏传导延迟的患者的指南：美国心脏病学会/AHA 临床实践指南工作组和心律协会的报告》所支持。

【评注与解读】

2020 版（更新）：再次强调对于急性症状性心动过缓的患者，建议评估原因，判定治疗后是否可逆（推荐级别 1；证据水平 C-EO）。

2015 版（旧）：没有证据支持在对紧急气管插管时，阿托品作为术前用药来预防心动过缓的常规用法。

【总结和建议】

本段内容讲解了心动过缓定义、临床表现以及心动过缓不同病因引起的不同症状。心动过缓的治疗因临床表现的潜在原因和严重程度的不同而不同。2018 年，AHA、美国心脏病学会和心律学会发布了一份关于稳定型和不稳定型心动过缓的评估和管理指南，文中以表格的形式简单概括总结了关于心动过缓的初始治疗建议。当心动过缓难以解决并导致严重症状时，文中以表格的形式简单归纳总结了心动过缓的静脉起搏建议，并对特定推荐文本部分内容进行了详细阐述。

（刘笑然　张华）

参考文献

1. KUSUMOTO FM, SCHOENFELD MH, BARRETT C, et al. 2018 ACC/AHA/HRS guideline on the evaluation and management of patients with bradycardia and cardiac conduction delay：a report of the American College of Cardiology/American Heart Association task force on clinical practice guidelines and the Heart Rhythm Society. Circulation, 2019, 140（8）：e382 – e482.

2. SMITH I, MONK TG, WHITE PF. Comparison of transesophageal atrial pacing with anticholinergic drugs for the treatment of intraoperative bradycardia. Anesth Analg, 1994, 78（2）：245 – 252.

3. BRADY WJ, SWART G, DEBEHNKE DJ, et al. The efficacy of atropine in the treatment of hemodynamically unstable bradycardia and atrioventricular block：prehospital and emergency department considerations. Resuscitation, 1999, 41（1）：47 – 55.

4. CHADDA KD, LICHSTEIN E, GUPTA PK, et al. Effects of atropine in patients with bradyarrhythmia complicating myocardial infarction. Usefulness of an optimum dose for overdrive. Am J Med, 1977, 63（4）：503 – 510.

5. SWART G, BRADY WJ, DEBEHNKE DJ, et al. Acute myocardial infarction complicated by hemodynamically unstable bradyarrhythmia：prehospital and ED treatment with atropine. Am J Emerg Med, 1999, 17（7）：647 – 652.

6. CHADDA KD, LICHSTEIN E, GUPTA PK, et al. Bradycardia-hypotension syndrome in acute myocardial infarction. Reappraisal of the overdrive effects of atropine. Am J Med, 1975, 59（2）：158 – 164.

7. NAWROCKI PS, POREMBA M, LAWNER BJ. Push dose epinephrine use in the management of hypotension during critical care transport. Prehosp Emerg Care, 2020, 24（2）：188 – 195.

8. COLE JB, KNACK SK, KARL ER, et al. Human errors and adverse hemodynamic events related to "push dose pressors" in the emergency department. J Med Toxicol, 2019, 15(4): 276 – 286.

9. MORRISON LJ, LONG J, VERMEULEN M, et al. A randomized controlled feasibility trial comparing safety and effectiveness of prehospital pacing versus conventional treatment: "PrePACE". Resuscitation, 2008, 76 (3): 341 – 349.

10. SHERBINO J, VERBEEK PR, MACDONALD RD, et al. Prehospital transcutaneous cardiac pacing for symptomatic bradycardia or bradyasystolic cardiac arrest: a systematic review. Resuscitation, 2006, 70(2): 193 – 200.

11. FERGUSON JD, BANNING AP, BASHIR Y. Randomised trial of temporary cardiac pacing with semirigid and balloon-flotation electrode atheters. Lancet, 1997, 349(9069): 1883.

12. MCCANN P. A review of temporary cardiac pacing wires. Indian Pacing Electrophysiol J, 2007, 7(1): 40 – 49.

13. JOU YL, HSU HP, TUAN TC, et al. Trends of temporary pacemaker implant and underlying disease substrate. Pacing Clin Electrophysiol, 2010, 33(12): 1475 – 1484.

第五章
复苏后救治

第一节 心搏骤停后诊疗

概要

心搏骤停后诊疗是生存链中的重要组成部分。对心搏骤停后 ROSC 患者的最佳诊疗的定义尚不完全清楚,但人们对确定和优化可能改善预后的做法越来越感兴趣。心搏骤停和随后的复苏引起的缺血再灌注损伤的全身性影响,需要心搏骤停后的诊疗来支持受影响的多个器官系统。在病情初步稳定后,危重患者的处理取决于血流动力学支持、机械通气、体温管理、潜在病因的诊断和治疗、癫痫的诊断和治疗、对感染的警惕和治疗以及对患者危重状态的管理(图 3–8)。许多在最初事件中幸存下来的心搏骤停患者最终会因为在神经损伤的背景下停止维持生命的治疗而死亡。这一死因在患有 OHCA 的患者中尤为突出,但在 IHCA 之后也很常见。因此,大部分护理的重点是减轻对大脑的损伤。实现这一目标的可能因素包括优化脑灌注压、管理氧气和二氧化碳分压水平、控制核心体温,以及癫痫的检测和治疗。心搏骤停会导致异质性损伤,因此,多器官功能障碍或休克也可能导致死亡。拥有心搏骤停诊疗专业认知的多学科团队是首选,而多学科方案的开发对于优化生存和改善神经系统结局至关重要。

1. "复苏后早期阶段的建议"相应的推荐依据

复苏后早期阶段的建议		
COR	LOE	推荐建议
1	B-NR	1. 对心搏骤停患者的治疗,应统一实施全面的、结构化的、多学科的救治体系。
1	B-NR	2. ROSC 后应尽快进行 12 导联心电图检查,以确定是否存在急性 ST 段抬高。
2a	C-EO	3. 为避免成人 ROSC 患者在复苏后立即缺氧,在测得可靠的动脉血氧饱和度或动脉血氧分压之前,宜采用现有最高吸氧浓度。

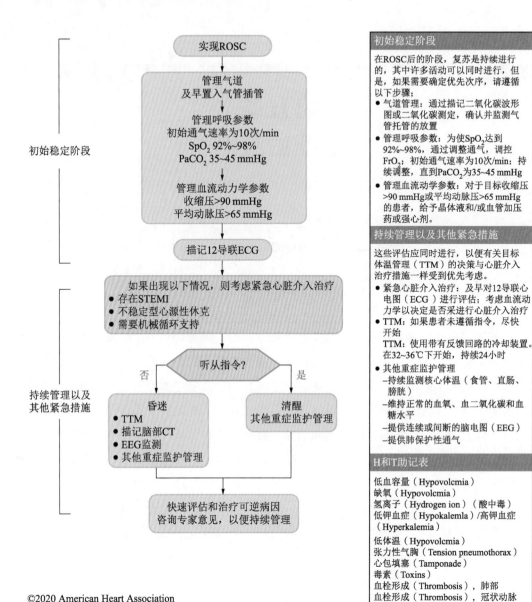

图 3-8 成人心搏骤停自主循环恢复后治疗流程图

评估心脏中心效用的观察性研究表明，强大的救治系统可能代表着成功复苏和最终存活之间的逻辑临床联系。尽管数据有限，结合其他紧急情况（如创伤、中风和 ST 段抬高急性心肌梗死等）的区域化方法经验，持续实施救治系统来管理心搏骤停患者可能会改善预后。

有 12 导联心电图提示 ST 段抬高心肌梗死（STEMI）的患者应进行冠状动脉造影，以进行可能的 PCI，故强调获得心电图用于诊断的重要性。然而，多项研究报道，ST 段无抬高并不排除可介入的冠状动脉病变。

几个随机对照试验比较了在 ROSC 后 1～2 小时内滴定法给氧和 100% 给氧的方法。所有这些都是在院前环境下进行的。然而，这些试验只在脉搏血氧仪可以测量到血氧饱和度的情况下才能测定。尚没有研究不能测量血中氧饱和度（用脉搏血氧仪）或血中氧分压（用动脉血气）的患者的血氧滴定。因此，根据生理学和专家的意见，缺氧可能会加重终末器官的损害，故建议直到可以测量出这一生命体征之前使用 100% 的氧气，避免因缺氧带来的损害。

建议 1 由 2019 年 ACLS 指南重点更新所支持。建议 2 最近一次在 2015 年接受了正式证据审查。建议 3 由 2020 年 ALS 的 CoSTR 所支持。

2. "ROSC 后的血压管理建议" 相应的推荐依据

ROSC 后的血压管理建议		
COR	LOE	推荐建议
2a	B-NR	1. 为了避免低血压，复苏后应保持收缩压至少 90 mmHg，平均动脉压至少 65 mmHg。

心搏骤停后，低血压会减少对组织的供氧从而加重脑和其他器官的损伤。然而，ROSC 后的最佳平均动脉压靶点尚不清楚。这一主题曾在 2015 年被国际心脏学会审查，澳大利亚和新西兰复苏理事会代表国际心脏学会进行了 2020 年度的详细证据更新。多项观察性研究发现，复苏后低血压与较差的存活率和神经预后结果有关。一项研究发现，TTM 治疗期间较高的平均动脉压与预后无关，尽管入院时休克与不良预后有关。不同研究对低血压的定义各不相同，常用临界值是收缩压为 90 mmHg，平均动脉压为 65 mmHg。自 2015 年以来进行的两项随机对照试验将较低的血压目标（一项研究为标准护理或平均动脉压大于 65 mmHg，另一项研究的平均动脉压为 65～75 mmHg）与较高的血压目标（一项研究中的平均动脉压为 85～100 mmHg，另一项研究的平均动脉压为 80～100 mmHg）进行了比较。两项研究都未发现生存率或神经系统预后良好结果生存率的差异，尽管这两项研究都没有为这些结果提供适当的支持，但是一项试验确实发现较高的平均动脉压可改善脑氧合功能，这可能是高平均动脉压对缺氧缺血性脑病有益处的机制之一。最近的一项观察性研究比较了平均动脉压在 70～90 mmHg 和平均动脉压 >90 mmHg 的患者的预后，也发现平均动脉压越高，神经预后越好。尽管其中一些数据表明，在心搏骤停后有神经损伤风险的患者中，将平均动脉压设定在 80 mmHg 或更高可能是有益的，但这一点仍未得到证实。

这些建议由 2015 年更新指南和 2020 年更新证据所支持。

3. "ROSC 氧疗和通气的建议"相应的推荐依据

COR	LOE	推荐建议
		ROSC 氧疗和通气的建议
1	B-NR	1. 我们建议所有在 ROSC 术后仍处于昏迷状态的患者应避免低氧血症。
2b	B-R	2. ROSC 后仍处于昏迷状态的患者，一旦能够可靠地测量外周血氧饱和度，应通过定量吸氧使血氧饱和度达到 92%~98%，从而避免高氧血症。
2b	B-R	3. ROSC 后仍处于昏迷状态的患者，建议将动脉血二氧化碳分压（$PaCO_2$）维持在正常生理范围（一般为 35~45 mmHg）。

在 2020 年的一项 ILCOR 系统综述中，观察性研究报道了循环恢复后的低氧血症与更糟糕的结局有关。这在其他研究中没有见过，所有研究都处于高偏倚风险。因此，这一建议主要基于生理学的理由，即缺氧会增加终末器官损伤的风险，且低氧血症是缺氧的最佳体现。

一些生理学基础和临床数据提示，高氧血症可导致患者炎症增加和脑损伤加重。一项 2020 年 ILCOR 系统综述进行了 5 项 RCT 试验，比较了停搏后患者的滴定给氧或较低氧气给药策略与常规护理或较高氧气给药策略的差异，其中 3 项在院前环境中，2 项在 ICU 环境中。总体而言，这些试验在临床结果上没有发现差异，但所有这些结果都不够充分。最近的一项大型 RCT 研究比较了常规治疗和机械通气时积极避免低氧血症的差异，发现总体队列中各组之间没有差异。但在 164 例停搏后患者的亚组中，干预组中对危重患者进行通气治疗的存活率增加。观察数据因受到混杂因素的影响而并不一致。关于这一主题的三个 RCT 正在进行中（NCT03138005，NCT03653325，NCT03141099）。建议将 92%~98% 作为一个近似的正常范围。

两组 RCT 比较了以高于正常的 $PaCO_2$（44~46 mmHg）为靶向的策略和以低于正常的 $PaCO_2$（33~35 mmHg）为靶向的策略，以及以中等高碳酸血症（50~55 mmHg）为靶向的策略和以正常 $PaCO_2$（35~45 mmHg）为靶向的策略。每项试验都没有发现任何临床结果的差异。6 项观察性研究的结果不一致，所有研究都受到显著偏倚风险的限制。目前有一个针对这个问题正在进行的大型 RCT 研究（NCT03114033）。

这些建议得到了 2020 年 ALS 中 CoSTR 的支持。

4. "癫痫诊断和治疗建议"相应的推荐依据

COR	LOE	推荐建议
		癫痫诊断和治疗建议
1	C-LD	1. 我们建议对成人心搏骤停后存活者的明显的癫痫发作进行治疗。
1	C-LD	2. 建议对所有 ROSC 后昏迷的患者，应及时行脑电图（EEG）检查以诊断癫痫发作。

（续）

COR	LOE	推荐建议
2b	C-LD	3. 可以考虑治疗非惊厥性发作（仅经脑电图诊断）。
2b	C-LD	4. 对于心搏骤停后的癫痫发作，应使用与治疗其他原因引起的癫痫相同的抗惊厥方案。
3：No Benefit	B-R	5. 不推荐对成人心搏骤停后的存活者进行预防癫痫的治疗。

癫痫诊断和治疗建议

2020 年 ILCOR 系统综述指出，在这一人群中，没有对照研究将癫痫治疗和癫痫不治疗进行比较。尽管缺乏证据，临床上未经治疗的明显的癫痫发作活动被认为对大脑有潜在的危害，建议在其他情况下也治疗癫痫发作，且在心搏骤停后可能也有必要进行治疗。

撰写小组指出，没有直接证据表明脑电图检测非惊厥发作可以改善预后。这一建议是基于这样一个事实，即非惊厥性发作在发作后的患者中很常见，尽管这种情况下非惊厥性发作的治疗是否会影响预后仍不确定，但对预后可能很重要。在2020 年进行的一项ILCOR 系统评估中，并未具体说明对无反应的患者进行脑电图检查的时间和方法。关于连续脑电图与间歇性脑电图的相对益处的数据有限。一项研究发现，接受常规脑电图监测（24 小时内 1～2 次 20 分钟脑电图）和持续（18～24 小时）脑电图监测的患者的 3个月后存活率及良好的神经预后结果没有差别。

心搏骤停后常发生非惊厥发作。目前尚不清楚对脑电图上与临床明显发作无关的癫痫活动的治疗是否会影响预后。有一项研究正在进行针对这个问题的 RCT 试验（NCT02056236）。

2020 年 CoSTR 建议对确诊为癫痫发作的患者进行治疗。没有推荐任何特定的药物。然而，心肺复苏和紧急心血管护理科学国际共识及治疗建议（CoSTR）描述了 2 项回顾性研究，提示丙戊酸盐、左乙拉西坦和磷苯妥英都可能有效，其中 1 项研究发现磷苯妥英与低血压有关。常见镇静剂，如异丙酚和咪达唑仑，也被发现可以在心搏骤停后抑制癫痫活动。

2020 年 ILCOR 的系统综述确定了 2 项随机对照试验，比较了昏迷后患者进行癫痫预防和不预防癫痫的情况。2 项研究都没有发现两组之间癫痫发作的发生率或良好的神经结局存在差异。

这些建议由 2020 年 ALS 的 CoSTR 所支持。

5. "其他复苏后救治的建议"相应的推荐依据

		其他复苏后救治的建议
COR	LOE	推荐建议
2b	B-R	1. 尚不确定任何特定的血糖管理目标范围对心搏骤停后患有 ROSC 的成人患者的益处。
2b	B-R	2. 尚不确定停搏后常规预防性使用抗生素的益处。
2b	B-R	3. 尚不确定对 ROSC 后仍处于昏迷状态的患者,使用药物对减轻神经损伤的有效性。
2b	B-R	4. 尚不确定早期常规应用激素治疗 ROSC 后休克的价值。

2007 年进行的一项小型随机对照试验发现,严格的血糖控制和适度的血糖控制在存活率上没有差别。在缺乏心搏骤停的其他具体证据的情况下,似乎有理由使用与普通危重患者相同的方法来控制患者的血糖水平,即在必要时使用胰岛素治疗,以维持血糖在 150～180 mg/dL。

2020 年 ILCOR 系统回顾发现了 2 项 RCT 和少量观察性研究,评估预防性抗生素对患者预后的影响。这些 RCT 试验在存活率或神经系统结果方面没有发现差异。一项随机对照试验确实发现接受预防性抗生素的患者早期肺炎的发生率较低,但这并不意味着其他预后的差异。当两项随机对照试验的数据汇集在一起时,感染方面总体没有差异。

神经保护剂的主题最后一次详细回顾是在 2010 年。多种物质(如镁、辅酶 Q10、艾塞钠肽、氙气、哌甲酯和金刚烷胺等)被认为是减轻神经损伤或促进患者觉醒的可能药物。尽管对辅酶 Q10、氙气和艾塞那肽进行了随机试验,但这项工作在很大程度上只是观察性的。一项关于辅酶 Q10 作用的小试验报道了接受辅酶 Q10 的患者具有更好的存活率,但在良好的神经病学结果方面没有显著差异,而这些发现均有待进一步验证。一项另外的辅酶 Q10 试验最近完成了,但结果尚未公布(NCT02934555)。尚无其他研究能够显示使用任何一种研究药物的临床结果存在差异。

自 2015 年本课题最后一次详细更新以来,至少完成了 2 项关于类固醇对休克和 ROSC 后其他结果的影响的随机试验,其中只有 1 项已发表数据。在这项研究中,休克逆转和其他结果在组间没有差异。一项大型回顾性观察研究发现,心搏骤停后使用类固醇与生存率相关。类固醇用于治疗脓毒性休克已得到广泛评估,最近一项对超过 1 200 名患者的试验发现,使用类固醇治疗的患者生存率有所提高。一项纳入 3 800 名患者的试验发现,尽管类固醇组从 ICU 出院的时间和休克逆转的时间都更短,但死亡率并无下降。总之,没有明确的证据表明 ROSC 后使用类固醇有好处。然而,一些数据表明,对同时发生脓毒症和心搏骤停的严重休克患者使用类固醇可能会受益。

建议 1 最近一次在 2010 年接受了正式证据审查,并由重症医学协会的《使用胰岛素输注治疗重症患者高血糖的指南》所支持。建议 2 由 2020 年 CoSTR ALS 部分所支持。建议 3 和建议 4 于 2015 年接受了正式证据审查。

【评注与解读】

2020 版（更新）：实施持续护理，优化脑灌注压、管理氧气和二氧化碳分压水平、控制核心体温，以及癫痫的检测和治疗，保持血压。

2015 版（旧）：

（1）防止复苏后的低血压。《指南更新》建议在复苏后，防止患者的收缩压（systolic blood pressure，SBP）低于 90 mmHg 或平均动脉压（mean arterial pressure，MAP）低于 65 mmHg，应确保器官的血流灌注足够。

（2）采用目标温度管理（targeted temperature management，TTM）。对心搏骤停复苏后患者进行脑复苏，以往是采用亚低温治疗（therapeutic hypothermia，TH），现在改称为 TTM，就是把患者温度降低至 32～36 ℃，保持最少 24 h。

（3）被怀疑心肌梗死的复苏后患者应进行冠状动脉造影。对心搏骤停复苏后出现 ST 段抬高或血流动力不稳定的患者，建议全部进行紧急冠状动脉造影，找出其可能跟心脏相关的原因。

（4）复苏后的预后评估。对已经接受 TTM 的患者，在体温恢复正常后 72 h 便可评估。对没有接受 TTM 的患者，可能患者受到残余镇静药的影响，可延长评估时间。

（5）器官移植。对于复苏后慢慢恶化至死亡或脑死亡的患者，应该评估其为潜在的器官捐赠者。

（6）其他神经病学护理 2010 年指南强调对心搏骤停后脑损伤患者的高级神经危重症护理，包括检测癫痫发作的脑电图和癫痫发作的及时治疗。2015 年 ILCOR 系统综述考虑了癫痫的检测和治疗。2015 年建议，应立即执行并解释用于癫痫诊断的更新脑电图，然后对 ROSC 后的昏迷患者（一级、低可见效应水平）进行频繁或连续监测。心搏骤停（Ⅱb 类，LOE C-LD）后，可考虑采用相同的抗惊厥方案治疗其他病因引起的癫痫持续状态。

【总结和建议】

心搏骤停会导致严重的缺血、缺氧，甚至主要器官（如大脑）死亡。虽然心搏骤停后的治疗方面取得了显著进展，但其存活率仍然只有 10%～25%，18%～40% 的心搏骤停幸存者有中度至严重的神经功能障碍，妨碍他们重返工作和正常的日常活动。无论心搏骤停的原因是什么，在复苏期间和复苏后出现的缺氧、缺血和再灌注都会导致多器官系统的损伤，这种情况称为心脏停搏后综合征或复苏后综合征，包括四个主要组成部分：①持续性心搏骤停的诱因病理改变；②缺氧性脑损伤；③心搏骤停后心肌功能障碍；④全身缺血/再灌注反应。

　　复苏后监护至少需要来自急诊医学、重症监护、护理、心脏病学和麻醉学等学科协调良好的努力。不管是什么原因导致的心力衰竭，心搏骤停综合征继发损伤使多器官系统功能可能受到影响。有必要确定方法和优化工作流程，整合规范复苏后监护管理措施，将复苏后监护所需的各种干预措施捆绑成集束化方案，并在大多数临床监护领域实施：及时识别心搏骤停的原因，治疗电解质异常，建立明确的气道管理方案以维持正常通气，防止高氧，通过合适的静脉液体和血管活性药物优化血流动力学管理，复苏后有针对性的体温管理可以提供神经保护，并改善神经预后结局，血糖控制在 6 ~ 10 mmol/L，充分的癫痫发作管理和优化神经功能的措施应该纳入到监护治疗中。综合的干预措施可能导致更多的患者活着出院，神经功能预后良好。

（王日兴　张华）

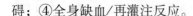

参考文献

1. WITTEN L, GARDNER R, HOLMBERG MJ, et al. Reasons for death in patients successfully resuscitated from out-of-hospital and in-hospital cardiac arrest. Resuscitation, 2019, 136: 93 – 99.

2. LAVER S, FARROW C, TURNER D, et al. Mode of death after admission to an intensive care unit following cardiac arrest. Intensive Care Med, 2004, 30(11): 2126 – 2128.

3. PANCHAL AR, BERG KM, CABANAS JG, et al. 2019 American Heart Association focused update on systems of care: dispatcher-assisted cardiopulmonary resuscita-tion and cardiac arrest centers: an update to the American Heart Association guide-lines for cardiopulmonary resuscitation and emergency cardiovascular care. Circulation, 2019, 140(24): e895 – e903.

4. LEVINE GN, BATES ER, BLANKENSHIP JC, et al. 2015 ACC/AHA/SCAI focused update on primary percutaneous coronary intervention for patients with ST-elevation myocardial infarction: an update of the 2011 ACCF/AHA/SCAI guideline for percutaneous coronary intervention and the 2013 ACCF/AHA guideline for the management of ST-elevation myocardial infarction. Circulation, 2016, 133(11): 1135 – 1147.

5. STÆR-JENSEN H, NAKSTAD ER, FOSSUM E, et al. Post-resuscitation ECG for selection of patients for immediate coronary angiography in out-of-hospital cardiac arrest. Circ Cardiovasc Interv, 2015, 8 (10): e002784.

6. ZANUTTINI D, ARMELLINI I, NUCIFORA G, et al. Predictive value of electrocardiogram in diagnosing acute coronary artery lesions among patients with out-of-hospital-cardiac-arrest. Resuscitation, 2013, 84(9): 1250 – 1254.

7. SIDERIS G, VOICU S, DILLINGER JG, et al. Value of post-resuscitation electrocardiogram in the diagnosis of acute myocardial infarction in out-of-hospital cardiac arrest patients. Resuscitation, 2011, 82(9): 1148 – 1153.

8. KUISMA M, BOYD J, VOIPIO V, et al. Comparison of 30 and the 100% inspired oxygen concentrations during early post-resuscitation period: a randomised controlled pilot study. Resuscitation, 2006, 69(2): 199 – 206.

9. BRAY JE, HEIN C, SMITH K, et al. Oxygen titration after resuscitation from out-of-hospital cardiac arrest: A multicentre, randomised controlled pilot study (the EXACT pilot trial). Resuscitation, 2018, 128: 211 – 215.

10. THOMAS M, VOSS S, BENGER J, et al. Cluster randomised comparison of the effectiveness of 100% oxygen versus titrated oxygen in patients with a sustained return of spontaneous circulation following out of hospital cardiac arrest: a feasibility study. PROXY: post ROSC OXYgenation study. BMC Emerg Med, 2019, 19(1): 16.

11. BERG KM, SOAR J, ANDERSEN LW, et al. Adult advanced life support: 2020 international consensus oncardiopulmonary resuscitation and emergency cardiovascular care science with treatment recommendations. Circulation, 2020, 142(suppl 1): S92 – S139.

12. SOAR J, NOLAN JP, BÖTTIGER BW, et al. European Resuscitation Council guidelines for resuscitation 2015: section 3. adult advanced life support. Resuscitation, 2015, 95: 100 – 147.

13. TRZECIAK S, JONES AE, KILGANNON JH, et al. Significance of arterial hypotension after resuscitation from cardiac arrest. Crit Care Med, 2009, 37(11): 2895 – 2903, quiz 2904.

14. CHIU YK, LUI CT, TSUI KL. Impact of hypotension after return of spontaneous circulation on survival in patients of out-of-hospital cardiac arrest. Am J Emerg Med, 2018, 36(1): 79 – 83.

15. BRAY JE, BERNARD S, CANTWELL K, et al. The association between systolic blood pressure on arrival at hospital and outcome in adults surviving from out-of-hospital cardiac arrests of presumed cardiacaetiology. Resuscitation, 2014, 85(4): 509 – 515.

16. RUSSO JJ, DI SANTOP, SIMARD T, et al. Optimal mean arterial pressure in comatose survivors of out-of-hospital cardiac arrest: an analysis of area below blood pressure thresholds. Resuscitation, 2018, 128: 175 – 180.

17. LAURIKKALA J, WILKMAN E, PETTILÄ V, et al. Mean arterial pressure and vasopressor load after out-of-hospital cardiac arrest: Associations with one-year neurologic outcome. Resuscitation, 2016, 105: 116 – 122.

18. ANNONI F, DELL'ANNA AM, FRANCHI F, et al. The impact of diastolic blood pressure values on the neurological outcome of cardiac arrest patients. Resuscitation, 2018, 130: 167 – 173.

19. JANICZEK JA, WINGER DG, COPPLER P, et al. Hemodynamic resuscitation characteristics associated with improved survival and shock resolution after cardiac arrest. Shock, 2016, 45(6): 613 – 619.

20. YOUNGMN, HOLLENBECK RD, POLLOCK JS, et al. Higher achieved mean arterial pressure during therapeutic hypothermia is not associated with neurologically intact survival following cardiac arrest. Resuscitation, 2015, 88: 158 – 164.

21. AMELOOT K, DE DEYNE C, EERTMANS W, et al. Early goal-directed haemodynamic optimization of cerebral oxygenation in comatose survivors after cardiac arrest: the neuroprotect post-cardiac arrest trial. Eur Heart J, 2019, 40(22): 1804 – 1814.

22. JAKKULA P, PETTILÄ V, SKRIFVARSMB, et al. Targeting low-normal or high-normal mean arterial pressure after cardiac arrest and resuscitation: a randomised pilot trial. Intensive Care Med, 2018, 44(12): 2091 – 2101.

23. ROBERTS BW, KILGANNON JH, HUNTER BR, et al. Association between elevated mean arterial blood pressure and neurologic outcome after resuscitation from cardiac arrest: results from a multicenter prospective cohort study. Crit Care Med, 2019, 47(1): 93 – 100.

24. CALLAWAY CW, DONNINO MW, FINK EL, et al. Part 8: post-cardiac arrest care: 2015 American Heart

Association guidelines update for cardiopulmonary resuscitation and emergency cardiovascular care. Circulation, 2015, 132(suppl 2): S465 –482.

25. WANG HE, PRINCE DK, DRENNAN IR, et al. Post-resuscitation arterial oxygen and carbon dioxide and outcomes after out-of-hospital cardiac arrest. Resuscitation, 2017, 120: 113 –118.

26. EBNER F, ULLÉN S, ÅNEMAN A, et al. Associations between partial pressure of oxygen and neurological outcome in out-of-hospital cardiac arrest patients: an explorative analysis of a randomized trial. Crit Care, 2019, 23(1): 30.

27. HUMALOJA J, LITONIUS E, EFENDIJEV I, et al. Early hyperoxemia is not associated with cardiac arrest outcome. Resuscitation, 2019, 140: 185 –193.

28. JOHNSON NJ, DODAMPAHALA K, ROSSELOT B, et al. The association between arterial oxygen tension and neurological outcome after cardiac arrest. Ther Hypothermia Temp Manag, 2017, 7(1): 36 –41.

29. PILCHER J, WEATHERALL M, SHIRTCLIFFE P, et al. The effect of hyperoxia following cardiac arrest - a systematic review and meta-analysis of animal trials. Resuscitation, 2012, 83(4): 417 –422.

30. YOUNG P, BAILEY M, BELLOMO R, et al. HyperOxic Therapy OR NormOxic Therapy after out-of-hospital cardiac arrest (HOT OR NOT): a randomised controlled feasibility trial. Resuscitation, 2014, 85(12): 1686 –1691.

31. JAKKULA P, REINIKAINEN M, HÄSTBACKA J, et al. Targeting two different levels of both arterial carbon dioxide and arterial oxygen after cardiac arrest and resuscitation: a randomised pilot trial. Intensive Care Med, 2018, 44(12): 2112 –2121.

32. MACKLE D, BELLOMO R, BAILEY M, et al. Conservative oxygen therapy during mechanical ventilation in the ICU. N Engl J Med, 2020, 382(11): 989 –998.

33. EASTWOOD GM, SCHNEIDER AG, SUZUKI S, et al. Targeted therapeutic mild hypercapnia after cardiac arrest: A phase II multicentre randomised controlled trial (the CCC trial). Resuscitation, 2016, 104: 83 –90.

34. VAAHERSALO J, BENDEL S, REINIKAINEN M, et al. Arterial blood gas tensions after resuscitation from out-of-hospital cardiac arrest: associations with long-term neurologic outcome. Crit Care Med, 2014, 42(6): 1463 –1470.

35. HOPE KILGANNON J, HUNTER BR, PUSKARICH MA, et al. Partial pressure of arterial carbon dioxide after resuscitation from cardiac arrest and neurological outcome: a prospective multicenter protocol-directed cohort study. Resuscitation, 2019, 135: 212 –220.

36. ROBERTS BW, KILGANNON JH, CHANSKY ME, et al. Association between postresuscitation partial pressure of arterial carbon dioxide and neurological outcome in patients with post-cardiac arrest syndrome. Circulation, 2013, 127(21): 2107 –2113.

37. VON AUENMUELLER KI, CHRIST M, SASKO BM, et al. The value of arterial blood gas parameters for prediction of mortality in survivors of out-of-hospital cardiac arrest. J Emerg Trauma Shock, 2017, 10(3): 134 –139.

38. EBNER F, HARMON MBA, ANEMAN A, et al. Carbon dioxide dynamics in relation to neurological outcome in resuscitated out-of-hospital cardiac arrest patients: an exploratory target temperature management trial substudy. Crit Care, 2018, 22(1): 196.

39. GLAUSER T, SHINNAR S, GLOSS D, et al. evidence-based guideline: treatment of convulsive status epilepticus in children and adults: report of the guideline Committee of the American Epilepsy Society. Epilepsy Curr, 2016, 16(1): 48 –61.

40. FATUZZO D, BEUCHAT I, ALVAREZ V, et al. Does continuus EEG influence prognosis in patients after cardiac arrest? Resuscitation, 2018, 132: 29 – 32.

41. SOLANKI P, COPPLER PJ, KVALØY JT, et al. Association of antiepileptic drugs with resolution of epileptiform activity after cardiac arrest. Resuscitation, 2019, 142: 82 – 90.

42. KAPUR J, ELM J, CHAMBERLAIN JM, et al. Randomized trial of three anticonvulsant medications for status epilepticus. N Engl J Med, 2019, 381(22): 2103 – 2113.

43. THÖMKE F, WEILEMANN SL. Poor prognosis despite successful treatment of postanoxic generalized myoclonus. Neurology, 2010, 74(17): 1392 – 1394.

44. AICUA RI, RAPUN I, NOVY J, et al. Early Lance-Adams syndrome after cardiac arrest: prevalence, time to return to awareness, and outcome in a large cohort. Resuscitation, 2017, 115: 169 – 172.

45. KOUTROUMANIDIS M, SAKELLARIOU D. Low frequency nonevolving generalized periodic epileptic-form discharges and the borderland of hypoxic nonconvulsive status epilepticus in comatose patients after cardiac arrest. Epilepsy Behav, 2015, 49: 255 – 262.

46. Brain Resuscitation Clinical Trial I Study Group. Randomized clinical study of thiopental loading in comatose survivors of cardiacarrest. N Engl J Med, 1986, 314(7): 397 – 403.

47. LONGSTRETH WT, OLSUFKA M, WALSH TR, et al. Randomized clinical trial of magnesium, diazepam, or both after out-of-hospital cardiac arrest. Neurology, 2002, 59(4): 506 – 514.

48. OKSANEN T, SKRIFVARS MB, VARPULA T, et al. Strict versus moderate glucose control after resuscitation from ventricular fibrillation. Intensive Care Med, 2007, 33(12): 2093 – 2100.

49. JACOBI J, BIRCHER N, KRINSLEY J, et al. Guidelines for the use of an insulin infusion for the management of hyperglycemia in critically ill patients. Crit Care Med, 2012, 40(12): 3251 – 3276.

50. COUPER K, LALOO R, FIELD R, et al. Prophylactic antibiotic use following cardiac arrest: A systematic review and meta-analysis. Resuscitation, 2019, 141: 166 – 173.

51. FRANÇOIS B, CARIOU A, CLERE-JEHL R, et al. Prevention of early ventilator-associated pneumonia after cardiac arrest. N Engl J Med, 2019, 381(19): 1831 – 1842.

52. RIBARIC SF, TUREL M, KNAFELJ R, et al. Prophylactic versus clinically-driven antibiotics in comatose survivors of out-of-hospital cardiac arrest-a randomized pilot study. Resuscitation, 2017, 111: 103 – 109.

53. PEARCE A, LOCKWOOD C, VAN DEN HEUVEL C, et al. The use of therapeutic magnesium for neuroprotection during global cerebral ischemia associated with cardiac arrest and cardiac surgery in adults: a systematic review. JBI Database System Rev Implement Rep, 2017, 15(1): 86 – 118.

54. PERUCKI WH, HIENDLMAYR B, O'SULLIVAN DM, et al. Magnesium levels and neurologic outcomes in patients undergoing therapeutic hypothermia after cardiac arrest. Ther Hypothermia Temp Manag, 2018, 8 (1): 14 – 17.

55. SUZUKI M, HATAKEYAMA T, NAKAMURA R, et al. Serum magnesium levels and neurological outcomes in patients undergoing targeted temperature management after cardiac arrest. J Emerg Nurs, 2020, 46(1): 59 – 65.

56. COCCHI MN, GIBERSON B, BERG K, et al. Coenzyme Q10 levels are low and associated with increased mortality in post-cardiac arrest patients. Resuscitation, 2012, 83(8): 991 – 995.

57. REYNOLDS JC, RITTENBERGER JC, CALLAWAY CW. Methylphenidate and amantadine to stimulate reawakening in comatose patients resuscitated from cardiac arrest. Resuscitation, 2013, 84(6): 818 – 824.

58. DAMIAN MS, ELLENBERG D, GILDEMEISTER R, et al. Coenzyme Q10 combined with mild hypothermia after cardiac arrest: a preliminary study. Circulation, 2004, 110(19): 3011 – 3016.

59. LAITIO R, HYNNINEN M, AROLA O, et al. Effect of inhaled Xenon on cerebral white matter damage in comatose survivors of out-of-hospital cardiac arrest: a randomized clinical trial. JAMA, 2016, 315(11): 1120 – 1128.

60. WIBERG, S, HASSAGER, C, SCHMIDT, H, et al. Neuroprotective effects of the glucagon-like peptide-1 analog exenatide after out-of-hospital cardiac arrest: a randomized controlled trial. Circulation, 2016, 134 (25): 2115 – 2124.

61. DONNINO MW, ANDERSEN LW, BERG KM, et al. Corticosteroid therapy in refractory shock following cardiac arrest: a randomized, double-blind, placebo-controlled, trial. Crit Care, 2016, 20: 82.

62. TSAI MS, CHUANG PY, HUANG CH, et al. Postarrest steroid use may improve outcomes of cardiac arrest survivors. Crit Care Med, 2019, 47(2): 167 – 175.

63. ANNANE D, RENAULT A, BRUN-BUISSON C, et al. Hydrocortisone plus fludrocortisone for adults with septic shock. N Engl J Med, 2018, 378(9): 809 – 818.

64. VENKATESH B, FINFER S, COHEN J, et al. Adjunctive glucocorticoid therapy in patients with septic shock. N Engl J Med, 2018, 378(9): 797 – 808.

第二节　目标温度管理

概要

目前建议在 32～36 ℃之间持续至少 24 小时的目标温度管理（targeted temperature management，TTM）适用于所有 OHCA 和 IHCA 的心律失常。在 TTM 的不同领域已经进行了多个随机试验，并在 2015 年发表的系统综述中进行了总结。在 2015 年的建议之后，更多的随机试验评估了 TTM 的不可电击节律以及 TTM 持续时间。在 2020 年 COSTR 中的 ALS 部分提供的最新证据中对其进行了回顾审查。TTM 主题中的许多不确定性仍然存在，包括 TTM 是否应该根据患者的特征而变化，TTM 应该维持多长时间，以及应该多快开始 TTM。一旦目前正在进行的临床试验完成，就需要对这一重要主题的几个方面进行最新的系统审查。

1. "TTM 适应证建议" 相应的推荐依据

TTM 适应证建议		
COR	LOE	推荐建议
1	B-R	1. 在 ROSC 后没有遵照 OHCA 指令——具有任意一种初始心律的成人，我们建议他应 TTM。
1	B-R	2. 在 ROSC 后没有遵照 IHCA 指令——初始阶段不可电击的成人，我们建议他应 TTM。
1	B-NR	3. 在 ROSC 后没有遵照 IHCA 指令——初始阶段可电击的成人，我们建议他应 TTM。

2002 年发表的两项关于可予以电击节律的 OHCA 患者的 RCT 报告称，与不进行温度管理相比，轻度低温可使患者受益。最近一项比较了非电击节律患者的目标温度为 33 ~ 37 ℃的试验也发现，那些接受 33 ℃温度治疗的患者结果更好。目前正在进行一项大型试验，对 TTM 与正常体温进行了比较（NCT03114033）。

2019 年发表的一项 RCT 研究，比较了在心搏骤停后 ROSC 但初始不可电击的患者，在 33 ~ 37 ℃的差异。在 33 ℃的治疗组中，具有良好神经学预后的生存率（脑功能分类 1 ~ 2）较高。该试验包括 OHCA 和 IHCA，并且是心搏骤停后首例针对 TTM 的随机试验，其中包括 IHCA 患者。在亚组分析中，IHCA/OHCA 亚组的 TTM 获益似乎没有显著差异。

TTM 的 RCT 试验中没有包括具有初始可给予电击节律的 IHCA 患者，因此，这一建议主要是基于 OHCA 研究和包括 IHCA 患者在内的具有初始不可电击节律的患者研究的推断。对任何初始节律的院内心搏骤停的 TTM 的观测研究报告了好坏参半的结果。两项研究包括在指南复苏登记处登记了 AHA GET 的患者，报告了 TTM 没有益处或结果更差。两项研究都受到登记中 TTM 总体使用率非常低以及缺乏昏迷数据的限制，这使得很难确定 TTM 是否适用于给定的 IHCA 患者。

该主题最近一次在 2015 年接受了正式的证据审查，并为 2020 年 CoSTR ALS 部分进行了证据更新。

2."有关 TTM 性能的建议"相应推荐依据

有关 TTM 性能的建议		
COR	LOE	推荐建议
1	B-R	1. 我们建议的 TTM 的温度应选定并保持恒定（范围：32 ~ 36 ℃）。
2a	B-NR	2. 推荐的 TTM 建议在达到目标温度后至少应维持 24 小时。
2b	C-LD	3. 积极的 TTM 可能会预防昏迷后发热。
3：No Benefit	A	4. 对于 ROSC 后患者，我们不推荐常规使用快速静脉输液进行院前降温。

2013 年，研究人员对 900 多名患者进行了一项试验，比较了 33 ~ 36 ℃的 TTM 对所有初始节律（不包括无症状的停搏）患者的影响，发现 33 ℃并不优于 36 ℃。最近的一项试验比较了 33 ℃与 37 ℃对初始不可电击节律后的 ROSC 患者的影响，发现 33 ℃的治疗组存活率提高，神经预后良好。近年来有报道称，TTM 的使用率下降，其中一种假设是，一些临床医师将 36 ℃作为目标温度等同于正常体温，或者没有严格的温度控制，因此需要对那个目标温度最有益的问题进行更新的系统审查。然而，根据现有证据，温度在 32 ~ 36 ℃的 TTM 仍然是一级建议。

一项包括 355 名患者的随机对照试验发现，TTM 在 24 小时和 48 小时内的结果没有差异。这项研究可能没有足够的能力来检测临床结果的差异。最初的 2002 年的试验为患者降温 12 小时和 24 小时，而 2013 年的试验为 28 小时。目前正在进行一项规模更大的适应性临床试验（NCT04217551），研究多种不同的降温时间，时间从 6～72 小时不等，所有入选患者的目标温度为 33 ℃。尽管在 2013 年的试验中遵循了每小时 0.5 ℃ 的方案，但在 TTM 之后没有明确的最佳复温方法。最佳复温速度，特别是较慢的复温速度是否有益，是一个认知鸿沟，关于这个问题，目前至少有一项试验正在开展（NCT02555254）。

在未接受 TTM 治疗的患者中，ROSC 后发热与神经预后不良有关，尽管在接受 TTM 治疗的患者中，这一发现的报道较少。目前尚不能确定发烧治疗是否与改善预后有关，但治疗或预防发烧似乎是一种合理的方法。

2015 年的一项系统回顾发现，采用快速输液的特定方法进行院前降温与更严重的肺水肿和更高的复发风险有关。自这项回顾以来，已经进行了许多关于院前降温的随机对照试验。一项试验比较了接受院前诱导体温过低的任何方法（包括冰袋和冷静脉输液）和没有院前降温的方法，发现院前开始治疗的患者接受院内 TTM 的比例更高。该试验发现，接受院前降温治疗的患者没有增加不良事件。其他院前降温方法，如食道或鼻腔装置，也已进行研究；而这些方法是否会影响结果是一个认知空白。

该主题最近一次在 2015 年接受了正式证据审查，并在 2020 年 CoSTR ALS 部分进行了证据更新。

【评注与解读】

2020 版（更新）：

（1）在 ROSC 后没有遵照 OHCA 指令，具有任意一种初始心律的成人，初始阶段不可电击的成人，初始阶段可电击的成人，我们建议应 TTM。

（2）建议的 TTM 的温度应选定并保持恒定（范围：32～36 ℃）。

（3）推荐的 TTM 建议在达到目标温度后至少应维持 24 小时。

（4）积极的 TTM 可能会预防昏迷后发热。

（5）对于 ROSC 术后患者，我们不推荐常规使用快速静脉输液进行院前降温。

2015 版（旧）：

（1）TTM 结束后，可能会出现发热症状。尽管有关 TTM 结束后发热危害的观察性证据存在矛盾，但仍然认为预防发热是有益的，因此应该预防。

（2）现在建议必须在 TTM 结束 72 小时后才能做预后评估；对于未采用 TTM 的患者，应当在恢复自主循环 72 小时后做预后评估。

（3）所有在心搏骤停后恢复自主循环的昏迷（对语言指令缺乏有意义的反应）的成年患者都应采用 TTM，目标温度选定在 32～36 ℃，并至少维持 24 小时。

2010（旧）：对于院外室颤性心搏骤停后恢复自主循环的昏迷（对语言指令缺乏有意义的反应）的成人患者，应将体温冷却到 32～34 ℃，维持 12～24 小时。对于任何初始心律的院内心搏骤停，或初始心律为无脉性电活动或心搏停止的院外心搏骤停，之后恢复自主循环的昏迷成人患者，也可以考虑诱导性低温治疗。

理由：对 TTM 的初步研究，对比了降温到 32 ℃及 34 ℃和没有具体温度的 TTM，发现采取了诱导性低温治疗的患者神经功能预后有所改善。最近的一项高质量研究对比了 36 ℃和 33 ℃两种温度管理，发现两者的结果相近。总的来说，初步研究表明 TTM 有益，因此仍然建议选定一个单一的目标温度，实施 TTM。考虑到 33 ℃并不优于 36 ℃，故临床医师可以从一个较宽的范围内选择目标温度。可以根据临床医师的偏好或临床因素来决定选择何种温度。

（1）在 TTM 后积极预防昏迷患者发热是合理的。

理由：在一些观察性研究中，发现 TTM 结束后恢复体温时发热会恶化神经损伤，不过研究存在矛盾。由于 TTM 后预防发热相对有益，而发热可能产生危害，故建议预防发热。

（2）不建议把入院前在患者恢复自主循环后对其快速输注冷静脉注射液降温作为常规做法。

理由：2010 年以前，没有广泛评估过入院前给患者降温的做法。当时认为，较早开始降温可能更有优势，而且入院前开始降温可能有助于促使或鼓励入院后继续降温。近期发表的高质量研究未说明入院前降温有优势，而且确认了入院前使用冷静脉注射液降温可能导致的并发症。

【总结和建议】

（1）与不进行温度管理的患者进行比较后我们发现，轻度的低体温可以使患者从中受益。

（2）我们建议对进行复苏后救治的所有患者进行体温管理。积极有效的体温管理对于患者的预后和恢复有很大的帮助。

（钟有清　张华）

参考文献

1. DONNINO MW, ANDERSENLW, BERG KM, et al. Temperature management after cardiac arrest：an advisory statement by the advanced life support task force of the International Liaison Committee on resuscitation and the American Heart Association Emergency Cardiovascular Care Committee and the council on cardiopulmonary, critical care, perioperative and resuscitation. Circulation, 2015, 132(25)：2448 – 2456.

2. BERG KM, SOAR J, ANDERSEN LW, et al. Adult advanced life support：2020 international consensus on cardiopulmonary resuscitation and emergency cardiovascular care science with treatment recommendations. Circulation, 2020, 142(suppl 1)：S92 – S139.

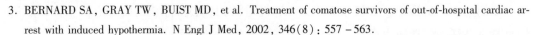
3. BERNARD SA, GRAY TW, BUIST MD, et al. Treatment of comatose survivors of out-of-hospital cardiac arrest with induced hypothermia. N Engl J Med, 2002, 346(8): 557 – 563.

4. Hypothermia after Cardiac Arrest Study Group. Mild therapeutic hypothermia to improve the neurologic outcome after cardiac arrest. N Engl J Med, 2002, 346(8): 549 – 556.

5. LASCARROU JB, MERDJI H, LE GOUGE A, et al. Targeted temperature management for cardiac arrest with nonshockable rhythm. N Engl JMed, 2019, 381(24): 2327 – 2337.

6. NICHOL G, HUSZTI E, KIM F, et al. Does induction of hypothermia improve outcomes after in-hospital cardiac arrest? Resuscitation, 2013, 84(5): 620 – 625.

7. CHAN PS, BERG RA, TANG Y, et al. Association between therapeutic hypothermia and survival after in-hospital cardiac arrest. JAMA, 2016, 316(13): 1375 – 1382.

8. CALLAWAY CW, DONNINO MW, FINK EL, et al. Part 8: post-cardiac arrest care: 2015 American Heart Association guidelines update for cardiopulmonary resuscitation and emergency cardiovascular care. Circulation, 2015, 132(suppl 2): S465 – 482.

9. NIELSEN N, WETTERSLEV J, CRONBERG T, et al. Targeted temperature management at 33 ℃ versus 36 ℃ after cardiac arrest. N Engl J Med, 2013, 369(23): 2197 – 2206.

10. KHERA R, HUMBERT A, LEROUX B, et al. Hospital variation in the utilization and implementation of targeted temperature management in out-of-hospital cardiac arrest. Circ Cardiovasc Qual Outcomes, 2018, 11(11): e004829.

11. KIRKEGAARD H, SØREIDE E, DE HAAS I, et al. Targeted temperature management for 48 vs 24 hours and neurologic outcome after out-of-hospital cardiac arrest: a randomized clinical trial. JAMA, 2017, 318(4): 341 – 350.

12. NOLAN JP, LAVER SR, WELCHCA, et al. Outcome following admission to UK intensive care units after cardiac arrest: a secondary analysis of the ICNARC case mix programme database. Anaesthesia, 2007, 62(12): 1207 – 1216.

13. LANGHELLE A, TYVOLD SS, LEXOW K, et al. In-hospital factors associated with improved outcome after out-of-hospital cardiac arrest. a comparison between four regions in Norway. Resuscitation, 2003, 56(3): 247 – 263.

14. SUFFOLETTO B, PEBERDY MA, VAN DER HOEK T, et al. Body temperature changes are associated with outcomes following in-hospital cardiac arrest and return of spontaneous circulation. Resuscitation, 2009, 80(12): 1365 – 1370.

15. GEBHARDT K, GUYETTE FX, DOSHI AA, et al. Post Cardiac arrest service. Prevalence and effect of fever on outcome following resuscitation from cardiac arrest. Resuscitation, 2013, 84(8): 1062 – 1067.

16. BENZ-WOERNER J, DELODDER F, BENZ R, et al. Body temperature regulation and outcome after cardiac arrest and therapeutic hypothermia. Resuscitation, 2012, 83(3): 338 – 342.

17. LEARY M, GROSSESTREUER AV, IANNACONE S, et al. Pyrexia and neurologic outcomes after therapeutic hypothermia for cardiac arrest. Resuscitation, 2013, 84(8): 1056 – 1061.

18. COCCHI MN, BOONE MD, GIBERSON B, et al. Fever after rewarming: incidence of pyrexia in postcardiac arrest patients who have undergone mild therapeutic hypothermia. J Intensive Care Med, 2014, 29(6): 365 – 369.

19. BRO-JEPPESEN J, HASSAGER C, WANSCHER M, et al. Post-hypothermia fever is associated with increased mortality after out-of-hospital cardiac arrest. Resuscitation, 2013, 84(12): 1734 – 1740.

20. WINTERS S A, WOLF K H, KETTINGER S A, et al. Assessment of risk factors for post-rewarming "re-

bound hyperthermia" in cardiac arrest patients undergoing therapeutic hypothermia. Resuscitation, 2013, 84(9): 1245 – 1249.

21. SCALES D C, CHESKES S, VERBEEK P R, et al. Strategies for post-arrest care SPARC network. Prehospital cooling to improve successful targeted temperature management after cardiac arrest: a randomized controlled trial. Resuscitation, 2017, 121: 187 – 194.

第三节　心搏骤停后的经皮冠状动脉介入治疗

心搏骤停后 PCI 的建议		
COR	LOE	推荐建议
1	B-NR	1. 心电图示 ST 段抬高的心搏骤停，以及所有疑似心搏骤停的患者，均应行急诊冠状动脉造影术。
2a	B-NR	2. 疑似心源性，但心电图无 ST 段抬高的 OHCA 后昏迷的成年人，如电活动或血流动力学不稳定，应给予急诊冠状动脉造影术。
2a	C-LD	3. 对于心搏骤停后需行冠状动脉造影术的患者应行冠状动脉造影术，无须考虑患者的精神状态情况。

概要

冠状动脉疾病（coronary artery disease，CAD）在心搏骤停中普遍存在。可电击节律导致心搏骤停的患者表现出特别高的严重 CAD 发生率：在复苏后心电图上有高达96%的 STEMI 患者，无 ST 段抬高的患者高达42%，85%的院外顽固性 VF/VT 停搏患者有严重的 CAD。CAD 在无电击节律的心搏骤停患者中的作用尚不清楚。

当在 ROSC 冠状动脉造影术中观察到显著 CAD 时，大多数情况下可以安全地实现血运重建。此外，在多个观察性研究中，成功的 PCI 治疗与提高存活率相关。在心导管实验室进行评估的其他好处包括发现冠状动脉解剖结构异常、评估左心室功能和血流动力学状态，以及增加插入临时机械循环支持装置的可能性。

2015 年指南更新推荐对 ROSC 后心电图 ST 段抬高的患者进行急诊冠状动脉造影术。急诊冠状动脉造影术和 PCI 也与 NSTEMI 的患者在 ROSC 复苏后脑电图神经预后改善有关。然而，一项大型 RCT 发现，在无 ST 段抬高或休克迹象的情况下，从 IHCA 复苏的患者的存活率没有改善。多项随机对照试验正在进行中，有休克症状的患者是否能从急诊冠状动脉造影术和 PCI 中受益还有待检验。

相应的推荐依据

多项观察性研究表明，对 STEMI 心搏骤停患者在早期冠状动脉造影术后行 PCI，可以改善神经学上的有利存活率。这导致了 2015 年指南更新中的 1 类建议，这与最近的任何其他研究都没有矛盾。这一建议与针对所有 STEMI 患者的全球建议是一致的。

多项观察性研究表明，在没有 ST 段抬高的患者中，紧急冠状动脉造影术和经皮冠状动脉介入治疗与改善神经预后之间存在关联。一项荟萃分析也支持在没有 ST 段抬高的患者中使用早期冠状动脉造影术。然而，一项大型 RCT 发现，在没有 ST 段抬高或休克迹象的初始可电击节律的 OHCA 患者中，复苏后的存活率没有改善。此外，尽管在接受冠状动脉造影的患者中有 65% 发现了冠状动脉疾病，但只有 5% 的患者出现急性发作。尽管有多项正在进行的 RCT 试验，但急诊冠状动脉造影术和 PCI 在无 ST 段抬高但有休克迹象的患者中的作用仍有待测试。急诊冠状动脉造影术在血流动力学不稳定的患者中的使用与在非 STEMI 患者中的指南是一致的。血流动力学稳定且无 ST 段抬高的患者的最佳治疗方案尚不清楚。该领域的最近一次审查是在 2015 年完成的，待目前正在开展的试验（NCT03119571，NCT02309151，NCT02387398，NCT02641626，NCT02750462，NCT02876458）完成后，还需要进行其他系统审查。

有证据表明，ROSC 后昏迷的患者和清醒的患者一样，在有适应证的情况下可以从冠状动脉造影术中受益。因此，有创冠状动脉造影术与神经状态无关是合理的。

该主题最近一次在 2015 年获得正式证据审查。

【评注与解读】

2020 版（更新）：心电图示 ST 段抬高的心搏骤停，以及所有疑似心搏骤停的患者，均应行急诊冠状动脉造影术。疑似心源性，但心电图无 ST 段抬高的 OHCA 后昏迷的成年人，如电活动或血流动力学不稳定，应给予急诊冠状动脉造影术。

对心搏骤停后需行冠状动脉造影术的患者应行此操作，无须考虑患者的精神状态情况。

2015 版（旧）：使用纤维蛋白溶解疗法或 PPCI 为快速恢复梗死相关冠状动脉的灌注，提供了获得最佳结果的机会。纤维蛋白溶解疗法明确地提高了 STEMI 患者的存活率，并且具有广泛的可利用性。有纤维蛋白溶解疗法禁忌证的 STEMI 患者和心源性休克患者不适合这种再灌注疗法。PPCI 在 STEMI 的治疗中优于纤维蛋白溶解疗法，因为 PPCI 还提高了 STEMI 患者的存活率并增强了其他重要的结果。然而，这种形式的再灌注治疗并不普遍。PPCI 优于纤溶疗法并不是绝对的。对于在非经皮冠状动脉介入治疗医院就诊的 STEMI 患者，与立即转送 PPCI 相比，在初始机构进行纤维蛋白溶解治疗的决定需要考虑几个因素，包括心梗的位置、患者年龄、初次急诊就诊时 STEMI 的持续时间、PPCI 完成转送所需的时间和表现，以及 PPCI 心脏病专家和医院的能力。此外，患者的血流动力学状态很重要，具体来说，心源性休克患者最适合用 PPCI 治疗。

2015 年建议——对于在无经皮冠状动脉介入治疗能力的医院的急诊中出现 STEMI 的成年患者，我们建议不经纤维蛋白溶解立即从初始机构转移到经皮冠状动脉介入治疗中心，而不是在初始医院进行纤维蛋白溶解治疗后再转移。当 STEMI 患者不能及时转送至具备经皮冠状动脉介入治疗能力的医院时，常规转送血管造影术的纤溶治疗可能是立即转送至 PPCI 的可接受替代方案（Ⅱb 类、LOE C-LD）。当在无经皮冠状动脉介入治疗能力的医院对 STEMI 患者进行纤维蛋白溶解治疗时，在最初 3～6 小时和最长 24 小时内运送所有纤维蛋白溶解后患者进行早期常规血管造影术可能是合理的，而不是仅在需要缺血引导血管造影术时运送纤维蛋白溶解后患者（Ⅱb 类，LOE B-R）。

【总结和建议】

CAD 在心搏骤停中普遍存在。可电击节律导致心搏骤停的患者表现出特别高的严重 CAD 发生率：在复苏后心电图上有高达 96% 的 STEMI 患者，无 ST 段抬高的患者高达 42%，85% 的院外顽固性 VF/VT 停搏患者有严重的 CAD。CAD 在无电击节律的心搏骤停中的作用尚不清楚。

当在 ROSC 冠状动脉造影术中观察到显著 CAD 时，大多数情况下可以安全地实现血运重建。此外，在多个观察性研究中，成功的 PCI 治疗与提高存活率相关。在心导管实验室进行评估的其他好处包括发现冠状动脉解剖结构异常、评估左心室功能和血流动力学状态，以及增加插入临时机械循环支持装置的可能性。

（钟有清　张华）

参考文献

1. SPAULDING CM, JOLY LM, ROSENBERG A, et al. Immediate coronary angiography in survivors of out-of-hospital cardiac arrest. N Engl J Med, 1997, 336(23)：1629 – 1633.

2. DUMAS F, CARIOU A, MANZO-SILBERMAN S, et al. Immediate percutaneous coronary intervention is associated with better survival after out-of-hospital cardiac arrest：insights from the PROCAT (Parisian Region Out of hospital Cardiac ArresT) registry. Circ Cardiovasc Interv, 2010, 3(3)：200 – 207.

3. DAVIES MJ. Anatomic features in victims of sudden coronary death. Coronary artery pathology. Circulation, 1992, 85(1 Suppl)：I19 – I24.

4. YANNOPOULOS D, BARTOS JA, AUFDERHEIDE TP, et al. The evolving role of the cardiac catheterization laboratory in the management of patients with out-of-hospital cardiac arrest：a scientific statement from the American Heart Association. Circulation, 2019, 139(12)：e530 – e552.

5. KERN KB, LOTUN K, PATEL N, et al. Outcomes of comatose cardiac arrest survivors with and without ST-segment elevation myocardial infarction：importance of coronary angiography. JACC Cardiovasc Interv, 2015, 8(8)：1031 – 1040.

6. DUMAS F, BOUGOUIN W, GERI G, et al. Emergency percutaneous coronary intervention in post-cardiac arrest patients without ST-segment elevation pattern：insights from the PROCAT Ⅱ registry. JACC Cardiovasc Interv, 2016, 9(10)：1011 – 1018.

7. GARCIA S, DREXELT, BEKWELEM W, et al. Early access to the cardiac catheterization laboratory for pa-

tients resuscitated from cardiac arrest due to a shockable rhythm: the Minnesota Resuscitation Consortium Twin Cities Unified Protocol. J Am Heart Assoc, 2016, 5(1): e002670.

8. YANNOPOULOS D, BARTOS JA, RAVEENDRAN G, et al. Coronary artery disease in patients with out-of-hospital refractory ventricular fibrillation cardiac arrest. J Am Coll Cardiol, 2017, 70(9): 1109 – 1117.

9. SIDERIS G, VOICU S, YANNOPOULOS D, et al. Favourable 5-year postdischarge survival of comatose patients resuscitated from out-of-hospital cardiac arrest, managed with immediate coronary angiogram on admission. Eur Heart J Acute Cardiovasc Care, 2014, 3(2): 183 – 191.

10. GERI G, DUMAS F, BOUGOUIN W, et al. Immediate percutaneous coronary intervention is associated with improved short-and long-term survival after out-of-hospital cardiac arrest. Circ Cardiovasc Interv, 2015, 8(10): e002303.

11. ZANUTTINI D, ARMELLINI I, NUCIFORA G, et al. Impact of emergency coronary angiography on in-hospital outcome of unconscious survivors after out-of-hospital cardiac arrest. Am J Cardiol, 2012, 110(12): 1723 – 1728.

12. PATEL N, PATEL NJ, MACON CJ, et al. Trends and outcomes of coronary angiography and percutaneous coronary intervention after out-of-hospital cardiac arrest associated with ventricular fibrillation or pulseless ventricular tachycardia. JAMA Cardiol, 2016, 1(8): 890 – 899.

13. LEMKES JS, JANSSENS GN, VAN DER HOEVEN NW, et al. Coronary angiography after cardiac arrest without ST-segment elevation. N Engl J Med, 2019, 380(15): 1397 – 1407.

14. BRO-JEPPESEN J, KJAERGAARD J, WANSCHER M, et al. Emergency coronary angiography in comatose cardiac arrest patients: do real-life experiences support the guidelines? Eur Heart J Acute Cardiovasc Care, 2012, 1(4): 291 – 301.

15. VYAS A, CHAN PS, CRAM P, et al. Early coronary angiography and survival after out-of-hospital cardiac arrest. Circ Cardiovasc Interv, 2015, 8(10): e002321.

16. WALDO SW, ARMSTRONG EJ, KULKARNI A, et al. Comparison of clinical characteristics and outcomes of cardiac arrest survivors having versus not having coronary angiography. Am J Cardiol, 2013, 111(9): 1253 – 1258.

17. HOSMANE VR, MUSTAFA NG, REDDY VK, et al. Survival and neurologic recovery in patients with ST-segment elevation myocardial infarction resuscitated from cardiac arrest. J Am Coll Cardiol, 2009, 53(5): 409 – 415.

18. HOLLENBECK RD, MCPHERSON JA, MOONEY MR, et al. Early cardiac catheterization is associated with improved survival in comatose survivors of cardiac arrest without STEMI. Resuscitation, 2014, 85(1): 88 – 95.

19. KHAN MS, SHAH SM, MUBASHIR A, et al. Early coronary angiography in patients resuscitated from out of hospital cardiac arrest without ST-segment elevation: A systematic review and meta-analysis. Resuscitation, 2017, 121: 127 – 134.

20. LEMKES JS, JANSSENS GN, VAN ROYEN N. Coronary angiography after cardiac arrest without ST-segment elevation. Reply. N Engl J Med, 2019, 381(2): 189 – 190.

21. AMSTERDAM EA, WENGER NK, BRINDIS RG, et al. 2014 AHA/ACC guideline for the management of patients with non-ST-elevation acute coronary syndromes: executive summary: a report of the American College of Cardiology/American Heart Association task force on practice guidelines. Circulation, 2014, 130 (25): 2354 – 2394.

22. LEE L, BATES ER, PITT B, et al. Percutaneous transluminal coronary angioplasty improves survival in

acute myocardial infarction complicated by cardiogenic shock. Circulation, 1988, 78(6): 1345 - 1351.

23. HOCHMAN JS, SLEEPER LA, WEBB JG, et al. Early revascularization in acute myocardial infarction complicated by cardiogenic shock. SHOCK investigators. Should we emergently revascularize occluded coronaries for cardiogenic shock. N Engl J Med, 1999, 341(9): 625 - 634.

24. CALLAWAY CW, DONNINO MW, FINK EL, et al. Part 8: post-cardiac arrest care: 2015 American Heart Association guidelines update for cardiopulmonary resuscitation and emergency cardiovascular care. Circulation, 2015, 132(suppl 2): S465 - 482.

第四节　神经预后

1. 神经预后常见注意事项

缺氧缺血性脑损伤是造成 OHCA 幸存者发病和死亡的主要原因，在 IHCA 复苏后不良预后中所占比例较小，但却是重要的比例。大多数脑损伤的死亡是由于根据预测的不良神经结局而导致积极维持生命治疗措施的停止。准确的神经学预测对于避免患者不适当地被停止维持生命的治疗是很重要的，否则患者可能会误失有意义的神经恢复机会，相应的如当结果不佳是不可避免时，也可以避免无效的治疗（图 3 - 9）。

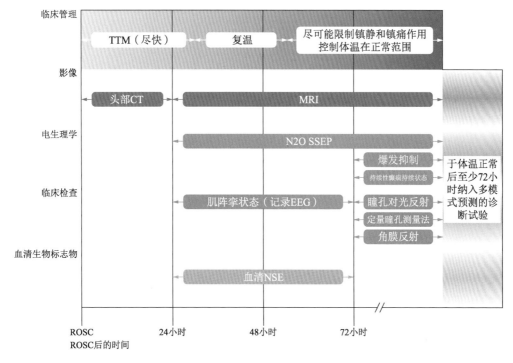

注：CT：计算机断层扫描，EEG：脑电图；MRI：磁共振成像；NSE：非特异性神经元烯醇酶；ROSC：自主循环恢复；SSEP：躯体感觉诱发电位；TTM：目标温度的管理。

图 3 - 9　对心搏骤停恢复自主循环后的成人患者进行多模式神经预测时建议采取的方法

神经预后包括多种诊断测试，在恢复正常状态至少 72 小时后，在不使用镇静和镇痛治疗的情况下，以多模式进行预测评估。个别诊断测试中，认识及合并潜在的错误非常重要。神经预后的综合测评模式的推荐时间如图 3 –9 所示。

神经预后常见注意事项的建议		
COR	LOE	推荐建议
1	B-NR	1. 对于心搏骤停后仍处于昏迷状态的患者，我们建议采用多模式方法进行神经预测，而不是基于任何单一的预测。
1	B-NR	2. 对于心搏骤停后仍处于昏迷状态的患者，我们建议推迟神经预测，直到足够的时间过去，以确保避免因药物效应或损伤后早期短暂的不佳检查结果造成的混淆。
1	C-EO	3. 救护心搏骤停昏迷后存活者的团队应定期进行公开的关于神经预测的预期时间和不确定性方面的多学科讨论。
2a	B-NR	4. 对于心搏骤停后仍处于昏迷状态的患者，至少应在恢复正常状态后 72 小时进行多模式神经预测，个别预后预测试验可能比此更早。

概要

神经预后依赖于解释诊断测试的结果，并将这些结果相关联。考虑到神经预后不良的假阳性检测可能会导致原本可以康复的患者不适当地退出生命支持系统，因此最重要的检测特征应是特异性的。由于药物、器官功能障碍和体温的影响，许多被考虑的测试都容易出错。此外，许多研究有方法学上的局限性，包括样本量小、单中心设计、缺乏盲法、自我实现预言的可能性、出院时使用结果，而不是与最大恢复相关的时间点（通常是 3 ~6 个月）。

由于任何单一的神经预测方法都有固有的错误率，可能会造成混淆，因此应该使用多种方法来提高决策的准确性。

相应的推荐依据

神经学预后研究证据的总体确定性很低，这是因为偏倚限制了研究的内部有效性，以及限制了其外部有效性的概括性问题。因此，对所研究的诊断试验的预测的信心也很低。使用多模式测试的神经预测被认为比依赖单一测试的结果来预测不良的预后更好。

心搏骤停患者的镇静剂和神经肌肉阻滞剂的代谢可能较慢，受损的大脑可能对各种药物的抑制作用更为敏感。残留的镇静或麻痹会影响临床检查的准确性。

神经功能恢复的预测在大多数情况下是复杂的，并受到不确定性因素的影响。据报道，在超过 25% 的危重患者中，临床医师和家属/代理人之间的救治目标并不一致。缺乏充分的沟通是一个重要因素，定期的多学科对话可能有助于缓解这种情况。

在操作上，接受 TTM 治疗的患者通常至少在 ROSC 后 5 天（约在常温后 72 小时）进行预测，并应在将镇静药物的混杂效应降至最低的情况下进行。在正常体温至少 72 小时后，可以更早地获得个体测试模式，并将结果整合到综合多模式评估中。在某些情况下，由于非神经性疾病、脑疝、患者的目标和愿望，或者明显无法存活的情况，预测和生命支持系统的撤除可能发生得更早。

这些建议由 2020 年 CoSTR ALS 部分所支持，补充了 2015 年对该主题进行的最近一次全面审查。

2. 临床检查在神经预后中的应用

		临床检查在神经预后的建议
COR	LOE	推荐建议
2b	B-NR	1. 在进行其他预后检查时，心搏骤停后 72 小时或更长时间双侧瞳孔光反射消失，可作为判定仍处于昏迷状态的患者神经预后不良的依据。
2b	B-NR	2. 在进行其他预后检查时，心搏骤停后 72 小时或更长时间进行定期瞳孔测量，可作为判定仍处于昏迷状态的患者神经预后不良的依据。
2b	B-NR	3. 在进行其他预后检查时，心搏骤停后 72 小时或更长时间的双侧角膜反射消失，可作为判定仍处于昏迷状态的患者神经预后不良的依据。
2b	B-NR	4. 当与其他预后检查一起进行时，心搏骤停后 72 小时内出现的肌阵挛状态，可作为判定神经预后不良的依据。
2b	B-NR	5. 我们建议在肌阵挛出现时应记录 EEG，用以判定这种情况是否与大脑相关联。
3：Harm	B-NR	6. 对于心搏骤停后的患者出现的无意义肌阵挛运动，其不作为判定神经预后不良的依据。
3：Harm	B-NR	7. 对于心搏骤停后仍处于昏迷状态的患者，我们不推荐将上肢最佳活动反应能力或伸肌运动作为单独判定神经预后不良的依据。

概要

临床检查结果与不良结局相关，但也容易受到 TTM 和药物的混淆，先前的研究存在方法学上的局限性。除了评估意识水平和进行基本的神经学检查外，临床检查要素可能还包括瞳孔光反射、瞳孔测量、角膜反射、肌阵挛和肌阵挛状态。当在心搏骤停后 1 周内进行评估时，临床检查内容可能包括瞳孔光反射、瞳孔测量、角膜反射、肌阵挛和肌

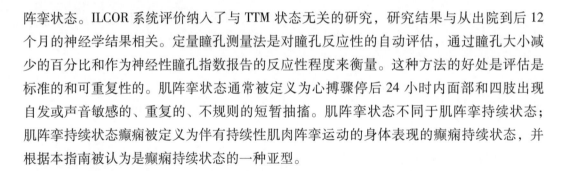

阵挛状态。ILCOR 系统评价纳入了与 TTM 状态无关的研究，研究结果与从出院到后 12 个月的神经学结果相关。定量瞳孔测量法是对瞳孔反应性的自动评估，通过瞳孔大小减少的百分比和作为神经性瞳孔指数报告的反应性程度来衡量。这种方法的好处是评估是标准的和可重复性的。肌阵挛状态通常被定义为心搏骤停后 24 小时内面部和四肢出现自发或声音敏感的、重复的、不规则的短暂抽搐。肌阵挛状态不同于肌阵挛持续状态；肌阵挛持续状态癫痫被定义为伴有持续性肌肉阵挛运动的身体表现的癫痫持续状态，并根据本指南被认为是癫痫持续状态的一种亚型。

相应的推荐依据

在 17 项研究中，以 ROSC 后开始至停搏 7 天的瞳孔光反射缺失值预测神经预后不良，其特异度在 48%～100%。特异性因时间的不同而显著不同，最高的特异性出现在心搏骤停后 72 小时或更长的时间点。

有 3 项研究评估了定量瞳孔光反射，评估了心搏骤停后 24～72 小时的神经性瞳孔指数。定量瞳孔测量法评估的瞳孔光反射缺失（定量瞳孔光反射 = 0）是一个客观发现，在 1 项对 271 名患者的研究中，心搏骤停后 72 小时进行评估，对不良结果有很高的特异性。神经性瞳孔指数是非特异性的，可能受药物的影响；因此，神经性瞳孔指数的临界值和预测不良预后的特异性阈值是未知的。

有 11 项观察性研究评价了 ROSC 后至停搏术后 7 天的角膜反射消失情况。不良结局的特异性在 25%～100%，在评估停跳后 72 小时或更长时间的角膜反射的研究中增加（89%～100%）。与其他检查结果一样，角膜反射也容易受到药物的干扰，很少有研究专门评估药物残留效应。

在 2 项涉及 347 例患者的研究中，72 小时内肌阵挛状态的存在预示了从出院到 6 个月的神经系统转归不良，特异性范围为 97%～100%。

获得肌阵挛状态的脑电图对于排除潜在的发作活动很重要。此外，肌阵挛状态可能与脑电图相关，虽然不是明确的发作，但可能对预后有意义，需要进一步的研究来描述这些模式。一些与脑电图相关的肌阵挛类型可能预后较差，但也可能有更多良性亚型的肌阵挛与脑电图相关。

有 6 项观察性研究评价停搏后 96 小时内肌阵挛的存在，其特异度为 77.8%～97.4%。所有研究都有方法学上的局限性，包括缺乏标准定义、缺乏盲法、脑电图相关数据不完整，以及无法区分肌阵挛的亚型。这些文献非常不精确，如果未分化的肌阵挛被用作预后标记物，那么它可能是有害的。

从过往经验看，上肢的运动检查一直被用作预测预后的工具，伸肌或缺乏运动与较差的预后相关。以前的文献受到方法学的限制，包括对 TTM 和药物的影响以及自我实现的预测的控制不足，假阳性率低于可接受的水平（10%～15%）。2020 年 ILCOR 系统评价中没有对运动检查的表现进行评估。对 2015 年建议的更新是基于这样的担忧，即运动检查容易混淆，假阳性率高得令人无法接受，因此不应被用作预测预后的工具或作为后续测试的筛查。

这些建议由 2020 年 CoSTR ALS 所支持，并补充了 2015 年对该主题进行的最近一次全面审查。

3. 血清生物标志物用于神经预后的建议

血清生物标志物用于神经预后的建议		
COR	LOE	推荐建议
2b	B-NR	1. 对于心搏骤停后仍处于昏迷状态的患者，72 小时内血清神经元特异性烯醇化酶（NSE）水平升高，结合其他预后检测，可作为判定神经预后不良的依据。
2b	C-LD	2. 尚未确定 S100 钙结合蛋白（S100B）、Tau、神经丝轻链和胶质纤维酸性蛋白在神经预后判定中的作用。

概要

血清生物标记物是以血液为基础的测试，测量通常在中枢神经系统中发现的蛋白质浓度。这些蛋白在神经损伤的背景下被吸收到血液中，它们的血清水平反映了脑损伤的程度。其预测作用的局限性包括基于部位和实验室的检测方法的可变性、实验室间水平的不一致、对溶血引起的额外不确定性的敏感性以及蛋白质的潜在脑外来源。神经元特异性烯醇化酶和 S100B 是研究最多的两个标记，但其他标记也包括在本综述中。2020 年 ILCOR 系统回顾评估了心搏骤停后 7 天内获得血清生物标记物，并研究了血清生物标记物浓度与神经学结果的相关性。其他的血清生物标记物检测，包括在心搏骤停后连续时间点的检测水平，没有得到评估。一项大型观察性队列研究正在调查这些和其他新的血清生物标记物及其作为预后生物标记物的性能，这将具有很高的临床意义。

相应的推荐依据

有 12 项观察性研究评价了心搏骤停后 72 小时内收集的 NSE。与不良结局相关的最高水平为 33 ~ 120 μg/L，对不良结局的特异性为 75% ~ 100%。因为缺乏盲法、实验室不一致、达到 100% 特异性所需的阈值范围广及不精确，故证据是有限的。因此，尽管非常高的 NSE 水平可能被用来作为多模式预测的一部分，预测不良预后的神经元特异性烯醇化酶绝对值、临界值尚不清楚。有研究评估心搏骤停后前几天的系列测量作为一种预测工具，而不是使用单一的绝对值。

有 3 项观察性研究在心搏骤停后 72 小时内评估 S100B 水平。与不良结局相关的最高水平范围广泛，这取决于研究和心搏骤停后测量的时间。据报道，在达到 100% 特异性的数值上，检测灵敏度在 2.8%~77.6% 。证据受限于数量较少的研究和达到 100% 特异性所需的范围较广的研究阈值。ILCOR 综述还评估了 1 项胶质纤维酸性蛋白和 Tau 的研究，以及 2 项神经丝轻链的研究。由于研究数量较少，证据水平很低，这些血清生物标志物不能推荐用于临床实践。

这些建议由 2020 年 CoSTR ALS 部分所支持，补充了 2015 年对该主题进行的最近一次全面审查。

4. 使用电生理检测进行神经预后判断

神经生理学、电生理学建议		
COR	LOE	推荐建议
2b	B-NR	1. 对于心搏骤停后仍昏迷的患者，将癫痫发作与其他预后测试共同评估，尚无法确定其在神经预后中的价值。
2b	B-NR	2. 对于心搏骤停后 72 小时或更长时间的患者，可将癫痫持续状态与其他预后测试共同评估，作为判定神经系统预后不良的依据。
2b	B-NR	3. 在停药后 72 小时或更长时间内，可将 EEG 突然抑制与其他预后测试共同评估，作为判定神经系统预后不良的依据。
2b	B-NR	4. 在心搏骤停后超过 24 小时，可将双侧无 N20 体感诱发电位（SSEP）波与其他预后测试共同评估，作为判定神经系统预后不良的依据。
2b	B-NR	5. 尚无法确定周期性节律放电在判定神经预后中的价值，此时应使用其他预后测试评估。
3：No Benefit	B-NR	6. 我们不推荐将心跳停止后 72 小时内无 EEG 反应作为单独判定神经预后不良的依据。

概要

脑电图在临床上被广泛应用于评估大脑皮质活动和诊断癫痫发作。它作为一种神经预测工具是有希望的，但文献受到以下几个因素的限制：缺乏标准化的术语和定义、相对较小的样本量、单中心研究设计、缺乏盲法、解释的主观性，以及缺乏对药物影响的考虑。用于描述具体调查结果和模式的定义也不一致。在 2020 年 ILCOR 系统回顾中评估的脑电图模式包括无反应脑电图、癫痫样放电、癫痫发作、癫痫持续状态、突发抑制和"高度恶性"脑电图。不幸的是，不同的研究对高度恶性脑电图的定义不同或不精确，利用这一发现无济于事。

SSEP 是通过刺激正中神经和评估皮层 N20 波的存在而获得的。双侧缺失的 N20 SSEP 波与预后不良相关，但由于需要适当的操作技能和护理以避免肌肉伪影或 ICU 环境的电干扰，使得这种模式的可靠性受到限制。SSEP 的一个好处是，与其他方式相比，它们受到的药物干扰较少。

相应的推荐依据

有 5 项观察性研究评估了脑电图和（或）惊厥发作在神经预测中的作用。这些研究的重点是电信号发作，尽管一些研究也包括抽搐发作。尽管在 ILCOR 系统回顾纳入的研究中癫痫发作的特异性是 100%，但这一发现的敏感性很差（0.6% ~ 26.8%），其他未被纳入综述的研究发现休息后癫痫发作的患者结果良好。其他方法的担忧包括患者接受脑电图监测的选择偏差和对癫痫发作的不一致定义。癫痫这个术语涵盖了广泛的病理学，可能有不同的预后，从单一的短暂的电信号发作到难治性癫痫持续状态，这种不精确也证明更有限的建议是合理的。

有 6 项观察性研究在心搏骤停后 5 天内评估癫痫持续状态，并评估从出院到心搏骤停后 6 个月的结果。癫痫持续状态对预后不良的特异性为 82.6% ~ 100%。有趣的是，虽然癫痫持续状态是一种严重的癫痫发作形式，但癫痫持续状态对不良结局的特异性低于对癫痫发作进行全面研究的报道中的特异性（如上所述）。其他令人担忧的问题包括癫痫持续状态的定义不一致、缺乏盲法，以及使用癫痫持续状态来证明撤销维持生命的治疗是合理的，从而导致潜在的自我实现的预言。

有 6 项观察性研究对被试者在心搏骤停后 120 小时内进行了猝发抑制评价。另一项研究将突发抑制细分为同步模式和异质模式。猝发抑制的定义不同或未指定。特异性为 90.7% ~ 100%，敏感性为 1.1% ~ 51%。缺乏标准化的定义，自我实现预言的可能性，以及缺乏对药物影响的控制，限制了做出更强有力的推荐的能力，尽管总体上具有很高的特异性。此外，还应进一步研究确定突发抑制的亚型，例如同步子类型（在一项研究中似乎具有很高的特异性）。猝发抑制可能是由药物引起的，因此操作者了解药物对这一预后工具的潜在影响尤为重要。

有 14 项观察性研究在心搏骤停后 96 小时内评估双侧无 N20 SSEP 波，并将结果与从出院到心搏骤停后 6 个月的结果相关联。特异性从 50% 到 100% 不等。有 3 项研究的特异度低于 100%，附加的限制包括缺乏盲法和自我实现预言的可能性。虽然这些研究评估了在心搏骤停后立即开始的任何时间获得的 SSEP，但在心搏骤停早期存在潜在混杂因素的可能性很高，因此建议只应在心搏骤停后 24 小时以上获取 SSEP。

脑电图放电分为节律性/周期性和非节律性/周期性两种类型。9 项观察性研究评价了节律/周期放电。节律/周期放电的特异性在 66.7% ~ 100%，敏感性较差（2.4% ~ 50.8%）。评估节律/周期性放电的研究在放电的定义上不一致。大多数研究没有考虑药物的影响，一些研究发现特异性低得令人无法接受。然而，随着心搏骤停时间的延长，节律性/周期性放电对不良结局的特异性提高。有机会将这一脑电图发现发展为一种预测工具。5 项观察性研究评估了非节律性/周期性放电。在研究中评估的整个心搏骤停后时

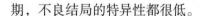

期，不良结局的特异性都很低。

有 10 项观察性研究报道了无反应性脑电图的预后价值。特异度在 41.7% ~ 100%，大多数研究的特异度在 90% 以下。脑电反应性的定义和刺激不一致。研究也没有考虑温度和药物的影响。因此，证据的总体确定性被评为非常低。

这些建议由 2020 年 CoSTR ALS 部分所支持，补充了 2015 年对该主题进行的最近一次全面审查。

5. 使用神经影像学进行神经预后判断

神经影像学进行神经预后判断		
COR	LOE	推荐建议
2b	B-NR	1. 对于心搏骤停后仍处于昏迷状态的患者，可将颅脑 CT 灰白比（GWR）降低结合其他预后检查，作为判定神经预后不良的依据。
2b	B-NR	2. 对于心搏骤停后 2 ~ 7 天仍处于昏迷状态的患者，可将颅脑磁共振上广泛的限制扩散区域结合其他预后检查，作为判定神经预后不良的依据。
2b	B-NR	3. 对于心搏骤停后 2 ~ 7 天仍处于昏迷状态的患者，可将颅脑磁共振表观弥散系数（ADC）的大范围降低结合其他预后检查，作为判定神经预后不良的依据。

概要

心搏骤停后的神经成像可能有助于检测和量化结构性脑损伤。CT 和 MRI 是最常见的两种检查方法。在 CT 上，脑水肿可以量化为灰白比，定义为灰质和白质密度（以 Hounsfield 单位衡量）之间的比率。正常大脑的灰白比约为 1.3，这个数字随着水肿而降低。在 MRI 上，细胞毒性损伤可以通过弥散加权成像（diffusion-weighted imaging, DWI）上的限制性扩散来测量，并且可以通过表观扩散系数来定量。DWI/ADC 值是一项敏感的损伤指标，正常值在 $(700 ~ 800) \times 10^{-6}$ mm^2/s，且随损伤程度的增加而降低。脑损伤的 CT 和磁共振表现在心搏骤停后的最初几天内出现，因此对其进行影像研究的时机特别重要，因为它关系到预后。

相应的推荐依据

对 12 名受试者进行头颅 CT 检查，评价灰白比。评估全脑灰白比（灰白比平均值）和特定区域的灰白比。特异度在 85% ~ 100%，只有一项研究报告的特异度不足 100%。许多研究评估了心搏骤停后 24 小时内获得的头部 CT，不过也有一些研究包括心搏骤停后 72 小时内获得的头部 CT。这些都有方法学上的限制，包括选择偏差、多重比较的风险以及测量技术的异质性，如解剖部位和计算方法。因此，一个特异性为 100% 的预测不良预后的灰白比阈值是未知的。此外，作为一种预测工具，在心搏骤停后进行头部 CT 以优化灰白比的最佳时机尚不清楚。

有 5 个观察性研究报道了心搏骤停后 5 天内 DWI 的变化。这些研究定性地评估了 MRI 的"高信号强度"和"阳性发现"，但不同研究对阳性发现的定义不同，在一些研究中，只检查了特定的大脑区域，特异性为 55.7% ～ 100% 。在另一些研究中，不精确的定义和短期结果导致了如何使用 DWI 来预测不良预后具有很大的不确定性。在正确的设置下，DWI 的显著表现或特定区域的突出表现可能与较差的预后相关，但不能得到更广泛的建议支持。

有 3 个观察性研究在心搏骤停后 7 天内观察 MRI 上的表观扩散系数。这些研究旨在确定达到 100% 特异性的阈值，尽管实现这一特异性所需的表观扩散系数和脑体积阈值差别很大。虽然定量表观扩散系数测量是一种很有前途的工具，但其广泛使用受到可行性问题的限制。此外，研究相对较少，而且根据其他成像特征，测量技术存在异质性，包括在位置和计算方法上的异质性。预测不良预后的特定表观 ADC 阈值尚不清楚。

这些建议由 2020 年 CoSTR ALS 部分所支持，补充了 2015 年对该主题进行的最近一次全面审查。

【评注与解读】

2015 版（旧）：与心搏骤停相关的不良神经系统预后：心搏骤停后 72 小时或以上无瞳孔对光反射，心搏骤停后最初 72 小时内出现肌阵挛状态（不同于单独的肌肉抽动）或恢复体温 24 ～ 72 小时后，无 N20 体感觉诱发电位皮质波，心搏骤停 2 小时后，脑部 CT 显示灰质—白质比显著减少，心搏骤停后 2 ～ 6 天脑部 MRI 出现广泛的弥散加权受限，心搏骤停后 72 小时 EEG 对外部刺激持续无反应，恢复体温后 EEG 持续暴发抑制或难治性癫痫持续状态、无机体活动、伸展姿势或肌阵挛不能单独用来判断预后。

【总结和建议】

（1）写作小组建议，神经预后参数需要作为基于相关神经功能的指数测试，这些神经功能值关系到心搏骤停幸存者的功能和生活质量，建议提高成人和儿童神经预后的研究质量。

（2）血清标志物的检测也有着极大的临床意义，使用脑电图对于患者的神经功能进行监测也是一个非常好的方式，便于更加直观地了解到患者的神经功能状况。

（3）对于心搏骤停后仍处于昏迷状态的患者，我们建议推迟神经预测，直到足够的时间过去，以确保避免因药物效应或损伤后早期短暂的不佳检查结果造成的混淆。

（钟有清　张华）

参考文献

1. LAVER S, FARROW C, TURNER D, et al. Mode of death after admission to an intensive care unit following cardiac arrest. Intensive Care Med, 2004, 30(11): 2126 – 2128.

2. WITTEN L, GARDNER R, HOLMBERG MJ, et al. Reasons for death in patients successfully resuscitated from out-of-hospital and in-hospital cardiac arrest. Resuscitation, 2019, 136: 93 – 99.

3. GEOCADIN RG, CALLAWAY CW, FINK EL, et al. Standards for studies of neurological prognostication in comatose survivors of cardiac arrest: a scientific statement from the American Heart Association. Circulation, 2019, 140(9): e517 – e542.

4. BERG KM, SOAR J, ANDERSEN LW, et al. Adult advanced life support: 2020 international consensus on cardiopulmonary resuscitation and emergency cardiovascular care science with treatment recommendations. Circulation, 2020, 142(suppl 1): S92 – S139.

5. SAMANIEGO EA, MLYNASH M, CAULFIELD AF, et al. Sedation confounds outcome prediction in cardiac arrest survivors treated with hypothermia. Neurocrit Care, 2011, 15(1): 113 – 119.

6. WILSON ME, DOBLER CC, ZUBEK L, et al. Prevalence of disagreement about appropriateness of treatment between icu patients/surrogates and clinicians. Chest, 2019, 155(6): 1140 – 1147.

7. CALLAWAY CW, DONNINO MW, FINK EL, et al. Part 8: post-cardiac arrest care: 2015 American Heart Association guidelines update for cardiopulmonary resuscitation and emergency cardiovascular care. Circulation, 2015, 132(suppl 2): S465 – 482.

8. WIJDICKS EF, PARISI JE, SHARBROUGH FW. Prognostic value of myoclonus status in comatose survivors of cardiac arrest. Ann Neurol, 1994, 35(2): 239 – 243.

9. CHOI SP, PARK KN, WEE JH, et al. Can somatosensory and visual evoked potentials predict neurological outcome during targeted temperature management in post cardiac arrest patients? Resuscitation, 2017, 119: 70 – 75.

10. CHUNG-ESAKI HM, MUI G, MLYNASH M, et al. The neuron specific enolase (NSE) ratio offers benefits over absolute value thresholds in post-cardiac arrest coma prognosis. J Clin Neurosci, 2018, 57: 99 – 104.

11. RYOO SM, JEON SB, SOHN CH, et al. Predicting outcome with diffusion-weighted imaging in cardiac arrest patients receiving hypothermia therapy: multicenter retrospective cohort study. Crit Care Med, 2015, 43(11): 2370 – 2377.

12. JAVAUDIN F, LECLERE B, SEGARD J, et al. Prognostic performance of early absence of pupillary light reaction after recovery of out of hospital cardiac arrest. Resuscitation, 2018, 127: 8 – 13.

13. DHAKAL LP, SEN, A, STANKO CM, et al. Early absent pupillary light reflexes after cardiac arrest in patients treated with therapeutic hypothermia. Ther Hypothermia Temp Manag, 2016, 6(3): 116 – 121.

14. MATTHEWS EA, MAGID-BERNSTEIN J, SOBCZAK E, et al. Prognostic value of the neurological examination in cardiac arrest patients after therapeutic hypothermia. Neurohospitalist, 2018, 8(2): 66 – 73.

15. ODDO M, SANDRONI C, CITERIO G, et al. Quantitative versus standard pupillary light reflex for early prognostication in comatose cardiac arrest patients: an international prospective multicenter double-blinded study. Intensive Care Med, 2018, 44(12): 2102 – 2111.

16. FATUZZO D, BEUCHAT I, ALVAREZ V, et al. Does continuous EEG influence prognosis in patients after cardiac arrest? Resuscitation, 2018, 132: 29 – 32.

17. DRAGANCEA I, HORN J, KUIPER M, et al. Neurological prognostication after cardiac arrest and targeted

temperature management 33 ℃ versus 36 ℃: results from a randomised controlled clinical trial. Resuscitation, 2015, 93: 164 – 170.

18. HOFMEIJER J, BEERNINK TM, BOSCH FH, et al. Early EEG contributes to multimodal outcome prediction of postanoxic coma. Neurology, 2015, 85(2): 137 – 143.

19. KONGPOLPROM N, CHOLKRAISUWAT J. Neurological prognostications for the therapeutic hypothermia among comatose survivors of cardiac arrest. Indian J rit Care Med, 2018, 22(7): 509 – 518.

20. ROGER C, PALMIER L, LOUART B, et al. Neuron specific enolase and Glasgow motor score remain useful tools for assessing neurological prognosis after out-of-hospital cardiac arrest treated with therapeutic hypothermia. Anaesth Crit Care Pain Med, 2015, 34(4): 231 – 237.

21. ZHOU SE, MACIEL CB, ORMSETH CH, et al. Distinct predictive values of current neuroprognostic guidelines in post-cardiac arrest patients. Resuscitation, 2019, 139: 343 – 350.

22. GREER DM, YANG J, SCRIPKO PD, et al. Clinical examination for prognostication in comatose cardiac arrest patients. Resuscitation, 2013, 84(11): 1546 – 1551.

23. KIM JH, KIM MJ, YOU JS, et al. Multimodal approach for neurologic prognostication of out-of-hospital cardiac arrest patients undergoing targeted temperature management. Resuscitation, 2019, 134: 33 – 40.

24. LEE KS, LEE SE, CHOI JY, et al. Useful computed tomography score for estimation of early neurologic outcome in post-cardiac arrest patients with therapeutic hypothermia. Circ J, 2017, 81(11): 1628 – 1635.

25. SCARPINO M, CARRAI R, LOLLI F, et al. Neurophysiology for predicting good and poor neurological outcome at 12 and 72 h after cardiac arrest: the ProNeCA multicentre prospective study. Resuscitation, 2020, 147: 95 – 103.

26. HEIMBURGER D, DURAND M, GAIDE-CHEVRONNAY L, et al. Quantitative pupillometry and transcranial Doppler measurements in patients treated with hypothermia after cardiac arrest. Resuscitation, 2016, 103: 88 – 93.

27. SOLARI D, ROSSETTI AO, CARTERON L, et al. Early prediction of coma recovery after cardiac arrest with blinded pupillometry. Ann Neurol, 2017, 81(6): 804 – 810.

28. RIKER RR, SAWYER ME, FISCHMAN VG, et al. Neurological pupil index and pupillary light reflex by pupillometry predict outcome early after cardiac arrest. Neurocrit Care, 2020, 32(1): 152 – 161.

29. OBLING L, HASSAGER C, ILLUM C, et al. Prognostic value of automated pupillometry: an unselected cohort from a cardiac intensive care unit. Eur Heart J Acute Cardiovasc Care, 2020, 9(7): 779 – 787.

30. SIVARAJU A, GILMORE EJ, WIRA CR, et al. Prognostication of post-cardiac arrest coma: early clinical andelectroencephalogramphic predictors of outcome. Intensive Care Med, 2015, 41(7): 1264 – 1272.

31. KIM SH, CHOI SP, PARK KN, et al. Early brain computed tomography findings are associated with outcome in patients treated with therapeutic hypothermia after out-of-hospital cardiac arrest. Scand J Trauma, 2013, 21: 57.

32. RUKNUDDEEN MI, RAMADOSS R, RAJAJEE V, et al. Early clinical prediction of neurological outcome following out of hospital cardiac arrest managed with therapeutic hypothermia. Indian J Crit Care Med, 2015, 19(6): 304 – 310.

33. ELMER J, RITTENBERGER JC, FARO J, et al. Pittsburgh post-cardiac arrest service. clinically distinct electroencephalographic phenotypes of early myoclonus after cardiac arrest. Ann Neurol, 2016, 80(2): 175 – 184.

34. AICUA RI, RAPUN I, NOVY J, et al. Early Lance-Adams syndrome after cardiac arrest: prevalence, time to return to awareness, and outcome in a large cohort. Resuscitation, 2017, 115: 169 – 172.

35. SADAKA F, DOERR D, HINDIA J, et al. Continuous electroencephalogram in comatose postcardiac arrest syndrome patients treated with therapeutic hypothermia: outcome prediction study. J Intensive Care Med, 2015, 30(5): 292 – 296.

36. LYBECK A, FRIBERG H, ANEMAN A, et al. Prognostic significance of clinical seizures after cardiac arrest and target temperature management. Resuscitation, 2017, 114: 146 – 151.

37. REYNOLDS AS, ROHAUT B, HOLMES MG, et al. Early myoclonus following anoxic brain injury. Neurol Clin Pract, 2018, 8(3): 249 – 256.

38. LEE BK, JEUNG KW, LEE HY, et al. Combining brain computed tomography and serum neuron specific enolase improves the prognostic performance compared to either alone in comatose cardiac arrest survivors treated with therapeutic hypothermia. Resuscitation, 2013, 84(10): 1387 – 1392.

39. VONDRAKOVA D, KRUGER A, JANOTKA M, et al. Association of neuron-specific enolase values with outcomes in cardiac arrest survivors is dependent on the time of sample collection. Crit Care, 2017, 21(1): 172.

40. DUEZ CHV, GREJS AM, JEPPESEN AN, et al. Neuron-specific enolase and S-100b in prolonged targeted temperature management after cardiac arrest: A randomised study. Resuscitation, 2018, 122: 79 – 86.

41. STAMMET P, COLLIGNON O, HASSAGER C, et al. Neuron-specific enolase as apredictor of death or poor neurological outcome after out-of-hospital cardiac arrest and tar-geted temperature management at 33 ℃ and 36 ℃. J Am Coll Cardiol, 2015, 65(19): 2104 – 2114.

42. ZELLNER T, GÄRTNER R, SCHOPOHL J, et al. NSE and S-100B are not sufficiently pre-dictive of neu-rologic outcome after therapeutic hypothermia for cardiac arrest. Resuscitation, 2013, 84(10): 1382 – 1386.

43. TSETSOU S, NOVY J, PFEIFFER C, et al. Multimodal outcome prognostication after cardiac arrest and targeted temperature management: analysis at 36 ℃. Neurocrit Care, 2018, 28(1): 104 – 109.

44. HELWIG K, SEEGER F, HÖLSCHERMANN H, et al. Elevated serum glial fibrillary acidic protein (gfap) is associated with poor functional outcome after cardiopulmonary resuscitation. Neurocrit Care, 2017, 27(1): 68 – 74.

45. ROSSETTI AO, TOVAR QUIROGA DF, JUAN E, et al. Electroencephalography predicts poor and good outcomes after cardiac arrest: a two-center study. Crit Care Med, 2017, 45(7): e674 – e682.

46. WIBERG S, HASSAGER C, STAMMET P, et al. Single versus serial measurements of neuron-specific eno-lase and prediction of poor neurological outcome in persistently unconscious patients after out-of-hospital car-diac arrest-aTTM-trial substudy. PLoS One, 2017, 12(1): e0168894.

47. JANG JH, PARK WB, LIM YS, et al. Combination of S100B and procalcitonin improves prognostic per-formance compared to either alone in patients with cardiac arrest: a prospective observational study. Medi-cine(Baltimore), 2019, 98(6): e14496.

48. STAMMET P, DANKIEWICZ J, NIELSEN N, et al. Protein S100 as outcome predictor after out-of-hospital cardiac arrest and targeted temperature management at 33 ℃ and 36 ℃. Crit Care, 2017, 21(1): 153.

49. MATTSSON N, ZETTERBERGH, NIELSEN N, et al. Serum tau and neurological outcome in cardiac ar-rest. Ann Neurol, 2017, 82(5): 665 – 675.

50. MOSEBY-KNAPPE M, MATTSSON N, NIELSEN N, et al. Serum neurofilament light chain for prognosis of outcome after cardiac arrest. JAMA Neurol, 2019, 76(1): 64 – 71.

51. RANA OR, SCHRÖDER JW, BAUKLOH JK, et al. Neurofilament light chain as an early and sensitive predictor of long-term neurological outcome in patients after cardiac arrest. Int J Cardiol, 2013, 168(2):

1322 – 1327.

52. LAMARTINE MONTEIRO M, TACCONE FS, DEPONDT C, et al. The prognostic value of 48-h continuous eeg during therapeutic hypothermia after cardiac arrest. Neurocrit Care, 2016, 24(2): 153 – 162.

53. BENAROUS L, GAVARET M, SODA DIOP M, et al. Sources of interrater variability and prognostic value of standardized EEG features in post-anoxic coma after resuscitated cardiac arrest. Clin Neurophysiol Pract, 2019, 4: 20 – 26.

54. WESTHALL E, ROSSETTI AO, VAN ROOTSELAAR AF, et al. Standardized EEG interpretation accurately predicts prognosis after cardiac arrest. Neurology, 2016, 86(16): 1482 – 1490.

55. AMORIM E, RITTENBERGER JC, ZHENG JJ, et al. Continuous EEG monitoring enhances multimodal outcome prediction in hypoxic-ischemic brain injury. Resuscitation, 2016, 109: 121 – 126.

56. RUNDGREN M, WESTHALL E, CRONBERG T, et al. Continuous amplitude-integrated electroencephalogram predicts outcome in hypothermia-treated cardiac arrest patients. Crit Care Med, 2010, 38(9): 1838 – 1844.

57. LEGRIEL S, HILLY-GINOUX J, RESCHE-RIGON M, et al. Prognostic value of electrographic postanoxic status epilepticus in comatose cardiac-arrest survivors in the thera-peutic hypothermia era. Resuscitation, 2013, 84(3): 343 – 350.

58. OH SH, PARK KN, SHON YM, et al. Continuous amplitude-integrated electroencephalographic monitoring is a useful prognostic tool for hypothermia-treated cardiac arrest patients. Circulation, 2015, 132(12): 1094 – 1103.

59. LEÃO RN, ÁVILA P, CAVACO R, et al. Therapeutic hypothermia after cardiac arrest: outcome predictors. Rev Bras Ter Intensiva, 2015, 27(4): 322 – 332.

60. DRAGANCEA I, BACKMAN S, WESTHALL E, et al. Outcome following postanoxic status epilepticus in patients with targeted temperature management after cardiac arrest. Epilepsy Behav, 2015, 49: 173 – 177.

61. BERETTA S, COPPO A, BIANCHI E, et al. Neurological outcome of postanoxic refractory status epilepticus after aggressive treatment. Epilepsy Behav, 2019, 101(Pt B)106374.

62. ALVAREZ V, REINSBERGER C, SCIRICA B, et al. Continuous electrodermal activity as a potential novel neurophysiological biomarker of prognosis after cardiac arrest-a pilot study. Resuscitation, 2015, 93: 128 – 135.

63. BACKMAN S, CRONBERG T, FRIBERG H, et al. Highly malignant routine EEG predicts poor prognosis after cardiac arrest in the target temperature management trial. Resuscitation, 2018, 131: 24 – 28.

64. RUIJTER BJ, TJEPKEMA-CLOOSTERMANS MC, TROMP SC, et al. Early electroencephalography for outcome prediction of postanoxic coma: a prospective cohort study. Ann Neurol, 2019, 86(2): 203 – 214.

65. GRIPPO A, CARRAI R, SCARPINO M, et al. Neurophysiological prediction of neurological good andpoor outcome in post-anoxic coma. Acta Neurol Scand, 2017, 135(6): 641 – 648.

66. SCARPINO M, LOLLI F, LANZO G, et al. Neurophysiological and neuroradiological test for early poor outcome (cerebral performance categories 3 – 5) prediction after cardiac arrest: Prospective multicentre prognostication data. Data Brief, 2019, 27: 104755.

67. DE SANTIS P, LAMANNA I, MAVROUDAKIS N, et al. The potential role of auditory evoked potentials to assess prognosis in comatose survivors from cardiac arrest. Resuscitation, 2017, 120: 119 – 124.

68. KIM SW, OH JS, PARK J, et al. Short-latency positive peak following N20 somatosensory evoked potential is superior to N20 in predicting neurologic outcome after out-of-hospital cardiac arrest. Crit Care Med, 2018, 46(6): e545 – e551.

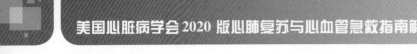
69. SCARPINO M, CARRAI R, LOLLI F, et al. Neurophysiology for predicting good and poor neurological outcome at 12 and 72 h after cardiac arrest: the ProNeCA multicentre prospective study. Resuscitation, 2020, 147: 95 – 103.

70. MACIEL CB, MORAWO AO, TSAO CY, et al. SSEP in therapeutic hypothermia era. J Clin Neurophysiol, 2017, 34(5): 469 – 475.

71. ADMIRAAL MM, VAN ROOTSELAAR AF, HOFMEIJER J, et al. Electroencephalographic reactivity as predictor of neurological outcome in postanoxic coma: a multicenter prospective cohort study. Ann Neurol, 2019, 86(1): 17 – 27.

72. DUEZ CHV, JOHNSEN B, EBBESEN MQ, et al. Post resuscitation prognostication by EEG in 24 vs 48 h of targeted temperature management. Resuscitation, 2019, 135: 145 – 152.

73. LIU G, SU Y, LIU Y, et al. Predicting outcome in comatose patients: the role of eeg reactivity to quantifiable electrical stimuli. Evid Based Complement Alternat Med, 2016, 2016: 8273716.

74. JEON CH, PARK JS, LEE JH, et al. Comparison of brain computed tomography and diffusion-weighted magnetic resonance imaging to predict early neurologic outcome before target temperature management comatose cardiac arrest survivors. Resuscitation, 2017, 118: 21 – 26.

75. KIM Y, HO LJ, KUN HC, et al. Feasibility of optic nerve sheath diameter measured on initial brain computed tomography as an early neurologic outcome predictor after cardiac arrest. Academic Emergency Medicine, 2014, 21(10): 1121 – 1128.

76. LEE DH, LEE BK, JEUNG KW, et al. Relationship between ventricular characteristics on brain computed tomography and 6-month neurologic outcome in cardiac arrest survivors who underwent targeted temperature management. Resuscitation, 2018, 129: 37 – 42.

77. SCARPINO M, LANZO G, LOLLI F, et al. Neurophysiological and neuroradiological multimodal approach for early poor outcome prediction after cardiac arrest. Resuscitation, 2018, 129: 114 – 120.

78. WANG GN, CHEN XF, LV JR, et al. The prognostic value of gray-white matter ratio on brain computed tomography in adult comatose cardiac arrest survivors. J Chin Med Assoc, 2018, 81(7): 599 – 604.

79. YOUN CS, CALLAWAY CW, RITTENBERGER JC. Post cardiac arrest service. Combination of initial neurologic examination, quantitative brain imaging and electroencephalography to predict outcome after cardiac arrest. Resuscitation, 2017, 110: 120 – 125.

80. GREER DM, SCRIPKO PD, WU O, et al. Hippocampal magnetic resonance imaging abnormalities in cardiac arrest are associated with poor outcome. J StrokeCerebrovasc Dis, 2013, 22(7): 899 – 905.

81. JANG J, OH SH, NAM Y, et al. Prognostic value of phase information of 2D T2 * -weighted gradient echo brain imaging in cardiac arrest survivors: A preliminary study. Resuscitation, 2019, 140: 142 – 149.

82. MOON HK, JANG J, PARK KN, et al. Quantitative analysis of relative volume of low apparent diffusion coefficient value can predict neurologic outcome after cardiac arrest. Resuscitation, 2018, 126: 36 – 42.

83. KIM J, KIM K, HONG S, et al. Low apparent diffusion coefficient cluster-based analysis of diffusion weighted MRI for prognostication of out-of-hospital cardiac arrest survivors. Resuscitation, 2013, 84(10): 1393 – 1399.

84. HIRSCH KG, FISCHBEIN N, MLYNASH M, et al. Prognostic value of diffusion-weighted MRI for postcardiac arrest coma. Neurology, 2020, 94(16): e1684 – e1692.

第五节　心搏骤停后的恢复和生存

COR	LOE	推荐建议
心搏骤停后恢复和生存的建议		
1	B-NR	1. 我们建议对心搏骤停存活者及其照顾者进行焦虑、抑郁、创伤后应激和疲劳的结构化评估。
1	C-LD	2. 我们建议对心搏骤停存活者在出院前接受多模式康复评估，并对身体、神经、心肺疾病和认知障碍进行治疗。
1	C-LD	3. 我们建议心搏骤停存活者和他们的照顾者接受全面的、多学科的出院计划，包括医疗和康复治疗建议，并恢复活动/工作预期。
2b	C-LD	4. 在发生心搏骤停事件后，向非专业救援者、急救服务提供者和医护人员汇报和转运，以便为他们提供情感支持，这可能是有益的。

概要

　　心搏骤停的存活者，和许多危重疾病的存活者一样，经常经历一系列身体、神经、认知、情感或社会问题，其中一些问题可能要到出院后才会显现出来。心搏骤停后患者的生存是一个治疗和康复的过程，这突显了其对患者、家庭、医疗合作伙伴和社区的深远影响（图 3 – 10）。

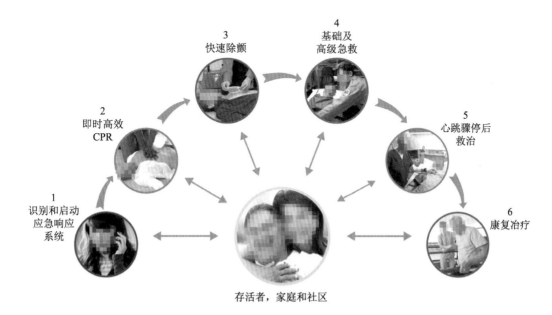

图 3 – 10　心搏骤停存活者的集中救护系统

心搏骤停的救治系统方法包括社区和医疗单位对心搏骤停的反应。然而，随着更多的人从心搏骤停中存活下来，有必要组织出院计划和长期康复护理资源。需要在出院时提供针对治疗、监测和康复的生存计划，以优化向门诊环境的护理过渡。对于许多患者和家属来说，这些计划和资源可能对提高心搏骤停后的生活质量至关重要。有助于指导患者、医护人员（图 3-11）。

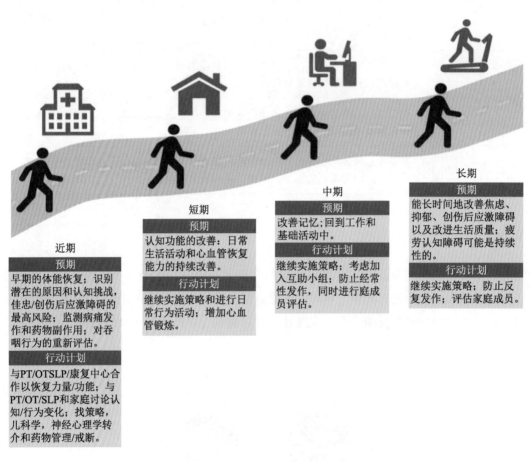

图 3-11　心搏骤停存活期恢复路线

心搏骤停存活者及其他们的家人和死亡者家属可能是社区对心搏骤停和以患者为中心的结果做出反应的有力倡导者。提高心搏骤停后的存活率和恢复心脏功能是一个系统的工作，与中风、癌症和其他危重疾病的存活者的治疗建议保持一致。

相应的推荐依据

大约 1/3 的心搏骤停存活者经历焦虑、抑郁或创伤后压力。疲劳也很常见，可能是由于身体、认知或情感障碍。家庭或照顾者也可能感受到巨大的压力，并从治疗中受益。

心搏骤停后的认知障碍包括记忆、注意力和执行功能障碍。体力、神经和心肺损伤也很常见。早期评估心脏康复和身体状况，职业和语言治疗可能有助于制定恢复、克服或适应损伤的策略。

重新融入社区和重返工作岗位或其他活动可能会很缓慢，并取决于社会支持。需要加入何时开始开车以及何时恢复等细节的指导。

救援人员可能会因为心搏骤停而感到焦虑或出现创伤后应激。以医院为基础的护理人员也可能会受到心搏骤停患者的情绪或心理影响。团队汇报可能会允许对团队表现（教育、质量提高）进行审查，并认识到与救助濒死患者相关的压力。

这些建议由《心搏骤停生存：AHA 的科学声明》所支持。

【评注与解读】

2020 版（更新）：我们建议对心搏骤停存活者及其照顾者进行焦虑、抑郁、创伤后应激和疲劳的结构化评估，以及接受全面的、多学科的出院计划，包括医疗和康复治疗建议，并恢复活动/工作预期。在发生心搏骤停事件后，向非专业救援者、急救服务提供者和医院医护人员汇报和转运，以便为他们提供情感支持，这可能是有益的。大部分心搏骤停存活者存在情感障碍，给予其积极的支持疗法对存活者及其照顾者都有重要意义。

由于缺乏统一的以患者为中心的评估和可靠的资源支持，在最初的医疗救治稳定后，心搏骤停幸存者的出院计划长期处于支离破碎的状态。用于身体、认知、情感和社会需求的资源并不标准。住院期间缺乏一个协调的计划来评估（短期）和重新评估（长期）出院前后的存活情况，妨碍了系统的改进，无法优化以患者为中心的监护治疗。对于许多患者和家属来说，出院计划和长期康复护理资源可能对提高心搏骤停后的生活质量至关重要。生存行动计划对患者、医护人员均有指导帮助，其内容可纳入住院病程总结、推荐的随访预约指导和出院后恢复的指导。

【总结和建议】

心搏骤停监护治疗系统成功地协调了社区、紧急医疗服务和医院团队，以改善心搏骤停患者的监护治疗过程。因此，幸存下来的心搏骤停的人数在不断增加。然而，幸存下来的心搏骤停患者对身体、神经、认知、情感或社会的影响可能会持续数月或数年。心搏骤停的救治系统方法包括社区和医疗保健对心搏骤停的反应。然而，随着更多的人从心搏骤停中存活下来，有必要组织出院计划和长期康复护理资源。需要在出院时提供针对治疗、监测和康复的生存计划，以优化向门诊环境的护理过渡。对于许多患者和家属来说，这些计划和资源可能对提高心搏骤停后的生活质量至关重要。

（钟有清　张华）

参考文献

1. IWASHYNA TJ. Survivorship will be the defining challenge of critical care in the 21st century. Ann Intern Med, 2010, 153(3): 204 – 205.

2. HOPE AA, MUNRO CL. Understanding and improving critical care survivorship. Am J Crit Care, 2019, 28 (6): 410 – 412.

3. SAWYER KN, CAMP-ROGERS TR, KOTINI-SHAH P, et al. Sudden cardiac arrest survivorship: a scientific statement from the American Heart Association. Circulation, 2020, 141(12): e654 – e685.

4. NEKHLYUDOV L, O'MALLEY D M, HUDSON SV. Integrating primary care providers in the care of cancer survivors: gaps in evidence and future opportunities. Lancet Oncol, 2017, 18(1): e30 – e38.

5. Committee on Cancer Survivorship: Improving Care and Quality of life. From Cancer Patient to Cancer Survivor—Lost in Transition. Washington, DC: Institute of Medicine and National Research Council of the National Academies of Sciences, 2006.

6. WILDER SCHAAF KP, ARTMAN LK, PEBERDY MA, et al. Anxiety, depression, and PTSD following cardiac arrest: a systematic review of the literature. Resuscitation, 2013, 84(7): 873 – 877.

7. PRESCIUTTI A, VERMA J, PAVOL M, et al. Posttraumatic stress and depressive symptoms characterize cardiac arrest survivors' perceived recovery at hospital discharge. Gen Hosp Psychiatry, 2018, 53: 108 – 113.

8. PRESCIUTTI A, SOBCZAK E, SUMNER JA, et al. The impact of psychological distress on long-term recovery perceptions in survivors of cardiac arrest. J Crit Care, 2019, 50: 227 – 233.

9. LILJA G, NILSSON G, NIELSEN N, et al. Anxiety and depression among out-of-hospital cardiac arrest survivors. Resuscitation, 2015, 97: 68 – 75.

10. DOOLITTLE ND, SAUVÉ MJ. Impact of aborted sudden cardiac death on survivors and their spouses: the phenomenon of different reference points. Am J Crit Care, 1995, 4(5): 389 – 396.

11. PUSSWALD G, FERTL E, FALTL M, et al. Neurological rehabilitation of severely disabled cardiac arrest survivors. Part II. Life situation of patients and families after treatment. Resuscitation, 2000, 47(3): 241 – 248.

12. LÖF S, SANDSTRÖM A, ENGSTRÖM A. Patients treated with therapeutic hypothermia after cardiac arrest: relatives' experiences. J Adv Nurs, 2010, 66(8): 1760 – 1768.

13. WESLIEN M, NILSTUN T, LUNDQVIST A, et al. When the unreal becomes real: family members' experiences of cardiac arrest. Nurs Crit Care, 2005, 10(1): 15 – 22.

14. WALLIN E, LARSSON IM, RUBERTSSON S, et al. Relatives' experiences of everyday life six months after hypothermia treatment of a significant other's cardiac arrest. J Clin Nurs, 2013, 22(11 – 12): 1639 – 1646.

15. LARSSONIM, WALLIN E, RUBERTSSON S, et al. Relatives' experiences during the next of kin's hospital stay after surviving cardiac arrest and therapeutic hypothermia. Eur J Cardiovasc Nurs, 2013, 12 (4): 353 – 359.

16. DOUGHERTY CM. Longitudinal recovery following sudden cardiac arrest and internal cardioverter defibrillator implantation: survivors and their families. Am J Crit Care, 1994, 3(2): 145 – 154.

17. DOUGHERTY CM. Family-focused interventions for survivors of sudden cardiac arrest. J Cardiovasc Nurs, 1997, 12(1): 45 – 58.

18. LILJA G, NIELSEN N, FRIBERG H, et al. Cognitive function in survivors of out-of-hospital cardiac arrest after target temperature management at 33 ℃ versus 36 ℃. Circulation, 2015, 131(15): 1340 – 1349.

19. TIAINEN M, POUTIAINEN E, OKSANEN T, et al. Functional outcome, cognition and quality of life after

out-of-hospital cardiac arrest and therapeutic hypothermia: data from a randomized controlled trial. Scand J Trauma Resusc Emerg Med, 2015, 23: 12.

20. BUANES EA, GRAMSTAD A, SØVIG KK, et al. Cognitive function and health-related quality of life four years after cardiacarrest. Resuscitation, 2015, 89: 13 – 18.

21. MATEEN FJ, JOSEPHS KA, TRENERRY MR, et al. Long-term cognitive outcomes following out-of-hospital cardiac arrest: a population-based study. Neurology, 2011, 77(15): 1438 – 1445.

22. STEINBUSCH CVM, VAN HEUGTEN CM, RASQUIN SMC, et al. Cognitive impairments and subjective cognitive complaints after survival of cardiac arrest: a prospective longitudinal cohort study. Resuscitation, 2017, 120: 132 – 137.

23. NOLAN JP, SOAR J, CARIOU A, et al. European Resuscitation Council and European Society of Intensive Care Medicine 2015 guidelines for post-resuscitation care. Intensive Care Med, 2015, 41(12): 2039 – 2056.

24. MOULAERT VR, VERBUNT JA, BAKX WG, et al. "Stand still., and move on", a new early intervention service for cardiac arrest survivors and their caregivers: rationale and description of the intervention. Clin Rehabil, 2011, 25(10): 867 – 879.

25. COWAN MJ, PIKE KC, BUDZYNSKI HK. Psychosocial nursing therapy following sudden cardiac arrest: impact on two-year survival. Nurs Res, 2001, 50(2): 68 – 76.

26. LUNDGREN-NILSSON A, ROSÉN H, HOFGREN C, et al. The first year after successful cardiac resuscitation: function, activity, participation and quality of life. Resuscitation, 2005, 66(3): 285 – 289.

27. MIDDELKAMP W, MOULAERT VR, VERBUNT JA, et al. Life after survival: long-term daily life functioning and quality of life of patients with hypoxic brain injury as a result of a cardiac arrest. Clin Rehabil, 2007, 21(5): 425 – 431.

28. KRAGHOLM K, WISSENBERG M, MORTENSEN RN, et al. Return to work in out-of-hospital cardiac arrest survivors: a nationwide register-based follow-up study. Circulation, 2015, 131(19): 1682 – 1690.

29. LILJA G, NIELSEN N, BRO-JEPPESEN J, et al. Return to work and participation in society after out-of-hospital cardiac arrest. Circ Cardiovasc Qual Outcomes, 2018, 11(1): e003566.

30. DOUGHERTY CM, BENOLIEL JQ, BELLIN C. Domains of nursing intervention after sudden cardiac arrest and automatic internal cardioverter defibrillator implantation. Heart Lung, 2000, 29(2): 79 – 86.

31. FORSLUND AS, LUNDBLAD D, JANSSON JH, et al. Risk factors among people surviving out-of-hospital cardiac arrest and their thoughts about what lifestyle means to them: a mixed methods study. BMC Cardiovasc Disord, 2013, 13: 62.

32. MØLLER TP, HANSEN CM, FJORDHOLT M, et al. Debriefing bystanders of out-of-hospital cardiac arrest is valuable. Resuscitation, 2014, 85(11): 1504 – 1511.

33. CLARK R, MCLEAN C. The professional and personal debriefing needs of ward based nurses after involvement in a cardiac arrest: an explorative qualitative pilot study. Intensive Crit Care Nurs, 2018, 47: 78 – 84.

34. IRELAND S, GILCHRIST J, MACONOCHIE I. Debriefing after failed paediatric resuscitation: a survey of current UK practice. Emerg Med J, 2008, 25(6): 328 – 330.

第六章
复苏的特殊情况

第一节　意外体温过低

COR	LOE	意外体温过低的建议 推荐建议
1	C-LD	1. 所有的没有无法存活征兆，没有任何明显的致命伤的意外低温者，如条件允许，应给予包括体外再升温在内的全面复苏措施。
1	C-EO	2. 除非有明显死亡的迹象，否则意外低温的患者在复温前不应被视为死亡。
2b	C-LD	3. 复温策略与依据标准 BLS 程序尝试除颤同时进行可能是合理的。
2b	C-LD	4. 在心搏骤停期间，复温策略与依据标准 ACLS 算法应用肾上腺素同时进行可能是合理的。

概要

　　严重的意外环境低温（体温低于 30 ℃）会导致心率和呼吸频率显著减慢，并可能导致难以确定患者是否真的处于心搏骤停状态。由于体温过低的影响，患者在临床上也可能表现为死亡。因此，救援程序，包括标准的基础生命支持和高级心血管生命支持，在患者复温之前是很重要的，除非患者明显已经死亡（例如僵硬的尸体或无法存活的创伤性损伤）。积极的复温，可能包括侵入性技术，并可能需要比在其他 OHCA 情况下更快地将患者送往医院。雪崩患者的特殊护理不包括在这些指南中，但可以在其他地方找到。

相应的推荐依据

　　意外低温患者常出现明显的中枢神经系统和心血管抑制，出现死亡或濒临死亡的症状，除非有明显死亡迹象，否则需及时采取全面复苏措施。除了提供标准的基础生命支持和高级生命支持治疗外，下一步还包括通过脱去湿衣服和使患者免受进一步的环境暴露来防止额外的蒸发热量损失。对于重度低体温（低于 30 ℃）且有灌流节律的患者，通常使用核心复温。技术包括使用温湿氧气、热静脉输液和胸腔或腹膜内温水灌洗。对于严重低温和心搏骤停的患者，体外复温可以在可行的情况下最快地复温。严重的高钾血症和极低的核心温度也可能预示复苏的有效性。

当患者体温过低时，脉搏和呼吸频率可能缓慢或难以检测到，心电图甚至可能出现停搏，因此重要的是进行救生干预，直到患者恢复体温和（或）明显死亡。因为严重的体温过低往往先于其他疾病（例如，药物过量、酗酒、创伤），所以在治疗体温过低的同时，寻找和治疗这些潜在的疾病是明智的。

低温时心脏可能对心血管药物、起搏器刺激和除颤没有反应；然而，支持这一点的数据基本上都是理论。如果在一次电击后室速或室颤仍然存在，推迟后续除颤直到达到目标温度的价值是不确定的。没有证据表明偏离标准的 BLS 除颤方案有好处。

关于在低温心搏骤停期间使用血管升压剂或其他药物效果的证据仅包括病例报告。对几项动物研究的系统综述得出了在低温心搏骤停期间使用血管升压剂确实会增加 ROSC 的结论。在先前审查低温心搏骤停期间遵循标准高级心血管生命支持（包括血管升压药）的危害时，没有发现任何证据。

该建议最近一次在 2010 年获得正式证据审查。

【评注与解读】

2020 版（更新）：未再强调目标体温控制的范围，强调严重的意外环境低温（体温低于 30 ℃ 会导致心率和呼吸频率显著减慢，并可能导致难以确定患者是否真的处于心搏骤停状态）。

2015 版（旧）：所有在心搏骤停后恢复自主循环的昏迷（对语言指令缺乏有意义的反应）的成年患者都应采用 TTM，目标温度选定在 32~36 ℃，并至少维持 24 小时。

【总结和建议】

（1）所有的没有无法存活征兆，没有任何明显的致命伤的意外低温者，如条件允许，应给予包括体外再升温在内的全面复苏措施（推荐级别 1 级；证据水平 C-LD）。

（2）除非有明显死亡的迹象，否则意外低温的患者在复温前不应被视为死亡（推荐级别 1 级；证据水平 C-EO）。

（3）复温策略与依据标准 BLS 程序尝试除颤同时进行可能是合理的（推荐级别 2b 级；证据水平 C-LD）。

（4）在心搏骤停期间，复温策略与依据标准 ACLS 算法应用肾上腺素同时进行可能是合理的（推荐级别 2b 级；证据水平 C-LD）。

（程少文　黄晓波）

参考文献

1. VANDEN HOEK TL, MORRISON LJ, SHUSTER M, et al. Part 12: cardiac arrest in special situations: 2010 American Heart Association guidelines for cardiopulmonary resuscitation and emergency cardiovascular care. Circulation, 2010, 122(18 suppl 3): S829 - S861.

2. BRUGGER H, DURRER B, ELSENSOHN F, et al. Resuscitation of avalanche victims: evidence-based guidelines of the international commission for mountain emergency medicine (ICAR MEDCOM): intended for physicians and other advanced life support personnel. Resuscitation, 2013, 84(5): 539 - 546.

3. KANGAS E, NIEMELÄ H, KOJO N. Treatment of hypothermic circulatory arrest with thoracotomy and pleural lavage. Ann Chir Gynaecol, 1994, 83(3): 258 - 260.

4. WALTERS DT. Closed thoracic cavity lavage for hypothermia with cardiac arrest. Ann Emerg Med, 1991, 20(4): 439 - 440.

5. PLAISIER BR. Thoracic lavage in accidental hypothermia with cardiac arrest-report of a case and review of the literature. Resuscitation, 2005, 66(1): 99 - 104.

6. FARSTAD M, ANDERSEN KS, KOLLER ME, et al. Rewarming from accidental hypothermia by extracorporeal circulation. A retrospective study. Eur J Cardiothorac Surg, 2001, 20(1): 58 - 64.

7. SHERIDAN RL, GOLDSTEIN MA, STODDARD FJ, et al. Case records of the Massachusetts General Hospital. Case 41-2009. A 16-year-old boy with hypothermia and frostbite. N Engl J Med, 2009, 361(27): 2654 - 2662.

8. GILBERT M, BUSUND R, SKAGSETH A, et al. Resuscitation from accidental hypothermia of 13.7 degrees C with circulatory arrest. Lancet, 2000, 355(9201): 375 - 376.

9. COLEMAN E, DODDAKULA K, MEEKE R, et al. An atypical case of successful resuscitation of an accidental profound hypothermia patient, occurring in a temperate climate. Perfusion, 2010, 25(2): 103 - 106.

10. ALTHAUS U, AEBERHARD P, SCHÜPBACH P, et al. Management of profound accidental hypothermia with cardiorespiratory arrest. Ann Surg, 1982, 195(4): 492 - 495.

11. DOBSON JA, BURGESS JJ. Resuscitation of severe hypothermia by extracorporeal rewarming in a child. J Trauma, 1996, 40(3): 483 - 485.

12. BRUGGER H, BOUZAT P, PASQUIER M, et al. Cut-off values of serum potassium and core temperature at hospital admission for extracorporeal rewarming of avalanche victims in cardiac arrest: a retrospective multicentre study. Resuscitation, 2019, 139: 222 - 229.

13. PAAL P, GORDON L, STRAPAZZON G, et al. Accidental hypothermia-an update: the content of this review is endorsed by the International Commission for Mountain Emergency Medicine (ICAR MEDCOM). Scand J Trauma Resusc Emerg Med, 2016, 24(1): 111.

14. DANZL DF, POZOS RS. Accidental hypothermia. N Engl J Med, 1994, 331(26): 1756 - 1760.

15. CLIFT J, MUNRO-DAVIES L. Best evidence topic report. Is defibrillation effective in accidental severe hypothermia in adults? Emerg Med J, 2007, 24(1): 50 - 51.

16. WINEGARD C. Successful treatment of severe hypothermia and prolonged cardiac arrest with closed thoracic cavity lavage. J Emerg Med, 1997, 15(5): 629 - 632.

17. LIENHART HG, JOHN W, WENZEL V. Cardiopulmonary resuscitation of a near-drowned child with a combination of epinephrine and vasopressin. Pediatr Crit Care Med, 2005, 6(4): 486 - 488.

18. WIRA CR, BECKER JU, MARTIN G, et al. Anti-arrhythmic and vasopressor medications for the treatment

of ventricular fibrillation in severe hypothermia: a systematic review of the literature. Resuscitation, 2008, 78(1): 21 – 29.

第二节　过敏反应

介绍

1.6%~5.1% 的美国成年人都有过敏反应。每年约有 200 名美国人死于过敏反应，主要是药物的不良反应。虽然过敏反应是一种多系统疾病，但危及生命的症状大多发生在呼吸道（水肿、支气管痉挛）和（或）循环系统（血管扩张性休克）。肾上腺素是救治过敏反应的基础。

1."过敏性心搏骤停的建议" 相应的推荐依据

过敏性心搏骤停的建议		
COR	LOE	推荐建议
1	C-LD	1. 对继发于过敏反应的心搏骤停，应优先采取标准复苏措施，且应立即使用肾上腺素。

目前尚无评价过敏致心搏骤停替代治疗算法的随机对照试验。证据仅限于病例报告和非致命性病例的推断、病理生理学解释和共识意见。对于疑似过敏反应，紧急支持呼吸道、呼吸和循环是必不可少的。由于证据有限，继发于过敏反应的心搏骤停治疗的基础是标准的基础生命支持和高级心血管生命支持，包括气道管理和早期肾上腺素。在过敏反应诱导的心搏骤停期间，使用抗组胺药、吸入 β-受体激动剂和静脉注射皮质类固醇没有被证实有益。

2."无心搏骤停的过敏反应建议" 相应的推荐依据

无心搏骤停的过敏反应建议		
COR	LOE	推荐建议
1	C-LD	1. 具有全身过敏反应表现（尤其是低血压、气道水肿或呼吸困难）的所有患者，均应及早注射肾上腺素（通过肌内注射或自动注射器）。
1	C-LD	2. 过敏反应时，推荐应用剂量为 0.2~0.5 mg 的（1∶1000）肾上腺素，按需每隔 5~15 分钟重复一次。
1	C-LD	3. 应密切监测过敏性休克患者的血流动力学。
1	C-LD	4. 鉴于口咽或喉部水肿可能快速进展，建议立即转诊至具有可放置高级气道（包括外科气道管理）的专业机构。

（续）

COR	LOE	推荐建议
		无心搏骤停的过敏反应建议
2a	C-LD	5. 过敏性休克时，在准备好静脉输液通路后，应静脉注射 0.05～0.1 mg 的肾上腺素（0.1 mg/mL，即 1：10 000）。
2a	C-LD	6. 静脉注射肾上腺素是救治未出现心搏骤停的过敏反应患者的合理选择。
2b	C-LD	7. 对于心搏骤停后休克的过敏反应患者可考虑给予静注肾上腺素。

所有具有过敏反应表现的患者都需要及早使用肾上腺素治疗。严重的过敏反应可能导致呼吸道完全阻塞和（或）血管源性休克所致的心力衰竭。肾上腺素的应用可能会挽救生命。肌内注射是首选的初始途径，因为它易于给药、有效和安全。

大腿外侧注射肾上腺素可使血浆肾上腺素浓度迅速达到峰值。成人肾上腺素自动注射器可提供 0.3 mg 肾上腺素，儿童肾上腺素自动注射器可提供 0.15 mg 肾上腺素。据报道，许多患者需要额外的剂量，5～15 分钟后症状就会复发。

过敏性休克患者病情危重，心血管和呼吸状态变化很快，因此密切监测势在必行。

当过敏反应导致阻塞性气道水肿时，快速给予高级气道管理是至关重要的。在某些情况下，可能需要紧急行环甲切开术或气管切开术。

静脉注射肾上腺素可替代肌内注射治疗过敏性休克。静脉注射 0.05～0.1 mg 肾上腺素（相当于心搏骤停常规使用肾上腺素剂量的 5%～10%）已成功用于过敏性休克。尽管肾上腺素在过敏反应中未进行专门研究，但肾上腺素在类似剂量下也可能有效。

在过敏性休克犬模型中，持续输注肾上腺素治疗低血压比不治疗或推注肾上腺素更有效。如果在最初治疗后休克复发，静脉输注（5～15 μg/min）也可能更好地允许仔细滴定和避免肾上腺素过量使用。

虽然尚不能确定过敏性心搏骤停后 ROSC 患者的具体数据，但一项过敏性休克的观察性研究表明，静脉输注肾上腺素（5～15 μg/min）和其他复苏措施（如容量复苏）可以成功地治疗过敏性休克。由于肾上腺素在治疗过敏性休克中的作用，肾上腺素在这种情况下是治疗骤停后休克的合理选择。

该建议最近一次在 2010 年获得正式证据审查。

【评注与解读】

2020 版（无变化/再次确认）：关于给药时间，对于可电击心律的心搏骤停，在最初数次除颤尝试失败后给予肾上腺素是合理的。

2015 版（旧）：关于给药时间，对于不可电击心律的心搏骤停，尽早给予肾上腺素是合理的。

理由：在系统综述和荟萃分析的基础上，加强了对早期肾上腺素给药的建议，其中包括 8 500 余名 OHCA 患者参加两项肾上腺素随机试验的结果，表明肾上腺素可提高 ROSC 和生存率。3 个月的时间点似乎对神经系统恢复最有意义，此时肾上腺素组中神经系统预后良好及不良的存活者数量均有不明显增加。最近的系统综述中包含的 16 项关于时间的观察性研究均发现，对不可电击心律患者更早使用肾上腺素与 ROSC 之间存在关联，尽管并未看到生存率普遍提高。对于可电击心律患者，文献支持最初优先进行除颤和 CPR，如果 CPR 和除颤初始尝试不成功，则给予肾上腺素。在心脏停搏几分钟后给予增加 ROSC 概率和生存率的药物可能同时增加良好及不良神经系统预后的可能性。因此，最有益的方法似乎是继续使用已证明可提高生存率的药物，同时将更多精力用于缩短所有患者的给药时间，这样将会让更多存活者获得良好的神经系统预后。

【总结和建议】

（1）对继发于过敏反应的心搏骤停，应优先采取标准复苏措施，且应立即使用肾上腺素（推荐级别 1 级；证据水平 C-LD）。

（2）具有全身过敏反应表现（尤其是低血压、气道水肿或呼吸困难）的所有患者，均应及早注射肾上腺素（通过肌内注射或自动注射器)(推荐级别 1 级；证据水平 C-LD）。

（3）过敏反应时，推荐应用剂量为 0.2~0.5 mg 的（1∶1 000）肾上腺素，按需每隔 5~15 分钟重复一次（推荐级别 1 级；证据水平 C-LD）。

（4）应密切监测过敏性休克患者的血流动力学（推荐级别 1 级；证据水平 C-LD）。

（5）鉴于口咽或喉部水肿可能快速进展，建议立即转诊至具有可放置高级气道（包括外科气道管理）的专业机构（推荐级别 1 级；证据水平 C-LD）。

（6）过敏性休克时，在准备好静脉输液通路后，应静脉注射 0.05~0.1 mg 的肾上腺素（0.1 mg/mL，即 1∶10 000)(推荐级别 2a 级；证据水平 C-LD）。

（7）静脉注射肾上腺素是救治未出现心搏骤停的过敏反应患者的合理选择（推荐级别 2a 级；证据水平 C-LD）。

（8）心搏骤停后的过敏性休克患者可考虑给予静脉注射肾上腺素（推荐级别 2b 级；证据水平 C-LD）。

（程少文　吕传柱）

参考文献

1. WOOD RA, CAMARGO CA, JR LIEBERMAN P, et al. Anaphylaxis in America: the prevalence and characteristics of anaphylaxis in the United States. J Allergy Clin Immunol, 2014, 133(2): 461 – 467.

2. JERSCHOW E, LIN RY, SCAPEROTTI MM, et al. Fatal anaphylaxis in the United States, 1999—2010: temporal patterns and demographic associations. J Allergy Clin Immunol, 2014, 134(6): 1318. e7 – 1328. e7.

3. DHAMI S, PANESAR SS, ROBERTSG, et al. Management of anaphylaxis: a systematic review. Allergy, 2014, 69(2): 168 – 175.

4. SHEIKH A, SIMONS FE, BARBOUR V, et al. Adrenaline auto-injectors for the treatment of anaphylaxis with and without cardiovascular collapse in the community. Cochrane Database SystRev, 2012, 2012 (8): CD008935.

5. SHAKER MS, WALLACE DV, GOLDEN DBK, et al. Anaphylaxis-a 2020 practice parameter update, systematic review, and Grading of Recommendations, Assessment, Development and Evaluation (GRADE) analysis. J Allergy Clin Immunol, 2020, 145(4): 1082 – 1123.

6. SHEIKHA, SHEHATA YA, BROWN SG, et al. Adrenaline (epinephrine) for the treatment of anaphylaxis with and without shock. Cochrane Database Syst Rev, 2008, 2008(4): CD006312.

7. SIMONS FE, GU X, SIMONS KJ. Epinephrine absorption in adults: intramuscular versus subcutaneous injection. J Allergy Clin Immunol, 2001, 108(5): 871 – 873.

8. KORENBLAT P, LUNDIE MJ, DANKNER RE, et al. A retrospective study of epinephrine administration for anaphylaxis: how many doses are needed? Allergy Asthma Proc, 1999, 20(6): 383 – 386.

9. BOCHNER BS, LICHTENSTEIN LM. Anaphylaxis. N Engl J Med, 1991, 324(25): 1785 – 1790.

10. YILMAZ R, YUKSEKBAS O, ERKOL Z, et al. Postmortem findings after anaphylactic reactions to drugs in Turkey. Am J Forensic Med Pathol, 2009, 30(4): 346 – 349.

11. YUNGINGER JW, SWEENEY KG, STURNER WQ, et al. Fatal food-induced anaphylaxis. JAMA, 1988, 260(10): 1450 – 1452.

12. MINK SN, SIMONS FE, SIMONS KJ, et al. Constant infusion of epinephrine, but not bolus treatment, improves haemodynamic recovery in anaphylactic shock in dogs. Clin Exp Allergy, 2004, 34(11): 1776 – 1783.

13. BROWN SG, BLACKMAN KE, STENLAKE V, et al. Insect sting anaphylaxis; prospective evaluation of treatment with intravenous adrenaline and volume resuscitation. Emerg Med J, 2004, 21(2): 149 – 154.

14. VANDEN HOEK TL, MORRISON LJ, SHUSTER M, et al. Part 12: cardiac arrest in special situations: 2010 American Heart Association guidelines for cardiopulmonary resuscitation and emergency cardiovascular care. Circulation, 2010, 122(18 suppl3): S829 – S861.

第七章
不同情况下心搏骤停的处理

第一节 哮喘所致心搏骤停

哮喘引起的心搏骤停的管理建议		
COR	LOE	推荐建议
1	C-LD	1. 对于哮喘所致心搏骤停的患者，吸气峰压突然升高或通气困难应及时评估是否为张力性气胸。
2a	C-LD	2. 鉴于呼气末正压对哮喘心搏骤停患者的潜在影响和气压伤的风险，低呼吸频率和潮气量的通气策略是合理的。
2a	C-LD	3. 在接受辅助通气的哮喘患者中，如果在围骤停状态下内源性 PEEP 增加或血压突然下降，则可短暂断开球囊面罩或呼吸机，同时按压胸壁以解除空气潴留的影响。

概要

哮喘急性加重可造成严重的呼吸窘迫、二氧化碳滞留和空气潴留，导致急性呼吸性酸中毒和胸膜腔内压升高。在美国，急性哮喘的死亡人数有所下降，但哮喘仍然是每年超过 3 500 名成年人的急性死亡原因。哮喘呼吸骤停患者可发生危及生命的急性呼吸性酸中毒。严重酸血症和胸腔内压升高导致的静脉回心血量减少可能是哮喘心搏骤停的原因。

在哮喘急性加重的情况下，任何心搏骤停患者的救治都从标准的 BLS 开始。对于哮喘心搏骤停患者，高级心血管生命支持也没有特殊的改变，尽管考虑到潜在的呼吸骤停原因的可能性，气道管理和通气的重要性增加了。2010 年版指南对急性哮喘的处理进行了详细的回顾。2020 年，撰写小组将注意力集中在其他 ACLS 考量上，特别针对哮喘患者围骤停期的即刻处理。

相应的推荐依据

张力性气胸是一种罕见的危及生命的并发症，存在可逆原因。虽然通常发生在接受机械通气的患者中，但也有报道发生在自主呼吸的患者中。正压通气引起的气道峰压过高可能导致气胸。虽然哮喘患者在极端情况下呼吸困难更有可能是由于过度充气和胸腔内压力过高，但评估张力性气胸仍然很重要。

急性呼吸衰竭可导致哮喘患者出现心搏骤停，其特征是严重阻塞，导致空气潴留。由于呼出气流的限制，以较高的呼吸频率输送大潮气量可能会导致空气潴留的进行性恶化和有效通气量的减少。采用较低的潮气量、较低的呼吸频率和较长的呼气时间可以将内源性 PEEP 和气压伤的风险降至最低。

呼气能力有限的哮喘患者可导致胸腔内压升高、静脉回流和冠状动脉灌注压下降以及心搏骤停。这可能表现为患者呼吸困难增加，呼吸机上出现高气道压力警报，或血压突然下降。短暂断开呼吸机，或暂停球囊—面罩通气，并按压胸腔以帮助呼气，可能会缓解过度膨胀。

该建议最近一次在 2010 年获得正式证据审查。

【评注与解读】

2020 版（更新）：指南将注意力集中在哮喘患者的其他 ACLS 考量上，这些因素特别针对哮喘患者。

2015 版（旧）：自 2010 年以来没有新建议的主题包括对有呼吸困难的哮喘患者使用支气管扩张剂、中毒性眼损伤、止血、使用止血带、治疗疑似长骨骨折、热烧伤降温、烧伤敷料和脊柱运动限制。

【总结和建议】

（1）对于心搏骤停的哮喘患者，吸气末正压突然升高或呼吸困难应及时诊断为张力性气胸（推荐级别 1 级；证据水平 C-LD）。

（2）鉴于呼气末正压对哮喘心搏骤停患者的潜在影响和气压伤的风险，低呼吸频率和潮气量的通气策略是合理的（推荐级别 2a 级；证据水平 C-LD）。

（3）在接受辅助通气的哮喘患者中，如果在围停状态下内源性 PEEP 增加或血压突然下降，则可短暂断开球囊面罩或呼吸机，同时按压胸壁以解除空气潴留的影响（推荐级别 2a 级；证据水平 C-LD）。

（程少文　吕传柱）

参考文献

1. MOORMAN JE, AKINBAMI LJ, BAILEY CM, et al. National surveillance of asthma：United States，2001—2010. Vital Health Stat 3，2012(35)：1 – 58.

2. Centers for Disease Control and Prevention. AsthmaStats：asthma as the underlying cause of death. 2016. https：//www. cdc. gov/asthma/asthmastats/document/AsthmStat _ Mortality _2001- 2016-H. pdf. Accessed April 20，2020.

3. MOLFINO NA, NANNINI LJ, MARTELLI AN, et al. Respiratory arrest in near-fatalasthma. N Engl J Med，1991，324(5)：285 – 288.

4. VANDEN HOEK TL, MORRISON LJ, SHUSTER M, et al. Part 12：cardiac arrest in special situations：2010 American Heart Association guidelines for cardiopulmonary resuscitation and emergency cardiovascular care. Circulation，2010，122(18 suppl 3)：S829 – S861.

5. LEIGH-SMITH S, CHRISTEY G. Tension pneumothorax in asthma. Resuscitation，2006，69(3)：525 – 527.

6. METRY AA. Acute severe asthma complicated with tension pneumothorax and hemopneumothorax. Int J Crit IllnInj Sci，2019，9(2)：91 – 95.

7. KARAKAYA Z, DEMIR S, SAGAY SS, et al. Bilateral spontaneous pneumothorax, pneumomediastinum, and subcutaneous emphysema：rare and fatal complications of asthma. Case Rep Emerg Med，2012，2012：242579.

8. LEATHERMAN J. Mechanical ventilation for severe asthma. Chest，2015，147(6)：1671 – 1680.

9. MYLES PS, MADDER H, MORGAN EB. Intraoperative cardiac arrest after unrecognized dynamic hyperinflation. Br J Anaesth，1995，74(3)：340 – 342.

10. MERCER M. Cardiac arrest after unrecognized dynamic inflation. Br J Anaesth，1995，75(2)：252.

11. BERLIN D. Hemodynamic consequences of auto-PEEP. J Intensive Care Med，2014，29(2)：81 – 86.

第二节　心脏手术后心搏骤停

心脏手术后心搏骤停的建议		
COR	LOE	推荐建议
1	B-NR	1. 如不能立即进行紧急胸骨切开手术，应进行胸外按压。
1	C-LD	2. 心脏手术后患者出现心搏骤停时，在场的经过培训的救治人员应立即除颤以纠正 VF/VT，如果在 1 分钟内除颤不成功，应开始 CPR。
1	C-EO	3. 已经安装了起搏器的心脏手术后患者出现心搏骤停时，在场的经过培训的救治人员应立即除颤以纠正 VF/VT，如果在 1 分钟内除颤不成功，应开始 CPR。
2a	B-NR	4. 对于心脏手术后发生心搏骤停的患者，应尽早在配备适当人员和设备的 ICU 再次行胸骨切开术。

（续）

COR	LOE	推荐建议
2a	C-LD	5. 如果在胸腹已经开放的手术中发生心搏骤停，或者在心胸手术后的早期，应给予开胸式 CPR。
2b	C-LD	6. 对于难以接受标准复苏程序的心脏手术后患者，机械循环支持可能有效改善预后。

心脏手术后心搏骤停的建议

概要

心搏骤停在心脏手术病例术后发生率为 1%~8%。病因包括室性心动过速或室颤等快速性心律失常，心脏传导阻滞或停搏等缓慢性心律失常，填塞或气胸等梗阻原因，新瓣膜功能障碍、移植动脉阻塞或出血等技术因素。像所有心搏骤停患者一样，短期的目标是恢复 CPR 的灌注，启动高级心血管生命支持，以及快速识别和纠正心搏骤停的原因。与大多数其他心搏骤停不同的是，这些患者通常会在高度监控的环境（如 ICU）中发生心搏骤停，并有训练有素的工作人员进行抢救治疗。

这些指导方针并不是全面的，而胸外科学会最近发表了一份关于这一主题的共识声明。

相应的推荐依据

很少有病例报告描述胸外按压对心脏造成的损害。然而，其他病例系列没有报道这种损害，在某些情况下，胸外按压仍然是唯一提供灌注的手段。在这种情况下，胸外按压的风险远比在缺乏灌注的情况下必然死亡有价值得多。

心脏手术后心搏骤停患者中有 25%~50% 的患者以 VF 为呈现节律。在这些患者中，由训练有素的操作者立即除颤显示出明显的优势，而与胸外按压或胸骨后切开相关的发病率可能会严重影响恢复。针对这一问题，已经发布了一些数据。使用不同波形和能量的经后背除颤的除颤器阈值测试数据有限。在大多数这些研究中，首次电击成功率超过90%，胸外科医师学会心脏手术后复苏特别工作组——欧洲心胸外科协会的研究结果显示，第一次电击的电击成功率为 78%；第二次电击的电击成功率为 35%；第三次电击的电击成功率为 14%。这一偏离标准的 ACLS 在心脏手术后的环境中可能是合理的，因为高度受监控的环境、压迫、胸骨后切开的独特风险。

在 ICU 有起搏电极的心脏手术后患者中，如果有心搏停止或心动过缓患者，可以由训练有素的操作者立即开始起搏。可用的血流动力学监测方式与 Manua 脉搏检测相结合，提供了确认心肌捕获和足够的心功能的机会。当起搏尝试不能立即成功时，指示包括 CPR 在内的标准 ACLS。这个方案得到了外科学会的支持，尽管没有数据支持它的使用。

尚无进行胸骨切开时机的 RCT 试验。然而，当有经验的操作者在配备适当的 ICU 中进行快速再胸骨切开手术时，已经观察到了良好的结果。其他研究是中性的，或者与标准疗法相比没有显示出胸骨再切开的好处。在 ICU 外进行的胸骨切开手术的结果很差。胸外科医师协会建议在手术至少 10 天后将重新胸骨切开作为复苏方案的标准部分。

比较开胸和 ECPR 尚未进行 RCT 试验。有两项小型研究表明，与心脏外科手术患者的外部胸部按压相比，开胸 CPR 使血流动力学效应得到了改善。

多个病例系列显示，在标准复苏程序无效的患者中，机械循环支持（包括 ECMO 和体外循环）可能会带来好处。

到目前为止还没有进行过相关 RCT 试验。该建议最近一次在 2010 年接受了正式的证据审查，这些建议得到了胸外科医师协会 2017 年发表的文章审查的补充。

【评注与解读】

2020 版（更新）：指南将心脏手术后心搏骤停患者救治方案进行了专题讲解。

2015 版（旧）：2015 年没有新建议的主题包括对心脏手术后心搏骤停患者施用相关救治的方案。

【总结和建议】

（1）如不能立即进行紧急胸骨切开手术，应进行胸外按压（推荐级别 1 级；证据水平 B-NR）。

（2）心脏手术后患者出现心搏骤停时，在场的经过培训的救治人员应立即除颤以纠正 VF/VT，如果在 1 分钟内除颤不成功，应开始 CPR（推荐级别 1 级；证据水平 C-LD）。

（3）已经安装了起搏器的心脏手术后患者出现心搏骤停时，在场的经过培训的救治人员应立即除颤以纠正 VF/VT，如果在 1 分钟内除颤不成功，应开始 CPR（推荐级别 1 级；证据水平 C-EO）。

（4）对于心脏手术后发生心搏骤停的患者，应尽早在配备适当人员和设备的 ICU 再次行胸骨切开术（推荐级别 2a 级；证据水平 B-NR）。

（5）如果在胸腹已经开放的手术中发生心搏骤停，或者在心胸手术后的早期，应给予开胸式 CPR（推荐级别 2a 级；证据水平 C-LD）。

（6）对于难以接受标准复苏程序的心脏手术后患者，机械循环支持可能有效改善预后（推荐级别 2b 级；证据水平 C-LD）。

（程少文　黄晓波）

参考文献

1. MACKAY JH, POWELL SJ, OSGATHORP J, et al. Six-year prospective audit of chest reopening after cardiac arrest. Eur J Cardiothorac Surg, 2002, 22(3): 421 – 425.

2. BIRDI I, CHAUDHURI N, LENTHALL K, et al. Emergency reinstitution of cardiopulmonary bypass following cardiac surgery: outcome justifies the cost. Eur J Cardiothorac Surg, 2000, 17(6): 743 – 746.

3. POTTLE A, BULLOCK I, THOMAS J, et al. Survival to discharge following open chest cardiac com-pression (OCCC). A 4-year retrospective audit in a cardiothoracic specialist centre-Royal Brompton and Harefield NHS Trust, United Kingdom. Resuscitation, 2002, 52(3): 269 – 272.

4. ANTHI A, TZELEPIS GE, ALIVIZATOS P, et al. Unexpected cardiac arrest after cardiac surgery: incidence, predisposing causes, and outcome of open chest cardiopulmonary resuscitation. Chest, 1998, 113(1): 15 – 19.

5. CHARALAMBOUS CP, ZIPITIS CS, KEENAN DJ. Chest reexploration in the intensive care unit after cardiac surgery: a safe alternative to returning to the operating theater. Ann Thorac Surg, 2006, 81(1): 191 – 194.

6. WAHBA A, GÖTZ W, BIRNBAUM DE. Outcome of cardiopulmonary resuscitation following open heart surgery. Scand Cardiovasc J, 1997, 31(3): 147 – 149.

7. LAPAR DJ, GHANTA RK, KERN JA, et al. Hospital variation in mortality from cardiac arrest after cardiac surgery: an opportunity for improvement? Ann Thorac Surg, 2014, 98(2): 534 – 539.

8. EL-BANAYOSY A, BREHM C, KIZNER L, et al. Cardiopulmonary resuscitation after cardiac surgery: a two-year study. J Cardiothorac Vasc Anesth, 1998, 12(4): 390 – 392.

9. Society of Thoracic Surgeons Task Force on Resuscitation After Cardiac Surgery. The Society of Thoracic Surgeons expert consensus for the resuscitation of patients who arrest after cardiac surgery. Ann Thorac Surg, 2017, 103(3): 1005 – 1020.

10. BÖHRER H, GUST R, BÖTTIGER BW. Cardiopulmonary resuscitation after cardiac surgery. J Cardiothorac Vasc Anesth, 1995, 9(3): 352.

11. RICCI M, KARAMANO-UKIAN HL, D'ANCONA G, et al. Avulsion of an H graft during closed-chest cardiopulmonary resuscitation after minimally invasive coronary artery bypass graft surgery. J Cardiothorac Vasc Anesth, 2000, 14(5): 586 – 587.

12. KEMPEN PM, ALLGOOD R. Right ventricular rupture during closed-chest cardio-pulmonary resuscitation after pneumonectomy with pericardiotomy: a case report. Crit Care Med, 1999, 27(7): 1378 – 1379.

13. SOKOLOVE PE, WILLIS-SHORE J, PANACEK EA. Exsanguination due to right ventricular rupture during closed-chest cardiopulmonary resuscitation. J Emerg Med, 2002, 23(2): 161 – 164.

14. FOSSE E, LINDBERG H. Left ventricular rupture following external chest compression. Acta Anaesthesiol Scand, 1996, 40(4): 502 – 504.

15. SZILI-TOROK T, THEUNS D, VERBLAAUW T, et al. Transthoracic defibrillation of short-lasting ventricular fibrillation: a randomised trial for comparison of the efficacy of low-energy biphasic rectilinear and monophasic damped sine shocks. Acta Cardiol, 2002, 57(5): 329 – 334.

16. HIGGINS SL, O'GRADY SG, BANVILLE I, et al. Efficacy of lower-energy biphasic shocks for transthoracic defibrillation: a follow-up clinical study. Prehosp Emerg Care, 2004, 8(3): 262 – 267.

17. BARDY GH, MARCHLINSKI FE, SHARMA AD, et al. Multicenter comparison of truncated biphasic

shocks and standard damped sine wave monophasic shocks for transthoracic ventricular defibrillation. Transthoracic investigators. Circulation, 1996, 94(10): 2507 - 2514.

18. DUNNING J, FABBRI A, KOLH PH, et al. Guideline for resuscitation in cardiac arrest after cardiac surgery. Eur J Cardiothorac Surg, 2009, 36(1): 3 - 28.

19. MACKAY JH, POWELL SJ, CHARMAN SC, et al. Resuscitation after cardiac surgery: are we ageist? Eur J Anaesthesiol, 2004, 21(1): 66 - 71.

20. RAMAN J, SALDANHA RF, BRANCH JM, et al. Open cardiac compression in the postoperative cardiac intensive care unit. Anaesth Intensive Care, 1989, 17(2): 129 - 135.

21. KARHUNEN JP, SIHVO EI, SUOJARANTA-YLINEN RT, et al. Predictive factors of hemodynamic collapse after coronary artery bypass grafting: a case-control study. J Cardio-thorac Vasc Anesth, 2006, 20(2): 143 - 148.

22. FAIRMAN RM, EDMUNDS LH. Emergency thoracotomy in the surgical intensive care unit after open cardiac operation. Ann Thorac Surg, 1981, 32(4): 386 - 391.

23. NGAAGE DL, COWEN ME. Survival of cardiorespiratory arrest after coronary artery bypass grafting or aortic valve surgery. Ann Thorac Surg, 2009, 88(1): 64 - 68.

24. ROUSOU JA, ENGELMAN RM, FLACK JE, et al. Emergency cardiopulmonary bypass in the cardiac surgical unit can be a lifesaving measure in postoperative cardiac arrest. Circulation, 1994, 90(5 Pt 2): II280 - II284.

25. DIMOPOULOU I, ANTHI A, MICHALIS A, et al. Functional status and quality of life in long-term survivors of cardiac arrest after cardiac surgery. Crit Care Med, 2001, 29(7): 1408 - 1411.

26. FENG WC, BERT AA, BROWNING RA, et al. Open cardiac massage and periresuscitative cardiopulmonary bypass for cardiac arrest following cardiac surgery. J Cardiovasc Surg (Torino), 1995, 36(4): 319 - 321.

27. KAISER GC, NAUNHEIM KS, FIORE AC, et al. Reoperation in the intensive care unit. Ann Thorac Surg, 1990, 49(6): 903 - 907.

28. CHEN YS, CHAO A, YU HY, et al. Analysis and results of prolonged resuscitation in cardiac arrest patients rescued by extracorporeal membrane oxygenation. J Am Coll Cardiol, 2003, 41(2): 197 - 203.

29. DALTON HJ, SIEWERS RD, FUHRMAN BP, et al. Extracorporeal membrane oxygenation for cardiac rescue in children with severe myocardial dysfunction. Crit Care Med, 1993, 21(7): 1020 - 1028.

30. GHEZ O, FEIER H, UGHETTO F, et al. Postoperative extracorporeal life support in pediatric cardiac surgery: recent results. ASAIO J, 2005, 51(5): 513 - 516.

31. DUNCAN BW, IBRAHIM AE, HRASKA V, et al. Use of rapid-deployment extracorporeal membrane oxygenation for the resuscitation of pediatric patients with heart disease after cardiac arrest. J Thorac Cardiovasc Surg, 1998, 116(2): 305 - 311.

32. NEWSOME LR, PONGANIS P, REICHMAN R, et al. Portable percutaneous cardiopulmonary bypass: use in supported coronary angioplasty, aortic valvuloplasty, and cardiac arrest. J Cardiothorac Vasc Anesth, 1992, 6(3): 328 - 331.

33. PARRA DA, TOTAPALLY BR, ZAHN E, et al. Outcome of cardiopulmonary resuscitation in a pediatric cardiac intensive care unit. Crit Care Med, 2000, 28(9): 3296 - 3300.

34. OVERLIE PA. Emergency use of cardiopulmonary bypass. J Interv Cardiol, 1995, 8(3): 239 - 247.

35. VANDEN HOEK TL, MORRISON LJ, SHUSTER M, et al. Part 12: cardiac arrest in special situations: 2010 American Heart Association guidelines for cardiopulmonary resuscitation and emergency cardiovascular

care. Circulation, 2010, 122(18 suppl 3): S829–861.

第三节　溺水

		溺水建议
COR	LOE	推荐建议
1	C-LD	1. 一旦从水中救出的溺水遇难者没有了反应，救援人员应立即进行 CPR，包括呼吸救援。
1	C-LD	2. 所有需要任何形式的复苏（包括单纯的呼吸救援）的溺水者，即使他们在现场表现清醒和显示出有效的心肺功能，也应被送往医院进行评估和监测。
2b	C-LD	3. 在不影响安全的情况下，由训练有素的救援人员进行水中的口对口通气可能有效。
3：No Benefit	B-NR	4. 在没有脊椎损伤的情况下，不建议进行常规的颈椎固定术。

概要

每年，由溺水造成的死亡约占全球死亡人数的 0.7%，每年超过 500 000 人。最近一项使用美国数据的研究报告称，溺水导致心搏骤停后的存活率为 13%。溺水风险增加的人包括儿童、癫痫患者和酒精或其他药物中毒者。虽然长时间溺水后存活的情况并不常见，但已有成功复苏的报道。出于这个原因，应启动现场复苏并运送患者。标准的基础生命支持和高级心血管生命支持是治疗的基础，由于呼吸骤停的原因，气道管理和通气尤为重要。这些建议的证据上一次被彻底审查是在 2010 年。

相应的推荐依据

溺水造成的持续缺氧时间和严重程度是影响结果的唯一最重要的因素。一旦没有反应的溺水患者从水中被移出，救援人员应该进行 CPR，如果经过适当的训练，还应进行抢救呼吸。迅速开始抢救呼吸会增加患者的生存机会。

主要针对儿科患者的多项观察性评估表明，淡水或盐水淹溺后的失代偿可在事件发生后的前 4~6 小时内发生。在可行的情况下将所有患者送往医院进行至少 4~6 小时的监测。

溺水死亡的直接原因是低氧血症。根据救援人员的培训，只有在救援人员能够维持现场安全的情况下，有时才能在水中提供通气（"水中复苏"），这与推迟通气直到患者脱离水中相比，可能会改善患者的预后。

溺水患者颈椎损伤的报告发生率很低（0.009%）。在没有脊柱损伤的情况下常规稳定颈椎不太可能使患者受益，并可能推迟所需的复苏。

这些建议结合了 2020 ILCOR CoSTR 的结果，该结果侧重于溺水的预后因素。该主题最近一次在 2010 年受到正式证据审查。这些指南由《韦德尼斯医学会溺水治疗和预防临床实践指南：2019 年更新版》做了补充。

【评注与解读】

1. 不常规固定脊椎

2020 年（无变化/再次确认）：溺水患者颈椎损伤的报告发生率很低（0.009%）。在没有脊柱损伤的情况下常规稳定颈椎不太可能使患者受益，并可能推迟所需的复苏。

2015（旧）：脊髓损伤在致命性溺水患者中很罕见。有明显损伤征象、酒精中毒或有跳入浅水史的患者才有较高的发生脊髓损伤的危险，医务人员可考虑对这些患者进行颈椎和胸椎的稳定和可能的固定治疗。

2. 侧重于预后

2020 年（更新）：迅速开始抢救呼吸会增加患者的生存机会、淡水或盐水淹溺后的失代偿、"水中复苏"可能会改善患者的预后，上述这些建议结合了溺水的预后因素。

2015 年（旧）：建议未结合溺水的预后因素。

【总结和建议】

（1）溺水死亡的直接原因是低氧血症。根据救援人员的培训，只有在救援人员能够维持现场安全的情况下，有时才能在水中提供通气（"水中复苏"），这与推迟通气直到患者脱离水中相比，可能会改善患者的预后。

（2）所有需要任何形式的复苏（包括单纯的呼吸救援）的溺水者，即使他们在现场表现清醒和显示出有效的心肺功能，也应被送往医院进行评估和监测（推荐级别 1 级；证据水平 C-LD）。

（3）在不影响安全的情况下，由训练有素的救援人员进行水中的口对口通气可能有效（推荐级别 2b 级；证据水平 C-LD）。

（4）在没有脊椎损伤的情况下，不建议进行常规的颈椎固定术（推荐级别 3：No Benefit 级；证据水平 B-NR）。

（程少文　曾俊）

参考文献

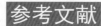

1. SZPILMAN D, BIERENS JJ, HANDLEY AJ, et al. Drowning. N Engl J Med, 2012, 366(22): 2102 – 2110.

2. PEDEN MM, MCGEE K. The epidemiology of drowning worldwide. InJ Control Saf Promot, 2003, 10(4): 195 – 199.

3. REYNOLDS JC, HARTLEY T, MICHIELS EA, et al. Long-term survival after drowning-related cardiac arrest. J Emerg Med, 2019, 57(2): 129 – 139.

4. SOUTHWICK FS, DALGLISH PH. Recovery after prolonged asystolic cardiac arrest in profound hypothermia. A case report and literature review. JAMA, 1980, 243(12): 1250 – 1253.

5. SIEBKE H, ROD T, BREIVIK H, et al. Survival after 40 minutes; submersion without cerebral sequeae. Lancet, 1975, 1(7919): 1275 – 1277.

6. BOLTE RG, BLACK PG, BOWERS RS, et al. The use of extracorporeal rewarming in a child submerged for 66 minutes. JAMA, 1988, 260(3): 377 – 379.

7. GILBERT M, BUSUND R, SKAGSETH A, et al. Resuscitation from accidental hypothermia of 13.7 degrees C with circulatory arrest. Lancet, 2000, 355(9201): 375 – 376.

8. SZPILMAN D, SOARES M. In-water resuscitation-is it worthwhile? Resuscitation, 2004, 63(1): 25 – 31.

9. ALLMAN FD, NELSON WB, PACENTINE GA, et al. Outcome following cardio-pulmonary resuscitation in severe pediatric near-drowning. Am J Dis Child, 1986, 140(6): 571 – 575.

10. YOUN CS, CHOI SP, YIM HW, et al. Out-of-hospital cardiac arrest due to drowning: an Utstein Style report of 10 years of experience from St. Mary's Hospital. Resuscitation, 2009, 80(7): 778 – 783.

11. SUOMINEN P, BAILLIE C, KORPELA R, et al. Impact of age, submersion time and water temperature on outcome in near-drowning. Resuscitation, 2002, 52(3): 247 – 254.

12. KYRIACOU DN, ARCINUE EL, PEEK C, et al. Effect of immediate resuscitation on children with submersion injury. Pediatrics, 1994, 94(2/1): 137 – 142.

13. CAUSEY AL, TILELLI JA, SWANSON ME. Predicting discharge in uncomplicated near-drowning. Am J Emerg Med, 2000, 18(1): 9 – 11.

14. NOONAN L, HOWREY R, GINSBURG CM. Freshwater submersion injuries in children: a retrospective review of seventy-five hospitalized patients. Pediatrics, 1996, 98(3 Pt 1): 368 – 371.

15. WEINSTEIN MD, KRIEGER BP. Near-drowning: epidemiology, pathophysiology, and initial treatment. J EmergMed, 1996, 14(4): 461 – 467.

16. WATSON RS, CUMMINGS P, QUAN L, et al. Cervical spine injuries among submersion victims. J Trauma, 2001, 51(4): 658 – 662.

17. HWANG V, SHOFER FS, DURBIN DR, et al. Prevalence of traumatic injuries in drowning and near drowning in children and adolescents. Arch Pediatr Adolesc Med, 2003, 157(1): 50 – 53.

18. OLASVEENGEN TM, MANCINI ME, PERKINS GD, et al. Adult basic life support: 2020 international consensus on cardiopulmonary resuscitation and emergency cardiovascular care science with treatment recommendations. Circulation, 2020, 142(16 suppl 1): S41 – S91.

19. VANDEN HOEK TL, MORRISON LJ, SHUSTER M, et al. Part 12: cardiac arrest in special situations: 2010 American Heart Association guidelines for cardiopulmonary resuscitation and emergency cardiovascular care. Circulation, 2010, 122(18 suppl 3): S829 – S861.

20. SCHMIDT AC, SEMPSROTT JR, HAWKINS SC, et al. Wilderness Medical Society clinical practice guidelines for the treatment and prevention of drowning: 2019 Update. Wilderness Environ Med, 2019, 30(4S): S70 – S86.

第四节　电解质异常

心搏骤停中电解质异常的建议		
COR	LOE	推荐建议
1	C-LD	1. 对于已知或怀疑有高钾血症的心搏骤停，除了标准的 ACLS 治疗外，还应静脉注射钙。
1	C-LD	2. 对于严重低镁血症的心脏毒性和心搏骤停，除了标准的 ACLS 治疗外，推荐静脉注射镁。
2b	C-EO	3. 对于已知或怀疑有高镁血症的心搏骤停，除了标准的高级心血管生命支持治疗外，经验性静脉注射钙可能合理有效。
3：Harm	C-LD	4. 疑似低钾血症的心搏骤停，不推荐静脉推注钾。

概要

电解质异常可能导致心搏骤停，阻碍复苏，并影响心搏骤停后血流动力学的恢复。除了标准的高级心血管生命支持外，对于高血钾和高镁血症患者，特殊的干预措施可能是挽救生命的手段。

高钾血症通常是由肾衰竭引起的，可能导致心律失常和心搏骤停。严重高血钾（>6.5 mmol/L）的临床体征包括迟缓瘫痪、感觉异常、深肌腱反射受抑制或呼吸短促。早期心电图体征包括心电图上 T 波高尖，随后 T 波变平或消失，PR 间期延长，QRS 波群增宽，S 波加深，S 波和 T 波合并。随着高钾血症的进展，心电图可形成室性心律失常，形成正弦波。严重低钾血症不太常见，但可发生在胃肠道或肾功能丧失的情况下，并可能导致危及生命的室性心律失常。严重高镁血症最有可能发生在产科环境中，接受静脉注射镁治疗先兆子痫或子痫的患者最有可能发生高镁血症。在非常高的水平，高镁血症可导致意识改变、心动过缓或室性心律失常，以及心搏骤停。低镁血症可发生在胃肠道疾病或营养不良，严重时可导致房性和室性心律失常。

相应的推荐依据

除了标准的高级心血管生命支持外，还有几种疗法长期以来一直被推荐用于治疗危及生命的高钾血症。这些疗法包括静脉注射钙和（或）碳酸氢盐、胰岛素加葡萄糖和（或）吸入沙丁胺醇。肠外钙可以稳定心肌细胞膜，因此在心搏骤停时最有用，可以通过静脉或输液途径给予。通常剂量为 5～10 mL 10% 氯化钙溶液，或 15～30 mL 10% 葡萄糖酸钙溶液，通过静脉或输液给药 2～5 min。由于疗效不佳和肠道并发症的风险，现在不鼓励标准使用聚苯乙烯钠（Kayexalate）。医院环境下的紧急血液透析仍然是威胁生命高钾血症的最终治疗方法。

尽管在没有 QT 延长的情况下静脉注射镁对 VF/VT 没有好处，但建议考虑将其用于 QT 延长患者的心搏骤停。低镁血症可能导致或加重 QT 延长，与多发性心律失常相关，并可能导致心搏骤停。这为恢复正常水平提供了生理学基础，尽管标准的高级心血管生命支持仍然是治疗的基石。治疗尖端扭转型心动过速的建议见宽 QRS 波心动过速部分。

静脉注射或输注钙，在建议的高钾血症剂量下，可以改善严重镁中毒的血流动力学，支持其用于心搏骤停，尽管缺乏直接证据。

控制性静脉注射钾治疗严重低钾引起的室性心律失常可能是有用的，但病例报道一般包括输注钾，而不是团注剂量。报道称，至少有 1 例心脏手术患者在麻醉师高度监控的情况下使用静脉推注剂量，但对心搏骤停的疗效尚不清楚，安全性问题仍然存在。

该建议最近一次在 2010 年获得正式证据审查。

【评注与解读】

2020 版（更新）：尽管在没有 QT 延长的情况下静脉注射镁对 VF/VT 没有好处，但建议考虑将其用于 QT 延长患者的心搏骤停。

2015 版（旧）：没有 QT 延长的情况下不提倡静脉注射镁。

理由：低镁血症可能导致或加重 QT 延长，与多发性心律失常相关，并可能导致心搏骤停。这为恢复正常水平提供了生理学基础，尽管标准的高级心血管生命支持仍然是治疗的基石。

【总结和建议】

（1）对于已知或怀疑有高钾血症的心搏骤停，除了标准的 ACLS 治疗外，还应静脉注射钙（推荐级别 1 级；证据水平 C-LD）。

（2）对于严重低镁血症的心脏毒性和心搏骤停，除了标准的 ACLS 治疗外，推荐静脉注射镁（推荐级别 1 级；证据水平 C-LD）。

（3）对于已知或怀疑有高镁血症的心搏骤停，除了标准的高级心血管生命支持治疗外，经验性静脉注射钙可能合理有效（推荐级别 2b 级；证据水平 C-EO）。

（4）疑似低钾血症的心搏骤停，不推荐静脉推注钾（推荐级别 3：Harm 级；证据水平 C-LD）。

（程少文　周宁）

参考文献

1. WEINER ID, WINGO CS. Hyperkalemia：a potential silent killer. J Am Soc Nephrol, 1998, 9(8)：1535 - 1543.

2. WEINER M, EPSTEIN FH. Signs and symptoms of electrolyte disorders. Yale J BiolMed, 1970, 43(2)：76 - 109.

3. RASTEGARA, SOLEIMANIM, RASTERGAR A. Hypokalaemia and hyperkalaemia. Postgrad Med J, 2001, 77(914)：759 - 764.

4. MATTU A, BRADY WJ, ROBINSON DA. Electrocardiographic manifestations of hyperkalemia. Am J Emerg Med, 2000, 18(6)：721 - 729.

5. FROHNERT PP, GIULIANI ER, FRIEDBERG M, et al. Statistical investigation of correlations between serum potassium levels and electrocardiographic findings in patients on intermittent hemodialysis therapy. Circulation, 1970, 41(4)：667 - 676.

6. GENNARI FJ. Hypokalemia. N Engl J Med, 1998, 339(7)：451 - 458.

7. CLAUSEN TG, BROCKS K, IBSEN H. Hypokalemia and ventricular arrhythmias in acute myocardial infarction. Acta Med Scand, 1988, 224(6)：531 - 537.

8. SLOVIS C, JENKINS R. ABC of clinical electrocardiography：conditions not primarily affecting the heart. BMJ, 2002, 324(7349)：1320 - 1323.

9. MCDONNELL NJ, MUCHATUTA NA, PAECHMJ. Acute magnesium toxicity in anobstetric patient undergoing general anaesthesia for caesarean delivery. Int J Obstet Anesth, 2010, 19(2)：226 - 231.

10. MCDONNELL NJ. Cardiopulmonary arrest in pregnancy：two case reports of successful outcomes in association with perimortem caesarean delivery. Br J Anaesth, 2009, 103(3)：406 - 409.

11. HANSEN BA, BRUSERUD Ø. Hypomagnesemia in critically ill patients. J Intensive Care, 2018, 6：21.

12. VANDEN HOEK TL, MORRISON LJ, SHUSTER M, et al. Part 12：cardiac arrest in special situations：2010 American Heart Association guidelines for cardiopulmonary resuscitation and emergency cardiovascular care. Circulation, 2010, 122(18 suppl 3)：S829 - S861.

13. PANCHAL AR, BERG KM, KUDENCHUK PJ, et al. 2018 American Heart Association focused update on advanced cardiovascular life support use of antiarrhythmic drugs during and immediately after cardiac arrest：an update to the American Heart Association guidelines for cardiopulmonary resuscitation and emergency cardiovascular care. Circulation, 2018, 138(23)：e740 - e749.

14. VAN HOOK JW. Endocrine crises. Hypermagnesemia. Crit Care Clin, 1991, 7(1)：215 - 223.

15. CURRY P, FITCHETT D, STUBBS W, et al. Ventricular arrhythmias and hypokalaemia. Lancet, 1976, 2(7979)：231 - 233.

16. MCCALL BB, MAZZEI WJ, SCHELLER MS, et al. Effects of central bolus injections of potassium chloride on arterial potassium concentration in patients undergoing cardiopulmonary bypass. J Cardiothorac Anesth, 1990, 4(5)：571 - 576.

第五节 阿片类药物过量

介绍

　　持续的阿片类药物流行已导致与阿片类药物相关的 OHCA 增加，在美国每天导致约 115 人死亡，主要影响 25~65 岁的患者。最初，孤立的阿片类药物毒性与中枢神经系统和呼吸抑制有关，继而发展为呼吸骤停和心搏骤停。大多数阿片类药物相关的死亡还涉及多种药物的共同摄入或医疗和心理健康的合并症。

　　在制定这些建议时，撰写小组考虑了准确区分阿片类药物相关的复苏紧急情况与其他导致心脏和呼吸骤停的原因的难度。阿片类药物相关的复苏急症的定义是心搏骤停、呼吸骤停或严重危及生命的不稳定（如严重的中枢神经系统或呼吸抑制、低血压或心律失常），怀疑是阿片类药物毒性所致。在这些情况下，诊疗的主要任务仍然是及早识别紧急情况，然后激活应急响应系统（图 3-12、图 3-13）。阿片类药物过量会因为失去呼吸道通畅性和呼吸困难而出现呼吸心搏骤停；因此，解决患者气道和通气问题是最优先考虑的问题。

　　其他诊疗步骤，包括 CPR 和纳洛酮的应用，将在《第六部分：复苏教育科学》中详细讨论，并提供关于阿片类药物过量反应教育的其他建议。

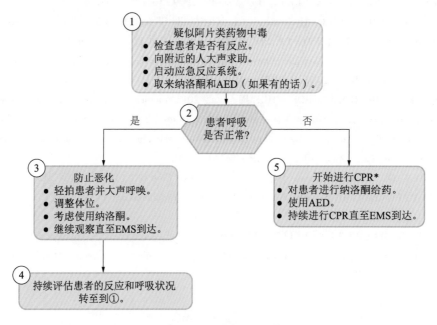

图 3-12　针对非专业急救人员的阿片类药物相关急救流程图

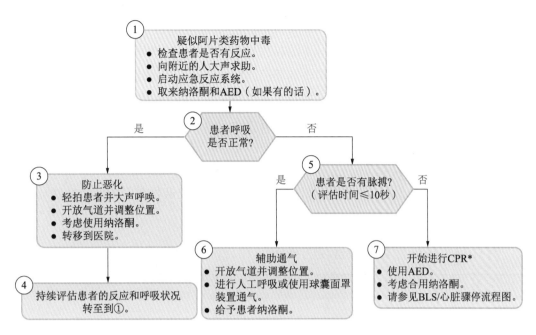

图 3-13　针对医务人员的阿片类药物相关急救流程图

1. "阿片类药物过量急性处理的建议"相应的推荐依据

阿片类药物过量急性处理的建议		
COR	LOE	推荐建议
1	C-LD	1. 对于呼吸骤停的患者，应保持抢救呼吸或面罩通气直到自主呼吸恢复，如果没有恢复自主呼吸，应继续按照标准的 BLS 和（或）ACLS 措施抢救。
1	C-EO	2. 对于已知或怀疑心搏骤停的患者，无证据表明使用纳洛酮有益的情况下，优先选择标准复苏措施，重点放在高质量的 CPR 上。
1	C-EO	3. 非专业和训练有素的救治人员在等候患者对纳洛酮或其他干预措施的反应时，不应延迟启动紧急反应系统。
2a	B-NR	4. 对于有脉搏但呼吸不正常或仅有喘息（呼吸骤停）的疑似阿片类药物过量的患者，除了执行标准的 BLS 和（或）ACLS 措施外，救治人员也可使用纳洛酮。

　　早期应侧重于支持患者的呼吸道和呼吸。首先要打开呼吸道，然后进行抢救呼吸，最好是使用口罩或屏障装置。如果自主呼吸没有恢复，应继续提供。

　　由于没有研究表明在心搏骤停期间使用纳洛酮可以改善患者的预后，因此进行 CPR 是初始护理的重点。如果纳洛酮不耽误高质量 CPR 的组成部分，它可以与标准的高级心血管生命支持护理一起使用。

对于疑似阿片类药物过量的患者，及早激活应急反应系统至关重要。救援人员不能确定这个人的临床状况仅仅是由于阿片类药物引起的呼吸抑制。在急救和基础生命支持中尤其如此，在这些情况下，判断脉搏的存在是不可靠的。纳洛酮在其他医疗条件下无效，包括涉及非阿片类药物的过量使用和任何原因导致的心搏骤停。其次，对纳洛酮治疗有反应的患者可能会出现复发的中枢神经系统和（或）呼吸抑制，需要更长时间的观察才能安全出院。

有 12 项研究检查了纳洛酮在呼吸骤停中的应用，其中 5 项比较了肌肉、静脉和（或）鼻腔给药途径（2 项 RCT，3 项非 RCT），9 项评估了纳洛酮使用的安全性，或者是纳洛酮使用的观察性研究。这些研究报告纳洛酮治疗阿片类药物引起的呼吸抑制是安全有效的，并发症很少见。

2. "阿片类药物过量复苏后管理的建议"相应的推荐依据

阿片类药物过量复苏后管理的建议		
COR	LOE	推荐建议
1	C-LD	1. 恢复自主呼吸后，应在医疗保健环境中观察患者，直到阿片类药物复发的风险降低，且患者的意识水平和生命体征已恢复正常。
2a	C-LD	2. 如果反复出现阿片类药物中毒，反复小剂量或输注纳洛酮可能是有益的。

纳洛酮治疗有效的患者可能出现复发中枢神经系统和（或）呼吸抑制。虽然短期观察对于芬太尼、吗啡或海洛因过量的患者来说已经足够，但可能需要更长的观察期才能安全出院，因为过量的长效或缓释阿片类药物危及生命。院前操作者面临着患者在接受危及生命的过量治疗后拒绝运输的挑战，建议他们遵循当地的协议和做法。

由于纳洛酮的作用时间可能短于阿片类药物的呼吸抑制作用，特别是长效制剂，可能需要重复剂量的纳洛酮或纳洛酮输注。

这些建议由 2020 AHA 关于阿片类药物相关 OHCA 的科学声明所支持。

【评注与解读】

1. 纳洛酮效用

2020 版（更新）：有 12 项研究检查了纳洛酮在呼吸骤停中的应用，认为纳洛酮治疗阿片类药物引起的呼吸抑制是安全有效的，并发症很少见。

2015 版（旧）：无论是否由阿片类药物过量引起，纳洛酮对心搏骤停没有效果。

2. 纳洛酮不良反应

2020 版（更新）：对纳洛酮治疗有反应的患者可能会出现复发的中枢神经系统和

（或）呼吸抑制，需要更长时间的观察才能安全出院。

2015 版（旧）：未提及纳洛酮不良反应。

【总结和建议】

（1）恢复自主呼吸后，应在医疗保健环境中观察患者，直到阿片类药物复发的风险降低，且患者的意识水平和生命体征已恢复正常（推荐级别 1 级；证据水平 C-LD）。

（2）如果反复出现阿片类药物中毒，反复小剂量或输注纳洛酮可能是有益的（推荐级别 2a 级；证据水平 C-LD）。

（程少文 李琪）

参考文献

1. SCHOLL L, SETH P, KARIISA M, et al. Drug and opioid-involved overdose deaths-United States, 2013 – 2017. MMWR Morb Mortal Wkly Rep, 2018, 67(5152)：1419 – 1427.

2. JONESCM, EINSTEIN EB, COMPTON WM. Changes in synthetic opioid involvementin drugoverdose deaths in the United States, 2010 – 2016. JAMA, 2018, 319(17)：1819 – 1821.

3. DEZFULIAN C, ORKIN AM, MARON BA, et al. Opioid-associated out-of-hospital cardiac arrest：distinctive clinical features and implications for healthcare and public responses：a scientific statement from the American Heart Association. Circulation, 2021, 143(16)：e836 – e870.

4. JONES CM, PAULOZZI LJ, MACK KA, et al. Alcohol involvement in opioid pain reliever and benzodiazepine drug abuse-related emergency department visits and drug-related deaths-United States, 2010. MMWR Morb Mortal Wkly Rep, 2014, 63(40)：881 – 885.

5. MADADI P, HILDEBRANDT D, LAUWERS AE, et al. Characteristics of opioid-users whose death was related to opioid-toxicity：a population-based study in Ontario, Canada. PLoS One, 2013, 8(4)：e60600.

6. PAULOZZI LJ, LOGAN JE, HALLAJ, et al. A comparison of drug overdose deaths involving methadone and other opioid analgesics in West Virginia. Addiction, 2009, 104(9)：1541 – 1548.

7. WEBSTER LR, COCHELLA S, DASGUPTA N, et al. An analysis of the root causes for opioid-related overdose deaths in the United States. Pain Med, 2011, 12(Suppl 2)：S26 – S35.

8. KLEINMAN ME, BRENNAN EE, GOLDBERGER ZD, et al. Part 5：adult basic life support and cardiopulmonary resuscitation quality：2015 American Heart Association guidelines update for cardiopulmonary resuscitation and emergency cardiovascular care. Circulation, 2015, 132(18 suppl 2)：S414 – S435.

9. GUILDNER CW. Resuscitation—opening the airway：a comparative study of techniques for opening an airway obstructed by the tongue. JACEP, 1976, 5(8)：588 – 590.

10. WENZEL V, KELLER C, IDRIS AH, et al. Effects of smaller tidal volumes during basic life support ventilation in patients with respiratory arrest：good ventilation, less risk? Resuscitation, 1999, 43(1)：25 – 29.

11. BAHR J, KLINGLER H, PANZER W, et al. Skills of lay people in checking the carotid pulse. Resuscitation, 1997, 35(1)：23 – 26.

12. EBERLE B, DICK WF, SCHNEIDER T, et al. Checking the carotid pulse check：diagnostic accuracy of

first responders in patients with and without a pulse. Resuscitation, 1996, 33(2): 107 – 116.

13. CLARKE SF, DARGAN PI, JONES AL. Naloxone in opioid poisoning: walking the tightrope. Emerg Med J, 2005, 22(9): 612 – 616.

14. ETHERINGTON J, CHRISTENSON J, INNES G, et al. Is early discharge safe after naloxone reversal of presumed opioid overdose? CJEM, 2000, 2(3): 156 – 162.

15. ZUCKERMAN M, WEISBERG SN, BOYER EW. Pitfalls of intranasal naloxone. Prehosp Emerg Care, 2014, 18(4): 550 – 554.

16. HEATON JD, BHANDARI B, FARYAR KA, et al. Retrospective review of need for delayed naloxone or oxygen in emergency department patients receiving naloxone for heroin reversal. J Emerg Med, 2019, 56 (6): 642 – 651.

17. KELLY AM, KERR D, DIETZE P, et al. Randomised trial of intranasal versus intramuscular naloxone in prehospital treatment for suspected opioid overdose. Med J Aust, 2005, 182(1): 24 – 27.

18. KERR D, KELLY AM, DIETZE P, et al. Randomized controlled trial comparing the effectiveness and safety of intranasal and intramuscular naloxone for the treatment of suspected heroin overdose. Addiction, 2009, 104(12): 2067 – 2074.

19. WANGER K, BROUGH L, MACMILLAN I, et al. Intravenous vs subcutaneous naloxone for out-of-hospital management of presumed opioid overdose. Acad Emerg Med, 1998, 5(4): 293 – 299.

20. BARTON ED, COLWELL CB, WOLFE T, et al. Efficacy of intranasal naloxone as a needleless alternative for treatment of opioid overdose in the prehospital setting. JEmerg Med, 2005, 29(3): 265 – 271.

21. ROBERTSON TM, HENDEY GW, STROH G, et al. Intranasal naloxone is a viable alternative to intravenous naloxone for prehospital narcotic overdose. Prehosp Emerg Care, 2009, 13(4): 512 – 515.

22. CETRULLO C, DI NINO GF, MELLONI C, et al. [Naloxone antagonism toward opiate analgesic drugs. Clinical experimental study]. Minerva Anestesiol, 1983, 49(4): 199 – 204.

23. OSTERWALDERJJ. Naloxone—for intoxications with intravenous heroin and heroin mixtures—harmless or hazardous? A prospective clinical study. J Toxicol Clin Toxicol. 1996, 34(4): 409 – 416.

24. SPORER KA, FIRESTONE J, ISAACS SM. Out-of-hospital treatment of opioid overdoses in an urban setting. Acad Emerg Med, 1996, 3(7): 660 – 667.

25. STOKLAND O, HANSEN TB, NILSEN JE. [Prehospital treatment of heroin intoxication in Oslo in 1996]. Tidsskr Nor Laegeforen, 1998, 118(20): 3144 – 3146.

26. BUAJORDET I, NAESS AC, JACOBSEN D, et al. Adverse events after naloxone treatment of episodes of suspected acute opioid overdose. Eur J Emerg Med, 2004, 11(1): 19 – 23.

27. CANTWELL K, DIETZE P, FLANDER L. The relationship between naloxone dose and key patient variables in the treatment of non-fatal heroin overdose in the prehospital setting. Resuscitation, 2005, 65(3): 315 – 319.

28. BOYD JJ, KUISMA MJ, ALASPÄÄ AO, et al. Recurrent opioid toxicity after pre-hospital care of presumed heroin overdose patients. Acta Anaesthesiol Scand, 2006, 50(10): 1266 – 1270.

29. NIELSEN K, NIELSEN SL, SIERSMA V, et al. Treatment of opioid overdose in a physician-based prehospital EMS: frequency and long-term prognosis. Resuscitation, 2011, 82(11): 1410 – 1413.

30. WAMPLER DA, MOLINA DK, MCMANUS J, et al. No deaths associated with patient refusal of transport after naloxone-reversed opioid overdose. Prehosp Emerg Care, 2011, 15(3): 320 – 324.

31. VILKE GM, SLOANE C, SMITH AM, et al. Assessment for deaths in out-of-hospital heroin overdose pa-

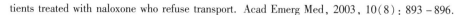

tients treated with naloxone who refuse transport. Acad Emerg Med, 2003, 10(8): 893 – 896.

32. RUDOLPH SS, JEHU G, NIELSEN SL, et al. Prehospital treatment of opioid overdose in Copenhagen—is it safe to discharge on-scene? Resuscitation, 2011, 82(11): 1414 – 1418.

33. MOSS ST, CHAN TC, BUCHANAN J, et al. Outcome study of prehospital patients signed out against medical advice by field paramedics. Ann Emerg Med, 1998, 31(2): 247 – 250.

34. CHRISTENSON J, ETHERINGTON J, GRAFSTEIN E, et al. Early discharge of patients with presumed opioid overdose: development of a clinical prediction rule. Acad Emerg Med, 2000, 7(10): 1110 – 1118.

第六节　妊娠期心搏骤停

介绍

在美国，大约每 12 000 例住院分娩中就有一例产妇心搏骤停。虽然这仍然是一种罕见的事件，但发病率一直在上升。据报道，产妇和胎儿/新生儿的存活率差别很大。对母亲和胎儿来说，最好的结局总是成功的产妇复苏。导致产妇心搏骤停的常见原因是出血、心力衰竭、羊水栓塞、脓毒症、吸入性肺炎、静脉血栓栓塞症、先兆子痫/子痫和麻醉并发症。

目前的文献大多是观察性的，一些治疗决定主要基于妊娠生理和从非骤停妊娠状态推断。针对最有可能导致心搏骤停的原因进行高质量复苏和治疗干预在这一人群中至关重要。子宫大小≥20 周的围死亡期剖宫产，有时被称为复苏性子宫切开术，在复苏不能迅速导致 ROSC 的情况下，似乎可以改善母体心搏骤停的结局（图 3 – 14）。此外，从停搏到分娩的时间间隔更短，似乎可以改善产妇和新生儿的结局。然而，临床决定实施围死亡期剖宫产以及与母体心搏骤停相关的时机是复杂的，因为医师和团队培训的水平不同。最后，在产妇心搏骤停患者中使用 ECMO 的病例报告和病例系列报告了良好的产妇存活率。妊娠晚期心搏骤停的治疗是一个重大的科学问题。

COR	LOE	推荐建议
妊娠期心搏骤停的计划和准备建议		
1	C-LD	1. 在孕期即制定心搏骤停的团队计划，应与产科、新生儿、急诊、麻醉科、重症监护和心搏骤停服务机构协同进行。
1	C-LD	2. 由于 ROSC 并不总是能立即实现，一旦出现中晚期孕妇女心搏骤停，应立即召集当地资源进行围死亡期剖宫产。
1	C-EO	3. 应制定妊娠期 HCA 的管理方案，以便及时运送到既能提供持续复苏，又能同时立即实施围死亡期剖宫产的救治中心。

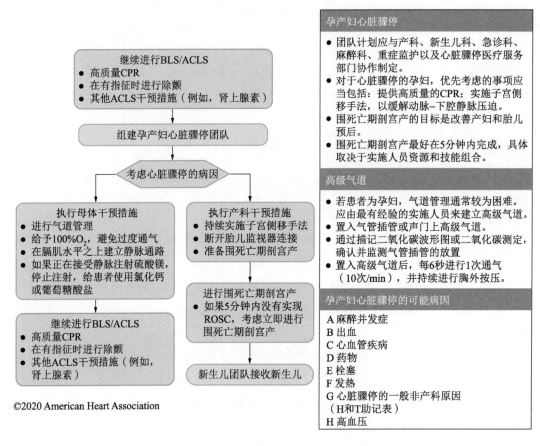

图 3 - 14　孕妇心搏骤停院内 ACLS 流程图

1. 妊娠期心搏骤停的计划和准备方面的推荐依据

为了确保成功的产妇复苏，所有潜在的利益攸关方都需要参与孕期心搏骤停的规划和培训，包括可能需要围死亡期剖宫产。基于同样罕见但时间紧迫的干预措施，规划、模拟培训和模拟紧急情况将有助于设施准备工作。

由于最初的产妇复苏努力可能不会成功，因此应在复苏初期就开始为经前多器官功能障碍做准备，因为接受经前多器官功能障碍治疗的时间减少与产妇和胎儿的结局好相关。

产妇在院前骤停的情况下，快速直接运送到能够进行围产期剖宫产和新生儿复苏的机构，并尽早启动接收机构的成人复苏、产科和新生儿复苏团队，是取得成功的最佳机会。

2. 妊娠期心搏骤停复苏的相应推荐依据

COR	LOE	妊娠期心搏骤停复苏的建议 推荐建议
1	C-LD	1. 对于心搏骤停的孕妇，需优先注意的事项应包括提供高质量的 CPR 和通过左侧子宫移位解除下腔静脉压迫。
1	C-LD	2. 由于孕妇更容易缺氧，在妊娠心搏骤停复苏过程中，应优先考虑氧合和气道管理。
1	C-EO	3. 孕期心搏骤停时不应进行胎儿监护，否则可能会干扰对产妇的复苏。
1	C-EO	4. 对从心搏骤停复苏后仍处于昏迷状态的孕妇，我们建议进行有针对性的体温管理。
1	C-EO	5. 在对孕妇进行目标体温管理期间，建议持续监测胎儿是否存在心动过缓的潜在并发症，同时请产科和新生儿会诊。

妊娠子宫会压迫下腔静脉，阻碍静脉回流，从而减少每搏量和心输出量。在仰卧位，从孕龄约 20 周开始的单胎妊娠，或当胎底高度等于或高于脐部水平时，可发生主腔静脉压迫。手动左侧子宫移位有效地缓解了低血压患者的下腔静脉压力（图 3 – 15）。

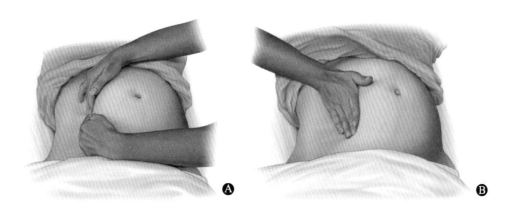

注：A：手动左侧子宫移位，双手操作；B：复苏过程中的单手操作。

图 3 – 15　手动左侧子宫移位

在妊娠的过程中，呼吸道、通气和氧合尤其重要，因为妊娠子宫增加母体新陈代谢，降低功能储备能力，使孕妇更容易缺氧。此外，胎儿缺氧已知其有害影响。这两个考虑因素都支持对怀孕患者进行更早的高级气道管理。

对孕妇进行复苏，包括在有指征的情况下对孕妇进行复苏，是第一优先事项，因为这可能会提高妇女和胎儿的存活率。胎儿监测无法实现这一目标，可能会分散对产妇复苏努力的注意力，特别是除颤和为妊娠中期疾病做好腹部准备。

目前尚无 TTM 用于妊娠的随机试验。然而，有几个病例报道了心搏骤停后使用 TTM 的良好母婴结局。

在成功的母体复苏后，未分娩的胎儿仍然容易受到低温、酸中毒、低氧血症和低血压的影响，所有这些都可能发生在使用 TTM 的 ROSC 后救治环境中。此外，胎儿状况恶化可能是母体失代偿的早期预警信号。

3. 对心搏骤停和 PMCD 的相应推荐依据

对心搏骤停和 PMCD 的建议		
COR	LOE	推荐建议
1	C-LD	1. 在心搏骤停期间，如果孕妇的宫底高度在脐部以上，在常规复苏加上手动左侧子宫移位后仍未达到 ROSC，则宜在继续复苏的同时准备清空子宫。
1	C-LD	2. 在不能存活的母体创伤或长时间无脉搏等情况下，认定尽力母体复苏无效，不应推迟，而应对患者进行围死亡期剖腹产。
2a	C-EO	3. 为尽早完成分娩，最好是在分娩停止后 5 分钟内完成，在实施初步基础生命支持和高级心血管生命支持干预的同时，应立即准备围死亡期剖宫产。

妊娠子宫可缓解腹主动脉—下腔静脉压迫，并可能增加发生 ROSC 的可能性。在妊娠后期，围死亡期剖宫产可被视为母体复苏的一部分，而不考虑胎儿的存活率。

早产与更好的产妇和新生儿存活率有关。在与产妇存活率不冲突的情况下，早产也可能提高新生儿存活率。

实施围死亡期剖宫产的最佳时机尚未确定，必须根据操作者的技能和可用资源以及患者和（或）心搏骤停的特征在逻辑上有所不同。一项系统的文献综述评估了所有孕期心搏骤停病例报告的围死亡期剖宫产发生时间，但广泛的病例异质性和报告偏倚不允许得出结论。母亲存活的报告在母亲心搏骤停开始后长达 39 分钟。在 1980 年至 2010 年发表的系统综述文献中，从母亲心搏骤停到分娩的中位数时间在存活的母亲中为 9 分钟，在死亡的母亲中为 20 分钟。在同一项研究中，存活的 PMCD 的中位数时间为 10 分钟，在未存活的新生儿中为 20 分钟。只有 7% 的报告病例的分娩时间在 4 分钟内。在英国的一项队列研究中，存活的妇女从病倒到围死亡期剖宫产的中位数时间为 3 分钟，而死亡的妇女为 12 分钟。在这项研究中，当母体心搏骤停后 5 分钟内发生围死亡期剖宫产时，24/25 名婴儿存活下来。而当围死亡期剖宫产发生在母亲心搏骤停后 5 分钟以上时，则有 7/10 名婴儿存活。新生儿存活率已被记录在案，在产妇心搏骤停后 30 分钟内进行围死亡期剖宫产。专家建议在心搏骤停时选择围死亡期剖宫产的时间不到 5 分钟仍然是一个重要的目标，但很少能实现。没有证据表明 4 分钟有特定的存活阈值。

这些建议由《妊娠期心搏骤停：AHA 的科学陈述》和 2020 年证据更新所支持。

【评注与解读】

2020 版（更新）：在心搏骤停期间，如果孕妇的宫底高度在脐部以上，在常规复苏加上手动左侧子宫移位后仍未达到 ROSC，则宜在继续复苏的同时准备清空子宫。在心搏骤停时，如果孕妇的宫底高度大于或等于脐带高度，经常规复苏加上手动左侧子宫移位后仍未达到 ROSC 者，宜在继续复苏的同时准备清宫。

2015 版（旧）：治疗孕期妇女心搏骤停的首要任务是提供高质量 CPR 和减轻主动脉下腔静脉压力。如果宫底高度超过肚脐水平，徒手将子宫向左侧移位有助于在胸部按压时减轻主动脉下腔静脉压力。

理由：妊娠子宫会压迫下腔静脉，阻碍静脉回流，从而减少每搏量和心输出量。在仰卧位，从孕龄约 20 周开始的单胎妊娠，或当胎底高度等于或高于脐部水平时，可发生主腔静脉压迫。手动左侧子宫移位可以有效地缓解低血压患者的下腔静脉压力。

【总结和建议】

1. 妊娠期心搏骤停的计划和准备建议

（1）在孕期即制订心搏骤停的团队计划，应与产科、新生儿、急诊、麻醉科、重症监护和心搏骤停服务机构协同进行（推荐级别 1 级；证据水平 C-LD）。

（2）由于 ROSC 并不总是能立即实现，一旦出现中晚期孕妇心搏骤停，应立即召集当地资源进行围死亡期剖宫产（推荐级别 1 级；证据水平 C-LD）。

（3）应制定妊娠期 HCA 的管理方案，以便及时运送到既能提供持续复苏，又能同时立即实施围死亡期剖宫产的救治中心（推荐级别 1 级；证据水平 C-EO）。

2. 妊娠期心搏骤停复苏的建议

（1）对于心搏骤停的孕妇，需优先注意的事项应包括提供高质量的 CPR 和通过左侧子宫移位解除下腔静脉压迫（推荐级别 1 级；证据水平 C-LD）。

（2）由于孕妇更容易缺氧，在妊娠心搏骤停复苏过程中，应优先考虑氧合和气道管理（推荐级别 1 级；证据水平 C-LD）。

（3）孕期心搏骤停时不应进行胎儿监护，否则可能会干扰对产妇的复苏（推荐级别 1 级；证据水平 C-EO）。

（4）对从心搏骤停复苏后仍处于昏迷状态的孕妇，我们建议进行有针对性的体温管理（推荐级别 1 级；证据水平 C-EO）。

（5）在对孕妇进行目标体温管理期间，建议持续监测胎儿是否存在心动过缓的潜在并发症，同时请产科和新生儿科会诊（推荐级别 1 级；证据水平 C-EO）。

3. 对心搏骤停和 PMCD 的建议

（1）在心搏骤停期间，如果孕妇的宫底高度在脐部以上，在常规复苏加上手动左侧子宫移位后仍未达到 ROSC，则宜在继续复苏的同时准备清空子宫。在心搏骤停时，如果孕妇的宫底高度大于或等于脐带高度，经常规复苏加上手动左侧子宫移位后仍未达到 ROSC 者，宜在继续复苏的同时准备清宫（推荐级别 1 级；证据水平 C-LD）。

（2）在不能存活的母体创伤或长时间无脉搏等情况下，认定尽力母体复苏无效，不应推迟，而应对患者进行围产期剖腹产（推荐级别 1 级；证据水平 C-LD）。

（3）为尽早完成分娩，最好是在分娩停止后 5 分钟内完成，在实施初步基础生命支持和高级心血管生命支持干预的同时，应立即准备围死亡期剖宫产（推荐级别 2a 级；证据水平 C-EO）。

（程少文　张华）

参考文献

1. MHYRE JM, TSEN LC, EINAV S, et al. Cardiacarrest during hospitalization for delivery in the United States, 1998－2011. Anesthesiology, 2014, 120（4）：810－818.

2. Centers for Disease Control and Prevention. Pregnancy-related deaths：data from14 U. S. maternal mortality review committees, 2008－2017. https：//www. cdc. gov/reproductivehealth/maternal-mortality/erase-mm/mmr-data-brief. html. Accessed April 22, 2020.

3. KOBORI S, TOSHIMITSU M, NAGAOKA S, et al. Utility and limitations of perimortem cesarean section：a nationwide survey in Japan. J Obstet Gynaecol Res, 2019, 45（2）：325－330.

4. BECKETT VA, KNIGHT M, SHARPE P. The CAPS study：incidence, management and outcomes of cardiac arrest in pregnancy in the UK：a prospective, descriptive study. BJOG, 2017, 124（9）：1374－1381.

5. MAURIN O, LEMOINE S, JOST D, et al. Maternal out of hospital cardiac arrest：a retrospective observational study. Resuscitation, 2019, 135：205－211.

6. SCHAAP TP, OVERTOOM E, VAN DEN AKKER T, et al. Maternal cardiac arrest in the Netherlands：a nationwide surveillance study. Eur J Obstet Gynecol Reprod Biol, 2019, 237：145－150.

7. LIPOWICZ AA, CHESKES S, GRAY SH, et al. Incidence, outcomes and guideline compliance of out-of-hospital maternal cardiac arrest resuscitations：a population-based cohort study. Resuscitation, 2018, 132：127－132.

8. BENSON MD, PADOVANO A, BOURJEILY G, et al. Maternal collapse：challengingthe four-minute rule. EBioMedicine, 2016, 6：253－257.

9. JEEJEEBHOY FM, ZELOP CM, LIPMAN S, et al. Cardiac arrest in pregnancy：a scientific statement from the American Heart Association. Circulation, 2015, 132（18）：1747－1773.

10. DIJKMAN A, HUISMAN CM, SMIt M, et al. Cardiac arrest in pregnancy：increasing use of perimortem caesarean section due to emergency Skills training? BJOG, 2010, 117（3）：282－287.

11. PAGE-RODRIGUEZA, GONZALEZ-SANCHEZ JA. Perimortem cesarean section of twin pregnancy：case re-

port and review of the literature. Acad Emerg Med, 1999, 6(10): 1072 – 1074.

12. CARDOSI RJ, PORTER KB. Cesarean delivery of twins during maternal cardiopulmonary arrest. Obstet Gynecol, 1998, 92(4 Pt 2): 695 – 697.

13. ROSE CH, FAKSH A, TRAYNOR KD, et al. Challenging the 4-to 5-minute rule: from perimortem cesarean to resuscitative hysterotomy. Am J Obstetr Gynecol, 2015, 213(5): 653 – 656.

14. TAMBAWALA ZY, CHERAWALA M, MAQBOOL S, et al. Resuscitative hysterotomy for maternal collapse in a triplet pregnancy. BMJ Case Rep, 2020, 13(7): e235328.

15. EINAV S, KAUFMAN N, SELA HY. Maternal cardiac arrest and perimortem caesarean delivery: evidence or expert-based? Resuscitation, 2012, 83(10): 1191 – 1200.

16. BIDERMAN P, CARMI U, SETTON E, et al. Maternal salvage with extracorporeal life support: lessons learned in a single center. Anesth Analg, 2017, 125(4): 1275 – 1280.

17. LIPMAN SS, DANIELS KI, ARAFEH J, et al. The case for OBLS: a simulation-based obstetric life support program. Semin Perinatol, 2011, 35(2): 74 – 79.

18. PETRONE P, TALVING P, BROWDER T, et al. Abdominal injuries in pregnancy: a 155-month study at two level 1 trauma centers. Injury, 2011, 42(1): 47 – 49.

19. AL-FOUDRI H, KEVELIGHAN E, CATLING S. CEMACH 2003 – 5 Saving Mothers' Lives: lessons for anaesthetists. Continuing Education in Anaesthesia Critical Care & Pain, 2010, 10: 81 – 87.

20. TheJoint Commission. TJC Sentinel Event Alert 44: preventing maternal death. https://www.jointcommission.org/resources/patient-safety-topics/sentinel-event/sentinel-event-alert-newsletters/sentinel-event-alert-issue-44-preventing-maternal death/. Accessed May 11, 2020.

21. The Joint Commission. Sentinel Event Alert 30: Preventing infant death and injury during delivery. https://www.jointcommission.org/resources/patient-safety-topics/sentinel-event/sentinel-event-alert-newsletters/sentinel-event-alert-issue-30-preventing-infant-death-and-injury-during-delivery/. Accessed February 28, 2020.

22. GOODWIN AP, PEARCE AJ. The human wedge. A manoeuvre to relieve aortocaval compression during resuscitation in late pregnancy. Anaesthesia, 1992, 47(5): 433 – 434.

23. CYNA AM, ANDREW M, EMMETT RS, et al. Techniques for preventing hypotension during spinal anaesthesia for caesarean section. Cochrane Database Syst Rev, 2006(4): CD002251.

24. REES SG, THURLOW JA, GARDNER IC, et al. Maternal cardiovascular consequences of positioning after spinal anaesthesia for caesarean section: left 15 degree table tilt vs. left lateral. Anaesthesia, 2002, 57(1): 15 – 20.

25. MENDONCA C, GRIFFITHS J, ATELEANU B, et al. Hypotension following combined spinal-epidural anaesthesia for caesarean section. Left lateral position vs. tilted supine position. Anaesthesia, 2003, 58(5): 428 – 431.

26. RITTENBERGER JC, KELLY E, JANG D, et al. Successful outcome utilizing hypothermia after cardiac arrest in pregnancy: a case report. Crit Care Med, 2008, 36(4): 1354 – 1356.

27. CHAUHAN A, MUSUNURU H, DONNINO M, et al. The use of therapeutic hypothermia after cardiac arrest in a pregnant patient. Ann Emerg Med, 2012, 60(6): 786 – 789.

28. SVINOS H. Towards evidence based emergency medicine: best BETs from the Manchester Royal Infirmary. BET 1. Emergency caesarean section in cardiac arrest before the third trimester. Emerg Med J, 2008, 25(11): 764 – 765.

29. KAM CW. Perimortem caesarean sections (PMCS). J Accid Emerg Med, 1994, 11(1): 57 – 58.

30. KUPAS DF, HARTER SC, VOSK A. Out-of-hospital perimortem cesarean section. Prehosp Emerg Care,

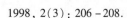

1998, 2(3): 206-208.

31. OATES S, WILLIAMS GL, REES GA. Cardiopulmonary resuscitation in late pregnancy. BMJ, 1988, 297 (6645): 404-405.

32. BERG KM, SOAR J, ANDERSEN LW, et al. Adult advanced life support: 2020 international consensus on cardiopulmonary resuscitation and emergency cardiovascular care science with treatment recommendations. Circulation, 2020, 142(16 suppl 1): S92-S139.

<h1 style="text-align:center">第七节　肺栓塞</h1>

肺栓塞的建议		
COR	LOE	推荐建议
2a	C-LD	1. 对于确诊为以心搏骤停为诱因导致的肺栓塞患者，应给予溶栓、外科取栓和机械取栓等急诊治疗。
2b	C-LD	2. 怀疑肺栓塞导致心搏骤停时，可考虑溶栓治疗。

概要

这一主题在国际心脏外科学会的系统综述中被回顾，因为肺栓塞是一个潜在的可逆的休克和心搏骤停的原因。由于肺动脉阻塞和血管活性物质的释放，右心室压力急剧增加，导致心源性休克，并可能迅速发展为心力衰竭。急性 PE 的处理取决于疾病的严重程度。以心搏骤停或严重血流动力学不稳定为特征的暴发性 PE 隶属于大面积 PE 部分，这是这些建议的重点。在与肺栓塞相关的心搏骤停中，36%~53% 的患者以无脉搏电活动为主要节律，而原发电击节律并不常见。

大面积和次大面积肺栓塞的患者一般需要及时全身抗凝，以防止血栓扩散，并支持内源性血栓在数周内溶解。暴发性 PE 患者仅有抗凝治疗是不够的。快速逆转肺动脉闭塞并恢复足够的肺和体循环的药物及机械疗法已成为包括暴发性 PE 在内大面积 PE 的主要治疗方法。目前的高级治疗方案包括全身溶栓、手术或经皮机械取栓术和 ECPR。

相应的推荐依据

在 2020 年 ILCOR 系统回顾中，没有确定针对确诊肺栓塞引起的心搏骤停的治疗的随机试验。对疑似肺栓塞纤溶治疗的观察研究发现有很大的偏倚，在改善结果方面喜忧参半。两个病例系列共 21 例接受 CPR 的肺栓塞患者手术取栓后 30 天存活率分别为 12.5% 和 71.4%。就潜在的不良反应而言，在接受经皮机械血栓形成治疗的 7 例患者中，有 6 例（86%）报告了 ROSC。一项临床试验和几项观察性研究表明，接受溶栓和 CPR 的患者发生大出血的风险相对较低。尽管益处不确定，但心搏骤停死亡的风险超过了溶栓出血的风险和（或）机械或手术干预的风险。由于一种方法比另一种方法没有明显的益处，选择溶栓或手术或机械血栓摘除术将取决于时机和可用的专业认知。

考虑到误诊可能会使患者面临出血的风险，当怀疑为肺栓塞但未得到证实时，治疗心搏骤停的方法还不太清楚。然而，最近的证据表明，接受溶栓治疗的心搏骤停患者发生大出血的风险并不是很高。在心搏骤停期间很难诊断 PE，当没有获得 ROSC 并且强烈怀疑 PE 时，证据支持溶栓的考虑。

这些建议由 2020 ILCOR 系统评价所支持。

【评注与解读】

2020 版（完善）：大面积和亚大面积肺栓塞的患者一般需要及时全身抗凝，以防止血栓扩散，并支持内源性血栓在数周内溶解。暴发性 PE 患者仅有抗凝治疗是不够的。快速逆转肺动脉闭塞并恢复足够的肺和体循环的药物及机械疗法已成为包括暴发性 PE 在内的大规模 PE 的主要治疗方法。

2015 版（旧）：对于怀疑或已知肺栓塞导致心搏骤停的患者，可以考虑使用溶栓治疗。

理由：考虑到误诊可能会使患者面临出血的风险，当怀疑为肺栓塞但未得到证实时，治疗心搏骤停的方法还不太清楚。然而，最近的证据表明，接受溶栓治疗的心搏骤停患者发生大出血的风险并不是很高。在心搏骤停期间很难诊断 PE，当没有获得 ROSC 并且强烈怀疑 PE 时，证据支持溶栓的考虑。

【总结和建议】

（1）对于确诊为心搏骤停诱因的肺栓塞患者，应给予溶栓、外科取栓和机械取栓这些急诊治疗方案（推荐级别 2a 级；证据水平 C-LD）。

（2）怀疑肺栓塞导致心搏骤停时，可考虑溶栓治疗（推荐级别 2b 级；证据水平 C-LD）。

（程少文　李琪）

参考文献

1. BERG KM, SOAR J, ANDERSEN LW, et al. Adult advanced life support: 2020 international consensus on cardiopulmonary resuscitation and emergency cardiovascular care science with treatment recommendations. Circulation, 2020, 142(suppl 1): S92 – S139.

2. JAFF MR, MCMURTRY MS, ARCHER SL, et al. Management of massive and submassive pulmonary embolism, iliofemoral deep vein thrombosis, and chronic thromboembolic pulmonary hypertension: a scientific statement from the American Heart Association. Circulation, 2011, 123(16): 1788 – 1830.

3. KÜRKCIYAN I, MERON G, STERZ F, et al. Pulmonary embolism as a cause of cardiac arrest: presentation

and outcome. Arch Intern Med, 2000, 160(10): 1529 – 1535.

4. COURTNEY DM, KLINE JA. Prospective use of a clinical decision rule to identify pulmonary embolism as likely cause of outpatient cardiac arrest. Resuscitation, 2005, 65(1): 57 – 64.

5. COMESS KA, DEROOK FA, RUSSELL ML, et al. Theincidence of pulmonary embolism in unexplained sudden cardiac arrest with pulseless electrical activity. Am J Med, 2000, 109(5): 351 – 356.

6. WOOD KE. Major pulmonary embolism: review of a pathophysiologic approach to the golden hour of hemodynamically significant pulmonary embolism. Chest, 2002, 121(3): 877 – 905.

7. BÖTTIGER BW, ARNTZ HR, CHAMBERLAIN DA, et al. Thrombolysis during resuscitation for out-of-hospital cardiac arrest. N Engl J Med, 2008, 359(25): 2651 – 2662.

8. JAVAUDIN F, LASCARROU JB, LE BASTARD Q, et al. Thrombolysis during resuscitation for out-of-hospital cardiac arrest caused by pulmonary embolism increases 30-day survival: findings from the French National Cardiac Arrest Registry. Chest, 2019, 156(6): 1167 – 1175.

9. YOUSUF T, BRINTON T, AHMED K, et al. Tissue plasminogen activator use in cardiac arrest secondary to fulminant pulmonary embolism. J Clin Med Res, 2016, 8(3): 190 – 195.

10. JANATA K, HOLZER M, KÜRKCIYAN I, et al. Major bleeding complications in cardiopulmonary resuscitation: the place of thrombolytic therapy in cardiac arrest due to massive pulmonary embolism. Resuscitation, 2003, 57(1): 49 – 55.

11. DOERGE HC, SCHOENDUBE FA, LOESER H, et al. Pulmonary embolectomy: review of a 15-year experience and role in the age of thrombolytic therapy. Eur J Cardiothorac Surg, 1996, 10(11): 952 – 957.

12. KONSTANTINOV IE, SAXENA P, KONIUSZKO MD, et al. Acute massive pulmonary embolism with cardiopulmonary resuscitation: management and results. Tex Heart Inst J, 2007, 34(1): 41 – 45/45 – 46.

13. FAVA M, LOYOLA S, BERTONI H, et al. Massive pulmonary embolism: percutaneous mechanical thrombectomy during cardiopulmonary resuscitation. J Vasc Interv Radiol, 2005, 16(1): 119 – 123.

第八章
药物引起的心搏骤停

第一节　苯二氮䓬类药物

苯二氮䓬类药物过量的建议		
COR	LOE	推荐建议
3：Harm	B-R	1. 对于未分类的昏迷患者，使用氟马西尼会增加风险，因此不推荐使用。

概要

　　苯二氮䓬类药物过量会导致中枢神经和呼吸系统抑制，特别是与其他镇静剂（如阿片类药物）一起服用时，会导致呼吸骤停和心搏骤停。氟马西尼是一种特殊的苯二氮䓬类拮抗剂，可以恢复意识、保护性呼吸道反射和呼吸驱动，但可能有严重的不良反应，包括癫痫发作和心律失常。这些风险在苯二氮䓬依赖和服用周期抗抑郁药物的患者中增加。氟马西尼的半衰期比许多苯二氮䓬类药物都要短，因此要在使用氟马西尼后进行密切监测。使用氟马西尼的另一种替代方法是使用球囊面罩进行呼吸支持，然后进行气管内插管和机械通气，直到苯二氮䓬类药物代谢完毕。

相应的推荐依据

　　最近一项对 13 项随机对照试验（990 名可评估患者）的荟萃分析发现，与安慰剂相比，随机接受氟马西尼治疗的患者更容易发生不良事件和严重不良事件（需要伤害的人数：所有不良事件 5.5 例，严重不良事件 50 例）。最常见的不良事件是精神方面的（焦虑、激动、攻击性行为）；报告的严重不良事件包括心动过速、室上性心律失常、室性期前收缩、癫痫发作和低血压。虽然在这些临床试验中没有患者死亡，但与使用氟马西尼相关的死亡病例已有报道。给无差别过量用药的患者使用氟马西尼可能会给患者带来不必要的风险，使重点放在提供支持性救治上是最好的方法。

　　该建议最近一次在 2010 年获得正式证据审查。

【评注与解读】

2020 版（更新）：替代方法的更新：使用氟马西尼的另一种替代方法是使用球囊面罩进行呼吸支持，然后进行气管内插管和机械通气，直到苯二氮䓬类药物代谢完毕。强调支持性救治：给无差别过量用药的患者使用氟马西尼可能会给患者带来不必要的风险，使重点放在提供支持性护理上是最好的方法。

2015 版（旧）：氟马西尼是一种特殊的苯二氮䓬类拮抗剂，可以恢复意识、保护性呼吸道反射和呼吸驱动，但可能有严重的不良反应，包括癫痫发作和心律失常。

【总结和建议】

对于未分类的昏迷患者，使用氟马西尼会增加风险，因此不推荐使用（推荐级别 3：Harm 级；证据水平 B-R）。

（程少文　孙明伟）

参考文献

1. PENNINGA EI, GRAUDAL N, LADEKARL MB, et al. Adverse events associated with flumazenil treatment for the management of suspected benzodiazepine intoxication-a systematic review with meta-analyses of randomised trials. Basic Clin Pharmacol Toxicol, 2016, 118(1): 37–44.

2. BOWDENCA, KRENZELOKEP. Clinical applications of commonly used contemporary antidotes. A US perspective. Drug Saf, 1997, 16(1): 9–47.

3. KATZ Y, BOULOS M, SINGER P, et al. Cardiac arrest associated with flumazenil. BMJ, 1992, 304 (6839): 1415.

4. BURR W, SANDHAM P, JUDD A. Death after flumazepil. BMJ, 1989, 298(6689): 1713.

5. VANDEN HOEK TL, MORRISON LJ, SHUSTER M, et al. Part 12: cardiac arrest in special situations: 2010 American Heart Association guidelines for cardiopulmonary resuscitation and emergency cardiovascular care. Circulation, 2010, 122(18 suppl 3): S829–S861.

第二节　β-肾上腺素能阻滞剂和钙通道阻滞剂

介绍

β-肾上腺素能受体拮抗剂（β-肾上腺素能阻滞剂）和 L 型钙通道拮抗剂（钙通道阻滞剂）是常见的降压和心率控制药物。由于 β-肾上腺素能受体调节 L 型钙通道的活动，过量服用这些药物会引起危及生命的低血压和（或）心动过缓，而这些药物可能对标准的治疗方法（如血管升压药的输注）难以奏效。对于难治性血流动力学不稳定患者，治疗方案包括给予大剂量胰岛素、静脉推注钙或胰高血糖素，以及咨询医学毒理学家或区域毒物中心，以确定最佳的治疗方案。由 β-肾上腺素能阻滞剂或钙通道阻滞剂过量引起的心搏骤停的复苏遵循标准的复苏指南。

1. β-肾上腺素能阻滞剂过量方面的推荐依据

		β-肾上腺素能阻滞剂过量的建议
COR	LOE	推荐建议
2a	C-LD	1. 对于 β-肾上腺素能阻滞剂过量的难治性休克患者，可应用大剂量胰岛素联合葡萄糖。
2a	C-LD	2. 对于 β-肾上腺素能阻滞剂过量的难治性休克患者，可静脉注射胰高血糖素。
2b	C-LD	3. 对于 β-肾上腺素能阻滞剂过量的难治性休克患者，可考虑加用钙剂治疗。
2b	C-LD	4. 对于 β-肾上腺素能阻滞剂过量的难治性休克患者，可考虑使用 ECMO。

　　动物研究、病例报告和病例系列报道，在使用大剂量胰岛素治疗 β-肾上腺素能阻滞剂中毒后，心率加快和血流动力学改善。这些研究中使用的典型胰岛素剂量是单次注射 1 U/kg，然后每小时滴定 1 U/kg 以达到临床效果；葡萄糖和钾的联合注射。目前还没有关于这一主题的对照研究。

　　虽然没有对照研究，但一些病例报告和小病例系列报道了使用胰高血糖素后心动过缓和低血压的改善。

　　有限的动物数据和罕见的病例报告表明，钙剂可用于改善 β-肾上腺素能阻滞剂中毒的心率和低血压。

　　关于 β-肾上腺素能受体阻滞剂过量引起的顽固性休克患者使用 ECMO 治疗的存活率的病例报告和至少 1 项回顾性观察研究已经发表。体外反搏治疗心搏骤停的证据非常有限，但药物毒性等可逆原因引起的顽固性休克可能是体外反搏可以带来益处的一种情况。

　　这些建议由《2018 年美国心脏病学会、AHA 和心律协会关于心动过缓和心脏传导延迟患者的评估和管理指南》所支持。

2. 钙通道阻滞剂过量方面的推荐依据

		钙通道阻滞剂过量建议
COR	LOE	推荐建议
2a	C-LD	1. 对于钙通道阻滞剂过量的难治性休克患者，可补充钙剂。
2a	C-LD	2. 对于钙通道阻滞剂过量的难治性休克患者，可使用大剂量胰岛素联合葡萄糖治疗。
2b	C-LD	3. 对于钙通道阻滞剂过量的难治性休克患者，可考虑静脉注射胰高血糖素。
2b	C-LD	4. 对于钙通道阻滞剂过量的难治性休克患者，可考虑使用 ECMO。

没有对照研究检查静脉注射钙对钙通道阻滞剂毒性的影响。病例系列和病例报告报道了疗效不一、不良反应发生率低的情况。一项系统的评论指出，在动物研究中具有一致的益处，但在人类报告中却存在不一致的结果。2017 年的专家共识性声明建议将钙作为治疗钙通道阻滞剂引起的儿茶酚胺难治性休克的一线治疗药物，但该干预措施的证据确凿性很低。

两个系统综述确定了动物研究、病例报告和人类观察研究，这些研究报告了在大剂量胰岛素注射钙通道阻滞剂中毒后心率增加和血流动力学改善的报道。与 β-肾上腺素能受体阻滞剂过量一样，这些研究中使用的典型胰岛素剂量是静脉推注 1 U/kg，然后每小时滴定 1 U/kg 以达到临床效果；同时注射葡萄糖和钾。

在动物研究和人类病例报告/病例系列中，关于胰高血糖素在钙通道阻滞剂毒性中的作用的研究结果并不一致，一些报告心率增加，一些报告没有影响。

至少有一项关于心搏骤停或顽固性休克患者在药物毒性背景下使 ECMO 的回溯性研究报告了改进的结果。与所有回溯性研究一样，由于决定哪些患者将接受 ECMO 治疗时的其他考虑因素，存在偏见的风险很高。最近的一份共识声明支持使用 ECMO 治疗药物中毒等可逆原因引起的顽固性休克。

这些建议由《2018 年美国心脏病学会、AHA 和心律协会关于心动过缓和心脏传导延迟患者的评估和管理指南》所支持。

【评注与解读】

2020 版（更新）：由于 β-肾上腺素能受体调节 L 型钙通道的活动，过量服用这些药物会引起危及生命的低血压和（或）心动过缓，而这些药物可能对标准的治疗方法（如血管升压药的输注）难以奏效。

2015 版（旧）：β-肾上腺素能效应尚存争议，因为它可能增加心肌做功和减少心内膜下心肌的灌注。

【总结和建议】

（1）对于 β-肾上腺素能阻滞剂过量的难治性休克患者，可应用大剂量胰岛素联合葡萄糖（推荐级别 2a 级；证据水平 C-LD）。

（2）对于 β-肾上腺素能阻滞剂过量的难治性休克患者，可静脉注射胰高血糖素（推荐级别 2a 级；证据水平 C-LD）。

（3）对于 β-肾上腺素能阻滞剂过量的难治性休克患者，可考虑加用钙剂治疗（推荐级别 2b 级；证据水平 C-LD）。

（4）对于 β-肾上腺素能阻滞剂过量的难治性休克患者，可考虑使用 ECMO（推荐级别 2b 级；证据水平 C-LD）。

（程少文　曾俊）

参考文献

1. VAN DER HEYDEN MA, WIJNHOVEN TJ, OPTHOF T. Molecular aspects of adrenergic modulation of cardiac L-type Ca^{2+} channels. Cardiovasc Res, 2005, 65(1): 28 – 39.

2. GRAUDINS A, LEE HM, DRUDA D. Calcium channel antagonist and beta-blocker overdose: antidotes and adjunct therapies. Br J Clin Pharmacol, 2016, 81(3): 453 – 461.

3. LEVINE M, CURRY SC, PADILLA-JONES A, et al. Critical care management ofverapamil and diltiazem overdose with a focus on vasopressors: a 25-year experience at a single center. Ann Emerg Med, 2013, 62 (3): 252 – 258.

4. ENGEBRETSENKM, KACZMAREK KM, MORGANJ, et al. High-dose insulin therapyin beta-blocker and calcium channel-blocker poisoning. Clin Toxicol (Phila), 2011, 49(4): 277 – 283.

5. SEEGOBIN K, MAHARAJ S, DEOSARAN A, et al. Severe beta blocker and calcium channel blocker overdose: role of high dose insulin. Am J Emerg Med, 2018, 36(4): 736. e5 – 736.

6. DOEPKER B, HEALY W, CORTEZ E, et al. High-dose insulin and intravenous lipid emulsion therapy for cardiogenic shock induced by intentional calcium-channel blocker and Beta-blocker overdose: a case series. J Emerg Med, 2014, 46(4): 486 – 490.

7. HOLGER JS, STELLPFLUG SJ, COLE JB, et al. High-doseinsulin: a consecutive case series in toxin-induced cardiogenic shock. Clin Toxicol (Phila), 2011, 49(7): 653 – 658.

8. LOVE JN, SACHDEVA DK, BESSMAN ES, et al. A potential rolefor glucagon in the treatment of drug-induced symptomatic bradycardia. Chest, 1998, 114(1): 323 – 326.

9. BAILEY B. Glucagon in beta-blocker and calcium channel blocker overdoses: a sysematic review. J Toxicol Clin Toxicol, 2003, 41(5): 595 – 602.

10. PETERSON CD, LEEDER JS, STERNER S. Glucagon therapy for beta-blocker overdose. Drug Intell Clin Pharm, 1984, 18(5): 394 – 398.

11. PERTOLDI F, D'ORLANDO L, MERCANTE WP. Electromechanical dissociation 48 hours after atenolol overdose: usefulness of calcium chloride. Ann Emerg Med, 1998, 31(6): 777 – 781.

12. LOVE JN, HANFLING D, HOWELL JM. Hemodynamic effects of calcium chloride in a canine model of acute propranolol intoxication. Ann Emerg Med, 1996, 28(1): 1 – 6.

13. TEO LK, THAM DJW, CHONG CP. A case of massive atenolol overdose successfully managed with intravenous calcium chloride. East J Med, 2018, 23(3): 213 – 215.

14. MASSON R, COLAS V, PARIENTI JJ, et al. A comparison of survival with and without extracorporeal life support treatment for severe poisoning due to drug intoxication. Resuscitation, 2012, 83(11): 1413 – 1417.

15. ROTELLA JA, GREENE SL, KOUTSOGIANNIS Z, et al. Treatment for beta-blocker poisoning: a systematic review. Clin Toxicol (Phila), 2020, 58(10): 943 – 983.

16. KUSUMOTO FM, SCHOENFELD MH, BARRETT C, et al. 2018 ACC/AHA/HRS guideline on the evalu-

ation and management of patients with bradycardia and cardiac conduction delay: a report of the American College of Cardiology/American Heart Association task force on clinical practice guidelines and the Heart Rhythm Society. Circulation, 2019, 140(8): e382 - e482.

17. HOWARTH DM, DAWSON AH, SMITH AJ, et al. Calcium channel blocking drug overdose: an Australian series. Hum Exp Toxicol, 1994, 13(3): 161 - 166.

18. CRUMP BJ, HOLT DW, VALE JA. Lack of response to intravenous calcium in severe verapamil poisoning. Lancet, 1982, 2(8304): 939 - 940.

19. GHOSH S, SIRCAR M. Calcium channel blocker overdose: experience with amlodipine. Indian J Crit Care Med, 2008, 12(4): 190 - 193.

20. HENRY M, KAY MM, VICCELLIO P. Cardiogenic shock associated with calcium-channel and beta blockers: reversal with intravenous calcium chloride. Am J Emerg Med, 1985, 3(4): 334 - 336.

21. ST-ONGE M, DUBÉ PA, GOSSELIN S, et al. Treatment for calcium channel blocker poisoning: a systematic review. Clin Toxicol (Phila), 2014, 52(9): 926 - 944.

22. ST-ONGE M, ANSEEUW K, CANTRELL FL, et al. Experts consensus recommendations for the management of calcium channel blocker poisoning in adults. Crit Care Med, 2017, 45(3): e306 - e315.

23. GREENE SL, GAWARAMMANA I, WOOD DM, et al. Relative safety of hyperinsu-linaemia/euglycaemia therapy in the management of calcium channel blocker overdose: a prospective observational study. Intensive Care Med, 2007, 33(11): 2019 - 2024.

24. ESPINOZA TR, BRYANT SM, AKS SE. Hyperinsulin therapy for calcium channel antagonist poisoning: a seven-year retrospective study. Am J Ther, 2013, 20(1): 29 - 31.

第三节 可卡因

关于可卡因毒性的建议		
COR	LOE	推荐建议
2a	B-NR	1. 对于可卡因引起的高血压、心动过速、躁动或胸部不适，使用如下药物 [苯二氮䓬类药物、α-受体阻滞剂、钙通道阻滞剂、硝酸甘油和（或）吗啡] 可能是有益的。
2b	C-LD	2. 在可卡因中毒的情况下，应尽可能避免使用纯 β-肾上腺素能阻滞剂，尽管其依据存在一定的矛盾。

概要

可卡因中毒会对心血管系统造成不良影响，包括心律失常、高血压、心动过速和冠状动脉血管痉挛，以及心脏传导延迟。这些影响还可能导致急性冠状动脉综合征和中风。人体实验数据表明，苯二氮䓬类药物（安定、劳拉西泮）、α-受体阻滞剂（酚妥拉明）、钙通道阻滞剂（维拉帕米）、吗啡和硝酸甘油对可卡因中毒患者都是安全且有潜在益处的；但没有数据比较这些方法。关于使用 β-肾上腺素能阻滞剂的数据相互矛盾。可卡因中毒患者可以根据服药的数量和时间迅速恶化。如果可卡因中毒导致心搏骤停，没有证据表明偏离了标准的基础生命支持和高级生命支持指南，如果有证据表明存在严重的心脏毒性或神经毒性，则在心搏骤停后阶段根据需要使用具体的治疗策略。一旦获得ROSC，建议紧急咨询医学毒物学家或区域毒物中心。

相应的推荐依据

目前尚无针对急性可卡因中毒患者不同治疗策略的大型随机对照研究。对文献的系统回顾确定了 5 个小型前瞻性试验、3 个回溯性研究，以及多个病例报告和病例系列，结果相互矛盾。一些文献报道了良好的结果，而另一些文献则报道了严重的不良事件。

一项进行的很好的人体实验表明，服用普萘洛尔可减少可卡因暴露患者的冠状动脉血流量。尽管最近的系统评价表明，使用 β-肾上腺素能阻滞剂可能无害，但有安全的替代品可用。

该建议最近一次在 2010 年获得正式证据审查。

【评注与解读】

2020 版（更新）：将可卡因毒性单独列出，目前尚无针对急性可卡因中毒患者不同治疗策略的大型随机对照研究。对文献的系统回顾确定了 5 个小型前瞻性试验、3 个回溯性研究，以及多个病例报告和病例系列，结果相互矛盾。一些文献报道了良好的结果，而另一些文献则报道了严重的不良事件。

2015 版（旧）：未提及可卡因中毒处理。

【总结和建议】

（1）对于可卡因引起的高血压、心动过速、躁动或胸部不适，使用如下药物［苯二氮䓬类药物、α-受体阻滞剂、钙通道阻滞剂、硝酸甘油和（或）吗啡］可能是有益的（推荐级别 2a 级；证据水平 B-NR）。

（2）在可卡因中毒的情况下，应尽可能避免使用纯 β-肾上腺素能阻滞剂，尽管其依据存在一定的矛盾（推荐级别 2b 级；证据水平 C-LD）。

（程少文　周宁）

参考文献

1. BAUMANN BM, PERRONE J, HORNIG SE, et al. Randomized, double-blind, placebo-controlled trial of diazepam, nitroglycerin, or both for treatment of patients with potential cocaine-associated acute coronary syndromes. Acad Emerg Med, 2000, 7(8): 878 – 885.

2. NEGUS BH, WILLARD JE, HILLIS LD, et al. Alleviation of cocaine-induced coronary vasoconstriction with intravenous verapamil. Am J Cardiol, 1994, 73(7): 510 – 513.

3. SALANDKE, HILLIS LD, LANGE RA, et al. Influence of morphine sulfate on cocaine-induced coronary vasoconstriction. Am J Cardiol, 2002, 90(7): 810 – 811.

4. HOLLANDER JE, HOFFMAN RS, GENNIS P, et al. Nitroglycerin in the treatment of cocaine associated chest pain-clinical safety and efficacy. J Toxicol Clin Toxicol, 1994, 32(3): 243 – 256.

5. HONDERICK T, WILLIAMS D, SEABERG D, et al. A prospective, randomized, controlled trial of benzodiazepines and nitroglycerine or nitroglycerine alone in the treatment of ocaine-associated acute coronary syndromes. Am J Emerg Med, 2003, 21(1): 39 – 42.

6. PHAM D, ADDISON D, KAYANI W, et al. Outcomes of beta blocker use in cocaine-associated chest pain: a meta-analysis. Emerg Med J, 2018, 35(9): 559 – 563.

7. SHIN D, LEE ES, BOHRA C, et al. In-hospital and long-term outcomes of beta-blocker treatment in cocaine users: a systematic review and mata-analysis. Cardiol Res, 2019, 10(1): 40 – 47.

8. LANGE RA, CIGARROA RG, FLORES ED, et al. Potentiation of cocaine-induced coronary vasoconstriction by beta-adrenergic blockade. Ann Intern Med, 1990, 112(12): 897 – 903.

9. RICHARDS JR, GARBER D, LAURIN EG, et al. Treatment of cocaine cardiovascular toxicity: a systematic review. Clin Toxicol (Phila), 2016, 54(5): 345 – 364.

10. VANDEN HOEK TL, MORRISON LJ, SHUSTER M, et al. Part 12: cardiac arrest in special situations: 2010 American Heart Association guidelines for cardiopulmonary resuscitation and emergency cardiovascular care. Circulation, 2010, 122(18 suppl 3): S829 – S861.

第四节　局部麻醉药

局部麻醉药过量的建议		
COR	LOE	推荐建议
2a	C-LD	1. 对有局麻药全身中毒（LAST）的患者，尤其是有先兆神经毒性或因丁哌卡因中毒而心搏骤停的患者，在标准复苏救护的同时，可静脉注射脂肪乳。

概要

局麻药过量（也称为局麻药全身中毒，或者 LAST）是一种危及生命的紧急情况，可能会出现神经毒性或暴发性心力衰竭。与 LAST 相关的最常见的报道药物是丁哌卡因、利多卡因和罗哌卡因。

根据定义，LAST 是一种特殊情况，在这种情况下，除了标准的 BLS 和 ALS 外，还应该考虑其他治疗方法。病例报道和动物数据表明，静脉注射脂肪乳可能是有益的。最后一个结果是严重抑制细胞膜上的电压门控通道（特别是钠转导）。静脉注射脂肪乳的潜在作用机制包括主动地将局麻药从心脏和大脑运送出去，增加心肌收缩力、血管收缩和心脏保护作用。

最近报道的发病率为每 1 000 个神经阻滞中有 0 ~ 2 个，但由于人们对毒性的认识不断提高和技术的改进，这种情况似乎正在减少。

相应的推荐依据

自上次正式审查这些建议以来，已经发表了几篇详细的系统性文献综述及美国区域麻醉和疼痛医学会进行了实践咨询，目前仍没有发表与标准复苏救护相比较的随机对照试验或研究。人类数据来自 2014 年之前发表的大约 100 个病例报告，以及 2014 年至 2016 年 11 月间 35 篇文章中的另外 47 个独立病例，尽管在这 47 个病例中只有 10 个患者接受 CPR。在已确定的病例中，由于缺乏对照组，结果不容易被解释或归因于静脉注射脂肪乳剂。静脉注射脂肪乳被认为是相对温和的，尽管胰腺炎和急性呼吸窘迫综合征与它的使用有关。

该建议最近一次在 2015 年获得正式证据审查。

【评注与解读】

2020 版（更新）：病例报道和动物数据表明，静脉注射脂肪乳可能是有益的。最后一个结果是严重抑制细胞膜上的电压门控通道（特别是钠转导）。静脉注射脂肪乳的潜在作用机制包括主动地将局麻药从心脏和大脑运送出去，增加心肌收缩力、血管收缩和心脏保护作用。

2015 版（旧）：未提及局麻药中毒处理。

【总结和建议】

对有局麻药全身中毒的患者，尤其是有先兆神经毒性或因丁哌卡因中毒而心搏骤停的患者，在标准复苏救护的同时，可静脉注射脂肪乳（推荐级别 2a 级；证据水平 C-LD）。

（程少文　吕传柱）

参考文献

1. NEAL JM, BARRINGTON MJ, FETTIPLACE MR, et al. The third american society of regional anesthesia and pain medicine practice advisory on local anesthetic systemic toxicity: executiv-executive summary 2017. Reg Anesth Pain Med, 2018, 43(2): 113 - 123.

2. GITMAN M, BARRINGTON MJ. Local anesthetic systemic toxicity: a review of recent case reports and registries. Reg Anesth Pain Med, 2018, 43(2): 124 - 130.

3. CAO D, HEARD K, FORAN M, et al. Intravenous lipid emulsion in the emergency department: a systematic review of recent literature. J Emerg Med, 2015, 48(3): 387 - 397.

4. GOSSELIN S, HOEGBERG LC, HOFFMAN RS, et al. Evidence-based recommendations on the use of intravenous lipid emulsion therapy in poisoning. Clin Toxicol (Phila), 2016, 54(10): 899 – 923.

5. HOEGBERG LC, BANIA TC, LAVERGNE V, et al. Systematic review of the effect of intravenous lipid emulsion therapy for local anesthetic toxicity. Clin Toxicol (Phila), 2016, 54(3): 167 – 193.

6. LAVONAS EJ, DRENNAN IR, GABRIELLI A, et al. Part 10: special circumstances of resuscitation: 2015 American Heart Association guidelines update for cardiopulmonary resuscitation and emergency cardiovascular care. Circulation, 2015, 132(18 suppl 2): S501 – S518.

7. LEVINE M, SKOLNIK AB, RUHA AM, et al. Complications following antidotal use of intravenous lipid emulsion therapy. J Med Toxicol, 2014, 10(1): 10 – 14.

第五节　钠通道阻滞剂（包括三环类抗抑郁药）

钠通道阻滞剂（包括三环类抗抑郁药）引起的心搏骤停的建议		
COR	LOE	推荐建议
2a	C-LD	1. 对于因钠通道阻滞剂/三环类抗抑郁药（tricyclic antidepressant, TCA）过量导致的心搏骤停或危及生命的心脏传导延迟（即 QRS 延长超过 120 ms），应用碳酸氢钠治疗可能是有益的。
2b	C-LD	2. 对于钠通道阻滞剂/TCA 毒性所致的心搏骤停或顽固性休克，可考虑应用 EC-MO 治疗。

概要

钠通道阻滞剂的过量和其他药物（如可卡因、氟卡尼、西酞普兰），可导致低血压、心律失常，以及因阻断心脏钠通道而死亡等机制。特征性的心电图表现包括心动过速和 QRS 延长，呈右束支型。三氯乙酸毒性可模仿 Brugada 1 型心电图。

钠通道阻滞剂中毒所致低血压或心脏毒性的标准治疗包括钠团注和碱化血液，通常通过给予碳酸氢钠团注来实现。这一方法得到了动物研究和人类病例报告的支持，最近得到了系统的综述。

一项临床试验研究了在碳酸氢钠的基础上加用镁来治疗三氯乙酸诱导的低血压、酸中毒和（或）QRS 延长的患者。虽然镁组的总体结果更好，但在死亡率方面没有发现统计上的显著影响，在研究开始时，镁组患者的患病程度显著低于对照组，而且方法学缺陷使这项研究成了初步工作。

虽然病例报告描述了使用静脉—动脉体外循环和膜肺氧合和静脉注射脂肪乳剂疗法治疗严重钠通道阻滞剂心脏毒性后的良好结果，但没有找到对照的人体研究，有限的动物数据也不支持脂肪乳剂的有效性。

没有发现评估由三氯乙酸毒性引起的心搏骤停的人类对照研究，尽管一项研究证明终止了阿米替林诱导的狗的室性心动过速。

相应的推荐依据

应用高渗（8.4%，1 mEq/mL）碳酸氢钠溶液治疗 TCAs 和其他毒物引起的钠通道阻滞得到了人类观察研究和动物实验的支持。这篇文献最近被系统地综述。虽然没有关于剂量探索的研究，但以往推荐的初始剂量为 1～2 mEq/kg 碳酸氢钠，根据需要重复使用，以实现临床稳定性，同时避免极端的高钠血症或碱性血症，似乎是有效的。

报告支持使用静脉—动脉体外循环和膜肺氧合治疗 TCA 中毒引起的顽固性休克患者。虽然 ECPR 改善预后的总体证据有限，但由于 TCA 毒性是导致心源性休克/心搏骤停的可逆原因，对其他疗法难以治愈的危及生命的毒性患者使用 ECPR/静脉—动脉体外循环和膜肺氧合是合乎逻辑的。

该建议最近一次在 2010 年获得正式证据审查。

【评注与解读】

2020 版（更新）：钠通道阻滞剂的过量和其他药物（如可卡因、氟卡尼、西酞普兰），可导致低血压、心律失常，以及因阻断心脏钠通道而死亡等机制。特征性的心电图表现包括心动过速和 QRS 延长，呈右束支型。三氯乙酸毒性可模仿 Brugada 1 型心电图。钠通道阻滞剂中毒所致低血压或心脏毒性的标准治疗包括钠团注和血清碱化，通常通过给予碳酸氢钠团注来实现。这一方法得到了动物研究和人类病例报告的支持，最近得到了系统的综述。

2015 版（旧）：未提及钠通道阻滞剂中毒处理。

【总结和建议】

（1）对于因钠通道阻滞剂/三环抗抑郁药过量导致的心搏骤停或危及生命的心脏传导延迟（QRS 延长超过 120 ms），应用碳酸氢钠治疗可能是有益的（推荐级别 2a 级；证据水平 C-LD），根据需要重复使用碳酸氢钠，以实现临床稳定性，同时避免极端的高钠血症或碱性血症，似乎是有效的。

（2）对于钠通道阻滞剂/TCA 毒性所致的心搏骤停或顽固性休克，可考虑应用 ECMO 治疗（推荐级别 2b 级；证据水平 C-LD），虽然 ECPR 改善预后的总体证据有限，但由于 TCA 毒性是导致心源性休克/心搏骤停的可逆原因，对其他疗法难以治愈的危及生命的毒性患者使用 ECPR/静脉—动脉体外循环和膜氧合是合乎逻辑的。

（程少文　吕传柱）

参考文献

1. HARRIGAN RA, BRADY WJ. ECG abnormalities in tricyclic antidepressant ingestion. Am J Emerg Med, 1999, 17(4): 387 – 393.

2. THANACOODY HK, THOMAS SH. Tricyclic antidepressant poisoning: cardiovascular toxicity. Toxicol Rev, 2005, 24(3): 205 – 214.

3. BEBARTA VS, PHILLIPS S, EBERHARDTA, et al. Incidence of Brugada electrocardiographic pattern and outcomes of these patients after intentional tricyclic antidepressant ingestion. Am J Cardiol, 2007, 100(4): 656 – 660.

4. BRUCCOLERI RE, BURNS MM. A literature review of the use of sodium bicarbonate for the treatment of QRS widening. J Med Toxicol, 2016, 12(1): 121 – 129.

5. EMAMHADI M, MOSTAFAZADEH B, HASSANIJIRDEHI M. Tricyclic antidepressant poisoning treated by magnesium sulfate: a randomized, clinical trial. Drug Chem Toxicol, 2012, 35(3): 300 – 303.

6. KOSCHNY R, LUTZ M, SECKINGER J, et al. Extracorporeal life support and plasmapheresis in a case of severe polyintoxication. J Emerg Med, 2014, 47(5): 527 – 531.

7. KIBERD MB, MINOR SF. Lipid therapy for the treatment of a refractory amitriptyline overdose. CJEM, 2012, 14(3): 193 – 197.

8. AGARWALA R, AHMED SZ, WIEGAND TJ. Prolonged use of intravenous lipid emulsiion in a severe tricyclic antidepressant overdose. J Med Toxicol, 2014, 10(2): 210 – 214.

9. CAO D, HEARD K, FORAN M, et al. Intravenous lipid emulsion in the emergency department: a systematic review of recent literature. J Emerg Med, 2015, 48(3): 387 – 397.

10. ODIGWE CC, TARIQ M, KOTECHA T, et al. Tricyclic antidepressant overdose treated with adjunctive lipid rescue and plasmapheresis. Proc (Bayl Univ Med Cent), 2016, 29(3): 284 – 287.

11. VARNEY SM, BEBARTA VS, VARGAS TE, et al. Intravenous lipid emulsion therapy does not improve hypotension compared to sodium bicarbonate for tricyclic antidepressant toxicity: a randomized, controlled pilot study in a swine model. Acad Emerg Med, 2014, 21(11): 1212 – 1219.

12. SASYNIUK BI, JHAMANDAS V, VALOIS M. Experimental amitriptyline intoxication: treatment of cardiac toxicity with sodium bicarbonate. Ann Emerg Med, 1986, 15(9): 1052 – 1059.

13. KÖPPEL C, WIEGREFFE A, TENCZER J. Clinical course, therapy, outcome and analytical data in amitriptyline and combined amitriptyline/chlordiazepoxide overdose. Hum Exp Toxicol, 1992, 11(6): 458 – 465.

14. HOFFMAN JR, VOTEY SR, BAYER M, et al. Effect of hypertonic sodium bicarbonate in the treatment of moderate-to-severe cyclic antidepressant overdose. Am J Emerg Med, 1993, 11(4): 336 – 341.

15. BROWN TC. Tricyclic antidepressant overdosage: experimental studies on the management of circulatory complications. Clin Toxicol, 1976, 9(2): 255 – 272.

16. NATTEL S, MITTLEMAN M. Treatment of ventricular tachyarrhythmias resulting from amitriptyline toxicity in dogs. J Pharmacol Exp Ther, 1984, 231(2): 430 – 435.

17. PENTEL P, BENOWITZ N. Efficacy and mechanism of action of sodium bicarbonate in the treatment of desipramine toxicity in rats. J Pharmacol Exp Ther, 1984, 230(1): 12 – 19.

18. HEDGES JR, BAKER PB, TASSET JJ, et al. Bicarbonate therapy for the cardiovascular toxicity of amitriptyline in an animal model. J Emerg Med, 1985, 3(4): 253 – 260.

19. KNUDSEN K, ABRAHAMSSON J. Epinephrine and sodium bicarbonate independently and additively increase survival in experimental amitriptyline poisoning. Crit Care Med, 1997, 25(4): 669 – 674.

20. TOBIS JM, ARONOW WS. Effect of amitriptyline antidotes on repetitive extrasystole bthreshold. Clin Pharmacol Ther, 1980, 27(5): 602 – 606.

21. MCCABE JL, COBAUGH DJ, MENEGAZZI JJ, et al. Experimental tricyclic antidepressant toxicity: a randomized, controlled comparison of hypertonic saline solution, sodium bicarbonate, and hyperventilation. Ann Emerg Med, 1998, 32(3 Pt 1): 329 – 333.

22. BOU-ABBOUD E, NATTEL S. Relative role of alkalosis and sodium ions in reversal of class I antiarrhythmic drug-induced sodium channel blockade by sodium bicarbonate. Circulation, 1996, 94(8): 1954 – 1961.

23. GOODWI DA, LALLY KP, NULL DM. Extracorporeal membrane oxygenation support for cardiac dysfunction from tricyclic antidepressant overdose. Crit Care Med, 1993, 21(4): 625 – 627.

24. DE LANGE DW, SIKMA MA, MEULENBELT J. Extracorporeal membrane oxygenation in the treatment of poisoned patients. Clin Toxicol (Phila), 2013, 51(5): 385 – 393.

25. VANDEN HOEK TL, MORRISON LJ, SHUSTER M, et al. Part 12: cardiac arrest in special situations: 2010 American Heart Association guidelines for cardiopulmonary resuscitation and emergency cardiovascular care. Circulation, 2010, 122(18 suppl3): S829 – S861.

第六节　一氧化碳、地高辛和氰化物

一氧化碳、地高辛和氰化物中毒的建议		
COR	LOE	推荐建议
1	B-R	1. 对于严重的心脏糖苷类毒性的患者，可应用抗地高辛 Fab 抗体。
2b	B-R	2. 对于急性一氧化碳中毒的患者，高压氧治疗有较好疗效。
2a	C-LD	3. 对于氰化物中毒（无论是否有硫代硫酸钠），使用羟钴胺及 100% 纯氧均有益。

概要

地高辛中毒可导致严重的心动过缓、房室结阻滞和危及生命的室性心律失常。其他强心苷的中毒，如夹竹桃、洋地黄和洋地黄毒素，也有类似的效果。要预防或治疗危及生命的心律失常，必须及时治疗。

一氧化碳中毒降低了血红蛋白输送氧气的能力，还会对大脑和心肌造成直接的细胞损伤，导致死亡或长期存在神经和心肌损伤的风险。尽管一氧化碳中毒导致的心搏骤停几乎总是致命的，但关于不太严重的一氧化碳中毒的神经后遗症的研究可能是相关的。

氰化物的毒性主要是由于有氧细胞代谢的停止。氰化物可逆地与线粒体中的铁离子细胞色素氧化酶结合，阻止细胞呼吸和三磷酸腺苷的产生。氰化物中毒的原因可能是吸入烟雾、工业接触、自我中毒、恐怖分子或服用硝普钠。症状通常在几分钟内出现，包括心律失常、呼吸暂停、低血压伴心动过缓、癫痫发作和心力衰竭。乳酸酸中毒是一种敏感和特异的发现。即时解毒剂包括羟钴胺和亚硝酸盐；然而，前者的安全性要好得多。硫代硫酸钠通过促进氰化物的排毒来增强亚硝酸盐的有效性，尽管它在羟钴胺治疗的患者中的作用还不确定。新的解毒剂正在开发中。

相应的推荐依据

目前尚无数据评估地高辛过量解毒剂在心搏骤停时的使用情况。1 个随机对照试验和 4 个病例系列数据表明，抗地高辛 Fab 片段治疗洋地黄和其他强心苷类药物过量所致的严重心律失常是安全有效的。

一氧化碳中毒导致心搏骤停的患者很少存活到出院，无论在 ROSC 后进行何种治疗，很少有良好的结果被描述。高压氧治疗预防一氧化碳中毒引起的神经损伤的临床试验得出了相互矛盾的结果；心搏骤停的患者被排除在所有试验之外。高压氧治疗的不良反应发生率较低。

多项研究表明，已知或怀疑存在氰化物中毒表现为心血管不稳定或心搏骤停的患者，如果立即接受氰化物清除剂羟钴胺静脉注射，可以逆转危及生命的毒性。硫代硫酸钠是氰化物代谢的辅助因子，它的加入是否能增强羟钴胺的解毒作用仍存在争议。四项动物研究和两项人类研究证明了联合应用硫代硫酸钠时羟钴胺的有效性增强，尽管在其他模型中并非如此。

该建议最近一次在 2010 年获得正式证据审查。

【评注与解读】

2020 版（更新）：地高辛中毒可导致严重的心动过缓、房室结阻滞和危及生命的室性心律失常。其他心脏糖苷的中毒，如夹竹桃、洋地黄和洋地黄毒素，也有类似的效果。要预防或治疗危及生命的心律失常，必须及时治疗。一氧化碳中毒降低了血红蛋白输送氧气的能力，还会对大脑和心肌造成直接的细胞损伤，导致死亡或长期存在神经和心肌损伤的风险。尽管一氧化碳中毒导致的心搏骤停几乎总是致命的，但关于不太严重的一氧化碳中毒的神经后遗症的研究可能是相关的。氰化物的毒性主要是由于有氧细胞代谢的停止。氰化物可逆地与线粒体中的铁离子细胞色素氧化酶结合，阻止细胞呼吸和三磷酸腺苷的产生。

2015 版（旧）：未提及一氧化碳、地高辛和氰化物中毒。

【总结和建议】

（1）对于严重的强心苷毒性患者，可应用抗地高辛 Fab 抗体（推荐级别 1 级；证据水平 B-R)，1 个随机对照试验和 4 个病例系列数据表明，抗地高辛 Fab 片段治疗洋地黄和其他强心苷类药物过量所致的严重心律失常是安全有效的。

（2）对于急性一氧化碳中毒的患者，高压氧治疗有较好的疗效（推荐级别 2b 级；证据水平 B-R），高压氧治疗预防一氧化碳中毒引起的神经损伤的临床试验得出了相互矛盾的结果，心搏骤停的患者被排除在所有试验之外，高压氧治疗的不良反应发生率较低。

（3）对于氰化物中毒（无论是否有硫代硫酸钠），使用羟钴胺及 100% 纯氧均有益（推荐级别 2a 级；证据水平 C-LD），多项研究表明，已知或怀疑存在氰化物中毒表现为心血管不稳定或心搏骤停的患者，如果立即接受氰化物清除剂羟钴胺静脉注射，可以逆转危及生命的毒性。

（程少文 张华）

参考文献

1. PARKER-COTE JL, RIZER J, VAKKALANKA JP, et al. Challenges in the diagnosis of acute cyanide poisoning. Clin Toxicol (Phila), 2018, 56(7): 609 – 617.

2. BAUD FJ, BARRIOT P, TOFFIS V, et al. Elevated blood cyanide concentrations in victims of smoke inhalation. N Engl J Med, 1991, 325(25): 1761 – 1766.

3. BAUD FJ, BORRON SW, BAVOUX E, et al. Relation between plasma lactate and blood cyanide concentrations in acute cyanide poisoning. BMJ, 1996, 312(7022): 26 – 27.

4. BEBARTA VS, PITOTTI RL, DIXON P, et al. Hydroxocobalamin versus sodium thiosulfate for the treatment of acute cyanide toxicity in a swine (susscrofa) model. Ann Emerg Med, 2012, 59(6): 532 – 539.

5. EDDLESTON M, RAJAPAKSE S, RAJAKANTHAN JAYALATH S, et al. Anti-digoxin Fab fragments in cardiotoxicity induced by ingestion of yellow oleander: a randomised controlled trial. Lancet, 2000, 355 (9208): 967 – 972.

6. SMITH TW, BUTLER VP, HABER E, et al. Treatment of life-threatening digitalis intoxication with digoxin-specific Fab antibody fragments: experience in 26 cases. N Engl J Med, 1982, 307(22): 1357 – 1362.

7. ANTMAN EM, WENGER TL, BUTLER VP, et al. Treatment of 150 cases of life-threatening digitalis intoxication with digoxin-specific Fab antibody fragments. Final report of a multicenter study. Circulation, 1990, 81(6): 1744 – 1752.

8. WENGER TL, BUTLER VP, HABER E, et al. Treatment of 63 severely digitalis-toxic patients with digoxin-specific antibody fragments. J Am Coll Cardiol, 1985, 5(5 suppl A): 118A – 123A.

9. HICKEY AR, WENGER TL, CARPENTER VP, et al. Digoxin Immune Fab therapy in the management of digitalis intoxication: safety and efficacy results of an observational surveillance study. J Am Coll Cardiol, 1991, 17(3): 590 – 598.

10. HAMPSON NB, ZMAEFF JL. Outcome of patients experiencing cardiac arrest withcarbon monoxide poisoning treated with hyperbaric oxygen. Ann Emerg Med, 2001, 38(1): 36 – 41.

11. SLOAN EP, MURPHY DG, HART R, et al. Complications and protocol considerations in carbon monoxide-

poisoned patients who require hyperbaric oxygen therapy: report from a ten-year experience. Ann Emerg Med, 1989, 18(6): 629 – 634.

12. MUMMA BE, SHELLENBARGER D, CALLAWAY CW, et al. Neurologic recovery following cardiac arrest due to carbon monoxide poisoning. Resuscitation, 2009, 80(7): 835.

13. BUCKLEY NA, JUURLINK DN, ISBISTER G, et al. Hyperbaric oxygen for carbon monoxide poisoning. Cochrane Database Syst Rev, 2011, 2011(4): CD002041.

14. American College of Emergency Physicians Clinical Policies Subcommittee on Carbon Mono-xide Poisoning. Clinical policy: critical issues in the evaluation and management of adult patients presenting to the emergency department with acute carbon monoxide poisoning. Ann Emerg Med, 2017, 69(1): 98.

15. BORRON SW, BAUD FJ, BARRIOT P, et al. Prospective study of hydroxocobalamin for acute cyanide poisoning in smoke inhalation. Ann Emerg Med, 2007, 49(6): 794 – 801.

16. FORTIN JL, GIOCANTI JP, RUTTIMANN M, et al. Prehospital administration of hydroxocobalamin for smoke inhalation-associated cyanide poisoning: 8 years of experience in the Paris Fire Brigade. Clin Toxicol (Phila), 2006, 44(suppl 1): 37 – 44.

17. BORRON SW, BAUD FJ, MÉGARBANE B, et al. Hydroxocobalamin for severe acute cyanide poisoning by ingestion or inhalation. Am J Emerg Med, 2007, 25(5): 551 – 558.

18. HOUETO P, HOFFMAN JR, IMBERT M, et al. Relation of blood cyanide to plasma cyanocobalamin concentration after a fixed dose of hydroxocobalamin in cyanide poisoning. Lancet, 1995, 346(8975): 605 – 608.

19. ESPINOZA OB, PEREZ M, RAMIREZ MS. Bitter cassava poisoning in eight children: a case report. Vet Hum Toxicol, 1992, 34(1): 65.

20. HALL AH, RUMACK BH. Hydroxycobalamin/sodium thiosulfate as a cyanide antidote. J Emerg Med, 1987, 5(2): 115 – 121.

21. HÖBEL M, ENGESER P, NEMETH L, et al. The antidote effect of thiosulphate and hydroxocobalamin in formation of nitroprusside intoxication of rabbits. Arch Toxicol, 1980, 469(3 – 4): 207 – 213.

22. MENGEL K, KRÄMER W, ISERT B, et al. Thiosulphate and hydroxocobalamin prophylaxis in progressive cyanide poisoning in guinea-pigs. Toxicology, 1989, 54(3): 335 – 342.

23. FRIEDBERG KD, SHUKLA UR. The efficiency of aquocobalamine as an antidote in cyanide poisoning when given alone or combined with sodium thiosulfate. Arch Toxicol, 1975, 33(2): 103 – 113.

24. FORSYTH JC, MUELLER PD, BECKER CE, et al. Hydroxocobalamin as a cyanide antidote: safety, efficacy and pharmacokinetics in heavily smoking normal volunteers. J Toxicol Clin Toxicol, 1993, 31(2): 277 – 294.

25. VANDEN HOEK TL, MORRISON LJ, SHUSTER M, et al. Part 12: cardiac arrest in special situations: 2010 American Heart Association guidelines for cardiopulmonary resuscitation and emergency cardiovascular care. Circulation, 2010, 122(suppl 3): S829 – S861.

认知差距和研究重点

作为制定这些指南的总体工作的一部分，撰写小组能够回顾大量有关成人心搏骤停管理的文献。在这一过程中面临的一个预期挑战是在心搏骤停研究的许多领域缺乏数据。在 2010 年和 2015 年版的指南更新过程中都面临着这一挑战，只有一小部分指南建议（1%）基于高级别 LOE（A），近四分之三的指南建议基于低级别 LOE（C）。

在 2020 年版指南编写过程中也面临着类似的挑战，在那里发现了成人心搏骤停管理中的一些关键认知差距。这些专题不仅被确定为没有确定信息的领域，而且还被确定为正在进行的研究结果可能直接影响建议的领域。在具体的建议书文本中，确定了进行具体研究的必要性，以促进这些问题的下一步发展。

表 3 - 3 总结了关键认知差距。

表 3 - 3　2020 年成人指南关键认知差距

复苏序列	
开始复苏	提高非专业人员执行完成 CPR 的最佳策略是什么？
高质量 CPR 指标	最优 CPR 工作循环［按压时间/（按压时间 + 减压时间）］状态是什么？
	在未插管患者中，$ETCO_2$ 的有效性和可靠性如何？
	对于有动脉导管的患者，是否依特定的血压给予针对性的 CPR 能够改善其预后？
	对比单人独立复苏，团队整体复苏对复苏结果的影响是什么？
除颤	在 CPR 周期中，是否存在一个理想的除颤器充电时间？
	在实时临床环境中，使用人工滤波算法分析 CPR 时心电图节律，能否缩短胸外按压间停时间并改善预后？
	休克前波形分析是否能改善预后？
	双连续除颤和（或）选择不同的除颤器板位对可电击复律性心律失常的心搏骤停的结局有影响吗？
血管通路	心搏骤停时，IO 给药是否安全有效？IO 部位不同，疗效是否不同？
心搏骤停时血管升压药物治疗	心脏停搏后早期使用肾上腺素是否能提高生存率并改善神经系统预后？
心搏骤停期间非血管升压药物治疗	对于伴有可电击复律性心律失常的心搏骤停患者，使用抗心律失常药物是否能改善患者的预后？
	成功除颤后 ROSC 预防性抗心律失常药物能减少心律失常复发并改善预后吗？
	类固醇是否可以改善 ROSC 术后低血压患者的休克等预后？
CPR 时的辅助检查	在心搏骤停期间使用即时心脏超声能否改善预后？
	是否存在一个特定的 $ETCO_2$ 值可评价 CPR 有效，同时，$ETCO_2$ 升高到什么程度可提示 ROSC？

（续）

终止复苏	在骤停时，$ETCO_2$ 能否与其他指标相结合，用于预后判定？
	即时心脏超声能否与其他因素相结合，用于宣告可终止复苏？

先进的复苏技术和设备

高级气道位置	对 IHCA 而言，高级气道管理的最佳方法是什么？
	气道管理方法的选择需要考虑患者因素及救治人员的情况（包括经验、受训情况、工具和技术水平）以及二者之间的相互关系？
	为保持操作熟练，气道管理培训的具体类型、数量和间隔时间是什么？
替代 CPR 技术和设备	最有可能从 ECPR 中受益的人群是哪类？

特定的心律失常管理

心房颤动或扑动伴心室率增快	心房纤颤和心房扑动复律所需的最佳能量是什么？
心动过缓	治疗症状性心动过缓的最佳方法是什么？血管升压还是经皮起搏？

ROSC 后的救护

复苏后救护	在骤停后期，避免高氧血症会改善预后吗？
	低/高碳酸血症对心搏骤停后结局有何影响？
	骤停后期患者常出现非惊厥性癫痫，对此治疗能改善患者的预后吗？
	骤停后癫痫的最佳药物治疗方案是什么？
	神经保护剂能提高骤停神经系统的完好性吗？
	对骤停后心源性休克最有效的治疗方法是什么？药理学、导管干预，还是植入式装置？
	ROSC 术后预防性抗心律失常有效吗？
目标性体温管理	与严格的常温治疗相比，针对性的温度管理是否能改善预后？
	目标温度管理的最佳温度目标是什么？
	复温前目标温度管理的最佳持续时间是多少？
	卧床患者在针对性的体温管理治疗后，其体温恢复的最佳方法是什么？
心搏骤停后 PCI	对于 VF/VT 心搏骤停后 ROSC，以及无 STEMI 但有休克或电不稳迹象的患者，急诊 PCI 术能否改善其预后？

（续）

神经预后	对光反射、角膜反射和肌阵挛/肌阵挛状态等体格检查结果之间的一致性是什么？
	能否明确可预测心搏骤停后的神经预后不良的 NSE 和 S100B 的共同阈值？
	在 ROSC 后 72 小时检测 NSE 和 S100B 是否有用？
	胶质纤维酸性蛋白原、血清 tau 蛋白和神经纤维轻链蛋白对神经预后有价值吗？
	需要通过研究对癫痫持续状态、恶性和其他脑电图模式进行更统一的定义，以便比较预后。
	头颅 CT 预测的最佳时机是什么？
	是否存在一个可对 GWR 或 ADC 进行预测的共同阈值？
	将量化 GWR 和 ADC 的方法标准化具有重要作用。
恢复	
心搏骤停后的生存和恢复	存活者对心搏骤停对其产生的影响的应对方法是什么，同时它们与目前通用的或临床医师的处理方法有何不同？
	是否有院内干预措施可以减少或预防心搏骤停后的身体损害？
	在心搏骤停后，哪些患者会出现情感/心理健康障碍，这些障碍是否可治疗/可预防/可恢复？
	以医院为基础的心搏骤停存活者的出院计划是否增进了康复机构的接受/转接执行，是否改善了患者的结局？
复苏的特殊情况	
意外低温	什么样的特征组合可用于判定患者已无生存机会（即使复温）？
	严重的低温患者应该接受气管插管和机械通气，还是单纯的湿热吸氧？
	严重低温的 VF 患者，初次除颤失败，是否应该进一步除颤？
	心搏骤停严重低体温的患者，是否应给予肾上腺素或其他复苏药物？如果应该使用，药物用法和用量应怎样？
溺水	在什么情况下，对溺水者尝试复苏是无效的？
	应在轻度溺水事件发生后多久观察其对患者的迟发性呼吸影响？
电解质紊乱	对于危及生命的心律失常或心搏骤停患者，合并高钾血症的最佳治疗方法是什么？

（续）

阿片类药物过量	对于阿片类药物过量患者，纳洛酮逆转呼吸抑制后的最小安全观察期是多少？是否与所涉及的阿片类药物有关？
	阿片类相关心搏骤停接受人工心肺复苏的患者，使用纳洛酮是否有益？
	若引起心搏骤停的主要原因是阿片类药物中的芬太尼和芬太尼类似物，纳洛酮应用的理想初始剂量是多少？
	当不具备判定脉搏能力的非医疗救治人员发现可能是阿片类药物过量时，其启动 CPR 是否是有益的？
妊娠	孕妇心搏骤停理想的 PMCD 时机是什么？
肺栓塞	当怀疑肺栓塞诱发心搏骤停时，哪些人可从紧急溶栓中获益？
毒性：β-肾上腺素能阻滞剂和钙通道阻滞剂	对于 β-肾上腺素受体阻滞剂或钙通道阻滞剂过量所致的难治性休克，理想的模式排序是什么（传统的血管升压药、钙、胰高血糖素、高剂量胰岛素）？
毒性：局部麻醉剂	静脉注射脂乳剂治疗的理想剂量和配方是什么？
毒性：一氧化碳、地高辛、氰化物	哪些氰化物中毒患者能从解毒剂治疗中获益？
毒性：一氧化碳、地高辛、氰化物	硫代硫酸钠对接受羟钴胺治疗的氰化物中毒患者是否有额外的益处？

注：ADC：表观扩散系数；CPR：心肺复苏术；CT：计算机断层扫描；ECG：心电图；ECPR：体外心肺复苏术；EEG：脑电图；ETCO$_2$：呼气末二氧化碳分压；GWR：灰—白比；IHCA：院内心脏骤停；IO：骨髓腔内；IV：静脉注射；NSE：神经特异性烯醇酶；PCI：经皮冠状动脉介入治疗；PMCD：临终剖腹产；ROSC：自主循环恢复；S100B：S100 钙结合蛋白；STEMI：ST 段抬高型心肌梗死；VF：心室颤动。

参考文献

1. MORRISON LJ, GENT LM, LANG E, et al. Part 2: evidence evaluation and management of conflicts of interest: 2015 American Heart Association guidelines update for cardiopulmonary resuscitation and emergency cardiovascular care. Circulation, 2015, 132(suppl 2): S368 – S382.

第四部分
儿科基础和高级生命支持

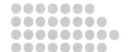

第一章
儿科基础和高级生命支持的介绍

十大要点

（1）高质量的心肺复苏是复苏的基础。新的数据重申了高质量心肺复苏的关键要素：给予足够的胸部按压速率和深度，最大限度地减少心肺复苏的中断，两次按压之间允许胸部完全回弹，同时避免过度通气。

（2）新的观点认为，婴儿和儿童在有高级气道的 CPR 或有脉搏的呼吸复苏时通气频率应在每分钟 20～30 次。

（3）对于存在心搏停止和无脉性电活动的患儿，心肺复苏开始后越早使用肾上腺素，患儿存活的可能性就越大。

（4）建议使用有套囊 ETT，以减少更换气管导管的需要。

（5）常规使用环状软骨加压并不能减少球囊—面罩通气时的反流风险，还可能妨碍插管成功。

（6）对于院外心搏骤停，球囊—面罩通气的复苏效果与气管插管等高级气道干预措施相同。

（7）复苏不应随着 ROSC 而结束。良好的心搏骤停后救治对于患者获得最佳预后至关重要。对于 ROSC 后仍未苏醒的儿童应该进行针对性体温管理和持续脑电图监测。并且预防和治疗低血压、高氧或低氧、高碳酸血症或低碳酸血症同样很重要。

（8）心搏骤停的幸存者在出院后有可能会出现身体、认知和情感上的问题，这可能需要给予持续性治疗和干预。

（9）纳洛酮可以逆转因阿片类药物过量引起的呼吸骤停，但没有证据表明它对心搏骤停患者有好处。

（10）脓毒症液体复苏以患者的反应为基础，需要频繁重新评估。平衡晶体液、非平衡晶体液和胶体液均可用于脓毒症复苏。肾上腺素或去甲肾上腺素输注用于液体复苏无效的脓毒性休克。

前言

在美国，每年有超过 20000 名婴幼儿发生心搏骤停。2015 年，紧急医疗服务记录显示，超过 7 000 名婴儿和儿童发生了 OHCA。大约 11.4% 的儿童 OHCA 患者存活出院，但结果因年龄而异，青少年、儿童和婴儿的存活率分别为 17.1%、13.2% 和 4.9%。同年，儿童 IHCA 的发生率为每 1 000 名婴儿和儿童住院者发生 12.66 例，总存活率为 41.1%。整个儿科年龄段的神经系统预后仍然很难评估，在报告指标和随访时间方面存在差异。据报道，高达 47% 的存活出院者神经系统预后良好。尽管 IHCA 的存活率有所增加，但在改善存活率和神经系统预后方面仍有很多工作要做。

国际复苏联络委员会生存公式强调了良好复苏结果的 3 个基本组成部分：基于可靠的复苏科学指南、对普通公众和复苏提供者的有效教育，以及实施运作良好的生存链。

这些指南包括除新生儿时期之外儿科基础和高级生命支持建议，均来源于现有最好的复苏科学。生存链现已扩展到包括心搏骤停后康复，它需要多个学科医疗专业人员的协调努力，至于 OHCA，更需要旁观者、紧急调度员和急救人员的协调努力。此外，在《第六部分：复苏教育科学》中提供了关于复苏提供者培训的具体建议，在第 7 部分中提供了关于救治系统的建议。

1. 指南范围

这些指南旨在为非专业救援者和医疗服务人员提供资源，以识别和治疗处于心搏骤停前、心搏骤停时和心搏骤停后状态的婴儿和儿童。这些措施适用于多个环境中的婴儿和儿童：社区、院前和医院环境。回顾停搏前、停搏中和停搏后的问题，包括特殊情况下的心搏骤停，例如先天性心脏病患者。

就儿科高级生命支持指南而言，儿科患者是 18 岁以下的婴儿、儿童和青少年，新生儿除外。对于儿科基础生命支持，指南适用如下。

婴儿指南适用于 1 岁以下的婴儿。

儿童指南适用于 1 岁至青春期的儿童。出于教学目的，青春期被定义为女性乳房发育，男性腋毛发育。

对于那些有青春期及以上迹象的人，应该遵循成人基础生命支持指南。

新生儿的复苏在《第 5 部分：新生儿复苏》中有所阐述，通常只适用于新生儿出生后的第一次住院期间。儿科基础和高级生命支持指南适用于出院后的新生儿（小于 30 天）。

2. 2019 年冠状病毒病指南

美国心脏协会联合其他专业协会，为疑似或确诊患有 COVID-19 的成人、儿童和新生儿提供了基本和高级生命支持的临时指导。由于证据和指南是随着 COVID-19 的情况而变化的，所以这一临时指南与心血管急救指南是分开的。读者可直接访问美国医学会网站获取最新指南。

3. 儿科写作委员会组织

儿科写作小组由儿科临床医师组成，包括重症医师、心脏重症医师、心脏科医师、急诊内科医师、医学毒物学家和护士。在复苏方面具有公认专业认知的志愿者由写作小组主席提名，并由美国心脏协会 ECC 委员会挑选。美国心脏协会有严格的利益冲突政策和程序，以最大限度地减少指南制定过程中的偏见或不当影响的风险。在任命之前，撰写小组成员和同行评审员披露了所有商业关系和其他潜在的（包括认知产权）冲突。研究导致准则改变的写作小组成员必须消除讨论中的冲突，并放弃对那些具体建议的投票。此过程在《第 2 部分：证据评估和指南制定》中有更全面的描述。写作组成员的披露信息在附录 1 中列出。

4. 方法论与证据审查

这些儿科指南是基于与国际儿科研究中心和附属的国际儿科研究中心成员委员会一起进行的广泛的证据评估。在 2020 年使用了三种不同类型的证据审查（系统审查、范围审查和证据更新）。经国际心肺复苏科学咨询委员会主席审查后，证据更新工作表被包括在《2020 年国际心脏复苏和体外循环科学与治疗建议共识》的附录 C 中。每一项都对促进指南制定的文献进行了描述。这个过程在《第 2 部分：证据评估和指导方针的制定》中有更全面的描述。

5. 推荐类别和证据级别

编写小组审查了所有相关的和当前美国心脏学会的 CPR 和 ECC 指南，以及所有相关的 2020 年国际复苏联络委员会关于 CPR 和 ECC 科学的共识，以及治疗建议、证据和建议，以确定当前的指南是否应该被重申、修订或淘汰，或者是否需要新的建议。然后，写作小组起草、审查和批准了建议，并分配了推荐类别（COR，即强度）和证据水平（LOE，即质量、确定性）。表 2 - 3 描述了每个 COR 和 LOE 的标准。

6. 指南结构

2020 版指南由有关特定主题或管理问题的离散信息模块组成。每个模块化的"认知块"均包含使用 COR 和 LOE 的标准 AHA 命名法的建议表。建议以 COR 的顺序提出：首先是最大的潜在收益（第 1 类），其次是收益的确定性较低（第 2 类），最后是潜在损害或无益（第 3 类）。根据 COR 的要求，建议按确定 LOE 的顺序排序：A 级（高质量随机对照试验）至 C-EO 级（专家意见）。此顺序不反映治疗应提供的顺序。

本文提供简要介绍或简短概要，以根据重要的背景信息和总体管理或治疗概念来对建议进行背景介绍。所推荐的相关支持性证据阐明了支持建议的理由和关键研究数据。适当包括流程图或其他表格提供超链接参考，以方便快速访问和查看。

7. 文件审批

该指南已提交给美国心脏学会提名的 5 个主题专家进行盲法同行评审。同行评审者的反馈意见以草稿格式提供，再以最终格式提供。美国心脏学会科学咨询与协调委员会和美国心脏学会执行委员会还对该指南进行了审核并批准发布。附录 2 中列出了同行评审的披露信息。

主要贡献者：Alexis A. T opjian, MD, MSCE, Chair Tia T. Raymond, MD, Vice-Chair Dianne Atkins, MD Melissa Chan, MD Jonathan P. Duff, MD, MEd Benny L. Joyner Jr, MD, MPH Javier J. Lasa, MD Eric J. Lavonas, MD, MS Arielle Levy, MD, MEd Melissa Mahgoub, PhD Garth D. Meckler, MD, MSHS Kathryn E. Roberts, MSN, RN Robert M. Sutton, MD, MSCE Stephen M. Schexnayder, MD On behalf of the Pediatric Basic and Advanced Life Support Collaborators.

关键词：美国心脏协会科学声明；心律失常；心肺复苏；除颤；心搏骤停；儿科；心搏骤停后救治。

缩写

缩写	意义/短语
ACLS	advanced cardiovascular life support（高级心血管生命支持）
AED	automated external defibrillator（自动体外除颤器）
ALS	advanced life support（高级生命支持）
AHA	American Heart Association（美国心脏协会）
BLS	basic life support（基础生命支持）
COI	conflict of interest（利益冲突）
COR	class of recommendation（推荐级别）
CPR	cardiopulmonary resuscitation（心肺复苏术）
ECC	emergency cardiovascular care（心血管急救）
ECLS	extracorporeal life support（体外生命支持）
ECMO	extracorporeal membrane oxygenation（体外膜肺氧合）
ECPR	extracorporeal cardiopulmonary resuscitation（体外心肺复苏术）
EO	Expert Opinion（专家意见）
ETI	endotracheal intubation（气管插管术）
FBAO	foreign body airway obstruction（气道异物阻塞）
IHCA	in-hospital cardiac arrest（院内心搏骤停）

（续）

缩写	意义/短语
ILCOR	International Liaison Committee on Resuscitation（国际复苏联络委员会）
LD	limited data（有限数据）
LOE	Level of Evidence（证据级别）
MCS	mechanical circulatory support（机械循环支持）
NR	Nonrandomized（非随机化）
OHCA	out-of-hospital cardiac arrest（院外心搏骤停）

【评注与解读】

美国心脏协会的《心肺复苏与心血管急救指南》每5年更新一次。2020版指南儿童基础和高级生命支持部分更新的十大要点，是整个第四部分内容的概括总结及精华之所在。随着近5年儿童院内外心搏骤停相关统计学数据的增加，提高心肺复苏存活率和改善神经系统预后成了新的挑战。本版指南为非专业救援者和医疗服务人员提供资源，帮助他们早期识别和救治心搏骤停患儿。本指南适用于多种环境中及某些特殊疾病情况下的心肺复苏，和成年人一样，儿科生存链现已扩展到包括心搏骤停后康复。本部分儿科基础和高级生命支持指南除适用于18岁以下的的婴儿、儿童和青少年外，也适用于出院后的新生儿（＜30天）。至于新型冠状病毒感染相关心肺复苏指南是与本指南分开的临时指南。新版指南由美国心脏协会ECC委员会通过严格的程序，最大限度地减少了指南制定过程中的偏见或不当影响。特别要强调的是指南使用了三种不同类型的证据审查，即系统审查、范围审查和证据更新，还通过了盲法同行评审。有关循证医学的推荐级别与证据水平在新版中的患者救治临床策略、干预、治疗或诊断方面也做了相应的更新。

【总结和建议】

新版指南指出良好复苏的三个重要环节，基于可靠的复苏科学指南、对普通公众和复苏提供者的有效教育，以及实施运作良好的生存链，缺一不可。建议以开篇的十大要点为纲要，仔细领会学习整个第四部分内容。读者要注意儿科基础和高级生命支持指南有其适用的年龄范围。如需要了解新生儿复苏相关内容，可参考本版指南的第五部分。如需要查找新型冠状病毒相关心肺复苏指南，可直接通过访问美国医学会网站获取。新版指南产生程序是严格的、科学的。建议读者认识其三种不同类型的证据审查即系统审查、范围审查和证据更新，同时还建议读者要时刻根据循证医学的推荐级别与证据水平来理解和掌握有关的指南更新内容。

（逯军　黄雷）

参考文献

1. HOLMBERG MJ, ROSS CE, FITZMAURICE GM, et al. Annual incidence of adult and pediatric in-hospital cardiac arrest in the United States. Circ Cardiovasc Qual Outcomes, 2019, 12(7): e005580.

2. ATKINS DL, EVERSON-STEWART S, SEARS GK, et al. Epidemiology and outcomes from out-of-hospital cardiac arrest in children: the resuscicitation outcomes consortium epistry-cardiac arrest. Circulation, 2009, 119(11): 1484 – 1491.

3. KNUDSON JD, NEISH SR, CABRERA AG, et al. Prevalence and outcomes of pediatricin-hospital cardiopulmonary resuscitation in the United States: an analysis of the kids' inpatient database *. Crit Care Med, 2012, 40(11): 2940 – 2944.

4. VIRANI SS, ALONSO A, BENJAMIN EJ, et al. Heart disease and stroke statistics—2020 update: a report from the American heart association. Circulation, 2020, 141(9): e139 – e596.

5. MATOS RI, WATSON RS, NADKARNI VM, et al. Duration of cardiopulmonary resuscitation and illness category impact survival and neurologic outcomes for in-hospital pediatric cardiac arrests. Circulation, 2013, 127(4): 442 – 451.

6. GIROTRA S, SPERTUS JA, LI Y, et al. Survival trends in pediatric in-hospital cardiac arrests: an analysis from get with the guidelinesresusscitation. Circ Cardiovasc Qual Outcomes, 2013, 6(1): 42 – 49.

7. SØREIDE E, MORRISON L, HILLMAN K, et al. The formula for survival in resuscitation. Resuscitation, 2013, 84(11): 1487 – 1493.

8. American Heart Association. CPR & ECC. https://cpr.heart.org/. Accessed June 19, 2020.

9. American Heart Association. Conflict of interest policy. https://www.heart.org/en/about-us/statements-and-policies/conflict-of-interest-policy. accessed december 31, 2019.

10. International Liaison Committee on Resuscitation (ILCOR). Continuous evidence evaluation guidance and templates: 2020 evidence update process final. https://www.ilcor.org/documents/continuous-evidence-evaluation-guidance-and-templates. accessed december 31, 2019.

11. MACONOCHIE I K, AICKIN R, HAZINSKI M F, et al. Pediatric life support: 2020 international consensus on cardiopulmonary resuscitation and emergency cardiovascular care science with treatment recommendations. Circulation, 2020, 142(suppl 1): S140 – S184.

12. MAGID DJ, AZIZ K, CHENG A, et al. Part 2: evidence evaluation and guidelines development: 2020 American Heart Association guidelines for cardiopulmonary resuscitation and emergency cardiovascular care. Circulation, 2020, 142(suppl 2): S358 – S365.

13. LEVINE GN, O'GARA PT, BECKMAN JA, et al. Recent innovations, modifications, and evolution of ACC/AHA clinical practice guidelines: an update for our constituencies: a report of the American college of cardiology/American heart association task force on clinical practice guidelines. Circulation, 2019, 139 (17): e879 – e886.

第二章
儿科心搏骤停生存链

第一节　主要概念

儿童心搏骤停的流行病学、病理生理学和常见的流行病学不同于成人和新生儿心搏骤停。婴儿和儿童的心搏骤停通常不是因为原发性心脏疾病，而是进行性呼吸衰竭或休克的最终结果。在这些患者中，心搏骤停之前有一段不同的恶化时期，最终导致心肺衰竭、心动过缓和心搏骤停。在患有先天性心脏病的儿童中，心搏骤停通常是由于原发性心脏疾病，尽管其病因与成人不同。

在过去的 20 年里，儿科心搏骤停的预后有所改善，部分原因是早期识别、高质量的心肺复苏、事后急救和体外心肺复苏。在最近与复苏登记指南（一个大型的多中心、以医院为基础的心搏骤停登记）一起对 GET 进行的分析中，在 2000 年儿科心搏骤停出院的存活率为 19%，在 2018 年出院时的存活率为 38%。存活率平均每年增加 0.67%，尽管自 2010 年以来这一增长已趋于平稳，可能需要新的研究和治疗方向来提高心搏骤停存活率。在重症监护病房中发生更多的心搏骤停事件，这表明现在可以更快地发现有心搏骤停危险的患者，并将其转移到更高水平的救治场所中。

OHCA 患者的存活率仍然不那么令人满意。在最近对复苏结局联盟流行病学注册中心（一个多中心的 OHCA 患者注册机构）的分析中，2007—2012 年间，儿科 OHCA 患者的年存活率在 6.7% ~ 10.2%，这取决于地区和患者的年龄。随着时间的推移，这些比率没有显著变化，这与日本、澳大利亚和新西兰其他国家注册机构的情况一致。在复苏结局联盟流行病学登记中，紧急医疗服务治疗的心搏骤停人数较多和旁观者心肺复苏率较高的地区，OHCA 的存活率较高，强调了对这些患者进行早期识别和治疗的重要性。

随着儿科心搏骤停存活率的提高，对存活者的关注已转移至对神经发育、身体和情绪结果的变化。最近的研究表明，四分之一预后良好的患者有整体认知障碍，而预后良好的大龄儿童中 85% 有选择性的神经心理缺陷。

第二节 儿科生存链

从历史上看，心搏骤停的急救主要集中在心搏骤停本身的管理上，强调高质量的心肺复苏、早期除颤和有效的团队合作。然而，心脏病发作前和事后急救的某些方面对于改善结果至关重要。随着儿科心搏骤停存活率的稳定，预防心搏骤停变得更加重要。在医院外的环境中，这包括安全措施（如自行车头盔法）、预防婴儿猝死综合征、非专业救援人员的心肺复苏培训以及尽早获得紧急救治。当心搏骤停发生时，早期旁观者进行的心肺复苏是改善预后的关键。在医院环境中，预防心搏骤停包括早期识别和治疗有心搏骤停风险的患者，如接受心脏外科手术的新生儿，表现为急性暴发性心肌炎、急性失代偿性心力衰竭或肺动脉高压的患者。

在心搏骤停复苏后，对心搏骤停后综合征（可能包括脑功能障碍、心肌功能障碍和低心输出量，以及缺血/再灌注损伤）的处理对于避免已知的引起继发性损伤的因素（如低血压）是重要的。准确的神经预测对于指导照顾者的讨论和决策是重要的。最后，考虑到心搏骤停存活者神经发育障碍的高风险，及早转诊进行康复评估和干预是关键。

为了突出心搏骤停管理的这些不同方面，儿科存活链已经更新。已经创建了一个单独的 OHCA 存活链，以区分 OHCA 和 IHCA 之间的区别。在 OHCA 和 IHCA 生存链中，增加了第六个环节以强调康复的重要性，该康复侧重于短期和长期治疗评估，以及对存活者及其家人的支持治疗。对于这两条生存链，启动应急响应之后立即启动高质量的心肺复苏。如果附近有救援或有手机可用，激活应急响应和启动心肺复苏几乎可以同时进行。但是，在院外环境中，1 名救援人员无法使用手机，应该在呼救之前开始为婴儿和儿童进行 CPR（按压—开放气道—人工呼吸），因为呼吸骤停是导致心搏骤停的最常见原因，附近可能没有援手。在目击到突然病倒的情况下，救援人员应该使用可利用的自动体外除颤器，因为早期除颤可以挽救生命。

【评注与解读】

婴儿和儿童的心搏骤停通常不是因为原发性心脏疾病，而是进行性呼吸衰竭或休克的最终结果。在过去的 20 年里，儿科心搏骤停的预后有所改善，部分原因是早期识别、高质量的心肺复苏、事后急救和体外心肺复苏。然而 2010 年以后无论是院内还是院外心搏骤停的存活率趋于平稳无明显上升。因此就需要更新的研究和治疗来提高心搏骤停患儿的存活率。生存链延长至康复本版指南所提出的一个新的理念，强调心肺复苏的管理，即高质量的心肺复苏、早期除颤、团队合作，以及治疗前的预防、早期识别和治疗后的避免继发性损伤及早期康复的评估和干预等。

【总结和建议】

　　本章节总结了儿童心搏骤停的主要原因以及根据过去 10 年有关院内院外心搏骤停复苏存活率的回顾提出了新的生存链的概念，并更改了以往只关注心搏骤停后心肺复苏本身的情况，增加了心脏病发作前和事后急救以及康复等新内容。建议读者认真领会新生存链的每个环节，掌握其基本要领，从而在工作中起到实际作用。其中第六个康复环节是新添加的环节，此康复环节侧重于短期和长期治疗评估，以及对存活者及其家人的支持治疗。总之让读者认识到管理好心搏骤停后综合征也是至关重要的。

（逯军　田国刚）

参考文献

1. GIROTRA S, SPERTUS JA, LI Y, et al. Survival trends in pediatric in-hospital cardiac arrests: an analysis from get with the guidelines resuscitation. Circ Cardiovasc Qual Outcomes, 2013, 6(1): 42 - 49.

2. HOLMBERG MJ, WIBERG S, ROSS CE, et al. Trends in survival after pediatric in-hospital cardiac arrest in the UnitedStates. Circulation, 2019, 140(17): 1398 - 1408.

3. BERG RA, SUTTON RM, HOLUBKOV R, et al. Ratio of PICU versus ward cardiopulmonary resuscitation events is increasing. Crit Care Med, 2013, 41(10): 2292 - 2297.

4. FINK EL, PRINCE DK, KALTMAN JR, et al. Unchanged pediatric out-of-hospital cardiac arrest incidence and survival rates with regional variation in North America. Resuscitation, 2016, 107: 121 - 128.

5. KITAMURA T, IWAMI T, KAWAMURA T, et al. Nationwide improvements in survival from out-of-hospital cardiac arrest in Japan. Circulation, 2012, 126(24): 2834 - 2843.

6. STRANEY LD, SCHLAPBACH LJ, YONG G, et al. Trends in PICU admission and survival rates in chiaustralia and new zealand following cardiac arrest. Pediatr Crit Care Med, 2015, 16(7): 613 - 620.

7. SLOMINE BS, SILVERSTEIN FS, CHRISTENSEN JR, et al. Neuropsychological outcomes of children 1 year after pediatric cardiac arrest: secondary analysis of 2 randomized clinical trials. JAMA Neurol, 2018, 75(12): 1502 - 1510.

8. TOPJIAN AA, DE CAEN A, WAINWRIGHT S, et al. Pediatric post-cardiac arrest care: a scientific statement from the american heart association. Circulation, 2019, 140(6): e194 - e233.

9. LAVERRIERE EK, POLANSKY M, FRENCH B, et al. Association of duration of hypotension with survival after pediatric cardiac arrest. Pediatr Crit Care Med, 2020, 21(2): 143 - 149.

第三章
复苏顺序

快速识别心搏骤停、立即开始高质量的胸外按压，以及提供有效的通气是改善心搏骤停转归的关键。对没有"生命迹象"的儿童，非专业救援人员不应推迟进行心肺复苏。心肺复苏开始后，医护人员评估脉搏不应超过 10 秒。触诊是否有脉搏作为心搏骤停和是否需要胸部按压的唯一决定因素并不可靠。在婴儿和儿童中，因窒息引起的心搏骤停比原发性心脏病引起的心搏骤停更常见；因此，在儿童复苏过程中，有效的通气是很重要的。当心肺复苏开始时，顺序是按压—开放气道—人工呼吸。

高质量的心肺复苏可使血液流向重要器官，增加自主循环恢复的可能性。高质量心肺复苏的 5 个主要组成部分是：①足够的胸部按压深度；②最佳的胸部按压比率；③尽可能减少心肺复苏的中断（为心搏骤停患儿最大限度地增加胸部按压连续性或时间比）；④允许胸部在两次按压之间充分回弹；⑤避免过度通气。在儿科复苏过程中，按压深度和速度不足，未充分的胸部回弹和过度通气是常见的。

第一节　启动心肺复苏术

1. 开始心肺复苏

开始心肺复苏的建议		
COR	LOE	推荐建议
1	C-LD	1. 对于任何反应迟钝、呼吸异常、无生命迹象的患者，由非专业援救人开始心肺复苏；不要检查脉搏。
2a	C-LD	2. 在没有生命迹象的婴幼儿中，医疗服务人员应合理检查脉搏长达 10 s 并开始按压，除非感觉到明确的脉搏。
2b	C-EO	3. 启动 CPR 顺序，合理做法是按压—开放气道—人工呼吸，而不是开放气道—人工呼吸—按压。

相应的推荐依据

非专业救援人员无法可靠地确定脉搏是否存在。

尚无临床试验将手动脉搏检查与"生命体征"的观察结果进行比较。然而成人和儿科研究发现由训练有素的救援者手动检查脉搏错误率很高而且会由于复苏暂停造成损害。在 1 项研究中，医护人员脉搏触诊准确率为 78% ，而非专业救援者的脉搏触诊准确率在 5 秒时为 47% ，在 10 秒时为 73% 。

一项儿科研究表明，与开放气道—人工呼吸—按压相比，按压—开放气道—人工呼吸的时间只有很小的延迟（5.74 秒）。尽管证据缺乏确定性，但继续推荐按压—开放气道—人工呼吸可能会使人工呼吸的延迟减至最小，并允许在成人和儿童中采取一致的方法进行心搏骤停治疗。

2. 高质量心肺复苏的构成要素

COR	LOE	关于高质量心肺复苏构成要素的建议
		推荐建议
1	B-NR	1. 应为心搏骤停的婴幼儿提供胸部按压及人工呼吸的心肺复苏术。
1	B-NR	2. 对于婴儿和儿童，如果旁观者不愿或无法进行人工呼吸，建议急救人员仅提供胸部按压。
1	C-EO	3. 每次按压后，急救人员应让胸部完全回弹。
2a	C-LD	4. 合理的胸部按压速度 ≈ 婴幼儿 100 ~ 120 次/分。
2a	C-LD	5. 对于婴儿和儿童，救援人员应合理地进行胸部按压以使胸部压下至少胸部前后直径的三分之一，这相当于婴儿大约 1.5 英寸（约 4 cm），儿童 2 英寸（约 5 cm）。儿童达到青春期后，合理的做法是使用成人按压深度，即至少 5 cm 但不超过 6 cm。
2a	C-EO	6. 对于医护人员，合理的做法是大约每 2 分钟进行一次不超过 10 s 的心律检查。
2a	C-EO	7. 在进行心肺复苏时，使用 100% 浓度的氧气进行通气是合理的。
2a	C-EO	8. 在没有高级气道的情况下进行 CPR 时，单个救援人员的按压通气比为 30∶2，两名救援人员的按压通气比为 15∶2 是合理的。
2b	C-LD	9. 当对有高级气道的婴儿和儿童进行心肺复苏时，考虑到年龄和临床情况，将呼吸频率范围固定为每 2 ~ 3 s 呼吸 1 次是合理的（呼吸 20 ~ 30 次/分）。超过这些建议的速率可能会损害血流动力学。

相应的推荐依据

对院外心搏骤停儿童进行的大型观察性研究显示，使用按压—通气心肺复苏术的效果最好，然而不管采用何种复苏策略，对于院外心搏骤停的婴儿来说，效果都是不佳的。

对院外心搏骤停的儿童进行的大型观察性研究表明，尽管患有心搏骤停的婴儿的预后通常较差，但仅按压的心肺复苏优于没有旁观者按压的心肺复苏。

在心肺复苏过程中，胸部完全回弹可以改善血液回流到心脏，从而促进血液流向身体。目前还没有儿科研究评估 CPR 时体位倾斜的效果，尽管在儿童 CPR 时体位倾斜是很常见的。在一项对接受有创监测和麻醉的儿童进行的观察性研究中，体位倾斜与心脏充盈压升高有关，导致窦性心律时冠状动脉灌注压降低。

一项小型观察性研究发现，在小儿 IHCA 心肺复苏期间，按压频率至少达到 100 次/分，收缩压和舒张压改善与其有关。一项对儿科 IHCA 的多中心观察性研究显示，与超过 120 次/分相比，胸部按压频率在 100～120 次/分时可升高收缩压。与 100～120 次/分的速度相比，低于 100 次/分的速度与提高存活率有关；然而，在这一较慢按压频率的类型中，心率的中位数约为 95 次/分，即非常接近 100 次/分。

三项人体测量学研究表明，儿童胸部可压缩至前后胸径的三分之一，而不会损伤胸腔内器官。一项观察性研究发现，在 30 秒的心肺复苏周期中，至少 60% 的儿童 IHCA 患者的平均胸部按压深度超过 5 厘米时，自主循环恢复率和 24 小时存活率都会得到改善。

目前的建议包括，在有监护仪或自动体外除颤器的情况下，每隔 2 分钟进行一次简短的节律性检查。

目前还没有人体研究涉及心肺复苏期间吸入不同氧浓度对婴儿和儿童结局的影响。

尚不确定最佳的按压通气比。对 OHCA 患儿进行的大型观察性研究显示，与单纯按压的 CPR 相比，心搏骤停儿童按 15∶2 或 30∶2 的比例进行按压—通气心肺复苏效果更好。

一项小型多中心观察研究发现，插管儿童患者通气频率（1 岁以下儿童至少 30 次/分，年龄较大儿童至少 25 次/分）与 ROSC 及存活率提高有关。然而，增加通气频率会导致儿童的收缩压降低。有高级气道的儿童在持续胸外按压时，其最佳通气频率是基于有限的数据得出的，因此还需要进一步研究。

建议 1 和建议 2 在《2017 年美国心脏协会聚焦儿科基本生命支持和心肺复苏质量更新：美国心脏协会心肺复苏和紧急心血管急救指南更新》中进行了描述。

3. 心肺复苏术

心肺复苏术的建议		
COR	LOE	推荐建议
1	C-LD	1. 对于婴儿，单个救援人员（无论是非专业救援人员还是医护人员）应两根手指或者将拇指置于两乳头连线中点下方，按压胸骨。
1	C-LD	2. 对于婴儿，当两名急救人员提供心肺复苏术时，建议使用两拇指环绕法，如果急救人员身体无法环绕受害者的胸部，请用两手指按压胸部。

（续）

COR	LOE	推荐建议
		心肺复苏术的建议
2b	C-LD	3. 对于儿童，使用单或双手法进行胸部按压可能是合理的。
2b	C-EO	4. 对于婴儿，如果急救人员无法达到指南所建议的深度（胸部前后径至少三分之一），则可以合理地使用手掌根部。

相应的推荐依据

分别有一项人体测量学和三项放射学研究发现，当手指恰好位于两乳头连线中点下方时，心脏按压效果最佳。一项儿科观察性研究发现，当按压胸骨中下三分之一时，高于按压部位是胸骨中段。双指按压法见图 4 - 1。

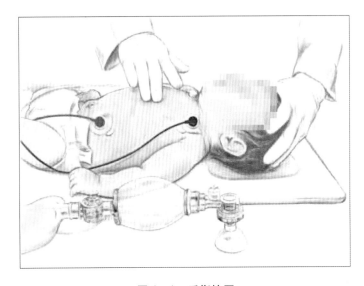

图 4 - 1　手指按压

系统评价表明，与两指按压相比，两拇指环绕法可以提高心肺复苏的质量，尤其是按压深度。然而，最近的模拟人研究表明，两拇指环绕法可能与较低的胸部按压分数（胸外按压在整个心肺复苏中所占的比例）和胸廓回弹不完全有关，特别是当由单个救援者执行时。两拇指环绕法如图 4 - 2 所示。

目前还没有专门针对儿科的临床数据来确定，儿童接受 CPR 时单手或双手法能带来更好的疗效。在人体模型研究中，双手法技术可以改善按压深度、压力、减少救援人员的疲劳感。

目前还没有人体研究比较婴儿的单手按压和两拇指环绕法的差别。

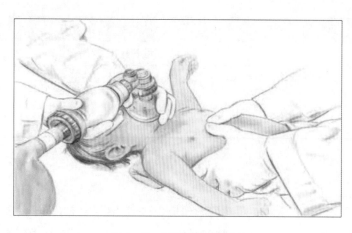

图 4 - 2　拇指环绕法按压

4. 心肺复苏术支撑面

CPR 支撑面的建议		
COR	LOE	推荐建议
1	C-LD	1. 在 IHCA 期间，如果可以，启动床上的 "CPR 模式" 以增加床垫的硬度。
2a	C-LD	2. 在坚固的表面上进行胸部按压是合理的。
2a	C-LD	3. 在 IHCA 期间，使用背板来增加胸部按压深度是合理的。

注：AED：体外自动除颤器；BLS：基本生命支持。

非专业救援者的儿童基本生命支持步骤见图 4 - 3，医疗服务提供者的儿科基本生命支持，单个救援者流程图见图 4 - 4，2 名或 2 名以上的救援者流程图见图 4 - 5。

相应的推荐依据

在 CPR 期间，某些医院病床上可以使用 "CPR 模式"，增加床垫硬度。人体模型表明，床垫的压缩范围为总压缩深度的 12% ~ 57%，其中软质床垫受压最大。这可以减少胸骨移位和减少有效胸部按压深度。

人体模型研究和儿科病例系列表明，即使在柔软的表面上，也可以达到有效的按压深度，前提是心肺复苏提供者增加按压深度，以补偿床垫压缩。

六项研究进行的 Meta 分析显示，当对放在垫子或床上的模拟人进行心肺复苏时，与使用背板相比胸部按压深度增加了 3 mm（95% 可信区间为 1 ~ 4 mm）。

步骤1

确保现场安全

检查患者是否清醒，呼吸是否正常。

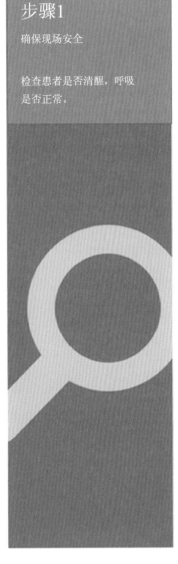

步骤2

如果你独自一人
呼叫帮助

- 有手机
  用手机拨打120电话，进行CPR（30次按压，2次呼吸）5个循环，然后AED
- 无手机
  进行CPR（30次按压，2次呼吸）5个循环，然后打120电话，去取AED

如果需要帮助，打120。在你派人去取AED的同时开始心肺复苏术。

步骤3

重复30次按压然后呼吸2次。

- 儿童心肺复苏
  用1或2只手指在胸部中间推至少三分之一的深度或大约2英寸(约5 cm)。

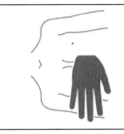

- 婴儿心肺复苏术
  用两根手指在胸部中间至少按压胸腔深度的三分之一或大约1.5英寸(约3.8 cm)。

AED一到就立即使用。
继续心肺复苏直到救援者到场

图4-3　非专业救援者的儿童基本生命支持

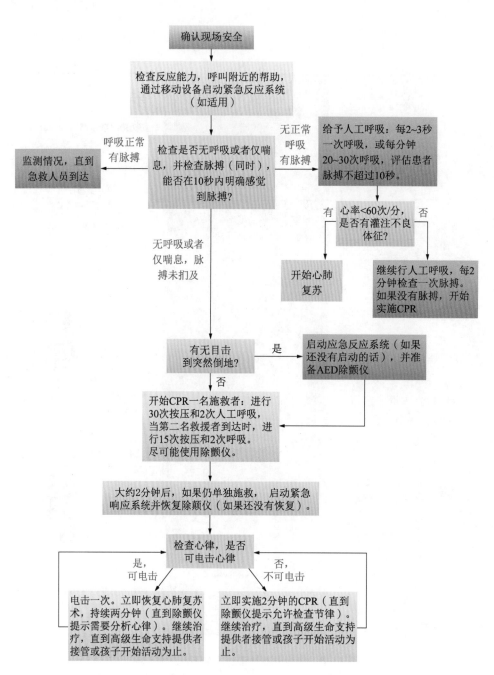

注：AED：体外除颤器；CPR：心肺复苏。

图 4-4　医疗服务提供者的儿科基本生命支持流程图（单个救援者）

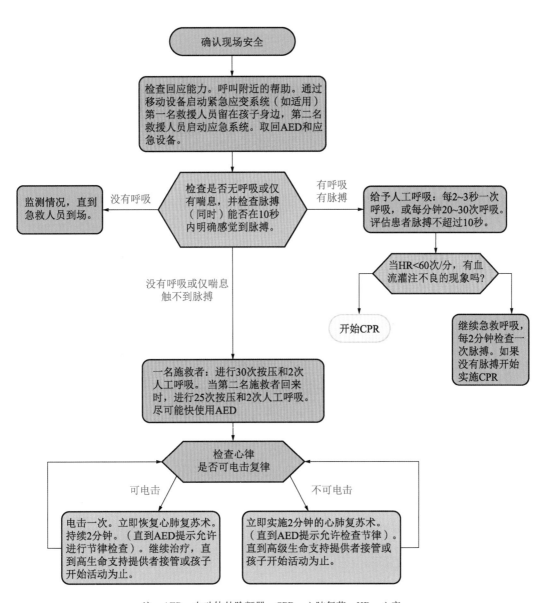

注：AED：自动体外除颤器；CPR：心肺复苏；HR：心率。

图4-5 医疗服务提供者的儿科基本生命支持流程图（2名或2名以上的救援者）

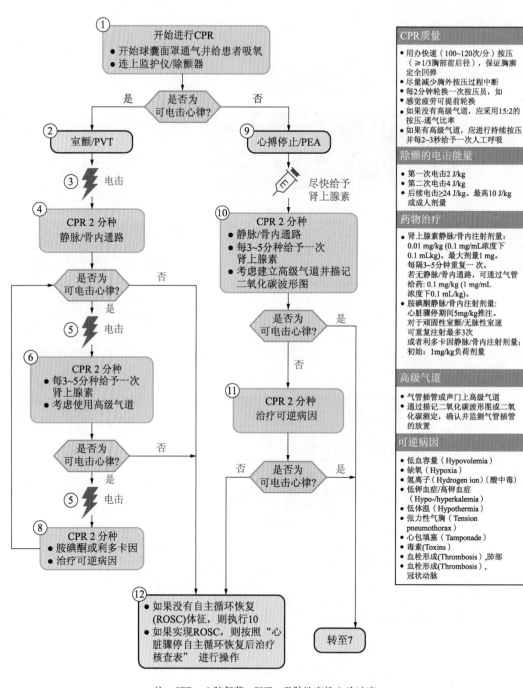

注：CPR：心肺复苏；PVT：无脉性室性心动过速。

图 4-6 儿科心搏骤停流程图

第二节　开放气道

COR	LOE	推荐建议
1	C-LD	1. 除非怀疑是颈椎受伤，否则请使用仰头抬颏法打开气道。
1	C-EO	2. 对于外伤患者疑似颈髓损伤，请使用托下颌法开放气道，避免头后仰。
1	C-EO	3. 对于外伤患者疑似脊髓损伤，如果托下颌法无法打开气道，请使用仰头抬颏法。

表头：开放气道的建议

相应的推荐依据

没有数据能直接指出开放或维持气道通畅的理想方法。一项回顾队列研究，评估了接受诊断性 MRI 检查的新生儿和婴幼儿的各种头部倾斜角度，通过回归分析发现，通畅气道比例最高的是头部倾斜角度为 144°～150°。

虽然没有儿科研究评估托下颌法和仰头抬颏法打开气道的效果，但托下颌法被广泛认为是一种有效打开呼吸道的方法，而且与仰头抬颏法相比，托下颌法在理论上限制了颈部的运动。

目前尚无儿科研究评估仰头抬颏法对疑似颈椎损伤的创伤患者打开呼吸道的影响。但是，如果托下颌法不能打开气道，提供有效通气，考虑到气道通畅的重要性，建议使用仰头抬颏法。

【评注与解读】

循证医学证据表明，检查脉搏并不是心肺复苏必要的前提，对于无生命迹象的患儿非专业救援人员应尽快开始复苏，对于儿童心肺复苏强调保持有效通气非常重要，因为对儿童来说窒息引起的心搏骤停要比原发性心脏病引起的多见，在高级气道的支持下，呼吸频率设定为每 2～3 秒呼吸一次（每分钟 20～30 次），呼吸次数有所增加的原因推测可能是为了弥补心肺复苏由按压开始而不是由开放气道开始。观察研究发现，当按压胸骨中下三分之一时，高于按压部位是胸骨中段，对婴儿使用两拇指环绕法可以提高心肺复苏质量，对儿童则单手或双手按压均可。此外，无论是否有被板支撑来协助，CPR时足够的按压深度是必需的，除非怀疑颈椎受伤，否则建议使用仰头抬颏法打开气道。

【总结和建议】

本部分内容详细介绍了专业人员和非专业人员的复苏流程，高质量的心肺复苏要素和复苏操作时需要注意的细节如心脏按压各种手法的选择等，读者应仔细阅读体会。建议无生命迹象患儿复苏时非专业人员不必检查心率，直接开始复苏，复苏顺序仍然是按压—开放气道—人工呼吸。复苏过程中要注意胸部按压的深度和速度，让胸廓有充分回弹并避免过度通气。建议读者重点掌握按压速度、深度，按压通气比率以及呼吸频率（20～30 次/分）、心脏按压手法等以提高心肺复苏的质量。CPR 时有关背部支撑面的问题，建议有条件可增加床垫硬度以达到较好的心脏按压效果。此外，关于开放气道建议在有外伤的情况下首选托下颌法，如果托下颌法不能打开气道，则使用仰头抬颏法。

（逯军　田国刚）

参考文献

1. NILES DE, DUVAL-ARNOULD J, SKELLETT S, et al. Characterization of pediatric in hospital cardiopulmonary resuscitation quality metrics across an international resuscitation collaborative. Pediatr Crit CareMed, 2018, 19(5): 421 – 432.

2. UTTON RM, NILES D, NYSAETHER J, et al. Quantitative analysis of CPR quality during in-hospital resuscitation of older children and adolescents. Pediatrics, 2009, 124(2): 494 – 499.

3. NILES D, NYSAETHER J, SUTTON R, et al. Leaning is common during in-hospital pediatric CPR, and decreased with automated corrective feedback. Resuscitation, 2009, 80(5): 553 – 557.

4. MCINNES AD, SUTTON RM, ORIOLES A, et al. The first quantitative report of ventilation rate during in-hospital resuscitation of older children and adolescents. Resuscitation, 2011, 82(8): 1025 – 1029.

5. SUTTON RM, REEDER RW, LANDIS WP, et al. Ventilation rates and pediatric in-hospital cardiac arrest survival outcomes. Crit Care Med, 2019, 47(11): 1627 – 1636.

6. BAHR J, KLINGLER H, PANZER W, et al. Skills of lay people in checking the carotid pulse. Resuscitation, 1997, 35(1): 23 – 26.

7. BREARLEY S, SHEARMAN CP, SIMMS MH. Peripheral pulse palpation: an unreliable physical sign. Ann R Coll Surg Engl, 1992, 74(3): 169 – 171.

8. CAVALLARO DL, MELKER RJ. Comparison of two techniques for detecting cardiac activity in infants. Crit Care Med, 1983, 11(3): 189 – 190.

9. INAGAWA G, MORIMURA N, MIWA T, et al. A comparison of five techniques for detecting cardiac activity in infants. PaediatrAnaesth, 2003, 13(2): 141 – 146.

10. KAMLIN CO, O'DONNELL CP, EVEREST NJ, et al. Accuracy of clinical assessment of infant heart rate in the delivery room. Resuscitation, 2006, 71(3): 319 – 321.

11. LEE CJ, BULLOCK LJ. Determining the pulse for infant CPR: time for a change? Mil Med, 1991, 156(4): 190 – 193.

12. MATHER C, O'KELLY S. The palpation of pulses. Anaesthesia, 1996, 51(2): 189 – 191.

13. OCHOA FJ, RAMALLE-GÓMARA E, CARPINTERO JM, et al. Competence of health professionals to check the carotid pulse. Resuscitation, 1998, 37(3): 173 – 175.

14. OWEN CJ, WYLLIE JP. Determination of heart rate in the baby at birth. Resuscitation, 2004, 60(2): 213 – 217.

15. SARTI A, SAVRON F, CASOTTO V, et al. Heartbeat assessment in infants: a comparison of four clinical methods. Pediatr Crit Care Med, 2005, 6(2): 212 – 215.

16. SARTI A, SAVRON F, RONFANI L, et al. Comparison of three sites to check the pulse and count heart rate in hypotensive infants. PaediatrAnaesth, 2006, 16(4): 394 – 398.

17. TANNER M, NAGY S, PEAT JK. Detection of infant's heart beat/pulse by care-givers: a comparison of 4 methods. J Pediatr, 2000, 137(3): 429 – 430.

18. WHITELAW CC, GOLDSMITH LJ. Comparison of two techniques for determining the presence of a pulse in an infant. AcadEmerg Med, 1997, 4(2): 153 – 154.

19. DICK WF, EBERLE B, WISSER G, et al. The carotid pulse check revisited: what if there is no pulse? Crit Care Med, 2000, 28(11 suppl): N183 – N185.

20. EBERLE B, DICK WF, SCHNEIDER T, et al. Checking the carotid pulse check: diagnostic accuracy of first responders in patients with and without a pulse. Resuscitation, 1996, 33(2): 107 – 116.

21. TIBBALLS J, RUSSELL P. Reliability of pulse palpation by healthcare personnel to diagnose paediatric cardiac arrest. Resuscitation, 2009, 80(1): 61 – 64.

22. TIBBALLS J, WEERANATNA C. The influence of time on the accuracy of health-care personnel to diagnose paediatric cardiac arrest by pulse palpation. Resuscitation, 2010, 81(6): 671 – 675.

23. O'CONNELL KJ, KEANE RR, COCHRANE NH, et al. Pauses in compressions during pediatric CPR: opportunities for improving CPR quality. Resuscitation, 2019, 145: 158 – 165.

24. LUBRANO R, CECCHETTI C, BELLELLI E, et al. Comparison of times of intervention during pediatric CPR maneuvers using ABC and CAB sequences: a randomized trial. Resuscitation, 2012, 83(12): 1473 – 1477.

25. KITAMURA T, IWAMI T, KAWAMURA T, et al. Conventional and chest-compression-only cardiopulmonary resuscitation by bystanders for children who have out-of-hospital cardiac arrests: a prospective, nationwide, population-based cohort study. Lancet, 2010, 375(9723): 1347 – 1354.

26. GOTO Y, MAEDA T, GOTO Y. Impact of dispatcher-assisted bystander cardiopulmonary resuscitation on neurological outcomes in children with out-of-hospital cardiac arrests: a prospective, nationwide, population-based cohort study. Jam Heart Assoc, 2014, 3(3): e000499.

27. NAIM MY, BURKE RV, MCNALLY BF, et al. Association of bystander cardiopulmonary resuscitation with overall and neurologically favorable survival after pediatric out-of-hospital cardiac arrest in the United States: A report from the cardiac arrest registry to enhance survival surveillance registry. JahaPediatr, 2017, 171(2): 133 – 141.

28. FUKUDA T, OHASHI-FUKUDA N, KOBAYASHI H, et al. Conventional versus compression-only versus nobystander cardiopulmonaryresuscitation for pediatricout-of-hospital cardiac arrest. Circulation, 2016, 134(25): 2060 – 2070.

29. ASHOOR HM, LILLIE E, ZARIN W, et al. Effectiveness of different compression-to-ventilation methods for cardiopulmonary resuscitation:asystematic review. Resuscitation, 2017, 118: 112 – 125.

30. GLATZ AC, NISHISAKI A, NILES DE, et al. Sternal wall pressure comparable to leaning during CPR impacts intrathoracic pressure and haemodynamics in anaesthetized children during cardiac catheterization. Resuscitation, 2013, 84(12): 1674 – 1679.

31. SUTTON RM, FRENCH B, NISHISAKI A, et al. American heart association cardiopulmonary resuscitation quality targets are associated with improved arterial blood pressure during pediatric cardiac arrest. Resuscitation, 2013, 84(2): 168 – 172.

32. SUTTON RM, REEDER RW, LANDIS W, et al. Chest compression rates and pediatric in-hospital cardiac arrest survival outcomes. Resuscitation, 2018, 130: 159 – 166.

33. KAO PC, CHIANG WC, YANG CW, et al. What is the correct depth of chest compression for infants and children? A radiological study. Pediatrics, 2009, 124(1): 49 – 55.

34. SUTTON RM, NILES D, NYSAETHER J, et al. Pediatric CPR quality monitoring: analysis of thoracic anthropometricdata. Resuscitation, 2009, 80(10): 1137 – 1141.

35. BRAGA MS, DOMINGUEZ TE, POLLOCK AN, et al. Estimation of optimal CPR chest compression depth in children by using computer tomography. Pediatrics, 2009, 124(1): e69 – e74.

36. SUTTON RM, FRENCH B, NILES DE, et al. 2010 American heart association recommended compression depths during pediatric in-hospital resuscitations are associated with survival. Resuscitation, 2014, 85(9): 1179 – 1184.

37. ATKINS DL, DE CAEN AR, BERGER S, et al. 2017 American Heart Association focused update on pediatric basic life support and cardiopulmonary resuscitation quality: an update to the American heart association guidelines for cardiopulmonary resuscitation and emergency cardiovascular care. Circulation, 2018, 137 (1): e1 – e6.

38. CLEMENTS F, MCGOWAN J. Finger position for chest compressions in cardiac arrest in infants. Resuscitation, 2000, 44(1): 43 – 46.

39. FINHOLT DA, KETTRICK RG, WAGNER HR, et al. The heart is under the lower third of the sternum. Implications forexternal cardiac massage. Am J Dis Child, 1986, 140(7): 646 – 649.

40. PHILLIPS GW, ZIDEMAN DA. Relation of infant heart to sternum: its significance in cardiopulmonary resuscitation. Lancet, 1986, 1(8488): 1024 – 1025.

41. ORLOWSKI JP. Optimum position for external cardiac compression in infants and young children. Ann Emerg Med, 1986, 15(6): 667 – 673.

42. DOUVANAS A, KOULOUGLIOTI C, KALAFATI M. A comparison between the two methods of chest compression in infant and neonatal resuscitation: a review according to 2010 CPR guidelines. J Matern Fetal Neonatal Med, 2018, 31(6): 805 – 816.

43. LEE JE, LEE J, OH J, et al. Comparison of two-thumb encircling and two-finger technique during infant cardiopulmonary resuscitation with single rescuer in simulation studies: a systematic review and meta-analysis. Medicine(Baltimore), 2019, 98(45): e17853.

44. LEE SY, HONG JY, OH JH, et al. The superiority of the two-thumb over the two-finger technique for single-rescuer infant cardiopulmonary resuscitation. Eur J Emerg Med, 2018, 25(5): 372 – 376.

45. TSOU JY, KAO CL, CHANG CJ, et al. Biomechanics of two-thumb versus two-finger chest compression for cardiopulmonary resuscitation in an infant manikin model. Eur Jemerg Med, 2020, 27(2): 132 – 136.

46. PELLEGRINO JL, BOGUMIL D, EPSTEIN JL, et al. Two-thumb-encircling advantageous for lay responder infant CPR: a randomised manikin study. Arch Dis Child, 2019, 104(6): 530 – 534.

47. KIM MJ, LEE HS, KIM S, et al. Optimal chest compression technique forpaediatric cardiac arrest victims. Scand J Trauma ResuscEmerg Med, 2015, 23: 36.

48. STEVENSON AG, MCGOWAN J, EVANS AL, et al. CPR for children: one hand or two? Resuscitation, 2005, 64(2): 205 – 208.

49. PESKA E, KELLY AM, KERR D, et al. One-handed versus two-handed chest compressions in paediatriccardiopulmonary resuscitation. Resuscitation, 2006, 71(1): 65 – 69.

50. LIN Y, WAN B, BELANGER C, et al. Reducing the impact of intensive care unit mattress compressibility

during CPR：a simulation-based study. Adv Simul（Lond），2017，2：22.

51. NOORDERGRAAF GJ, PAULUSSEN IW, VENEMA A, et al. The impact of compliant surfaces on in-hospital chest compressions：effects of common mattresses and a backboard. Resuscitation, 2009, 80（5）：546 – 552.

52. OH J, CHEE Y, SONG Y, et al. A novel method to decrease mattress compression during CPR using a mattress compression cover and a vacuum pump. Resuscitation, 2013, 84(7)：987 – 991.

53. SONG Y, OH J, LIM T, et al. A new method to increase the quality of cardiopulmonary resuscitation in hospital. Annu Int Conf Proc IEEEEng Med Biol Soc, 2013, 2013：469 – 472.

54. BEESEMS SG, KOSTER RW. Accurate feedback of chest compression depth on a manikin on a soft surface with correction for total body displacement. Resuscitation, 2014, 85(11)：1439 – 1443.

55. NISHISAKI A, MALTESE MR, NILES DE, et al. Back-boards are important when chest compressions are provided on a soft mattress. Resuscitation, 2012, 83(8)：1013 – 1020.

56. SATO H, KOMASAWA N, UEKI R, et al. Backboard insertion in the operating table increases chest compression depth：a manikin study. J Anesth, 2011, 25(5)：770 – 772.

57. LEE S, OH J, KANG H, et al. Proper target depth of an accelerometer-based feedback device during CPR performed on a hospital bed：a randomized simulation study. AmJ Emerg Med, 2015, 33(10)：1425 – 1429.

58. OH J, SONG Y, KANG B, et al. The use of dual accelerometers improves measurement of chest compression depth. Resuscitation, 2012, 83(4)：500 – 504.

59. RUIZ DE GAUNA S, GONZÁLEZ-OTERO DM, RUIZ J, et al. A feasibility study for measuring accurate chest compression depth and rate on soft surfaces using two accelerometers and spectral analysis. Biomed Res Int, 2016, 2016：6596040.

60. ANDERSEN LØ, ISBYE DL, RASMUSSEN LS. Increasing compression depth during manikin CPR usinga simple backboard. Acta Anaesthesiol Scand, 2007, 51(6)：747 – 750.

61. FISCHER EJ, MAYRAND K, TEN EYCK RP. Effect of a backboard on compression depth during cardiac arrest in the ED：a simulation study. AmJ Emerg Med, 2016, 34(2)：274 – 277.

62. PERKINS GD, SMITH CM, AUGRE C, et al. Effects of a backboard, bed height, and operator position on compression depth during simulated resuscitation. Intensive Care Med., 2006, 32(10)：1632 – 1635.

63. SANRI E, KARACABEY S. The impact of backboard placement on chest compression quality：a mannequin study. Prehosp Disaster Med, 2019, 34(2)：182 – 187.

64. BHALALA US, HEMANI M, SHAH M, et al. Defining optimal head-tilt position of resuscitation in neonates and young infants using magnetic resonance imaging data. PlosOne, 2016, 11(3)：e0151789.

第三节　心肺复苏术中的高级气道干预

心肺复苏术中进行高级气道干预的建议		
COR	LOE	推荐建议
2a	C-LD	1. 在院外环境下对儿童心搏骤停进行救治时，与高级气道干预（SGA 和 ETI）相比，球囊—面罩通气是合理的。

大多数儿科心搏骤停是由呼吸衰竭引起的。呼吸道管理和有效通气是儿科复苏的基础。虽然大多数患者可以成功地使用球囊—面罩通气，但这种方法需要中断胸部按压，并伴随着误吸和气压伤的风险。

高级气道干预措施，如声门上气道（supraglottic airway，SGA）或气管插管（endotracheal intubation，ETI），可能会改善通气，降低吸入风险，并使连续按压成为可能。然而，气道建立可能会中断按压或导致设备放置位置错误。高级气道建立需要特殊设备和熟练操作者，对于不经常给儿童插管的专业人员来说，这可能很困难。

相应的推荐依据

一项临床试验和两项倾向性配对的回顾性研究表明，OHCA 儿童患者，气管插管和球囊—面罩通气可达到相似的存活率，并且神经功能良好和出院存活率较高。倾向性配对的回顾性研究也显示，在儿童 OHCA 中，声门上气道和球囊—面罩通气可达到相似的存活率，并且神经功能良好和出院存活率较高。未发现声门上气道和气管插管的结局存在差异。在 IHCA 儿童患者的治疗中，仅有有限数据比较球囊—面罩和气管插管结果，并且尚无基于医院的 SGA 研究。这些数据不足以支持在 IHCA 中使用高级气道的建议。在某些特定情况或人群中，早期高级气道干预是有益的。

这一建议在《2019 年美国心脏协会聚焦儿科高级生命支持最新进展：美国心脏协会心肺复苏和紧急心血管急救指南更新》中进行了回顾。

【评注与解读】

有研究表明气管插管和球囊—面罩通气可达到相似的存活率，因此强调了非专业的施救者对大多数患者可以成功地使用球囊—面罩通气。可以看出，建议更加侧重于实用性、可以实施的原则。

【总结和建议】

本节主要从循证医学的角度阐述并比较了球囊—面罩通气与 SGA 或 ETI 的复苏效果。建议非专业的施救者使用球囊—面罩通气。

（逯军 田国刚）

参考文献

1. GAUSCHE M, LEWIS RJ, STRATTON SJ, et al. Effect of out-of-hospital pediatric endotracheal intubation on survival and neurological outcome: a controlled clinical trial. JAMA, 2000, 283(6): 783-790.

2. HANSEN ML, LIN A, ERIKSSON C, et al. A comparison of pediatric airway management techniques during

out-of-hospital cardiac arrest using the CARES database. Resuscitation, 2017, 120: 51 –56.

3. OHASHI-FUKUDA N, FUKUDA T, DOI K, et al. Effect of prehospital advanced airway management for pediatric out-of-hospital cardiac arrest. Resuscitation, 2017, 114: 66 –72.

4. ANDERSEN LW, RAYMOND TT, BERG RA, et al. American Heart Association's get withthe guidelines resuscitation investigators. Association between tracheal intubation during pediatric In-hospital cardiac arrest and survival. JAMA, 2016, 316(17): 1786 –1797.

5. DUFF JP, TOPJIAN AA, BERG MD, et al. 2019 American Heart Association Focused update on pediatric advanced life support: an update to the American heart association guidelines for cardiopulmonary resuscitation and emergency cardiovascular care. Circulation, 2019, 140(24): e904 –e914.

第四章
心肺复苏术中的用药

在心搏骤停期间使用血管活性药物（如肾上腺素），通过保证冠状动脉灌注和维持脑灌注来恢复自主循环，但给药的益处和最佳时机尚不清楚。抗心律失常药物可降低除颤后反复发生 VF 和 PVT 的风险，可能提高除颤成功率。目前的数据并不支持常规使用碳酸氢钠和钙。但在某些特定情况下，应用这些药物是有指征的，如电解质失衡和某些药物中毒。

儿童药物剂量基于体重。在紧急情况下，很难获得体重数值。当无法获得体重时，有很多方法可以估计体重。

第一节　心搏骤停期间的药物使用

COR	LOE	推荐建议
		心搏骤停期间的用药建议
2a	C-LD	1. 任何情况下，儿科患者使用肾上腺素都是合理的。静脉输液/骨髓腔输液比气管内给药更可取。
2a	C-LD	2. 任何情况下，儿科患者在胸外按压 5 分钟内开始注射肾上腺素是合理的。
2a	C-LD	3. 任何情况下，儿科患者每隔 3～5 分钟注射肾上腺素是合理的，直至自主循环恢复。
2b	C-LD	4. 对于休克及难治性 VF/PVT，可以使用胺碘酮或利多卡因。
3：有害	B-NR	5. 在无高钾血症或钠通道阻滞剂（如三环类抗抑郁药）中毒的情况下，不建议在儿科心搏骤停时常规使用碳酸氢钠。
3：有害	B-NR	6. 如无证据表明存在低钙血症、钙通道阻滞剂过量、高镁血症或高钾血症，不建议对儿童心搏骤停进行常规钙治疗。

相应的推荐依据

在任何情况下，儿科使用与不使用肾上腺素的比较数据有限。在一项 65 名儿童的 OHCA 研究中，12 名患者由于缺乏给药途径而没有使用肾上腺素，其中仅有 1 名儿童自主循环恢复。一项 OHCA 研究，9 名儿童在运动或用力时发生心搏骤停，结果显示其存活率为 67%，存活者中 83% 没有使用肾上腺素。所有存活者都接受了早期胸部按压（5分钟内）和早期除颤（10 分钟内），初始心搏骤停节律是可电击节律。如可能，静脉/骨髓内（IV/IO）注射肾上腺素优于气管插管内给药。

一项回顾观察研究表明 IHCA 儿童接受肾上腺素治疗，肾上腺素使用每延迟 1 分钟，ROSC、24 小时存活率、出院存活率和神经功能良好的预后均显著降低。与那些在心肺复苏开始 5 分钟后接受肾上腺素治疗的患者相比，心肺复苏开始 5 分钟内接受肾上腺素治疗者更有可能存活出院。四项针对儿童 OHCA 的观察性研究表明，早期使用肾上腺素可增加 ROSC 率、存活入住 ICU 率、出院存活率及 30 天存活率。

一项观察研究证实，使用肾上腺素间隔时间短于 5 分钟组其生存率升高。一项儿科 IHCA 的观察性研究显示，使用肾上腺素平均间隔时间在 1～5 分钟，相较于 5～8 分钟和 8～10 分钟，其生存概率增加。两项研究都计算了肾上腺素的平均剂量间隔，即总的剂量除以总停搏时间，但复苏持续时间不同，并不能证实剂量间隔比存在潜在差异。目前尚没有关于儿科 OHCA 肾上腺素剂量频率的确证研究。

两项研究考察了婴幼儿室颤/无脉性室速的药物治疗。在 Valdes 等的研究中，使用利多卡因而非胺碘酮，与高的 ROSC 率和存活入院率有关。利多卡因和胺碘酮都不能显著影响出院后存活的概率；神经功能预后也未评估。一项 IHCA 登记的倾向性配对研究显示，患者接受利多卡因与胺碘酮相比，治疗结局没有差别。

最近的一项证据综述揭示了心搏骤停期间注射碳酸氢钠的 8 项观察性研究。碳酸氢钠的使用均与 IHCA 和 OHCA 生存结局较差相关。在特殊情况下可以使用碳酸氢钠，如治疗高钾血症和钠通道阻滞剂中毒，也包括源自三环类抗抑郁药所致上述状况。

两项观察性研究表明，在心搏骤停期间使用钙剂，其存活率和自主循环恢复均欠佳。但在特殊情况下使用钙治疗效果较好，如低钙血症、钙通道阻滞剂过量、高镁血症和高钾血症。

建议 4 已在《2018 年美国心脏协会关注儿科高级生命支持的更新：美国心脏协会心肺复苏和紧急心血管急救指南的更新》中进行了综述。

第二节　根据体重计算复苏药物剂量

根据体重计算复苏药物剂量的推荐标准		
COR	LOE	推荐建议
1	C-EO	1. 复苏用药剂量，建议按儿童体重计算复苏用药剂量，但不超过成人推荐剂量。
2b	B-NR	2. 如果有机会，纳入体型或拟人化测量可能会提高根据身高推算体重的准确性。
2b	C-LD	3. 如果孩子体重未知，可以考虑使用身高卷尺估计体重，以及通过其他认知辅助工具来计算复苏药物剂量和给药。

相应的推荐依据

关于使用实际体重（尤其是在超重或肥胖的患者中）有很多理论上的顾虑。但是，尚无关于在肥胖患者中调整用药剂量安全性和有效性的数据。这种调整可能会导致用药剂量不准确。

几项研究表明，纳入体型或拟人化测量，可进一步完善和提高根据身高推算的体重。但这些方法有相当大的差异，使用这些方法要经过训练，并不是在所有情况下都切实可行。

认知辅助设备可以帮助准确估计体重（据描述偏差在实测总体重的 10% ~20% 内）。最近的几项研究表明，体重估计的变异度很高，趋势是倾向于低估实际体重，但非常接近理想体重。

【评注与解读】

循证医学推荐：对于任何情况下实施心肺复苏，使用肾上腺素治疗都是合理的，在胸外按压开始 5 分钟内给药，每 3~5 分钟重复 1 次，直到自主循环恢复，不建议常规使用碳酸氢钠，同时强调尽可能准确地计算患儿体重，根据体重用药。

【总结和建议】

本节主要阐述的是有关心肺复苏用药的情况。建议在任何情况下实施心肺复苏均可以使用肾上腺素治疗，静脉或骨髓腔输液优于气管内给药，对于休克及难治性 VF/PVT，可以使用胺碘酮或利多卡因，根据患儿体重用药，不建议常规使用碳酸氢钠和钙剂。

（逯军　田国刚）

参考文献

1. CAMPBELL ME, BYRNE PJ. Cardiopulmonary resuscitation and epinephrine infusion in extremely low birth weight infants in the neonatal intensive care unit. J Perinatol, 2004, 24(11): 691 –695.

2. DIECKMANN RA, VARDIS R. High-dose epinephrine in pediatric out-of-hospital cardiopulmonary arrest. Pediatrics, 1995, 95(6): 901 –913.

3. KETTE F, GHUMAN J, PARR M. Calcium administration during cardiac arrest: a systematic review. Eur J Emerg Med, 2013, 20(2): 72 –78.

4. LASA JJ, ALALI A, MINARD CG, et al. Cardiopulmonary resuscitation in the pediatric cardiac catheterization laboratory: a report from the American Heart Association's get with the guidelines-resuscitation registry. Pediatr Crit Care Med, 2019, 20(11): 1040 –1047.

5. MATAMOROS M, RODRIGUEZ R, CALLEJAS A, et al. Iberoamerican pediatric cardiac arrest study network (RIBEPCI). In-hospital pediatric cardiac arrest in honduras. PediatrEmerg Care, 2015, 31(1): 31 –

35.

6. NEHME Z, NAMACHIVAYAM S, FORREST A, et al. Trends in theincidence and outcome of paediatric out-of-hospital cardiac arrest: A 17-year observational study. Resuscitation, 2018, 128: 43 – 50.

7. RAYMOND TT, STROMBERG D, STIGALL W, et al. Sodium bicarbonate use during in-hospital pediatric pulseless cardiac arrest-a report from the American heart association get with the guidelines -resuscitation. Resuscitation, 2015, 89: 106 – 113.

8. YOUNG KD, KOROTZER NC. Weight estimation methods in children: a systematicreview. Ann Emerg Med, 2016, 68(4): 441 – 451. e10.

9. ENRIGHT K, TURNER C, ROBERTS P, et al. Primary cardiac arrest following sport or exertion in children presenting to an emergency department: chest compressions and early defi-brillation can save lives, but is intravenous epinephrine always appropriate? Pediatr Emerg Care, 2012, 28(4): 336 – 339.

10. NIEMANN JT, STRATTON SJ, CRUZ B, et al. Endotracheal drug administration during out-of-hospital resuscitation: where are the survivors? Resuscitation, 2002, 53(2): 153 – 157.

11. NIEMANN JT, STRATTON SJ. Endotracheal versus intravenous epinephrine and atropine in out-of-hospital "primary" and postcountershock asystole. Crit Care Med, 2000, 28(6): 1815 – 1819.

12. ANDERSEN LW, BERG KM, SAINDON BZ, et al. Time to epinephrine and survival after pediatric in-hospital cardiac arrest. JAMA, 2015, 314(8): 802 – 810.

13. LIN YR, WU MH, CHEN TY, et al. Time to epinephrine treatment is associated with the risk of mortality in children who achieve sustained rosc after traumatic out-of-hospital cardiac arrest. Crit Care, 2019, 23: 101.

14. LIN YR, LI CJ, HUANG CC, et al. Early epinephrine improves the stabilization of initial post-resuscitation hemodynamics in children with nonshockable out-of-hospital cardiac arrest. Front Pediatr, 2019, 7: 220.

15. FUKUDA T, KONDO Y, HAYASHIDA K, et al. Time to epinephrine and survival after paediatric out-of-hospital cardiac arrest. Eur Heart Cardiovasc Pharmacother, 2018, 4(3): 144 – 151.

16. HANSEN M, SCHMICKER RH, NEWGARD CD, et al. Time to epinephrine administration and survival from nonshockable out-of-hospital cardiac arrest among children and adults. Circulation, 2018, 137(19): 2032 – 2040.

17. MEERT K, TELFORD R, HOLUBKOV R, et al. Paediatric in-hospital cardiac arrest: factors associated with survival and neurobehavioural outcome one year later. Resuscitation, 2018, 124: 96 – 105.

18. HOYME DB, PATEL SS, SAMSON RA, et al. Epinephrine dosing interval and survival outcomes during pediatric inhospital cardiac arrest. Resuscitation, 2017, 117: 18 – 23.

19. VALDES SO, DONOGHUE AJ, HOYME DB, et al. Outcomes associated with amiodarone and lidocaine in the treatment of in-hospital pediatric cardiac arrest with pulseless ventricular tachycardia or ventricular fibrillation. Resuscitation, 2014, 85(3): 381 – 386.

20. HOLMBERG MJ, ROSS CE, ATKINS DL, et al. Lidocaine versus amiodarone for pediatric in-hospital cardiac arrest: an observational study. Resuscitatio, 2020, 149: 191 – 201.

21. LÓPEZ-HERCE J, DEL CASTILLO J, CAÑADAS S, et al. In-hospital pediatric cardiac arrest in spain. Rev Esp Cardiol (Engl Ed), 2014, 67(3): 189 – 195.

22. WOLFE HA, SUTTON RM, REEDER RW, et al. Functional outcomes among survivors of pediatric in-hospital cardiac arrest are associated with baseline neurologic and functional status, but not with diastolic blood pressure during CPR. Resuscitation, 2019, 143: 57 – 65.

23. MOK YH, LOKE AP, LOH TF, et al. Characteristics and risk factors for mortality in paedia-tric in-hospital cardiac events in singapore: retrospective single centre experience. Ann Acad Med Singapore, 2016, 45

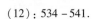

（12）：534 – 541.

24. DEL CASTILLO J, LÓPEZ-HERCE J, CAÑADAS S, et al. Cardiac arrest and resuscitation in the pediatric intensive care unit：a prospective multicenter multinational study. Resuscitation, 2014, 85（10）：1380 – 1386.

25. WU ET, LI MJ, HUANG SC, et al. Survey of outcome of CPR in pediatric in-hospital cardiac arrest in a medical center in Taiwan. Resuscitation, 2009, 80（4）：443 – 448.

26. DUFF JP, TOPJIAN A, BERG MD, et al. 2018 American Heart Association focused update on pediatric advanced life support：an update to the american heart association guidelines for cardiopulmonary resuscitation and emergency cardiovascular care. Circulation, 2018, 138（23）：e731 – e739.

27. WELLS M, GOLDSTEIN LN, BENTLEY A. It is time to abandon age-based emergency weight estimation in children！A failed validation of 20 different age-based formulas. Resuscitation, 2017, 116：73 – 83.

28. TANNER D, NEGAARD A, HUANG R, et al. A prospective evaluation of the accuracy of weight estimation using the broselow tape in overweight and obese pediatric patients in the emergency department. PediatrEmerg Care, 2017, 33（10）：675 – 678.

29. WASEEM M, CHEN J, LEBER M, et al. A reexamination of the accuracy of the Broselow tape as an instrument for weight estimation. PediatrEmerg Care, 2019, 35（2）：112 – 116.

30. VAN RONGEN A, BRILL MJE, VAUGHNS JD, et al. Higher midazolam clearance in obese adolescents compared with morbidly obese adults. Clin Pharmacokinet, 2018, 57（5）：601 – 611.

31. VAUGHNS JD, ZIESENITZ VC, WILLIAMS EF, et al. Use of fentanyl in adolescents with clinically severe obesity undergoing bariatric surgery：a pilot study. PaediatrDrugs, 2017, 19（3）：251 – 257.

32. SHRESTHA K, SUBEDI P, PANDEY O, et al. Estimating the weight of children in nepal by Broselow, PAWPER XL and Mercy method. World Jemerg Med, 2018, 9（4）：276 – 281.

33. WELLS M, GOLDSTEIN LN, BENTLEY A. The accuracy of paediatric weight estimation during simulated emergencies：the effects of patient position, patient cooperation, and human errors. Afr J Emerg Med, 2018, 8（2）：43 – 50.

第五章
VF/PVT 的处理

室颤/无脉性室速（VF/PVT）的风险在整个儿童期和青春期中稳步增加，但仍低于成年人。相较于初始为不可电击节律导致的心搏骤停，VF/PVT 导致的心搏骤停有更高的出院存活率且神经功能良好。电击节律可能是心搏骤停的初始节律（原发性 VF/PVT），也可能是在复苏过程中发生的（继发性 VF/PVT）。除颤是治疗 VF/PVT 的可靠方法。VF/PVT 持续时间越短，电击导致灌注心律的可能性越大。手动除颤器和自动体外除颤仪均可用于治疗儿童 VF/PVT。当医护人员识别出可电击的节律时，手动除颤器是首选，因为能量水平可以根据患者的体重进行滴定。自动体外除颤仪在识别儿科可电击节律方面有很高的特异性。推荐使用双相而不是单相除颤器，因为终止 VF/PVT 所需的能量更少，不良反应也更少。许多自动体外除颤仪具有减弱（减少）能量水平的功能，使其适合 8 岁以下的婴儿和儿童。

第一节　能量剂量

关于能量剂量的建议		
COR	LOE	推荐建议
2a	C-LD	1. 单相或双相能量除颤初始剂量为 2 ~ 4 J/kg 是合理的，但为便于救援，可考虑初始剂量为 2 J/kg。
2b	C-LD	2. 对于难治性室颤，除颤剂量以 4 J/kg 为宜。
2b	C-LD	3. 对于随后的能量水平，4 J/kg 的剂量或许是合理的，也可以考虑更高的能量水平，但不超过 10 J/kg 或成人最大剂量。

相应的推荐依据

一项系统综述表明能量剂量与任何结果之间均无关联。目前尚无随机对照试验，大多数研究仅评估了第一次电击。在一项 27 名患者进行了 71 次电击的 OHCA 病例系列研究中，得出的结论是 2 J/kg 可以终止室颤，但没有报道随后的心律和复苏结果。在一项持续 OHCA 病例系列的小型研究中，11 例患者使用 2~4 J/kg 的电击终止了 14 次室颤，但结果为心搏停止或无脉电活动，无一例存活出院。在 OHCA 的观察性研究中，初始能量剂量大于 3~5 J/kg 实现 ROSC 方面的效果要差于 1~3 J/kg。三项针对儿科 IHCA 和 OHCA 的小型观察性研究，没有发现特定初始能量水平与成功除颤有关。一项研究表明，2 J/kg 是一个无效剂量，特别是对继发性心室颤动。

第二节　休克与心肺复苏的协调

COR	LOE	推荐建议
休克与心肺复苏术的协调建议		
1	C-EO	1. 执行心肺复苏，直到准备好设备实施电击。
1	C-EO	2. 建议 VF/PVT 患儿接受单次电击后立即对其进行胸部按压。
1	C-EO	3. 减少胸部按压的中断。

相应的推荐依据

目前有关除颤前心肺复苏的最佳时机尚无儿科数据。成人研究表明，在初次除颤之前延长心肺复苏时间并无益处。

目前尚无儿科数据关注电击和心肺复苏术的最佳协调顺序。成人研究比较了 1 次电击和 3 次电击治疗室颤的方案，结果表明，单次电击方案对存活率有显著好处。

胸部按压暂停时间过长会减少血液流量和向重要器官（如大脑和心脏）的氧气输送，并与存活率降低有关。

第三节　除颤器电极板大小、类型和位置

COR	LOE	推荐建议
关于除颤器电极板大小、类型和位置的建议		
1	C-EO	1. 使用适合儿童胸部的最大电极板或自粘电极片，同时保持两电极片/电极板之间的良好间隔。
2b	C-LD	2. 在粘贴自粘式电极片时，可以选择前侧放置或前后放置。
2b	C-LD	3. 在传送电能方面，电极板和自粘式电极片可以被认为是同等有效的。

相应的推荐依据

尺寸较大的电极片或电极板会降低胸腔阻力，这也是当前传递能量的主要决定因素。

一项人类和一项猪的研究表明，放置位置是前外侧或前后侧在提高电击成功率或ROSC方面没有显著差异。

一项研究表明，使用电极板进行电击的平均开始时间与自粘电极片相比没有显著差异。

第四节 除颤器的类型

除颤器类型的建议		
COR	LOE	推荐建议
1	C-LD	1. 小于 8 岁的婴幼儿使用 AED 时，建议使用儿科剂量衰减型。
1	C-EO	2. 对于在训练有素的医护人员照顾下的婴儿，当确定有可电击心律时，建议使用手动除颤器。
2b	C-EO	3. 如果既没有手动除颤器，也没有配备儿科型剂量衰减 AED，没有剂量衰减的 AED 也可以使用。

相应的推荐依据

婴儿中可电击节律不常见。研究表明，节律识别算法对婴儿和儿童可电击节律具有很高的特异性。尽管儿科型剂量衰减和非衰减 AED 产生的电击没有直接的比较，但多个病例报告和病例系列证实，使用儿科型剂量衰减 AED，可电击成功并存活。

尚无针对婴儿或儿童使用手动除颤器与 AED 进行比较的具体研究。医院内最好使用手动除颤器，因为能量水平可以根据患者的体重进行调整。成人在医院使用 AED 并不能改善生存率，并延长了心律分析所需的电击暂停时间。

未经儿科改装的 AEDs 可提供 120 ~ 360 J 的能量，这是超过 25 kg 以下儿童的推荐剂量。但有报道称，当剂量超过 2 ~ 4 J/kg 时，AED 在婴幼儿中的使用是安全有效的。由于除颤是治疗室颤的唯一有效方法，没有剂量衰减器的 AED 仍可以救命。

【评注与解读】

由于室颤/无脉性室速（VF/PVT）的风险在整个儿童期和青春期中稳步增加，在心肺复苏时应十分重视除颤仪的使用。新版循证医学证据表明，儿科除颤仪器的能量初始剂量仍以 2 J/kg 为首选，使用适合儿童胸部的最大电极板或自粘电极片，同时保持两电极片/电极板之间的良好间隔，并在心肺复苏时准备好随时除颤。对小于 8 岁的婴幼儿使用 AED 时，建议使用儿科手动和剂量衰减型除颤仪，即使没有这两种除颤仪，在心肺复苏的关键时刻也可用一般的 AED。这进一步强调了高质量 CPR 尽早除颤的重要性。

【总结和建议】

本节阐述的是有关在 VF/PVT 时使用除颤仪的种类、能量剂量以及电极板或自粘电极片的选择。建议：有条件的情况下尽可能使用儿科手动和剂量衰减型除颤仪，万不得已也可以使用 ADE。儿科除颤仪器的能量初始剂量仍以 2 J/kg 为首选，使用适合儿童胸部的最大电极板或自粘电极片，同时保持两电极片/电极板之间的良好间隔。

（逯军　田国刚）

参考文献

1. MERCIER E, LAROCHE E, BECK B, et al. Defibrillation energy dose during pediatric cardiac arrest：systematic review of human and animal model studies. Resuscitation, 2019, 139：241－252.

2. GUTGESELLHP, TACKER WA, GEDDES LA, et al. Energy dose for ventricular defibrillation of children. Pediatrics, 1976, 58(6)：898－901.

3. BERG MD, SAMSON RA, MEYER RJ, et al. Pediatric defibrillation doses often fail to terminate prolonged out-of-hospital ventricular fibrillation in children. Resuscitation, 2005, 67(1)：63－67.

4. MEANEY PA, NADKARNI VM, ATKINS DL, et al. Effect of defibrillation energy dose during in-hospital pediatric cardiac arrest. Pediatrics, 2011, 127：e16－e23.

5. RODRÍGUEZ-NÚÑEZ A, LÓPEZ-HERCE J, del CASTILLO J, et al. Shockable rhythms and defibrillation during in-hospital pediatric cardiac arrest. Resuscitation, 2014, 85(3)：387－391.

6. ROSSANOJW, QUAN L, KENNEYMA, et al. Energy doses for treatmentof out-of-hospital pediatric ventricular fibrillation. Resuscitation, 2006, 70(1)：80－89.

7. TIBBALLS J, CARTER B, KIRALY NJ, et al. External and internal biphasicdirect current shock doses for pediatric ventricular fibrillation and pulseless ventricular tachycardia. Pediatr Crit Care Med, 2011, 12(1)：14－20.

8. BAKER PW, CONWAY J, COTTON C, et al. Defibrillation or cardiopulmonary resuscitation first for patients with out-of-hospital cardiac arrests found by paramedics to be in ventricular fibrillation？ a randomised control trial. Resuscitation, 2008, 79(3)：424－431.

9. JACOBS IG, FINN JC, OXER HF, et al. CPR before defibrillation in out-of-hospital cardiac arrest：a randomized trial. Emerg Med Australas, 2005, 17(1)：39－45.

10. MA MH, CHIANG WC, KO PC, et al. A randomized trial of compression first or analyze first strategies in patients with out-of-hospital cardiac arrest：results from an Asian community. Resuscitation, 2012, 83(7)：806－812.

11. STIELL IG, NICHOL G, LEROUX BG, et al. Early versus later rhythm analysis in patients with out-of-hospital cardiac arrest. N Engl J Med, 2011, 365(9)：787－797.

12. WIK L, HANSEN TB, FYLLINGF, et al. Delaying defibrillation to give basic cardiopulmonary resuscitation to patients with out-of-hospital ventricular fibrillation：a randomized trial. JAMA, 2003, 289 (11)：1389－1395.

13. BOBROW BJ, CLARK LL, EWY GA, et al. Minimally interrupted cardiac resuscitation by emergency med-

ical services for out-of-hospital cardiac arrest. JAMA, 2008, 299(10): 1158 – 1165.

14. REA TD, HELBOCK M, PERRY S, et al. Increasing use of cardiopulmonary resuscitation during out-of-hospital ventricular fibrillation arrest: survival implications of guideline changes. Circulation, 2006, 114(25): 2760 – 2765.

15. SUTTON RM, CASE E, BROWN SP, et al. A quantitative analysis of out-of-hospital pediatric and adolescent resuscitation quality—a report from the ROC epistry-cardiacarrest. Resuscitation, 2015, 93: 150 – 157.

16. ATKINS DL, KERBER RE. Pediatric defibrillation: current flow is improved by using "adult" electrode paddles. Pediatrics, 1994, 94(1): 90 – 93.

17. SAMSONRA, ATKINSDL, KERBERRE. Optimalsizeofself-adhesivepreappliedelectrode pads in pediatric defibrillation. Am J Cardiol, 1995, 75(7): 544 – 545.

18. ATKINS DL, SIRNA S, KIESO R, et al. Pediatric defibrillation: importance of paddle size in determining transthoracic impedance. Pediatrics, 1988, 82(6): 914 – 918.

19. RISTAGNO G, YU T, QUAN W, et al. Comparison of defibrillation efficacy between two pads placements in a pediatric porcine model of cardiac arrest. Resuscitation, 2012, 83(6): 755 – 759.

20. BHALALA US, BALAKUMAR N, ZAMORA M, et al. Hands-on defibrillation skills of pediatric acute care providers during a simulated ventricular fibrillation cardiac arrest scenario. Front pediatr, 2018, 6: 107.

21. ATKINSDL, EVERSON-STEWARTS, SEARSGK, et al. Epidemiology and outcomes from out-of-hospital cardiac arrest in children: the resuscitation outcomes consortium epistry-cardiac arrest. Circulation, 2009, 119(11): 1484 – 1491.

22. SAMSON RA, NADKARNI VM, MEANEY PA, et al. Out-comes of in-hospital ventricular fibrillation in children. N Engl J Med, 2006, 354(22): 2328 – 2339.

23. CECCHIN F, JORGENSON DB, BERUL CI, et al. Is arrhythmia detection by automatic external defibrillator accurate for children?: sensitivity and specificity of an automatic external defibrillator algorithm in 696 pediatric arrhythmias. Circulation, 2001, 103(20): 2483 – 2488.

24. ATKINSON E, MIKYSA B, CONWAY JA, et al. Specificity and sensitivity of automated external defibrillator rhythm analysis in infants and children. Ann Emerg Med, 2003, 42(2): 185 – 196.

25. ATKINS DL, SCOTT WA, BLAUFOX AD, et al. Sensitivity and specificity of an automated external defibrillator algorithm designed for pediatric patients. Resuscitation, 2008, 76(2): 168 – 174.

26. ATKINS DL, JORGENSON DB. Attenuated pediatric electrode pads for automated external defibrillator use in children. Resuscitation, 2005, 66(1): 31 – 37.

27. BAR-COHEN Y, WALSH EP, LOVE BA, et al. First appropriate use of automated external defibrillator in an infant. Resuscitation, 2005, 67(1): 135 – 137.

28. DIVEKAR A, SONI R. Successful parental use of an automated external defibrillator for an infant with long-QTsyndrome. Pediatrics, 2006, 118(2): e526 – e529.

29. HOYT WJ, Jr, FISH FA, KANNANKERIL PJ. Automated external defibrillator use in a previously healthy 31-day-old infant with out-of-hospital cardiac arrest due to ventricular fibrillation. J cardiovasc electrophysiol, 2019, 30(7): 2599 – 2602.

30. GURNETT CA, ATKINS DL. Successful use of a biphasic waveform automated external defibrillator in a high-risk child. AmJ Cardiol, 2000, 86(9): 1051 – 1053.

31. MITANIY, OHTA K, YODOYAN, et al. Public access defibrillation improved the outcome after out-of-hospital cardiac arrest in school-age children: a nationwide, population-based, Utstein registry study in japan.

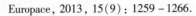

Europace, 2013, 15(9): 1259 – 1266.

32. PUNDI KN, BOS JM, CANNON BC, et al. Automated external defibrillator rescues among children with di-agnosed and treated long QT syndrome. Heart rhythm, 2015, 12(4): 776 – 781.

33. CHAN PS, KRUMHOLZ HM, SPERTUS JA, et al. Automated external defibrillators and survival after in-hospital cardiac arrest. JAMA, 2010, 304(19): 2129 – 2136.

34. CHESKES S, SCHMICKER RH, CHRISTENSON J, et al. Perishock pause: an independent predictor of survival from out-of-hospital shockable cardiac arrest. Circulation, 2011, 124(11): 58 – 66.

35. KÖNIGB, BENGER J, GOLDSWORTHY L. Automatic external defibrillation in a 6 yearold. Arch Dis Child, 2005, 90(3): 310 – 311.

第六章
体外心肺复苏

第一节　复苏质量评估

启动和维持高质量的心肺复苏与提高 ROSC 率、存活率和良好的神经预后有关，然而所监测的心肺复苏质量往往是不理想的。无创和有创监测技术可用于评估和指导心肺复苏的质量。在心肺复苏期间，有创动脉血压监测可准确提供按压和药物所产生的血压值。呼气末二氧化碳（$ETCO_2$）反映了心输出量和通气效果，并可能对 CPR 的质量提供反馈。$ETCO_2$ 突然升高可能是 ROSC 的早期征兆。在训练和质量保证系统中，心肺复苏反馈装置即模拟教具、音频和视听设备可以改进按压频率、深度和回弹力，从而获得高质量的心肺复苏。心肺复苏术中的床旁超声，特别是超声心动图，可以用来确定心搏骤停的可逆原因。评估复苏质量的技术包括大脑氧合的非侵入性测量，例如在心肺复苏期间使用近红外光谱仪。

COR	LOE	推荐建议
关于复苏质量评估的建议		
2a	C-LD	1. 在心搏骤停时进行连续有创动脉血压监测的患者，提供者使用舒张压来评估 CPR 质量是合理的。
2b	C-LD	2. $ETCO_2$ 监测被认为可以评价胸外按压的质量，但在儿童中指导治疗的具体价值尚未确定。
2b	C-EO	3. 对于急救人员而言，使用 CPR 反馈设备来优化充分的胸部按压速度和深度可能是合理的，这是持续复苏质量改善系统的一部分。
2b	C-EO	4. 如果有合适的受过培训的人员，可以考虑使用超声心动图检查来确定心搏骤停可能潜在的原因，例如心包填塞和心室充盈不足，但是应权衡潜在的益处与中断胸部按压的已知有害后果。

相应的推荐依据

一项儿科患者前瞻性观察研究显示，心肺复苏前 10 分钟行有创动脉血压监测，如

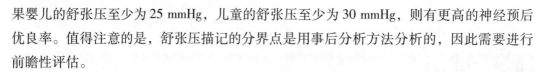

果婴儿的舒张压至少为 25 mmHg，儿童的舒张压至少为 30 mmHg，则有更高的神经预后优良率。值得注意的是，舒张压描记的分界点是用事后分析方法分析的，因此需要进行前瞻性评估。

一项婴儿院内心肺复苏的单中心回顾性研究发现，$ETCO_2$ 值在 17 ~ 18 mmHg 对 ROSC 的阳性预测值为 0.885。一项针对 OHCA 的前瞻性多中心观察研究发现，平均 $ETCO_2$ 与结局之间没有关联。

一项对儿科医疗提供者的模拟试验显示，当他们接受视觉反馈时，胸部按压深度和频率有显著改善（与没有反馈相比），虽然总体按压质量仍然较差。对 8 名患有 IHCA 儿童的一项小型观察性研究发现，有或没有视听反馈的心肺复苏与出院存活率之间没有关联，尽管反馈降低了过度的按压频率。

几个病例系列评估了应用床边超声心动图来确定心搏骤停的可逆原因，包括肺栓塞。对住进 ICU 的儿童（没有心搏骤停）的一项前瞻性观察研究报告揭示，使用床边超声心动图的急诊医师和进行正规超声心动图检查的心内科医师对射血分数和下腔静脉容量的估计值之间有很好的一致性。

【评注与解读】

在评估和指导心肺复苏的质量时无创和有创监测技术均可以使用。在本指南中建议：①在心搏骤停时可以进行连续有创动脉血压监测舒张压、评估 CPR 质量。婴儿的舒张压≥25 mmHg、儿童的舒张压≥30 mmHg，则神经预后优良率更高。②监测 $ETCO_2$ 可以反映心输出量和通气效益，可以评价胸外按压的质量，但具体价值尚未确认。③对于急救人员而言，进行心肺复苏训练，可以使用反馈设备如模拟教具、音频和视听反馈设备等来优化复苏质量。④培训过的专业人员可以使用床旁超声，特别是使用超声心动图来确定心搏骤停的潜在原因，但应权衡利弊。非侵入性监测大脑氧合的方法如近红外光谱仪对评估复苏质量是有所帮助的。

【总结和建议】

在心搏骤停时建议进行连续有创动脉血压监测舒张压，以评估 CPR 的质量。通过监测 $ETCO_2$ 可以评价胸外按压的质量，但具体价值尚未确认。专业人员可以使用超声心动图来确定心搏骤停的潜在原因，但应视具体情况权衡其在复苏过程中的利弊。为优化急救人员的复苏质量，建议使用反馈设备进行心肺复苏训练。

（田毅　田国刚）

参考文献

1. NILES DE, DUVAL-ARNOULD J, SKELLETT S, et al. Characterization of pediatric in hospital cardiopul-monary resuscitation quality metrics across an international resuscitation collaborative. Pediatr Crit Care Med, 2018, 19(5): 421 – 432.

2. SUTTON RM, CASE E, BROWN SP, et al. A quantitative analysis of out-of-hospital pediatric and adoles-cent resuscitation quality—areport from the ROC epistry-cardiacarrest. Resuscitation, 2015, 93: 150 – 157.

3. WOLFEH, ZEBUHRC, TOPJIANAA, et al. InterdisciplinaryICUcardiacarrestdebriefingimprovessurvival out-comes *. Crit Care Med, 2014, 42(7): 1688 – 1695.

4. BERG RA, SUTTON RM, REEDER RW, et al. Association between diastolic blood pressure during pediat-ric in-hospital cardiopulmonary resuscitation and survival. Circulation, 2018, 137(17): 1784 – 1795.

5. HAMRICK JL, HAMRICK JT, LEE JK, et al. Efficacy of chest compressions directed by end-tidal CO_2 feed-back in a pediatric resuscitation model of basic life support. J Am Heart Assoc, 2014, 3(2): e000450.

6. HARTMANN SM, FARRIS RW, DI GENNARO JL, et al. Systematic review and meta-analysis of end-tidal carbon dioxide values associated with return of spontaneous circulation during cardiopulmonary resuscitation. J Intensive Care Med, 2015, 30(7): 426 – 435.

7. STINE CN, KOCH J, BROWN LS, et al. Quantitative end-tidal CO_2 can predict increase in heart rate during infant cardiopulmonary resuscitation. Heliyon, 2019, 5(6): e01871.

8. BERGRA, REEDER RW, MEERT KL, et al. End-tidal carbon dioxide during pediatric in-hospital cardio-pulmonary resuscitation. Resuscitation, 2018, 133: 173 – 179.

9. Cheng A, Brown LL, Duff JP, et al. Improving cardiopulmonary resuscitation with a CPR feedback device and refresher simulations (CPR caresstudy): a randomized clinical trial. JAMAPediatr, 2015, 169(2): 137 – 144.

10. SUTTON RM, NILES D, FRENCH B, et al. First quantitative analysis of cardiopulmonary resuscitation quality during in-hospital cardiac arrests of young children. Resuscitation, 2014, 85(1): 70 – 74.

11. STEFFEN K, THOMPSON WR, PUSTAVOITAU A, et al. Return of viable cardiac function after sono-graphic cardiac standstill in pediatric cardiac arrest. Pediatr Emerg Care, 2017, 33(1): 58 – 59.

12. MORGANRW, STINSONHR, WOLFEH, et al. Pediatric in-hospital cardiac arrest secondary to acute pul-monaryembolism. CritCareMed, 2018, 46(3): e229 – e234.

13. PERSHAD J, MYERS S, PLOUMAN C, et al. Bedside limited echocardiography by the emergency physi-cian is accurate during evaluation of the critically ill patient. Pediatrics, 2004, 114(6): e667 – e671.

第二节　使用体外心肺复苏的建议

使用体外心肺复苏的建议		
COR	LOE	推荐建议
2b	C-LD	1. 心肺复苏在现有的 ECMO 方案、专业技能和设备的环境下进行时，ECPR 可以考虑用于诊断为心脏病的儿科患者。

体外心肺复苏（extracorporeal cardiopulmonary resuscitation，ECPR）是指为未达到持

续 ROSC 的患者快速运用静脉—动脉体外膜肺氧合（extracorporeal membrane oxygenation，ECMO）技术，以提供更高的心输出量及有效气体交换。这是一种资源紧张、复杂、多学科的治疗，传统上仅限于大型儿科医疗中心，其医疗服务提供者需具有处理儿童心脏病的专业认知。事实证明，在特定的患者人群中以及在专用且高度熟练的环境中审慎使用 ECPR 是成功的，特别是对于可逆原因的 IHCA。ECPR 的使用率已经提高，成年人和儿童的单中心报告都表明，在更广泛的患者人群中应用这种方法治疗可能会改善心搏骤停后的生存率。

目前还没有研究表明 ECPR 能改善儿童 OHCA 治疗的结果。

相应的推荐依据

一项对心脏手术后儿童 IHCA 患者进行 ECPR 的观察性研究表明，ECPR 与常规 CPR 相比，出院存活率更高。对 ECPR 进行的倾向性配对分析发现，与使用同一注册库的传统 CPR 相比，在任何病因的 IHCA 患者中，ECPR 都与良好的神经结果相关。对于经历了 OHCA，或没有心脏病 IHCA 且对传统 PCR 无反应的儿童患者，没有足够的证据表明赞同抑或反对使用 ECPR。

这一建议在《2019 年美国心脏协会关注儿科高级生命支持的最新进展：美国心脏协会心肺复苏和紧急心血管急救指南的更新》中进行了描述。

【评注与解读】

体外心肺复苏（ECPR）是为未达到持续 ROSC 的患者快速运用静脉—动脉体外膜肺氧合（ECMO）技术，通常该项治疗仅限应用于大型儿科医疗中心，适用于可逆原因的院内心肺复苏（IHCA），可改善心搏骤停后的生存率。指南建议：如条件具备，ECPR 可以考虑用于诊断为心脏病的儿科患者。

【总结和建议】

体外心肺复苏技术较为复杂，如急救单元条件设施具备，建议由熟练该技术的专业技术人员将该项技术用于心肺复苏支持治疗；尽管该项技术目前证实对 IHCA 有益，但对 OHCA 的结果尚不确定。

（田毅　田国刚）

参考文献

1. NILES D E, DUVAL-ARNOULD J, SKELLETT S, et al. Characterization of pediatric in hospital cardiopulmonary resuscitation quality metrics across an international resuscitation collaborative. Pediatr Crit Care Med,

2018, 19(5): 421 - 432.

2. SUTTON RM, CASE E, BROWN SP, et al. A quantitative analysis of out-of-hospital pediatric and adolescent resuscitation quality—areport from the ROC epistry-cardiacarrest. Resuscitation, 2015, 93: 150 - 157.

3. WOLFEH, ZEBUHRC, TOPJIANAA, et al. Interdisciplinary ICU cardiacarrest debrief in gimproves survival outcomes *. Crit Care Med, 2014, 42(7): 1688 - 1695.

4. BERG RA, SUTTON RM, REEDER RW, et al. Association between diastolic blood pressure during pediatric in-hospital cardiopulmonary resuscitation and survival. Circulation, 2018, 137(17): 1784 - 1795.

5. HAMRICK JL, HAMRICK JT, LEE JK, et al. Efficacy of chest compressions directed by end-tidal CO_2 feedback in a pediatric resuscitation model of basic life support. J Am Heart Assoc, 2014, 3(2): e000450.

6. HARTMANN SM, FARRIS RW, DI GENNARO JL, et al. Systematic review and meta-analysis of end-tidal carbon dioxide values associated with return of spontaneous circulation during cardiopulmonary resuscitation. J Intensive Care Med, 2015, 30(7): 426 - 435.

7. STINE CN, KOCH J, BROWN LS, et al. Quantitative end-tidal CO_2 can predict increase in heart rate during infant cardiopulmonary resuscitation. Heliyon, 2019, 5(6): e01871.

8. BERGRA, REEDER RW, MEERT KL, et al. End-tidal carbon dioxide during pediatric in-hospital cardiopulmonary resuscitation. Resuscitation, 2018, 133: 173 - 179.

9. Cheng A, Brown LL, Duff JP, et al. Improving cardiopulmonary resuscitation with a CPR feedback device and refresher simulations (CPR caresstudy): a randomized clinical trial. JAMA Pediatr, 2015, 169(2): 137 - 144.

10. SUTTON RM, NILES D, FRENCH B, et al. First quantitative analysis of cardiopulmonary resuscitation quality during in-hospital cardiac arrests of young children. Resuscitation, 2014, 85(1): 70 - 74.

11. STEFFEN K, THOMPSON WR, PUSTAVOITAU A, et al. Return of viable cardiac function after sonographic cardiac standstill in pediatric cardiac arrest. Pediatr Emerg Care, 2017, 33(1): 58 - 59.

12. MORGANRW, STINSONHR, WOLFEH, et al. Pediatric in-hospital cardiac arrest secondary to acute pulmonaryembolism. CritCareMed, 2018, 46(3): e229 - e234.

13. PERSHAD J, MYERS S, PLOUMAN C, et al. Bedside limited echocardiography by the emergency physician is accurate during evaluation of the critically ill patient. Pediatrics, 2004, 114(6): e667 - e671.

第七章
心搏骤停后的处理

第一节　心搏骤停后的护理、治疗和监测

心搏骤停成功复苏后会导致心搏骤停后综合征，这种综合征可能会在 ROSC 后的几天内发生。心搏骤停后综合征的组成包括：①脑损伤；②心肌功能障碍；③全身缺血和再灌注反应；④持续危险的病理生理状态。心搏骤停后脑损伤仍然是成人和儿童发病率和死亡率的首要原因，因为大脑对缺血、充血或水肿的耐受有限。儿科心搏骤停后救治的重点是预估、识别和治疗这种复杂的生理状态，以改善存活率和神经预后。

TTM 是指在持续监测体温的同时，将患者体温持续维持在很窄的规定范围内。所有形式的 TTM 均避免发热，低温 TTM 试图通过减少代谢需求、降低自由基的产生和减少细胞凋亡来治疗再灌注综合征。

识别和治疗紊乱状态很重要，比如低血压、发烧、癫痫、急性肾损伤以及氧合、通气和电解质异常等，因为它们可能影响预后。

一、心搏骤停后靶向体温管理

心搏骤停后目标体温管理的建议		
COR	LOE	推荐建议
1	A	1. 建议在 TTM 期间连续测量核心温度。
2a	B-R	2. 对于 24 小时至 18 岁的婴儿和儿童，他们发生 OHCA 或 IHCA 后仍处于昏迷状态，则使用 32～34 ℃的 TTM，然后使用 36～37.5 ℃的 TTM，或仅使用 36～37.5 ℃的 TTM 均是比较合理的。

相应的推荐依据

两个儿科随机临床试验（32～34 ℃持续 48 小时，然后持续 3 天的 TTM 36～37.5 ℃对比共 5 天的 36～37.5 ℃），发现对院外或 IHCAROSC 后昏迷的儿童，其 1 年存活率无差异，且神经功能恢复良好。TTM 可积极预防体温过高。在两个试验中，5 天的 TTM 都进

行了持续的核心体温监测。

在《2019 年美国心脏协会针对小儿高级生命支持重点更新：美国心脏协会心肺复苏和紧急心血管急救指南更新》中对建议 1 和 2 进行了审查。

二、心搏骤停后的血压管理

COR	LOE	推荐建议
心搏骤停后血压管理的建议		
1	C-LD	1. ROSC 后，我们建议使用肠外补液和（或）血管活性药物来维持收缩压高于同龄的第五百分位数。
1	C-EO	2. 如有适当的资源，建议持续监测动脉压，以识别和治疗低血压。

1. "心搏骤停后血压管理的建议" 相应的推荐依据

两项观察研究证实，心搏骤停后 6～12 小时收缩期低血压（低于同年龄同性别的第五百分位数）与出院存活率下降有关。另一个观察研究发现，患者在 ICU 的首个 72 小时内出现较长时间的低血压，出院存活率下降。在观察研究中，患者心搏骤停期间及之后进行动脉血压监测，在 ROSC 后的前 20 分钟舒张期高血压（高于第九十百分位数）与出院存活率增加有关。因为心搏骤停后血压经常不稳定，建议进行持续动脉压监测。

COR	LOE	推荐建议
使用体外心肺复苏的建议		
2b	C-LD	1. ROSC 后救援者追求正常血氧，对特定患者的基础状况而言是合适的，这可能是合理的。
2b	C-LD	2. 救援者停止供氧以达到血氧饱和度 94%～99% 是合理的。
2b	C-LD	3. ROSC 后，医师以二氧化碳分压（$PaCO_2$）为目标可能是合理的，对特定患者的基础状况而言是合适的，避免出现严重高碳酸血症或低碳酸血症。

2. "使用体外心肺复苏的建议" 相应的推荐依据

因为动脉血氧饱和度为 100% 可能相当于 PaO_2 在 80～500 mmHg，所以将氧合血红蛋白饱和度目标定在 94%～99% 是合理的。三项关于儿童院内和 OHCA 的小型观察性研究显示高氧血症与结局之间没有关联。在一项针对儿童院外和 IHCA 患者的较大观察性研究中，相较于 ROSC 后高氧血症，正常血氧与改善儿科 ICU 出院后存活率有关。

一项观察性研究表明，ROSC 后高碳酸血症和低碳酸血症均与死亡率增加相关。一项小型观察性研究显示，高碳酸血症（$PaCO_2$ 大于 50 mmHg）或低碳酸血症（$PaCO_2$ 小于 30 mmHg）与预后无关。另一项对儿童 IHCA 的观察性研究显示，高碳酸血症（$PaCO_2$ 50 mmHg 或以上）与出院存活率降低有关。由于高碳酸血症和低碳酸血症影响脑血流，ROSC 后应重点关注正常碳酸血症，除非考虑有慢性高碳酸血症。

三、心搏骤停后的脑电图监测与癫痫治疗

心搏骤停后脑电图监测和癫痫治疗建议		
COR	LOE	推荐建议
1	C-LD	1. 当有可用资源时，建议持续进行脑电图监测，以发现心搏骤停后持续性脑病患者的癫痫发作。
1	C-LD	2. 建议治疗心搏骤停后的癫痫临床发作。
2a	C-EO	3. 咨询专业人士后，治疗心搏骤停后的非惊厥性癫痫持续状态是合理的。

相应的推荐依据

儿童心搏骤停后非惊厥性癫痫持续状态很常见。美国临床神经生理学会建议对儿童心搏骤停后的脑病患者进行连续的 EEG 监测。如果没有 EEG 监测，则无法检测出非惊厥性癫痫和非惊厥性癫痫持续状态。

目前还没有足够的证据来确定惊厥或非惊厥发作的治疗是否能改善儿童心搏骤停后的神经和（或）功能结果。惊厥和非惊厥癫痫发作都与不良结局相关。神经危重急救学会建议治疗癫痫持续状态，目标是停止抽搐和痫样脑电变化活动。

【评注与解读】

心搏骤停成功复苏并不是临床救治的结束，复苏导致的心搏骤停后综合征可能在随后几天内发生，需要早期预判、识别和治疗，以改善患儿的存活率和神经预后。目标体温管理可以通过降低体温值来达到减少代谢的需求、降低自由基的产生和减少细胞凋亡。及时识别和治疗机体的紊乱状态很重要。心搏骤停后血压经常不稳定，需要持续监测血压以识别和治疗低血压状态、维持血氧饱和度和二氧化碳分压在正常范围。由于儿童心搏骤停后非惊厥性癫痫持续状态很常见，因此，脑电监测也是有价值的。

【总结和建议】

本部分内容详细列出了心搏骤停后需要进行的治疗和监测项目。在文末给出的心搏骤停后治疗核查表更是极大地方便了临床工作。建议目标体温管理期间连续测量核心温度，避免寒战和发热。对于低血压的患者建议使用肠外补液和（或）血管活性药物来维

持收缩压。建议心搏骤停后的患儿维持血氧饱和度在 94%～99%，并避免出现高碳酸血症或低碳酸血症。建议持续脑电图监测用于发现癫痫和非惊厥性癫痫持续状态的儿童并给予及时的治疗。

（田毅　吕传柱）

参考文献

1. NEUMAR RW, NOLAN JP, ADRIE C, et al. Post-cardiac arrest syndrome: epidemiology, pathophysiology, treatment, and prognostication. A consensus statement from the international liaison committee on resuscitation (American Heart Association, Australian and New Zealand Council on Resuscitation, European Resuscitation council, Heart and Stroke Foundation of Canada, InterAmerican Heart Foundation, Resuscitation Council of Asia, and the Resuscitation Council of Southern Africa); the American Heart Association Emergency Cardiovascular Care Committee; the Council on Cardiovascular Surgery and Anesthesia; the Council on Cardiopulmonary, Perioperative, and Critical Care; the Council on Clinical Cardiology; and the Stroke Council. Circulation, 2008, 118(23): 2452 - 2483.

2. TOPJIAN AA, de CAEN A, WAINWRIGHT MS, et al. Pediatric post-cardiac arrest care: a scientific statement from the American Heart Association. Circulation, 2019, 140(6): e194 - e233.

3. MOLER FW, SILVERSTEIN FS, HOLUBKOV R, et al. Therapeutic hypothermia after in-hospital cardiac arrest in children. N Engl J Med, 2017, 376(4): 318 - 329.

4. MOLER FW, SILVERSTEIN FS, HOLUBKOV R, et al. Therapeutic hypothermia after out-of-hospital cardiac arrest in children. N Engl J Med, 2015, 372(20): 1898 - 1908.

5. DUFF JP, TOPJIANAA, BERG MD, et al. 2019 American Heart Association focused update on pediatric advanced lifesupport: an update to the American Heart Association guidelines for cardiopulmonaryresuscitation and emergency cardiovascular care. Circulation, 2019, 140(24): e904 - e914.

6. TOPJIANAA, TELFORD R, HOLUBKOV R, et al. The association of early post-resuscitation hypotension with discharge survival following targetedtemperature management for pediatric in-hospital cardiac arrest. Resuscitation, 2019, 141: 24 - 34.

7. TOPJIAN AA, TELFORD R, HOLUBKOV R, et al. Association of early postresuscitation hypotension with survival to discharge after targeted temperature management for pediatric out-of-hospital cardiac arrest: secondary analysis of a randomized clinical trial. JAMA Pediatr, 2018, 172(2): 143 - 153.

8. LAVERRIERE EK, POLANSKY M, FRENCH B, et al. Association of duration of hypotension with survival after pediatric cardiac arrest. Pediatr Crit Care Med, 2020, 21(2): 143 - 149.

9. TOPJIANAA, SUTTON RM, REEDER RW, et al. The association of immedi-ate post cardiac arrest diastolic hypertension and survival following pediatric cardiac arrest. Resuscitation, 2019, 141: 88 - 95.

10. BENNETT KS, CLARK AE, MEERT KL, et al. Early oxygenation and ventilation measurements after pediatric cardiac arrest: lack of association with outcome. Crit Care Med, 2013, 41(6): 1534 - 1542.

11. LÓPEZ-HERCE J, del CASTILLO J, MATAMOROS M, et al. Post return of spontaneous circulation factors associated with mortality in pediatric in-hospital cardiac arrest: a prospective multicenter multinational observational study. Crit Care, 2014, 18(6): 607.

12. FERGUSON LP, DURWARD A, TIBBY SM. Relationship between arterial partial oxygen pressure after re-

suscitation from cardiac arrest and mortality in children. Circulation, 2012, 126(3): 335 – 342.

13. van ZELLEM L, de JONGE R, van ROSMALEN J, et al. High cumulative oxygen levels are associated with improved survival of children treated with mild therapeutic hypothermia after cardiac arrest. Resuscitation, 2015, 90: 150 – 157.

14. delCASTILLOJ, LÓPEZ-HERCEJ, MATAMOROSM, et al. Iberoamerican pediatric cardiac arrest study network RIBEPCI. Hyperoxia, hypocapnia and hypercapnia as outcome factors after cardiac arrest in children. Resuscitation, 2012, 83(12): 1456 – 1461.

15. HERMAN ST, ABEND NS, BLECKTP, et al. Consensus statement on continuous EEG in critically ill adults and children, part I: indications. J Clin Neurophysiol, 2015, 32(2): 87 – 95.

16. ABEND NS, TOPJIAN A, ICHORD R, et al. Electroencephalographic monitoring during hypothermia after pediatric cardiac arrest. Neurology, 2009, 72(22): 1931 – 1940.

17. TOPJIAN AA, GUTIERREZ-COLINA AM, Sanchez SM, et al. Electrographic status epilepticus is associated with mortality and worse short-term outcome in critically ill children. Crit Care Med, 2013, 41(1): 215 – 223.

18. OSTENDORF AP, HARTMAN ME, FRIESS SH. Early electroencephalographic findings correlate with neurologic outcome in children following cardiac arrest. Pediatr Crit Care Med, 2016, 17(7): 667 – 676.

19. BROPHYGM, BELLR, CLAASSENJ, et al. Guidelines for the evaluation and management of status epilepticus. NeurocritCare, 2012, 17(1): 3 – 23.

20. TOPJIANAA, SÁNCHEZSM, SHULTS J, et al. Early electroencephalographic background features predict outcomes in children resuscitated from cardiac arrest. Pediatr Crit Care Med, 2016, 17(6): 547 – 557.

第二节　心搏骤停后预测

早期和可靠地预测儿科心搏骤停存活者的神经转归，对于指导治疗、启动有效的计划和提供家庭支持是必不可少的。临床医师使用患儿和心搏骤停的特征、心搏骤停后的神经学检查、实验室结果、神经成像（如脑部计算机断层扫描和核磁共振）和脑电图来指导预后。目前，还没有发现任何单一因素或证实的决策规则，可以可靠地预测 ROSC 后 24 ~ 48 小时内的有利或不利结果。脑电图、神经影像学和血清生物标记物单独使用，预测结果的准确性只有中等水平，还需要更多的数据才能将这些指标应用于个体患者。

COR	LOE	心搏骤停后预测建议
		推荐建议
2a	B-NR	1. 心搏骤停后第一周的脑电图可以作为预测的一个因素，并辅之以其他信息。
2a	B-NR	2. 在预测存活的心搏骤停婴儿和儿童的预后时，提供者考虑多种因素是合理的。
2a	B-NR	3. 对于提供者来说，在预测由于非致死性溺水出现心搏骤停后的存活婴儿和儿童的结局时，考虑多种因素是合理的（如存活到入院）。

相应的推荐依据

8 项回顾性观察研究表明，脑电图背景模式与出院时的神经结局相关。睡眠纺锤波的出现、正常的背景和反应与良好结局有关。突发抑制或衰减的脑电图模式与神经结局欠佳有关。但这些关联并没有达到使用脑电图作为神经预测的独立模式所需要的高灵敏度和特异性。

多项研究表明，临床病史、患者特征、体格检查、影像和生物标志物数据与心搏骤停后的神经转归之间存在关联。到目前为止，还没有一个单一因素显示出足够的准确性来预测转归。在心搏骤停后 24 小时内测量的血清乳酸、pH 升高或碱基缺失与不良结局相关；但具体的临界值尚不清楚。

淹没时间较短与儿童非致死性溺水预后良好相关。患者年龄、水类型、水温、紧急医疗服务反应时间亲眼看见的状态和非致命性溺水后的神经系统预后之间没有明显的联系。没有单一因素能准确预测非致命性溺水后的预后。

【评注与解读】

临床医师可以通过患者心搏骤停的特征、复苏后的神经学检查、实验室结果、神经成像（如脑部计算机断层扫描和磁共振）和脑电图来指导预后。但到目前为止，还没有发现任何单一因素或证实的决策规则能可靠地预测转归。因此本指南建议：在评估预测婴儿和儿童的转归时，需要多种因素综合考虑，包括临床病史、患者特征、体格检查、影像和生物标志物数据等，心搏骤停后 24 小时内测量的血清乳酸、pH 升高或碱基缺失也列入考虑范围。

【总结和建议】

评估和预测心搏骤停的婴儿和儿童转归时，需对包括临床病史、患者特征、体格检查、影像、生物标志物数据以及心搏骤停后 24 小时内测量的血清乳酸、pH 升高或碱基缺失等多种因素进行综合考虑。任何情况下建议使用多因素综合评估来预测转归。

（田毅　吕传柱）

参考文献

1. BROOKS GA, PARK JT. Clinical and Electroencephalographic correlates in pediatric cardiac arrest：experience at a tertiary care center. Neuropediatrics, 2018, 49(5)：324 – 329.

2. TOPJIAN AA, SÁNCHEZ SM, SHULTS J, et al. Early Electroencephalographic background features predict outcomes in children resuscitatated from cardiac arrest. Pediatr Crit Care Med, 2016, 17(6)：547 – 557.

3. OSTENDORF AP, HARTMAN ME, FRIESS SH. Early Electroencephalographic Findings Correlate With Neurologic Outcome in Children Following Cardiac Arrest. Pediatr Crit Care Med, 2016, 17(7)：667 – 676.

4. DUCHARME-CREVIER L, PRESS CA, KURZ JE, et al. Early presence of sleep spindles on electroencephalography is associated with good outcome after pediatric cardiac arrest. Pediatr Crit Care Med, 2017, 18

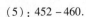
（5）：452 – 460.

5. BOURGOIN P, BARRAULT V, JORAM N, et al. The prognostic value of early amplitude-integrated electro-encephalography monitoring after pediatric cardiac arrest *. Pediatr Crit Care Med, 2020, 21（3）：248 – 255.

6. LEE S, ZHAO X, DAVIS KA, et al. Quantitative EEG predicts outcomes in children after cardiac arrest. Neurology, 2019, 92（20）：e2329 – e2338.

7. YANG D, RYOO E, KIM HJ. Combination of early EEG, brain CT, and ammonia level is useful to predict neurologic outcome in children resuscitated from cardiac arrest. Frontiers inPediatrics, 2019, 7：223.

8. FUNG FW, TOPJIAN AA, XIAO R, et al. Early EEG features for outcome prediction after cardiac arrest in children. J Clin Neurophysiol, 2019, 36（5）：349 – 357.

9. MEERT K, TELFORD R, HOLUBKOV R, et al. Paediatric in-hospital cardiac arrest：factors associated with survival and neurobehavioural outcome one year later. Resuscitation, 2018, 124：96 – 105.

10. ICHORD R, SILVERSTEIN FS, SLOMINE BS, et al. Neurologic outcomes in pediatric cardiac arrest survivors enrolled in the THAPCA trials. Neurology, 2018, 91（2）：e123 – e131.

11. MEERT KL, TELFORD R, HOLUBKOV R, et al. Pediatric out-of-hospital cardiac arrest characteristics and their association with survival and neurobehavioral outcome. Pediatr Crit Care Med, 2016, 17（12）：e543 – e550.

12. del CASTILLO J, LÓPEZ-HERCE J, MATAMOROS M, et al. Long-term evolution after in-hospital cardiac arrest in children：prospective multicenter multinational study. Resuscitation, 2015, 96：126 – 134.

13. TOPJIAN AA, TELFORD R, HOLUBKOV R, et al. Association of early postresuscitation hypotension with survival to discharge after targeted temperature management for pediatric out-of-hospital cardiac arrest：secondary analysis of a randomized clinical trial. JAMAPediatr, 2018, 172（2）：143 – 153.

14. CONLON TW, FALKENSAMMER CB, HAMMOND RS, et al. Association of left ventricular systolic function and vasopressor support with survival following pediatric out-of-hospital cardiac arrest. Pediatr Crit Care Med, 2015, 16（2）：146 – 154.

15. STARLING RM, SHEKDAR K, LICHT D, et al. Early head CT findings are associated with outcomes after pediatric out-of-hospital cardiac arrest. Pediatr Crit Care Med, 2015, 16（6）：542 – 548.

16. ALSOUFI B, AWAN A, MANLHIOT C, et al. Results of rapid-response extracorporeal cardiopulmonary resuscitation in children with refractory cardiac arrest following cardiac surgery. Eur J Cardiothorac Surg, 2014, 45：268 – 275.

17. POLIMENAKOS AC, RIZZO V, EL-ZEIN CF, et al. Post-cardiotomy rescue extracorporeal cardiopulmonary resuscitation in neonates with single ventricle after intractable cardiac arrest：attrition after hospital discharge and predictors of outcome. Pediatr Cardiol, 2017, 38（2）：314 – 323.

18. SCHOLEFIELD BR, GAO F, DUNCAN HP, et al. Observational study of children admitted to United Kingdom and Republic of Ireland paediatric intensive care units after out-of-hospital cardiac arrest. Resuscitation, 2015, 97：122 – 128.

19. KRAMER P, MIERA O, BERGER F, et al. Prognostic value of serum biomarkers of cerebral injury in classifying neurological outcome after paediatric resuscitation. Resuscitation, 2018, 122：113 – 120.

20. LÓPEZ-HERCEJ, del CASTILLO J, MATAMOROS M, et al. Post return of spontaneous circulation factors associated with mortality in pediatricin-hospital cardiac arrest：a prospective multicenter multinational observational study. Crit Care, 2014, 18（6）：607.

21. TOPJIAN AA, CLARK AE, CASPER TC, et al. Early lactate elevations following resuscitation from pediat-

ric cardiac arrest are associated with increased mortality ∗. Pediatr Crit Care Med, 2013, 14(8):
e380 – e387.

22. KYRIACOU DN, ARCINUE EL, PEEK C, et al. Effect of immediate resuscitation on children with submersion injury. Pediatrics, 1994, 94(2 Pt 1): 137 – 142.

23. SUOMINEN P, BAILLIE C, KORPELA R, et al. Impact of age, submersion time and water temperature on outcome in near-drowning. Resuscitation, 2002, 52(3): 247 – 254.

24. PANZINO F, QUINTILLÁ JM, LUACES C, et al. [Unintentional drowning by immersion. Epidemiological profile of victims attended in 21 Spanish emergency departments]. An Pediatr (Barc), 2013, 78(3): 178 – 184.

25. QUAN L, MACK CD, SCHIFF MA. Association of water temperature and submersion duration and drowning outcome. Resuscitation, 2014, 85(6): 790 – 794.

26. FRATES RC, Jr. Analysis of predictive factors in the assessment of warm-water near-drowning in children. Am J Dis Child, 1981, 135(11): 1006 – 1008.

27. NAGEL FO, KIBEL SM, BEATTY DW. Childhood near-drowning-factors associated with poor outcome. S Afr Med J, 1990, 78(7): 422 – 425.

28. QUAN L, WENTZ KR, GORE EJ, et al. Outcome and predictors of outcome in pediatric submersion victims receiving prehospital care in King County, Washington. Pediatrics, 1990, 86(4): 586 – 593.

29. NIU YW, CHERNG WS, LIN MT, et al. An analysis of prognostic factors for submersion accidents in children. Zhonghua Min Guo Xiao Er Ke Yi Xue Hui Za Zhi, 1992, 33(2): 81 – 88.

30. MIZUTA R, FUJITA H, OSAMURA T, et al. Childhood drownings and near-drownings in Japan. Acta Paediatr Jpn, 1993, 35(3): 186 – 192.

31. AL-MOFADDA SM, NASSAR A, AL-TURKI A, et al. Pediatric near drowning: the experience of King Khalid University Hospital. Ann Saudi Med, 2001, 21(5 – 6): 300 – 303.

32. FORLER J, CARSIN A, ARLAUD K, et al. Respiratory complications of accidental drownings in children. Arch Pediatr, 2010, 17(1): 14 – 18.

33. AL-QURASHI FO, YOUSEF AA, ALJOUDI A, et al. Areview of nonfatal drowning in the pediatric-age group: a 10-year experience at a university hospital in Saudi Arabia. Pediatr Emerg Care, 2019, 35(11): 782 – 786.

34. KIEBOOM JK, VERKADE HJ, BURGERHOF JG, et al. Outcome after resuscitation beyond 30 minutes in drowned children with cardiac arrest and hypothermia: Dutch nationwide retrospective cohort study. BMJ, 2015, 350: h418.

35. CLAESSON A, LINDQVIST J, ORTENWALL P, et al. Characteristics of lifesaving from drowning as reported by the Swedish Fire and Rescue Services 1996 – 2010. Resuscitation, 2012, 83(9): 1072 – 1077.

36. CLAESSON A, SVENSSON L, SILFVERSTOLPE J, et al. Characteristics and outcomeamong patients suffering out-of-hospital cardiac arrest due to drowning. Resuscitation, 2008, 76(3): 381 – 387.

37. DYSON K, MORGANS A, BRAY J, et al. Drowning related out-of-hospitalcardiac arrests: characteristics and outcomes. Resuscitation, 2013, 84(8): 1114 – 1118.

38. NITTA M, KITAMURA T, IWAMI T, et al. Out-of-hospital cardiac arrest due to drowning among children and adults from the Utstein Osaka project. Resuscitation, 2013, 84(11): 1568 – 1573.

39. CLAESSON A, LINDQVIST J, HERLITZ J. Cardiac arrest due to drowning—changes over time and factors of importance for survival. Resuscitation, 2014, 85(5): 644 – 648.

第八章
心肺复苏后康复

第一节 心搏骤停后康复

幸存者在短期和长期的身体、神经、认知、情感和社会疾病方面都有很大的风险。许多在车祸中幸存下来的有着"非常良好结局"的儿童有更敏感持续的神经心理损伤。

大脑损伤对儿童发育的全面影响，可能要到心搏骤停数月乃至数年后才能得到充分认识。此外，由于儿童是监护人抚养的，心搏骤停后的致病影响不仅累及儿童，也包括家庭。

在生存链的第六个环节中引入康复，承认心搏骤停的存活者在其心搏骤停后的几个月至数年内，可能需要持续的综合医疗、康复、急救人员和社区支持（图 4 - 7）。美国心脏协会和国际复苏联络委员会最近发表的科学声明，强调研究长期神经和与健康相关的生活质量预后的重要性。

心搏骤停后康复建议		
COR	LOE	推荐建议
1	C-LD	1. 建议对儿童心搏骤停存活者进行康复服务评估。
2a	C-LD	2. 推荐儿科心搏骤停存活者至少在心搏骤停后第 1 年进行神经功能评估是合理的。

相应的推荐依据

两项 TTM 的随机对照试验，主要终点为 IHCA 或 OHCA 后昏迷儿童在 1 岁时的神经行为结局，新发病较为常见。许多存活了 1 年的儿童，在 Vineland 适应行为量表-Ⅱ（VABS-Ⅱ）上神经行为结局良好者，亦会出现整体认知障碍或选择性神经心理缺陷。

两项治疗儿童心搏骤停的 TTM 随机对照试验表明，在心搏骤停后的第 1 年，一些存

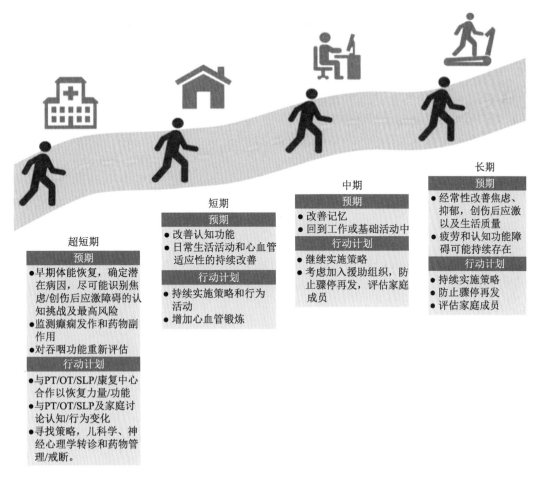

长期
预期
●经常性改善焦虑、抑郁，创伤后应激以及生活质量
●疲劳和认知功能障碍可能持续存在
行动计划
●持续实施策略
●防止骤停再发
●评估家庭成员

中期
预期
●改善记忆
●回到工作或基础活动中
行动计划
●继续实施策略
●考虑加入援助组织，防止骤停再发，评估家庭成员

短期
预期
●改善认知功能
●日常生活活动和心血管适应性的持续改善
行动计划
●持续实施策略和行为活动
●增加心血管锻炼

超短期
预期
●早期体能恢复，确定潜在病因，尽可能识别焦虑/创伤后应激障碍的认知挑战及最高风险
●监测癫痫发作和药物副作用
●对吞咽功能重新评估
行动计划
●与PT/OT/SLP/康复中心合作以恢复力量/功能
●与PT/OT/SLP及家庭讨论认知/行为变化
●寻找策略，儿科学、神经心理学转诊和药物管理/戒断。

图 4 - 7 康复路线图

活者的神经功能得到了改善。几个长期结局的病例系列（心搏骤停后 1 年以上）显示出持续的认知、身体和神经心理损伤。美国心脏协会最近声明强调了出院后随访的重要性，因为患者在心搏骤停后的第 1 年仍在恢复。但目前尚不清楚持续的儿童发育对儿童心搏骤停后的康复有着什么样的影响。

【评注与解读】

心搏骤停的存活者在短期和长期的身体、神经、认知、情感和社会疾病方面都存在很大的风险。大脑损伤对儿童发育的全面影响，可能要到心搏骤停数月乃至数年后才能得到充分认识。心搏骤停的存活者在其心搏骤停后的几个月至数年内，可能需要持续的综合医疗、康复、急救人员和社区支持。指南中给出了心搏骤停后康复建议：建议对儿童心搏骤停存活者进行康复服务评估。推荐儿科心搏骤停存活者至少在心搏骤停后第 1 年进行神经功能评估是合理的。

【总结和建议】

心搏骤停后的存活者可能出现持续的神经、认知、情绪等损害，建议对儿童心搏骤停存活者进行康复评估。由于心搏骤停后的脑损伤对儿童的影响可能在心搏骤停后几个月，甚至几年才会被发现，至少 1 年内随访是有必要的，因此建议儿科心搏骤停存活者至少在心搏骤停后第 1 年进行神经功能评估。

（田毅　田国刚）

参考文献

1. SAWYER KN, CAMP-ROGERS TR, KOTINI-SHAH P, et al. Sudden Cardiac Arrest Survivorship: A Scientific Statement From the American Heart Association. Circulation, 2020, 141(12): e654 – e685.

2. SLOMINE BS, SILVERSTEIN FS, CHRISTENSEN JR, et al. Neuropsychological outcomes of children 1 year after Pedi-atric cardiac arrest: Secondary Analysis of 2 randomized clinical trials. JAMA Neurol, 2018, 75(12): 1502 – 1510.

3. GEOCADIN RG, CALLAWAY CW, FINK EL, et al. Standards for studies of neurological prognostication in comatose survivors of cardiac arrest: a scientific statement from the American Heart Association. Circulation, 2019, 140(9): e517 – e542.

4. TOPJIAN AA, SCHOLEFIELD BR, PINTO NP, et al. P-COSCA (Pediatric Core Outcome Set for Cardiac Arrest) in children: an advisory statement from the International Liaison Committee on Resuscitation. Circulation, 2020, 142(16): e246 – e261.

5. MOLER FW, SILVERSTEIN FS, HOLUBKOV R, et al. Therapeutic hypothermia after out-of-hospital cardiac arrest in children. N Engl J Med, 2015, 372(20): 1898 – 1908.

6. MOLERFW, SILVERSTEIN FS, HOLUBKOV R, et al. Therapeutic hypothermia after in-hospital cardiac arrest in children. N Engl J Med, 2017, 376(4): 318 – 329.

7. SLOMINE BS, SILVERSTEIN FS, PAGE K, et al. Relationships between three and twelve month outcomes in children enrolled in the therapeutic hypothermia after pediatric cardiac arrest trials. Resuscitation, 2019, 139: 329 – 336.

8. SLOMINE BS, SILVERSTEIN FS, CHRISTENSEN JR, et al. Neurobehavioural outcomes in children after in-hospital cardiac arrest. Resuscitation, 2018, 124: 80 – 89.

9. SLOMINE BS, SILVERSTEIN FS, CHRISTENSEN JR, et al. Neurobehavioral outcomes in children after out-of-hospital cardiac arrest. Pediatrics, 2016, 137(4): e20153412.

10. van ZELLEM L, BUYSSE C, MADDEROM M, et al. Long-term neuropsychological outcomes in children and adolescents after cardiac arrest. Intensive Care Med, 2015, 41(6): 1057 – 1066.

11. van ZELLEM L, UTENS EM, LEGERSTEE JS, et al. Cardiac arrest in children: long-term health status and health-related quality oflife. Pediatr Crit Care Med, 2015, 16(8): 693 – 702.

12. van ZELLEM L, UTENS EM, MADDEROM M, et al. Cardiac arrest in infants, children, and adolescents: long-term emotional and behavioral functioning. Eur J Pediatr, 2016, 175(7): 977 – 986.

13. TOPJIAN AA, deCAEN A, WAINWRIGHT MS, et al. Pediatric post-cardiac arrest care: a scientific statement from the American Heart Association. Circulation, 2019, 140(6): e194 – e233.

第二节 复苏过程中的家庭陪伴

在过去的 20 年里，复苏期间保持家人在场的举措有所增加。大多数接受调查的父母表示，他们希望孩子复苏的过程中在场。既往数据表明，孩子去世时在场的父母焦虑和抑郁的发生率较低，而发生率较高的是悲伤。

COR	LOE	推荐建议
复苏期间家庭陪伴的建议		
1	B-NR	1. 尽可能为家庭成员提供在婴儿或孩子复苏期间在场的选择。
1	B-NR	2. 在复苏过程中，当家人在场时，由指定的团队成员提供安慰、回答问题和帮助家庭是有益的。
1	C-LD	3. 如果家人在场不利于复苏，应礼貌地要求家人离开。

相应的推荐依据

质量研究普遍显示，如果孩子复苏期间允许家长在场，可能是有益的。父母们表示，他们相信其存在会给孩子带来安慰，且能帮助他们接受失去孩子这一事实。其他对父母的调查报道称，他们希望了解正在发生的事情，知道一切可以做的都在做，并与孩子保持身体上的接触。但并不是所有在场为孩子进行复苏的父母都会选择再次这样做。一些人对复苏过程中家庭的存在提出了一些担忧，例如家庭创伤、对救援的干扰、对临床医师救援的影响，以及对教学和临床决策的担忧，但这些都没有得到现有证据的支持。有经验的医护人员比实习生更有可能支持家庭在场。

有一名协助者帮助家长是有意义的。在复苏期间有一名专职的团队成员帮助处理心理创伤事件是很重要的，但这并非普遍可行。专业知识欠缺的医务人员也不应阻止家人出现在复苏过程中。

大多数调查表明，在复苏期间家庭陪伴不会造成干扰，尽管一些专业人员感到压力倍增。有丰富家庭陪伴经验的提供者承认偶尔会有负面经历。

【评注与解读】

在过去的 20 年里，复苏期间保持家人在场的做法有所增加。大多数的父母表示，他们希望孩子复苏的过程中在场，医院应该提供条件让家人在场参与。数据表明，孩子去世时在场的父母焦虑和抑郁的发生率较低。

【总结和建议】

大多数接受调查的父母表示其希望在孩子心肺复苏的过程中在现场，因而要尽可能为家庭成员提供复苏期间在场的机会。在复苏过程中，当家人在场时，由指定的团队成员提供安慰、回答问题和帮助家庭是有益的。一般情况下不会干扰救治，但如果评估发现家人在场不利于复苏救治，应礼貌地要求家人回避。

（田毅　田国刚）

参考文献

1. ROBINSON SM, MACKENZIE-ROSS S, CAMPBELL HEWSON GL, et al. Psychological effect of witnessed resuscitation on bereaved relatives. Lancet, 1998, 352(9128): 614 – 617.

2. TINSLEY C, HILL JB, SHAH J, et al. Experience of families during cardiopulmonary resuscitation in a pediatricintensive care unit. Pediatrics, 2008, 122(4): e799 – e804.

3. MAXTON FJ. Parental presence during resuscitation in the PICU: the parents' experience. Sharing and surviving the resuscitation: a phenomenological study. J Clin Nurs, 2008, 17(23): 3168 – 3176.

4. STEWART SA. Parents'experience during a child'sresuscitation: getting through it. J PediatrNurs, 2019, 47: 58 – 67.

5. CURLEY MA, MEYER EC, SCOPPETTUOLO LA, et al. Parent presence during invasive procedures and resuscitation: evaluating a clinical practice change. Am J Respir Crit Care Med, 2012, 186(11): 1133 – 1139.

6. MCCLENATHANBM, TORRINGTON KG, UYEHARA CF. Family member presence during cardiopulmonary resuscitation: a survey of US and international critical care professionals. Chest, 2002, 122(6): 2204 – 2211.

7. VAVAROUTA A, XANTHOS T, PAPADIMITRIOU L, et al. Family presence during resuscitation and invasive procedures: physicians' and nurses' attitudes working in pediatric departments in Greece. Resuscitation, 2011, 82(6): 713 – 716.

8. PASEK TA, LICATA J. Parent Advocacy Group for Events of Resuscitation. Crit Care Nurse, 2016, 36(3): 58 – 64.

9. FEIN JA, GANESH J, ALPERN ER. Medical staff attitudes toward family presence during pediatric procedures. Pediatr Emerg Care, 2004, 20(4): 224 – 227.

10. BRADFORD KK, KOSTS, SELBST SM, et al. Family member presence for procedures: the resident's perspective. AmbulPrediatr, 2005, 5(5): 294 – 297.

11. JARVIS AS. Parental presence during resuscitation: attitudes of staff on a paediatricintensive care unit. Intensive Crit Care Nurs, 1998, 14(1): 3 – 7.

12. ZAVOTSKYKE, MCCOYJ, BELLG, et al. Resuscitation team perceptions of family presence during CPR. Adv Emerg Nurs J, 2014, 36(4): 325 – 334.

13. KUZIN JK, YBORRA JG, TAYLOR MD, et al. Family-member presence during interventions in the intensive careunit: perceptionsofpediatriccardiacintensivecareproviders. Pediatrics, 2007, 120(4): e895 – e901.

14. FULBROOKP, LATOUR JM, ALBARRANJW. Paediatric critical care nurses' attitudes and experiences of parental presence during cardiopulmonary resuscitation: a European survey. Int J Nurs Stud, 2007, 44(7): 1238 – 1249.

第九章
心搏骤停后治疗

第一节　原因不明心搏骤停的评估

肥厚型心肌病、冠状动脉病变和心律失常是导致婴幼儿不明原因心搏骤停的常见原因。在原因不明心搏骤停中死亡的年轻患者中，高达 1/3 肉眼及显微镜下尸检未发现异常。死后基因检查（分子尸检）越来越多地被用于解释原因不明的心搏骤停的病因。除了能为原因不明的心搏骤停提供解释外，基因诊断还可以诊断遗传性心脏病（如离子通道病和心肌病），使亲属能够进行筛查和采取预防措施。

对不明原因心搏骤停的评估建议		
COR	LOE	推荐建议
1	C-EO	1. 所有意外心搏骤停的婴儿、儿童和青少年，在资源允许的情况下，都应该进行一次不受限制的全面尸检，最好是由受过心血管病理学培训并具有心血管病理学经验的病理学家进行。考虑适当保存生物材料，用于基因分析，以确定遗传性心脏病的存在。
1	C-EO	2. 将尸检中未发现死因的患者家属，推荐到具有遗传性心脏病和心脏遗传咨询专业认知的医疗服务提供者或中心。
1	C-EO	3. 对于在不明原因的心搏骤停中幸存下来的婴儿、儿童和青少年，应获得完整的既往病史和家族史（包括晕厥发作、癫痫发作、原因不明的事故或溺水或 50 岁前意外死亡的病史），检查既往的心电图，并咨询心内科医师。

相应的推荐依据

在 7 项队列研究中，2%～10% 的婴儿猝死综合征被确认有离子通道突变。在不明原因心搏骤停且尸检正常的儿童和青少年中，9 项队列研究报告了与离子通道病或心肌病有关的基因突变。

在 7 项队列研究和 1 项基于人群的研究中，通过临床和实验室（心电图、分子遗传学筛查）进行筛查，不明原因心搏骤停患者的一级和二级亲属中 14%～53% 有遗传性心律失常。在 7 项队列研究中，患有猝死综合征的婴儿有 2%～10% 被查出离子通道突变。

几项队列研究阐明，在不明原因的心搏骤停后，获得完整的既往病史、家族史以及既往心电图至关重要。一个小型案例分析表明，临床病史可指导家庭成员特定的基因筛查。3 项小型队列研究和 1 项基于人口普查的研究，报告了相关的临床症状或医学合并症（如惊厥、晕厥、心悸、胸痛、左臂疼痛和呼吸急促）会出现在不明原因的心搏骤停患者及其家属中。

【评注与解读】

肥厚型心肌病、冠状动脉病变和心律失常是导致婴幼儿不明原因心搏骤停的常见原因。在原因不明心搏骤停中死亡的年轻患者中，多达 1/3 在肉眼及显微镜下尸检未发现异常。尸检遗传评估（分子尸检）越来越多地被用于解释原因不明的心搏骤停的病因，除了为不明原因的心搏骤停提供解释外，还可以诊断遗传性心脏病，如离子通道病和心肌病，使亲属能够进行筛查和采取预防措施。

【总结和建议】

所有发生意外心搏骤停的婴儿、儿童和青少年，在条件允许的情况下，都应该进行一次全面尸检，最好是由受过心血管病理学培训并具有心血管病理学经验的病理学家进行。适当保存生物材料用于基因分析，以确定遗传性心脏病的存在。而对于尸检中未发现死因的患者家属，应推荐其到具有遗传性心脏病和心脏遗传咨询专业的医疗服务提供者或中心进行进一步检查以明确原因。特别要提的是，对于在不明原因的心搏骤停中幸存下来的婴儿、儿童和青少年，建议获取完整的既往病史和家族史，并向心内科医师进行必要的咨询，便于进一步治疗。

（田毅　周平）

参考文献

1. DOOLAN A, LANGLOIS N, SEMSARIAN C. Causes of sudden cardiac death in young Australians. Med J Aust, 2004, 180(3)：110 - 112.

2. ECKARTRE, SCOVILLE SL, CAMPBELL CL, et al. Sudden death in young adults：a25-year review of autopsies in military recruits. AnnInternMed, 2004, 141(11)：829 - 834.

3. ONG ME, STIELL I, OSMOND MH, et al. Etiology of pediatric out-of-hospital cardiac arrest by coroner's diagnosis. Resuscitation, 2006, 68(3)：335 - 342.

4. PURANIK R, CHOW CK, DUFLOU JA, et al. Sudden death in the young. Heart Rhythm, 2005, 2(12)：1277 - 1282.

5. TORKAMANI A, MUSE ED, SPENCER EG, et al. Molecular autopsy for sudden unexpected death. JAMA,

2016, 316(14): 1492 – 1494.

6. ACKERMANMJ, SIU BL, STURNER WQ, et al. Post-mortem molecular analysis of SCN5A defects in sudden infant death syndrome. JAMA, 2001, 286(18): 2264 – 2269.

7. ARNESTAD M, CROTTI L, ROGNUM TO, et al. Prevalence of long-QT syndrome gene variants in sudden infant death syndrome. Circulation, 2007, 115(3): 361 – 367.

8. CRONK LB, YE B, KAKU T, et al. Novel mechanism for sudden infant death syndrome: persistent late sodium current secondary to mutations in caveolin-3. HeartRhythm, 2007, 4(2): 161 – 166.

9. MILLAT G, KUGENER B, CHEVALIER P, Et al. Contribution of long-QT syndrome genetic variants in sudden infant death syndrome. PediatrCardiol, 2009, 30(4): 502 – 509.

10. OTAGIRIT, KIJIMA K, OSAWA M, et al. Cardiacion channelgene mutations in sudden infant death syndrome. Pediatr Res, 2008, 64(5): 482 – 487.

11. PLANT LD, BOWERS PN, LIU Q, et al. A common cardiac sodium channel variantassociated with sudden infant death in African Americans, SCN5AS1103Y. J Clin Invest, 2006, 116(2): 430 – 435.

12. TESTER DJ, DURA M, CARTURAN E, et al. A mechanism for sudden infant death syndrome(SIDS) stress-induced leak via ryanodine receptors. Heart Rhythm, 2007, 4(6): 733 – 739.

13. ALBERT CM, NAM EG, RIMM EB, et al. Cardiac sodium channel gene variants and sudden cardiac death in women. Circulation, 2008, 117(1): 16 – 23.

14. CHUGH SS, SENASHOVA O, WATTS A, et al. Post mortem molecularscreening in unexplained sudden death. JAmCollCardiol, 2004, 43(9): 1625 – 1629.

15. TESTER DJ, SPOON DB, VALDIVIA HH, et al. Targeted mutational analysis of the RyR2-encoded cardiac ryanodine receptor in sudden unexplained death: a molecular autopsy of 49 medical examiner/coroner's cases. Mayo Clin Proc, 2004, 79(11): 1380 – 1384.

16. SCHEIPER S, RAMOS-LUIS E, BLANCO-VEREA A, et al. Sudden unexpected death in the young-Value of massive parallelsequencing in postmortem genetic analyses. Forensic Sci Int, 2018, 293: 70 – 76.

17. HELLENTHAL N, GAERTNER-ROMMEL A, KLAUKE B, et al. Molecular autopsy of sudden unexplained deaths reveals genetic predispositions for cardiac diseases among young forensic cases. Europace, 2017, 19 (11): 1881 – 1890.

18. JIMÉNEZ-JÁIMEZJ, ALCALDE MARTÍNEZ V, JIMÉNEZ FERNÁNDEZ M, et al. Clinical and genetic diagnosis of nonischemic sudden cardiac death. Rev EspCardiol (Engl Ed), 2017, 70(10): 808 – 816.

19. LAHROUCHI N, RAJU H, LODDER EM, et al. Utility of post-mortem genetic testing in cases of sudden arrhythmic death syndrome. JamCollCardiol, 2017, 69(17): 2134 – 2145.

20. ANASTASAKISA, PAPATHEODOROUE, RITSATOSK, et al. Sudden unexplained death in the young:epidemiology, aetiology and value of the clinically guided genetic screening. Europace, 2018, 20 (3): 472 – 480.

21. HENDRIX A, BORLEFFS CJ, VINK A, et al. Cardiogenetic screening of first-degree relatives after sudden cardiac death in the young: a population-based approach. Europace, 2011, 13(5): 716 – 722.

22. BEHR E, WOOD DA, WRIGHT M, et al. Cardiological assessment of first-degree relatives in sudden arrhythmic death syndrome. Lancet, 2003, 362(9394): 1457 – 1459.

23. BEHR ER, DALAGEORGOU C, CHRISTIANSEN M, et al. Sudden arrhythmic death syndrome: familialevaluation identifies inheritable heart disease in the majority of families. Eur Heart J, 2008, 29 (13): 1670 – 1680.

24. HOFMAN N, TAN HL, CLUR SA, et al. Contribution of inherited heart disease to sudden cardiac deat'

childhood. Pediatrics, 2007, 120（4）：e967 – e973.

25. TAN HL, HOFMAN N, van LANGEN IM, et al. Sudden unexplained death：heritability and diagnostic yield of cardiological and genetic examination in surviving relatives. Circulation, 2005, 112（2）：207 – 213.

第二节　抢救休克患者

　　休克是指氧气输送不能满足组织代谢的需求，可危及生命。儿科休克最常见的类型是低血容量休克，包括出血引起的休克、分布性休克、心源性休克，梗阻性休克较少发生。通常多种类型的休克可能会同时发生。因此，提供者应该保持警惕。心源性休克在早期阶段可能很难诊断，因此必须高度警惕。

　　休克进展是一个持续性严重的过程，从代偿进展到失代偿（低血压）状态。代偿机制包括心动过速和增加的全身血管阻力（血管收缩），以努力维持心输出量和终末器官灌注。当代偿机制失效时，出现血压下降和终末器官灌注不足的体征，如精神状态差、尿量减少、乳酸酸中毒和中心动脉脉搏减弱。

　　基于有限的证据，早期使用静脉输液治疗脓毒性休克被广泛接受。近年来，伴随着强调早期使用抗生素和液体治疗指南的施行，儿童脓毒症的死亡率有所下降。脓毒症休克治疗中的争议包括输液量、如何评估患者的反应、血管升压药的使用时机和选择、皮质类固醇的使用以及对脓毒症相关性心搏骤停患者治疗方案的调整。美国心脏协会以前的指南已经考虑到了对疟疾、镰状细胞性贫血和登革热休克综合征患者的大型研究，但针对这类患者的研究需要特别谨慎，这便使得这些研究的结果难以推广。

　　针对失血性休克儿童的复苏指导正在研究，因为在复苏中先晶体后输血的模式受到了早期使用血液制品的挑战。无论如何对于特定类型损伤的理想复苏策略还不得而知。

1. 休克时的液体复苏

COR	LOE	休克时液体复苏的建议
		推荐建议
1	C-LD	1. 提供者应在每次补液后重新评估患者，以评估液体反应性和容量超载的迹象。
2a	B-R	2. 等渗晶体或胶体均可作为复苏的初始液体选择。
2a	B-NR	3. 平衡或非平衡的溶液都可以有效地作为复苏的液体选择。
2a	C-LD	4. 脓毒性休克患者以 10 mL/kg 或 20 mL/kg 等量输液为宜，且应经常重新评估。

相应的推荐依据

　　液体复苏仍然是休克婴儿和儿童的主要的初始治疗方法，特别是在低血容量性和脓毒性休克中，但液体超负荷可导致病死率增加。在脓毒性休克患者的随机试验中，那些接受过度液体容量或更快液体复苏的患者更有可能出现显著的临床液体超负荷，其特征是机械通气呼吸率增加和氧合指标恶化。

在一项系统回顾分析中，多项相关研究得以证实，其中有 11 项研究评估了非洲撒哈拉以南地区疟疾、登革热休克综合征或"发热性疾病"患者的胶体或晶体液体复苏治疗。在任何确切的研究中，晶体或胶体溶液作为一线液体疗法均无明显益处。

一项可靠的随机对照试验比较了平衡（乳酸林格氏液）和非平衡（0.9% 生理盐水）晶体类液体作为初始复苏液，显示相关的临床结局没有差异。一项对脓毒性休克儿童患者进行的配对回顾性队列研究发现，二者用于初始复苏液时临床结局亦无明显差异，尽管倾向性配对的数据库研究显示，72 小时病死率增加与血管活性药物输注天数及非平衡晶体液复苏相关。

在一项小型随机对照研究中，使用 20 mL/kg 作为初始液体负荷剂量，与 10 mL/kg 相比结果没有明显差异，但这项研究受到小样本规模的限制。

2. 脓毒性休克患者的抢救

COR	LOE	感染性休克患者的复苏建议
		推荐建议
2a	C-LD	1. 在液体难治性脓毒性休克的婴儿和儿童中，初始血管活性药使用肾上腺素或去甲肾上腺素是合理的。
2a	C-EO	2. 对于患有心搏骤停和脓毒症的婴儿和儿童，与任何独特的治疗脓毒症相关心搏骤停的方法相比，应用标准的儿科高级生命支持方法是合理的。
2b	B-NR	3. 对液体无反应并需要血管活性药物支持的脓毒性休克的婴儿和儿童，考虑应激剂量皮质类固醇是合理的。
2b	C-LD	4. 婴儿和儿童出现液体难治性脓毒性休克，如果无法获得肾上腺素或去甲肾上腺素，可以考虑使用多巴胺。

相应的推荐依据

两项比较递增剂量多巴胺或肾上腺素的随机对照试验显示，使用肾上腺素可改善休克缓解时间和 28 天死亡率。这两项研究都是在资源有限的环境下进行的，而且使用的肌松药剂量可能没有直接比较，这限制了研究所得结论。对于脓毒性休克患者，增加全身血管阻力的药物，如去甲肾上腺素，也可能是一种合理的初始血管活性治疗。最近的国际脓毒症指南建议根据患者的生理和临床特点选择药物。

尚无研究证据支持偏离生命支持标准来改善脓毒症相关心搏骤停患者预后的方法。

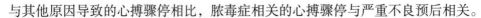

与其他原因导致的心搏骤停相比，脓毒症相关的心搏骤停与严重不良预后相关。

Meta 分析显示，使用皮质类固醇治疗小儿脓毒性休克的存活率没有变化，尽管最近的一项随机对照试验表明，使用类固醇逆转休克的时间更短；但有两项观察性研究表明，根据基因组学，可能有特定的亚群从激素治疗中抑或受益，抑或有害，虽然这些亚群在临床上很难被识别。肾上腺功能不全的高危患者（如服用慢性类固醇的患者、暴发性紫癜患者）更有可能从激素冲击治疗中受益。

在不适用肾上腺素或去甲肾上腺素的情况下，液体难治性脓毒性休克患者初始血管活性药物输注，以多巴胺替代是合理的。伴有血管扩张的休克患者可能需要更高剂量的多巴胺。

3. 心源性休克患者的复苏

关于心源性休克患者复苏的建议		
COR	LOE	推荐建议
1	C-EO	1. 对于心源性休克的婴幼儿，建议及早进行专家会诊。
2b	C-EO	2. 对于心源性休克的婴儿和儿童，使用肾上腺素、多巴胺、多巴酚丁胺或米力农作为正性肌力治疗可能是合理的。

相应的推荐依据

婴儿和儿童心源性休克并不常见，其与高死亡率相关。目前尚未发现对比血管活性药物疗效的研究。对于低血压患者，肾上腺素等药物可能更适于作为最初的正性肌力药。介于这类患者心源性休克罕见、病情复杂，在治疗婴幼儿心源性休克时建议专家会诊。

4. 创伤性失血性休克患者的抢救

创伤性失血性休克患者复苏的建议		
COR	LOE	推荐建议
2a	C-EO	1. 对于创伤后低血压失血性休克的婴儿和儿童，合理的做法是在可用的情况下使用血液制品，而不是使用晶体液进行持续的容量复苏。

相应的推荐依据

对于创伤性失血性休克，尚无前瞻性的儿科数据比较早期使用血液制品和晶体液的复苏疗效。一项回顾性调查证实了最近的 6 项回顾性研究，这些研究比较了出血性休克儿童的预后以及患者在最初 24 ~ 48 小时内接受晶体液复苏的总量。有 4 项研究报告在 24 小时存活期、30 天神经预后良好的存活率或出院存活率方面没有差异。大容量复苏与 6 项研究中的 5 项住院/ICU 停留时间增加有关。一项研究报告说，与低容量组相比，接受超过 60 mL/kg 晶体液的儿童出院后生存率较低。尽管儿科数据有限，最近来自东部创伤外科协会、美国外科医师学会和国家健康与急救卓越研究所的成人指南建议，早期使用均衡比例的红细胞、新鲜冰冻血浆和血小板来治疗创伤相关失血性休克。

【评注与解读】

本节讨论了抢救儿童休克的治疗策略。儿科休克最常见的类型是低血容量休克，多种类型的休克可能会同时发生。液体复苏是治疗患儿休克的重要手段，无论何种类型休克首先必须补足有效循环血容量，除非患儿的血压极低，难以在短时间之内纠正，可以先使用血管收缩药物暂时提高血压以保证重要脏器血供。

小儿体液平衡调节功能不成熟，年龄越小体液平衡的调节能力越差，容易发生高钠血症和酸中毒。因此小儿液体管理中允许的误差很小，需要谨慎。需要使用液体输注泵或者有微调功能的滴定管来进行补液。过度的液体复苏能够导致容量超负荷和脏器功能障碍，并增加患儿死亡率。

脓毒性休克的治疗：脓毒性休克患儿血流动力学不稳定的主要机制包括全身血管扩张、血管通透性增加和心肌功能抑制。早期目标导向治疗可以明显改善脓毒症患儿的死亡率。对于难治性脓毒性休克患儿，可以使用血管活性药物，如肾上腺素或去甲肾上腺素，必要时可使用一定剂量的皮质类固醇。在补液时最好监测血压、心率、器官脏器的灌注、四肢末梢的血运等生命体征和观察对药物的反应，术中监测血气分析、CVP、SVV、$ScvO_2$、心排量、血栓弹力图等指标作为目标指导及时调整液体复苏方案，待循环稳定后逐步减少血管活性药物的输注，避免骤然停药。

心源性休克的复苏：心源性休克在儿童中并不多见，但其死亡率高，因此建议早期进行专家会诊。对于心源性休克的患儿，使用血管活性药物可能是合理的，比如肾上腺素、多巴胺、多巴酚丁胺、米力农等正性肌力药物。

创伤性失血性休克的抢救：对于创伤导致的机体失血性休克，其复苏策略需要基于个体化的特征，考虑许多相关因素，比如失血的状态（是否得到控制）、创伤的特点（钝器伤或贯通伤）、液体复苏时机（院前、手术中、ICU 中）、是否有合并症等。在未控制出血的休克治疗中，延缓给予大量液体有利于预后。目前比较推崇的限制性液体复苏策略，包含了延迟性液体复苏和允许性低血压复苏两个理念。其安全性在于以较低的血压满足机体必需的氧供，但仍有可能发生脏器损害和脑损伤。尚无前瞻性的研究对比早期使用血制品和晶体液对于儿童创伤性失血性休克的复苏疗效。但成人指南中推荐早期使用红细胞、新鲜冰冻血浆和血小板等血制品来治疗休克。

【总结和建议】

　　液体治疗是治疗休克患儿的重要手段。无论何种类型休克首先必须补足有效循环血容量，除非存在短时间内难以纠正的低血压，可先使用血管收缩药物以保证重要脏器血供。低血容量休克在儿科休克中最常见，需要计算好补液量，避免过度的液体复苏。难治的脓毒血症休克，可以使用血管活性药物和皮质类固醇，监测生命体征及相关指标，动态调整液体复苏方案。心源性休克需要早诊断、早治疗，降低病死率。创伤性失血性休克，需要综合考虑失血状态、创伤特点、复苏时机、是否有合并症等，进行个体化的复苏策略。

（王颖林　黄晓波）

参考文献

1. WEISS SL, PETERS MJ, ALHAZZANI W, et al. Surviving sepsis campaign international guidelines for the management of septic shock and sepsis-associated organ dysfunction in children. Pediatr Crit Care Med, 2020, 21(2): e52 - e106.

2. de CAEN AR, BERG MD, CHAMEIDES L, et al. Part 12: pediatric advanced life support: 2015 American Heart Associationguidelines update for cardiopulmonary resuscitation and emergency cardiovascularcare. Circulation, 2015, 132(18_Suppl_2): S526 - S542.

3. van PARIDON BM, SHEPPARD C, GARCIA GUERRA G, et al. Timing of antibiotics, volume, and vasoactive infusions in children with sepsis admitted to intensive care. CritCare, 2015, 19(1): 293.

4. INWALDDP, CANTER R, WOOLFALL K, et al. Restricted fluid bolus volume in early septic shock: results of the fluids in shock pilot trial. Arch Dis Child, 2019, 104(5): 426 - 431.

5. SANKAR J, ISMAIL J, SANKAR MJ, et al. Fluid bolus over 15 - 20 versus 5 - 10 minutes each in the first hour of resuscitation in children with septic shock: a randomized controlled trial. Pediatr Crit Care Med, 2017, 18(10): e435 - e445.

6. MEDEIROS DN, FERRANTI JF, DELGADO AF, et al. Colloids for the initial management of severe sepsis and septic shock in pediatric patients: a systematic review. PediatrEmerg Care, 2015, 31(11): e11 - e16.

7. BALAMUTHF, KITTICK M, MCBRIDE P, et al. Pragmatic pediatric trial of balanced versus normal saline-fluidinsepsis: the PRoMPT BOLUS randomized controlled trial pilot feasibility study. AcadEmerg Med, 2019, 26(12): 1346 - 1356.

8. WEISS SL, KEELE L, BALAMUTHF, et al. Crystalloid fluid choice and clinical outcomes in pediatricsepsis: a matched retrospective cohort study. J Pediatr, 2017, 182: 304 - 310. e10.

9. EMRATHET, FORTENBERRY JD, TRAVERS C, et al. Resuscitation with balanced fluids is associated withimprovedsurvival in pediatric severe sepsis. Crit Care Med, 2017, 45(7): 1177 - 1183.

10. VENTURA AM, SHIEH HH, BOUSSO A, et al. Double-blind prospective randomized controlled trial of dopamine versus epinephrine as first-line vasoactive drugs in pediatric septic shock. Crit Care Med, 2015,

43(11): 2292 – 2302.

11. RAMASWAMYKN, SINGHIS, JAYASHREEM, et al. Double-blind randomized clinical trial comparing dopamine and epinephrine inpediatric fluid-refractory hypotensive septic shock. Pediatr Crit Care Med, 2016, 17(11): e502 – e512.

12. DAVIS AL, CARCILLO JA, ANEJA RK, et al. American College of Critical Care Medicine clinical practice parameters for hemodynamic support of pediatric and neonatal septic shock. Crit Care Med, 2017, 45 (6): 1061 – 1093.

13. LAMPIN ME, ROUSSEAUX J, BOTTE A, et al. Noradrenaline use for septic shock in children: doses, routes of administration and complications. Acta Paediatr, 2012, 101(9): e426 – e430.

14. DEEP A, GOONASEKERA CD, WANG Y, et al. Evolution of haemodynamics and outcome of fluid-refractory septic shock in children. Intensive Care Med, 2013, 39(9): 1602 – 1609.

15. delCASTILLOJ, LÓPEZ-HERCEJ, CAÑADASS, et al. Cardiac arrest and resuscitation in the pediatric intensive care unit: a prospective multicenter multinaionalstudy. Resuscitation, 2014, 85(10): 138 – 1386.

16. MENON K, WARD RE, LAWSON ML, et al. A prospective multicenter study of adrenal function in critically illchildren. Am J Respir Crit Care Med, 2010, 182(2): 246 – 251.

17. EL-NAWAWY A, KHATER D, OMAR H, et al. Evaluation of early corticosteroid therapy in management of pediatric septic shock in pediatric intensive care patients: a randomized clinical study. Pediatr Infect Dis J, 2017, 36(2): 155 – 159.

18. WONG HR, ATKINSON SJ, CVIJANOVICH NZ, et al. Combining prognostic and predictive enrichment strategies to identify children with septic shock responsive to corticosteroids. Crit Care Med, 2016, 44 (10): e1000 – e1003.

19. WONG HR, CVIJANOVICH NZ, ANAS N, et al. Endotype transitions during the acute phase of pediatric septic shock reflectchanging risk and treatment response. Crit Care Med, 2018, 46(3): e242 – e249.

20. MENON K, MCNALLY D, CHOONG K, et al. A systematic review and meta-analysis on the effect of steroids in pediatric shock. Pediatr Crit Care Med, 2013, 14(5): 474 – 480.

21. HUSSMANN B, LEFERING R, KAUTHER MD, et al. Influence of prehospital volume replacement on outcome in polytraumatized children. Crit Care, 2012, 16(5): R201.

22. ACKER SN, ROSS JT, PARTRICK DA, et al. Injured children are resistant to the adverse effects of early high volume crystalloid resuscitation. J Pediatr Surg, 2014, 49(12): 1852 – 1855.

23. EDWARDS MJ, LUSTIK MB, CLARK ME, et al. The effects of balanced blood component resuscitation and crystalloid administration in pediatric trauma patients requiring transfusion in Afghanistan and Iraq 2002 to 2012. J Trauma Acute Care Surg, 2015, 78(2): 330 – 335.

24. COONS BE, TAM S, RUBSAM J, et al. High volume crystalloid resuscitation adversely affects pediatric trauma patients. J PediatrSurg, 2018, 53(11): 2202 – 2208.

25. ELKBULI A, ZAJD S, EHRHARDT JD, Jr, et al. Aggressive crystalloid resuscitation outcomes in low-severity pediatric trauma. J Surg Res, 2020, 247: 350 – 355.

26. CANNON JW, KHAN MA, RAJA AS, et al. Damage control resuscitation in patients with severe traumatic hemorrhage: a practice management guideline from the Eastern Association for the Surgery of Trauma. J Trauma Acute Care Surg, 2017, 82(3): 605 – 617.

27. KANANI AN, HARTSHORN S. NICE clinical guideline NG39: major trauma: assessment and initial man-

agement. Arch Dis Child Educ Pract Ed, 2017, 102（1）：20 - 23.

28. ZHU H, CHEN B, GUO C. Aggressive crystalloid adversely affects outcomes in a pediatric trauma popula-
    tion. Eur J Trauma Emerg Surg, 2021, 47（1）：85 - 92.

29. COMMITTEE ON TRAUMA. ATLS Advanced Trauma Life Support10th Edition Student Course Manual.
    Chicago, IL：American Collegeof Surgeons, 2018.

第三节　呼吸衰竭的治疗

呼吸衰竭是指患者肺通气和（或）换气功能障碍，导致肺组织无效换气和氧合障碍，通常由呼吸中枢障碍、上呼吸道梗阻、下呼吸道阻塞、呼吸肌衰竭或肺实质疾病所致。在呼吸不畅或不足时提供辅助通气，减轻气道异物阻塞（foreign body airway obstruction，FBAO），在阿片类药物过量时使用纳洛酮可以挽救生命。

窒息和中毒是导致婴儿和儿童死亡的主要原因。气球、食物（如热狗、坚果、葡萄）和家庭小物件是儿童 FBAO 最常见的原因，液体在婴儿中也很常见。区分轻度 FBAO（患者咳嗽并发出声音）和重度 FBAO（患者不能发出声音）很重要。轻度 FBAO 的患者可以尝试通过咳嗽来解除气道梗阻，但严重的梗阻需要干预。

2017 年在美国，阿片类药物过量导致 79 名 15 岁以下儿童死亡，4094 名 15 至 24 岁患者死亡。纳洛酮逆转了麻醉药物过量造成的呼吸抑制，2014 年，美国食品药品监督管理局批准非专业救援人员和医疗服务人员使用纳洛酮自动注射器，并且还提供纳洛酮鼻腔给药装置。

1. 有脉搏但呼吸不足的治疗

有脉搏但呼吸不足的治疗建议		
COR	LOE	推荐建议
1	C-EO	1. 对于有脉搏但无呼吸或通气不足的婴儿和儿童，提供人工呼吸。
2a	C-EO	2. 对于有脉搏但无呼吸或通气不足的婴儿和儿童，每隔 2～3 秒（20～30 次/分）给予 1 次呼吸是合理的。

相应的推荐依据

目前还没有针对儿科的临床研究以评估不同通气率对有脉搏但通气不足患者预后的影响。一项多中心观察研究发现，在心搏骤停心肺复苏期间，较高的通气率（1 岁以下儿童至少 30 次/分，1 岁以上儿童至少 25 次/分）与改善 ROSC 和存活率相关。为了便于训练，有脉搏但呼吸不足的患者建议呼吸频率从 1 次/3～5 秒增加到 1 次/2～3 秒，达到与新的 CPR 指南建议高级气道患者的通气方式一致。

2. 气道异物阻塞

		关于气道异物阻塞的建议
COR	LOE	推荐建议
1	C-LD	1. 如果孩子患有轻度 FBAO，允许患者咳嗽以清除气道，同时观察是否有严重 FBAO 的迹象。
1	C-LD	2. 对于患有严重 FBAO 的儿童，要进行腹部冲击，直到物体被排出或患者没有反应。
1	C-LD	3. 对于患有严重 FBAO 的婴儿，重复进行 5 次背部击打（拍打），然后进行 5 次胸部按压，直到物体被排出或患者没有反应。
1	C-LD	4. 如果患有严重 FBAO 的婴儿或儿童无反应，应从胸部按压开始心肺复苏（不要进行脉搏检查）。如果心肺复苏 2 分钟后仍未启动应急反应系统，则启动应急反应系统。
1	C-LD	5. 对于正在接受心肺复苏的 FBAO 婴儿或儿童，在开放呼吸道进行呼吸时，应取出任何可见的异物。
3：Harm	C-LD	6. 不要盲目用手挖异物。

相应的推荐依据

没有高质量的数据支持有关儿童 FBAO 的建议。许多 FBAO 可以通过允许患者咳嗽来缓解，如果病情严重，旁观者可以用腹部冲击法进行治疗。

主要来自病例系列的观察数据支持婴儿使用背部击打或胸外按压。由于腹部冲击可能导致腹部器官损伤，不建议婴儿使用腹部冲击。

患者一旦发生昏迷，无论是否有脉搏，观察数据都支持立即提供胸部按压。

数据表明，盲目用手挖异物的风险超过了对 FBAO 处理的任何潜在的好处。

3. 阿片类药物引起的呼吸和心搏骤停

		阿片类药物相关呼吸和心搏骤停的建议
COR	LOE	推荐建议
1	C-LD	1. 对于呼吸骤停的患者，应维持人工呼吸或面罩通气直到自主呼吸恢复，如果自主呼吸仍未恢复，应继续采取儿科标准的基本或高级生命支持措施。
1	C-EO	2. 对于已知或怀疑心搏骤停的患者，在使用纳洛酮未证实有益处的情况下，标准复苏措施应优先于纳洛酮治疗，重点放在高质量的心肺复苏（按压加通气）上。

（续）

		阿片类药物相关呼吸和心搏骤停的建议
COR	LOE	推荐建议
1	C-EO	3. 在等待患者对纳洛酮或其他干预措施起反应时，非专业但经过训练的应答者不应延迟启动应急系统。
2a	B-NR	4. 对于有明确脉搏但没有正常呼吸或仅有喘息（呼吸暂停）的疑似阿片类药物过量的患者，除了提供标准的儿科基本生命支持或高级生命支持外，应答者还可以通过肌肉或鼻腔使用纳洛酮。

相应的推荐依据

初期处理应侧重于维持患者的呼吸道通畅和呼吸支持。首先打开呼吸道，然后进行人工呼吸，最好是使用面罩或屏障装置。如果没有恢复自主呼吸，应继续提供生命支持。

尚无研究表明在心搏骤停期间使用纳洛酮可以改善患者的预后，因此提供心肺复苏应该是最初救治的重点。如果纳洛酮不影响高质量心肺复苏的效果，它可以与标准的高级心血管生命支持救治一起使用。

对于疑似阿片类药物过量的患者，早期启动紧急响应系统至关重要。救援人员一般无法确定患者的临床状况是否为单纯阿片类药物引起的呼吸抑制。确定脉搏是否存在并不可靠，最重要的是急救和基础生命支持。纳洛酮在其他医学疾病下无效（包括过量使用非阿片类药物和因任何原因引起的心搏骤停）。对纳洛酮给药有反应的患者，中枢神经系统和呼吸抑制仍可能会反复，需要观察更长时间才能安全出院。

对纳洛酮在呼吸骤停中的应用进行了 12 项研究，其中 5 项比较了肌肉、静脉和（或）鼻腔给药途径（2 项 RCT 和 3 项非 RCT），9 项评估了纳洛酮的安全性或对纳洛酮的使用进行了观察性研究。这些研究报告纳洛酮治疗阿片类药物引起的呼吸抑制是安全有效的，并发症很少且与剂量相关。

这些建议摘自《第 3 部分：成人基础和高级生命支持》，并得到了 2020 年《国际儿童权利公约》更新的证据的进一步支持。虽然尚无儿科数据支持这些建议；但是由于阿片类药物危机的紧迫性，成人的建议应该适用于儿童。

【评注与解读】

本节讨论了婴儿和儿童的呼吸衰竭治疗。呼吸衰竭是儿科危重症抢救的主要问题，婴儿和儿童呼吸衰竭通常由呼吸中枢障碍、上呼吸道梗阻、下呼吸道阻塞、呼吸肌衰竭或肺实质疾病所致，引起患儿通气不足，导致无效的换气和氧合障碍。窒息和中毒是导致婴儿和儿童死亡的主要原因。

正确地识别和处理呼吸衰竭会显著提高婴儿和儿童生存率及改善预后。

建议对有脉搏但通气不足的婴儿和儿童进行人工呼吸，研究表明心搏骤停心肺复苏期间，较高通气率（1岁以下至少30次/分，1岁以上至少25次/分）可改善预后，提高存活率。婴儿和儿童复苏最新数据显示，建议将辅助通气频率从1次/3～5秒增至1次/2～3秒（每分钟通气20～30次）。

在气道异物梗阻治疗中，可以通过促进患儿咳嗽来缓解，对于病情严重者，可以用腹部冲击法进行治疗。对于婴儿，建议使用背部击打或胸外按压法处理，以避免腹部冲击可能导致的腹部器官损伤。对于正在接受心肺复苏的患儿，在开放呼吸道进行呼吸时，应取出任何可视异物，并避免盲目手取异物的风险。患儿一旦昏迷，无论是否有脉搏，都立即提供胸部按压。

对于阿片类药物过量引起的呼吸心搏骤停，初期处理重点是维持呼吸道通畅和人工呼吸。有脉搏但无呼吸或仅有喘息样呼吸的情况，除进行标准儿科基本生命支持或高级生命支持外，还可以通过肌肉或鼻腔应用纳洛酮，以逆转过量阿片类药物引起的呼吸骤停。相关研究表明纳洛酮治疗阿片类药物过量引起的呼吸抑制是安全有效的，并发症少且与剂量相关。对纳洛酮有反应的患儿，中枢神经系统和呼吸系统的抑制仍可再发，所以需要观察更长时间。

对于婴儿和儿童呼吸衰竭的治疗旨在改善呼吸功能、维持足够通气和氧合、治疗原发病。治疗时保持患儿正确体位，通过间断翻身拍背、变换体位等措施引流出口鼻腔异物及分泌物。同时还需积极治疗原发病，比如选用敏感抗生素、足量全程控制感染治疗肺炎，抗炎、解痉等措施处理哮喘等。若缺氧程度不重，可以经鼻导管、面罩给氧，如缺氧状况仍无缓解，则需气管插管进行机械辅助通气。对于经以上方式均不能改善通气和氧合的患儿，必要时可行ECMO、NO吸入治疗或替代治疗。

【总结和建议】

正确识别、及时处理呼吸衰竭会显著提高危重患儿的生存率及改善预后。对有脉搏但通气不足的患儿，建议将辅助通气频率增至1次/2～3秒（每分钟通气20～30次）。在异物气道梗阻治疗中，应取出任何可见异物，并根据年龄和病情，采用促进咳嗽、腹部冲击、背部拍打或胸外按压等方法救治。对于阿片类药物过量引起的呼吸心搏骤停，早期重点是维持呼吸道通畅和人工呼吸，必要时使用纳洛酮（图4-8，图4-9）。在对症处理患儿呼吸衰竭的同时，积极对因治疗原发疾病。

（王颖林　田国刚）

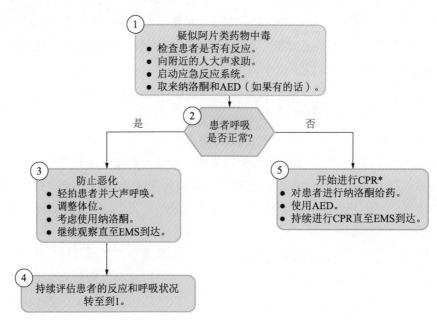

*对于成人和青少年患者，施救者如果受过训练，面对阿片类药物相关紧急情况时，应进行按压和人工呼吸，如未受过人工呼吸方面的训练，则应进行单纯按压式CPR。对于婴儿和儿童，CPR应当包含胸外按压和人工呼吸。

©2020 American Heart Association

注：AED：自动体外除颤器；CPR：心肺复苏；EMS：紧急医疗服务。

图4-8 阿片类药物相关的非专业人员急救方案

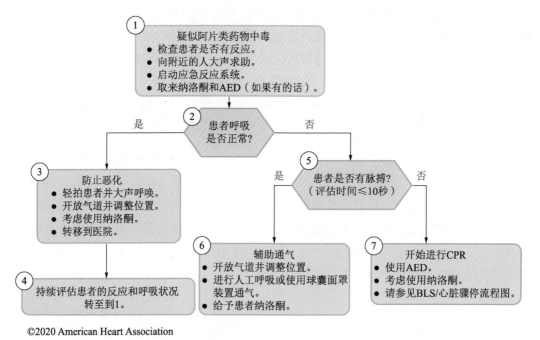

©2020 American Heart Association

注：AED：自动体外除颤器；CPR：心肺复苏；EMS：紧急医疗服务。

图4-9 医疗服务提供者的阿片类药物相关治疗流程图

参考文献

1. MORLEY RE, LUDEMANN JP, MOXHAM JP, et al. Foreign body aspiration in infants and toddlers: recent trends in British Columbia. J Otolaryngol, 2004, 33(1): 37 – 41.

2. HARRIS CS, BAKER SP, SMITH GA, et al. Childhood asphyxiation by food. A national analysis and overview. JAMA, 1984, 251(17): 2231 – 2235.

3. RIMELL FL, THOME A, Jr, STOOL S, et al. Characteristics of objects that cause choking in children. JAMA, 1995, 274(22): 1763 – 1766.

4. VILKE GM, SMITH AM, RAY LU, et al. Airway obstruction in children aged less than 5 years: the prehospital experience. Prehosp Emerg Care, 2004, 8(2): 196 – 199.

5. SCHOLL L, SETH P, KARIISA M, et al. Drug and opioid-involved overdose deaths-United States, 2013 – 2017. MMWR Morb Mortal WklyRep, 2018, 67(5152): 1419 – 1427.

6. FISCHER CG, COOK DR. The respiratory and narcotic antagonistic effects of naloxone in infants. Anesth-Analg, 1974, 53(6): 849 – 852.

7. SUTTON RM, REEDER RW, LANDIS WP, et al. Ventilation rates and pediatric in-hospital cardiac arrest survival outcomes. Crit Care Med, 2019, 47(11): 1627 – 1636.

8. HEIMLICH HJ. A life-saving maneuver to prevent food-choking. JAMA, 1975, 234(4): 398 – 401.

9. STERNBACHG, KISKADDONRT. Henry Heimlich: a life-saving maneuver for food choking. J Emerg Med, 1985, 3(2): 143 – 148.

10. REDDING JS. The choking controversy: critique of evidence on the Heimlich maneuver. Crit Care Med, 1979, 7(10): 475 – 479.

11. KINOSHITAK, AZUHATAT, KAWANO D, et al. Relationships between pre-hospital characteristics and outcome in victims of foreign body airway obstruction during meals. Resuscitation, 2015, 88: 63 – 67.

12. LEE SL, KIM SS, SHEKHERDIMIAN S, et al. Complications asaresult of the Heimlich maneuver. J Trauma, 2009, 66(3): E34 – E35.

13. ABDER-RAHMAN HA. Infants choking following blind finger sweep. JPediatr (Rio J), 2009, 85(3): 273 – 275.

14. HARTREY R, BINGHAM RM. Pharyngeal trauma as a result of blind finger sweeps in the choking child. J AccidEmerg Med, 1995, 12(1): 52 – 54.

15. KABBANI M, GOODWIN SR. Traumatic epiglottis following blind finger sweep to remove a pharyngeal foreign body. Clin Pediatr (Phila), 1995, 34(9): 495 – 497.

16. GUILDNERCW. Resuscitation—opening the airway: a comparative study of techniques for opening an airway obstructed by the tongue. JACEP, 1976, 5(8): 588 – 590.

17. WENZEL V, KELLER C, IDRIS AH, et al. Effects of smaller tidal volumes during basic life support ventilation in patients with respiratory arrest: good ventilation, less risk? Resuscitation, 1999, 43(1): 25 – 29.

18. SAYBOLT MD, ALTER SM, DOS SANTOS F, et al. Naloxone in cardiac arrest with suspected opioid overdoses. Resuscitation, 2010, 81(1): 42 – 46.

19. DEZFULIAN C, ORKIN AM, MARON BA, et al. Opioid-associated out-of-hospital cardiac arrest: distinctive clinical features and implications for healthcare and public responses: a scientific statement from the American Heart Association. Circulation, 2021, 143(16): e836 – e870.

20. BAHR J, KLINGLER H, PANZER W, et al. Skills of lay people in checking the carotid pulse. Resusci

tion, 1997, 35(1): 23-26.

21. EBERLE B, DICK WF, SCHNEIDER T, et al. Checking the carotid pulse check: diagnostic accuracy of first responders in patients with and without a pulse. Resuscitation, 1996, 33(2): 107-116.

22. KELLY AM, KERR D, DIETZEP, et al. Randomised trial of intranasal versus intramuscular naloxone in prehospital treatment for suspected opioid overdose. Med J Aust, 2005, 182(1): 24-27.

23. KERR D, KELLY AM, DIETZEP, et al. Randomized controlled trial comparing the effectiveness and safety of intranasal and intramuscular naloxone for the treatment of suspected heroin overdose. Addiction, 2009, 104(12): 2067-2074.

24. WANGER K, BROUGH L, MACMILLAN I, et al. Intravenous vs subcutaneous naloxone for out-of-hospital management of presumed opioid overdose. AcadEmerg Med, 1998, 5(4): 293-299.

25. BARTON ED, COLWELL CB, WOLFE T, et al. Efficacy of intranasal naloxone as a needleless alternative for treatment of opioid overdose in the prehospital setting. J Emerg Med, 2005, 29(3): 265-271.

26. BARTON ED, COLWELL CB, WOLFE T, et al. Efficacy of intranasal naloxone as a needleless alternative for treatment of opioid overdose in the prehospital setting. J Emerg Med, 2005, 29: 265-271.

27. ROBERTSON TM, HENDEY GW, STROH G, et al. Intranasal naloxone is a viable alternative to intravenous naloxone for prehospital narcotic overdose. Prehosp Emerg Care, 2009, 13(4): 512-515.

28. CETRULLO C, DI NINO GF, MELLONI C, et al. [Naloxone antagonism toward opiate analgesic drugs. Clinical experimental study]. Minerva Anestesiol, 1983, 49(4): 199-204.

29. OSTERWALDER JJ. Naloxone—for intoxications with intravenous heroin and heroin mixtures—harmless or hazardous? A prospective clinical study. J Toxicol Clin Toxicol, 1996, 34(4): 409-416.

30. SPORER KA, FIRESTONE J, ISAACS SM. Out-of-hospital treatment of opioid overdoses in an urban setting. Acad Emerg Med, 1996, 3(7): 660-667.

31. STOKLAND O, HANSEN TB, NILSEN JE. Prehospital treatment of heroin intoxication in Oslo in 1996. Tidsskr Nor Laegeforen, 1998, 118(20): 3144-3146.

32. BUAJORDET I, NAESS AC, JACOBSEN D, et al. Adverse events after naloxone treatment of episodes of suspected acute opioid overdose. Eur J Emerg Med, 2004, 11(1): 19-23.

33. CANTWELL K, DIETZE P, FLANDER L. The relationship between naloxone dose and key patient variables in the treatment of non-fatal heroin overdose in the prehospital setting. Resuscitation, 2005, 65(3): 315-319.

34. BOYD JJ, KUISMA MJ, ALASPÄÄ AO, et al. Recurrent opioid toxicity after pre-hospital care of presumed heroin overdose patients. Acta Anaesthesiol Scand, 2006, 50(10): 1266-1270.

35. NIELSEN K, NIELSEN SL, SIERSMA V, et al. Treatment of opioid overdose in a physician based prehospital EMS:frequency and long-term prognosis. Resuscitation, 2011, 82(11): 1410-1413.

36. WAMPLER DA, MOLINA DK, MCMANUS J, et al. No deaths associated with patient refusal of transport after naloxonereversed opioid overdose. Prehosp Emerg Care, 2011, 15(3): 320-324.

37. CLARKE SF, DARGAN PI, JONES AL. Naloxone in opioid poisoning: walking the tightrope. Emerg Med J, 2005, 22(9): 612-616.

38. ETHERINGTON J, CHRISTENSON J, INNES G, et al. Is early discharge safe after naloxone reversal of presumed opioid overdose? CJEM, 2000, 2(3): 156-162.

39. ZUCKERMAN M, WEISBERG SN, BOYER EW. Pitfalls of intranasal naloxone. Prehosp Emerg Care, 2014, 18(4): 550-554.

40. PANCHALAR, BARTOSJA, CABAÑASJG, et al. Part 3: adultbasic and advanced life support: 2020

American Heart Association guidelines for cardiopulmonary resuscitation and emergency cardiovascularcare. Circulation, 2020, 142(16_suppl_2): S366 – S468.

41. OLASVEENGEN TM, MANCINI ME, PERKINS GD, et al. Adult basic life support: 2020 international consensus on cardiopulmonary resuscitation and emergency cardiovascular care science with treatment recommendations. Circulation, 2020, 142(16_suppl_1): S41 – S91.

第四节　插管

选择适合儿童插管的设备和药物很重要。截至目前在婴幼儿中首选无气囊 ETT，因为正常的儿童气道会在声带下方变窄，从而在远端管周围形成解剖密封。在紧急插管和肺顺应性差的情况下，可能需要将无气囊 ETT 改为有气囊 ETT。有气囊导管提高了二氧化碳波形的准确性，减少了 ETT 更换需要（导致高风险的再次插管或延迟按压），并改善了压力和潮气量输送。但是，套囊中的高压会导致气道黏膜损伤。尽管有几项研究已经确定使用套囊管，实际上可以通过减少更换导管进而减少气道损伤，但必须注意选择管的正确尺寸和气囊充气压力。在高海拔转运过程中 ETT 气囊压力是动态变化的，并且伴有气道水肿的增加。

插管是高风险的手术，根据患者的血流动力学、呼吸力学和气道状态，患者在插管期间发生心搏骤停的风险可能会增加。因此，在插管前提供充分的复苏十分重要。

在气囊面罩通气和插管过程中，环状软骨压迫可将胃内容物反流到呼吸道的风险降至最低，但会担心气管受到压迫，可能会阻碍有效的气囊面罩通气和插管成功。

在有灌注心律的患者中，通过听诊呼吸音、气管导管内雾气或胸廓隆起，均不能有效地帮助确认 ETT 的位置。比色测定仪或 ETCO$_2$ 均可用于评估 ETT 的初始位置。在低心输出量或心搏骤停导致肺血流量减少的患者中，ETCO$_2$ 意义可能不大。

1. 带套囊气管导管气管插管的使用

使用带套囊气管导管插管的建议		
COR	LOE	推荐建议
1	C-EO	1. 使用带套囊的 ETT 时，应注意 ETT 的大小、位置和套囊充气压力（通常小于 20 ~ 25 cmH$_2$O）。
2a	C-LD	2. 在婴儿及儿童插管时，选择带套囊的 ETT 比选择无套囊的 ETT 更合理。

相应的推荐依据

一项包括 2 953 名儿童的回顾性研究发现，在气管内有 25 cmH$_2$O 和 ETT 周围有轻微渗漏的情况下，尚无显著声门下狭窄的临床病例报道，需要再插管的哮喘发生率不足 1%。

3 项系统综述、2 项随机对照试验和 2 项回顾性综述支持带套囊 ETT 的安全性，减少更换气管插管的概率。这些研究几乎完全是在围手术期患者中进行的，插管由熟练的气管插管操作者进行。因此，ETT 持续时间可能比危重患者短。带套囊 ETT 的使用与较低的再插管率、更成功的通气和呼气末二氧化碳更高准确性有关，而不会增加并发症的风险。带套囊 ETT 可能会降低吸入的风险。

2. 环状软骨压迫在气管插管中的应用

插管时使用环状软骨压迫的建议		
COR	LOE	推荐建议
2b	C-LD	1. 气囊面罩通气时的环状软骨压迫可减少胃胀气。
3：无益	C-LD	2. 小儿气管插管时不建议常规使用环状软骨压迫。
3：有害	C-LD	3. 在使用环状软骨压迫时，如果它干扰了通气或插管的速度或简易性，请停止使用。

相应的推荐依据

一项大型儿科 ICU 插管注册的回顾性倾向性配对研究表明，诱导期间的环状软骨压迫和气管插管前的气囊面罩通气与反流率降低无关。同一儿科 ICU 数据库的研究报告表明，喉外操作与初始气管插管成功率较低有关。

3. 阿托品用于气管插管

阿托品用于插管的建议		
COR	LOE	推荐建议
2b	C-LD	1. 医师在紧急插管期间术前使用阿托品作为预防心动过缓可能是合理的，因为心动过缓的风险较高（例如，在给予琥珀酰胆碱时）。
2b	C-LD	2. 急诊插管术前用药时，阿托品的剂量 0.02 mg/kg，不设最低剂量，这是可行的。

相应的推荐依据

《2019 年法国麻醉和重症监护医学会指南》指出，阿托品可作为 28 天至 8 岁婴幼儿脓毒性休克、低血容量或使用琥珀酰胆碱时插管前的药物。

一项非随机单中心干预研究发现，阿托品剂量小于 0.1 mg 与心动过缓或心律不齐无相关性。

4. 高级气道患者呼气末二氧化碳监测

		高级气道患者呼出二氧化碳监测的建议
COR	LOE	推荐建议
1	C-LD	1. 在所有情况下，对于有灌注心律，使用呼出二氧化碳检测（比色检测仪或二氧化碳波形图）确认 ETT 放置。
2a	C-LD	2. 在有灌注心律的婴儿和儿童中，在院外和院内/院间转运时，监测呼出二氧化碳是有益的（比色检测仪或二氧化碳波形图）。

相应的推荐依据

尽管尚无将 ETCO$_2$ 检测与临床结局联系起来的随机对照试验，但英国皇家麻醉医师学院和困难气道学会在第四次国家审计项目得出的结论是，未能正确使用或无法正确解释二氧化碳波形图导致了包括 ICU 相关死亡的不良事件（融合了成人和儿科数据）。一项小型随机研究表明，在分娩室中的早产新生儿插管，二氧化碳波形图比临床评估更快。定性（比色）和定量（二氧化碳波形图或数字显示）ETCO$_2$ 检测器在患者预后方面无差异。

成人文献表明，监测和正确解释插管患者的二氧化碳波形图可以预防不良事件的发生。这一点已经在儿科模拟情景中得到证明，其中二氧化碳波形图增加了提供者对 ETT 移位可能的认识。

【评注与解读】

本章节讨论的是带套囊气管导管、环状软骨压迫、阿托品使用及 ETCO$_2$ 监测在小儿气管插管中的使用。

是否选择带套囊的气管导管不仅需要考虑病情需要，还要考虑环境及损伤情况。在气管导管选择上，推荐婴儿及儿童急救插管时选择带套囊气管导管。合适大小的气管导管以及适当的套囊压力（通常小于 20~25 cmH$_2$O）可以增加有效通气，提高 ETCO$_2$ 波形准确性，便于观察复苏的效果。使用带套囊气管导管可以减少气管导管的更换次数，从而减轻气道损伤，并减少反流误吸的风险。这里需要强调的是，在高海拔地区使用带套囊导管时，套囊内压随海拔的改变而改变，气道损伤的发生率随之增加。

由于压迫环状软骨可能阻碍面罩通气以及增加气管插管的难度，不常规推荐气管插管时压迫环状软骨以降低反流误吸的风险。

给予 0.02 mg/kg 的阿托品可作为紧急插管前预防心动过缓的术前用药，而对于阿托品术前使用的最低剂量并没有明确的要求。

ETCO$_2$ 监测用于判断气管插管位置的同时，也可反映患儿的通气情况。对于已立高级气道支持的患儿，$ETCO_2$ 测定用于判定气管导管位置较肺部听诊、观察气管导管"白雾现象"以及胸廓起伏更为可靠、准确。监测 $ETCO_2$ 可用于判断肺通气情况以及肺血流灌注情况，有利于及时发现并处理复苏转运过程中可能发生的有效通气改变、心搏骤停等紧急事件。

【总结和建议】

小儿气管插管需要注意相关问题：建议婴儿及儿童急救插管时选择带套囊气管导管，以及适当的套囊压力（通常小于 $20 \sim 25\ cmH_2O$），可以减少反流所致误吸的风险；需要提醒在高海拔地区，套囊内压会随海拔而变化，应注意预防气道损伤；不常规推荐气管插管时压迫环状软骨，紧急插管前可以给予 $0.02\ mg/kg$ 阿托品预防心动过缓；$ETCO_2$ 监测在判断气管插管位置及通气情况方面具有一定的应用价值。

（王颖林　田国刚）

参考文献

1. TOBIAS JD. Pediatric airway anatomy may not be what we thought: implications for clinical practiceand the use of cuffed endotracheal tubes. PaediatrAnaesth, 2015, 25(1): 9 – 19.

2. ORSBORN J, GRAHAM J, MOSS M, et al. Pediatric endotracheal tube cuff pressures during aeromedical transport. PediatrEmergCare, 2016, 32(1): 20 – 22.

3. BLACK AE, HATCH DJ, NAUTH-MISIR N. Complications of nasotrachealintubation in neonates, infants and children: a review of 4 years' experience in a children's hospital. Br J Anaesth, 1990, 65(4): 461 – 467.

4. CHEN L, ZHANG J, PAN G, et al. Cuffed versus uncuffed endotracheal tubes in pediatrics: a meta-analysis. Open Med (Wars), 2018, 13: 366 – 373.

5. SHIF, XIAO Y, XIONGW, et al. Cuffed versus uncuffed endotrachealtubesinchildren: ameta-analysis. JAnesth, 2016, 30(1): 3 – 11.

6. de ORANGE FA, ANDRADE RG, LEMOS A, et al. Cuffed versus uncuffed endotracheal tubes for general an-aesthesia in children aged eight years and under. Cochrane Database Syst Rev, 2017, 11(11): CD011954.

7. CHAMBERS NA, RAMGOLAM A, SOMMERFIELD D, et al. Cuffed vs. uncuffed tracheal tubes in children: a randomised controlled trial comparing leak, tidal volume and complications. Anaesthesia, 2018, 73(2): 160 – 168.

8. de WIT M, PEELEN LM, van WOLFSWINKEL L, et al. The incidence of postoperative respiratory complications: A retrospective analysis of cuffed vs uncuffed tracheal tubes in child-ren 0 – 7 years of age. PaediatrAnaesth, 2018, 28(3): 210 – 217.

9. SCHWEIGER C, MAROSTICA PJ, SMITH MM, et al. Incidence of post-intubation subglottic stenosis in children: prospective study. J Laryngol Otol, 2013, 127(4): 399 – 403.

10. DORSEY DP, BOWMAN SM, KLEIN MB, et al. Perioperative use of cuffed endotracheal tubes is advanta-

geous in young pediatric burn patients. Burns, 2010, 36(6): 856 – 860.

11. KHINE HH, CORDDRY DH, KETTRICK RG, et al. Comparison of cuffed and uncuffed endotracheal tubes in young children during general anesthesia. Anesthesiology, 1997, 86(3): 627 – 631.

12. WEISS M, DULLENKOPF A, FISCHER JE, et al. Prospective randomized controlled multi-centre trial of cuffed or uncuffed endotracheal tubes in small children. Br J Anaesth, 2009, 103(6): 867 – 873.

13. JAMESI. Cuffed tubes in children. Paediatr Anaesthesia, 2001, 11(3): 259 – 263.

14. GOPALAREDDY V, HE Z, SOUNDAR S, et al. Assessment of the prevalence of microaspiration by gastric pepsin in the airway of ventilated children. Acta Paediatr, 2008, 97(1): 55 – 60.

15. BROWNING DH, GRAVES SA. Incidence of aspiration with endotracheal tubes in children. J Pediatr, 1983, 102(4): 582 – 584.

16. KOJIMA T, LAVERRIERE EK, OWEN EB, et al. Clinical impact of external laryngeal manipulation during laryngoscopy on tracheal intubation success in critically ill children. Pediatr Crit Care Med, 2018, 19(2): 106 – 114.

17. KOJIMA T, HARWAYNE-GIDANSKY I, SHENOI AN, et al. Cricoid pressure during induction for tracheal intubation in critically ill children: a report from national emergency airway registry for children. Pediatr Crit Care Med, 2018, 19(6): 528 – 537.

18. QUINTARD H, L'HER E, POTTECHER J, et al. Experts' guidelines of intubation and extubation of the ICU patient of French Society of Anaesthesia and Intensive Care Medicine (SFAR) and French-speaking Intensive Care Society (SRLF): In collaboration with the pediatric Association of French-speaking Anaesthetists and Intensivists (ADARPEF), French-speaking Group of Intensive Care and Paediatric emergencies (GFRUP) and Intensive Care physiotherapy society (SKR). Ann Intensive Care, 2019, 9(1): 13.

19. JONES P, OVENDEN N, DAUGER S, et al. Estimating'lost heart beats'rather than reductions in heart rate during the intubation of critically-ill children. PLoSOne, 2014, 9(2): e86766.

20. EISA L, PASSIY, LERMAN J, et al. Do small doses of atropine (<0.1 mg) cause bradycardia in young children? Arch Dis Child, 2015, 100(7): 684 – 688.

21. COOK TM, WOODALL N, HARPER J, et al. Major complications of airway management in the UK: results of the Fourth National Audit Project of the Royal College of Anaesthetists and the difficult Airway Society, part 2: intensive care and emergency departments. Br J Anaesth, 2011, 106(5): 632 – 642.

22. COOK TM. Strategies for the prevention of airway complications-a narrative review. Anaes-thesia, 2018, 73(1): 93 – 111.

23. HOSONO S, INAMI I, FUJITA H, et al. A role of end-tidal CO_2 monitoring for assessment of tracheal intubations in very low birth weight infants during neonatal resuscitation at birth. J Perinat Med, 2009, 37(1): 79 – 84.

24. HAWKES GA, FINN D, KENOSI M, et al. A randomized controlled trial of end-tidal carbon dioxide detection of preterm infants in the delivery room. J Pediatr, 2017, 182: 74 – 78, e2.

24. HUNT KA, YAMADA Y, MURTHY V, et al. Detection of exhaled carbon dioxide following intubation during resuscitation at delivery. Arch Dis Child Fetal Neonatal Ed, 2019, 104(2): F187 – F191.

26. LANGHAN ML, EMERSON BL, NETT S, et al. End-Tidal carbon dioxide use for tracheal intubation: analysis from the National Emergency Airway Registry for Children (NEAR4KIDS) Registry. Pediatr Crit Care Med, 2018, 19(2): 98 – 105.

27. HAWKES GA, KENOSI M, RYAN CA, et al. Quantitative orqualitative carbon dioxide monitoring for manual ventilation: a mannequin study. ActaPaediatr, 2015, 104(4): e148 – e151.

28. FANARA B, MANZON C, BARBOT O, et al. Recommendations for the intra-hosipital transport of critically ill patients. Crit Care, 2010, 14(3): R87.

29. LANGHAN ML, CHING K, NORTHRUP V, et al. A randomized controlled trial of capnography in the correction of simulated endotracheal tube dislodgement. Acad Emerg Med, 2011, 18(6): 590 – 596.

30. LANGHAN ML, AUERBACH M, SMITH AN, et al. Improving detection by pediatric residents of endotracheal tube dislodgement with capnogra-phy: a randomized controlled trial. J Pediatr, 2012, 160(6): 1009 – 1014.

第十章
其他心肺问题的处理

第一节　心动过缓的处理

与血流动力学受损相关的心动过缓，即使有明显的脉搏，也可能是心搏骤停的先兆。因此，心率低于 60 次/分的心动过缓需要紧急评估心肺损伤情况。如果存在心肺损伤，患儿的初始处理需要评估病因，同时给予气道支持、通气和氧合等治疗。尽管进行了有效的氧合和通气，若心动过缓并伴有心肺损伤仍存在，应立即开始心肺复苏（图 4-10）。儿童心动过缓进展为无脉搏骤停前接受心肺复苏，其结局更为理想。应立即确定并治疗导致心动过缓的可控因素，如缺氧、低血压、低血糖、体温过低、酸中毒或毒物摄入。

心动过缓的治疗建议		
COR	LOE	推荐建议
1	C-LD	1. 如果心动过缓是由于迷走神经张力增高或原发性房室传导阻滞（不是继发于缺氧等因素），则给予阿托品。
1	C-LD	2. 如果使用氧气有效通气后，心律仍低于 60 次/分且心肺功能不全，则开始心肺复苏。
1	C-EO	3. 如果纠正其他因素（如低氧）后心动过缓仍持续或仅短暂反应，则给予肾上腺素 IV/IO。如果没有 IV/IO 通道，请进行气管插管（如果可以的话）。
2b	C-LD	4. 如果心动过缓是由于完全的心脏传导阻滞或窦房结功能不全，且对通气、氧合、胸部按压和药物无反应，则可以考虑进行紧急经皮起搏，尤其是对于患有先天性或后天获得性心脏病的儿童。

相应的推荐依据

两项成人和两项儿科研究证明阿托品对迷走神经刺激、房室传导阻滞和中毒所致的心动过缓有效。尚无证据表明阿托品可以用于其他原因导致的心动过缓。

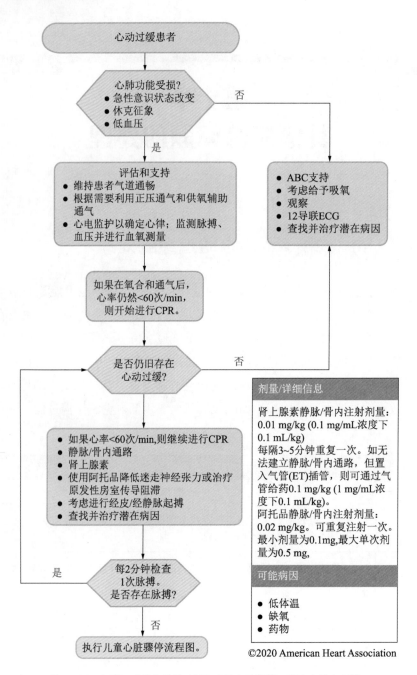

注：ABC：气道、呼吸和循环；CPR 表示心肺复苏；ECG 表示心电图。

图 4−10　儿科有脉性心动过缓流程图

　　同一数据库中的两项回顾性分析显示，儿童心动过缓和血流灌注差并接受 CPR 治疗的预后优于无脉搏心搏骤停并接受 CPR 治疗。心动过缓的心肺复苏开始至脉搏消失之间的时间越长，生存概率越低。

关于心动过缓治疗的儿科数据有限。最近对有脉搏的心动过缓儿童患者进行的一项回顾性倾向性配对研究发现，接受肾上腺素治疗的患者比没有接受的患者预后更差。由于研究的局限性，还需要进一步研究肾上腺素对有脉搏心动过缓患者的影响。

体外经皮起搏治疗儿童顽固性心动过缓的资料有限。完全性心脏传导阻滞或窦房结功能障碍患者，特别是先天性或后天获得性心脏病患者，可考虑急诊经皮安装起搏器。起搏器对因心搏骤停或心搏骤停后缺氧性、缺血性心肌损伤或呼吸衰竭引起的心动过缓无效。

【评注与解读】

本节主要讨论儿科患者出现心动过缓时的处理策略。

患儿一旦出现影响血流动力学的心动过缓，即使有明显的脉搏，也可能是心搏骤停的先兆。在心动过缓进展为无脉搏骤停前接受心肺复苏，预后更为理想。因此当患儿心率低于 60 次/分时需进行紧急评估，同时明确导致心动过缓的原因并采取相应治疗措施。

如果评估确定患儿存在心肺损害，需立即给予通畅气道、通气和氧合等治疗。如果经上述处理后，心律低于 60 次/分且出现心肺功能不全表现，则开始心肺复苏。

如果心动过缓是由于迷走神经张力增高或原发性房室传导阻滞（不是继发于缺氧等因素），则推荐给予阿托品。

如果纠正其他因素（如低氧）后心动过缓仍持续或仅短暂恢复，则给予肾上腺素。

如果心动过缓是由于完全的心脏传导阻滞或窦房结功能不全，且对通气、氧合、胸部按压和药物治疗无反应，则可以考虑紧急经皮起搏，尤其是对于患有先天性或获得性心脏病的儿童。

【总结和建议】

患儿一旦出现影响血流动力学的心动过缓，应积极寻找病因并及时处理，避免发展为心脏停搏。如果评估确定存在心肺损害，需立即给予通畅气道、通气、氧合，甚至心肺复苏等相应措施。如果是迷走神经张力增高或原发性房室传导阻滞，则推荐给予阿托品。纠正其他因素后心动过缓仍不缓解，可应用肾上腺素。有明确的心脏传导异常病因的患儿，则可以考虑紧急经皮起搏。

（王颖林　曾俊）

参考文献

1. KHERA R, TANG Y, GIROTRA S, etal. Pulselessness after initiation of cardiopulmonary resuscitation for-bradycardia in hospitalizedchildren. Circulation, 2019, 140(5): 370 – 378.

2. SMITH I, MONK TG, WHITE PF. Comparison of transesophageal atrial pacing with anticholinergic drugs for the treatment of intraoperative bradycardia. Anesth Analg, 1994, 78(2): 245 – 252.

3. BRADY WJ, SWART G, DEBEHNKE DJ, et al. The efficacy of atropine in the treatment of hemodynamically unstable bradycardia and atrioventricular block: prehospital and emergency department considerations. Resuscitation, 1999, 41(1): 47 – 55.

4. ZIMMERMAN G, STEWARD DJ. Bradycardia delays the onset of action of intravenous atropine in infants. Anesthesiology, 1986, 65(3): 320 – 322.

5. FULLERTON DA, ST CYR JA, CLARKE DR, et al. Bezold-Jarisch reflex in postoperative pediatric cardiac surgical patients. Ann Thorac Surg, 1991, 52(3): 534 – 536.

6. DONOGHUE A, BERG RA, HAZINSKI MF, et al. Cardiopulmonary resuscitation for bradycardia with poor perfusion versus pulseless cardiac arrest. Pediatrics, 2009, 124(6): 1541 – 1548.

7. HOLMBERG MJ, ROSS CE, YANKAMA T, et al. Epinephrine in children receiving cardiopulmonary resuscitation for bradycardia with poor perfusion. Resuscitation, 2020, 149: 180 – 190.

8. PIRASATH S, ARULNITHY K. Yellow oleander poisoning in eastern province: an analysis of admission and outcome. Indian J Med Sci, 2013, 67(7 – 8): 178 – 183.

9. SINGH HR, BATRA AS, BALAJI S. Pacing in children. Ann Pediatr Cardiol, 2013, 6(1): 46 – 51.

10. KUGLER JD, DANFORD DA. Pacemakers in children: an update. Am Heart J, 1989, 117(3): 665 – 679.

11. BOLOURCHI M, SILVER ES, LIBERMAN L. Advanced heart block in children with Lyme disease. Pediatr Cardiol, 2019, 40(3): 513 – 517.

12. NAZIF TM, VAZQUEZ J, HONIG LS, et al. Anti-N-methyl-D-aspartate receptor encephalitis: an emerging cause of centrally mediated sinus node dysfunction. Europace, 2012, 14(8): 1188 – 1194.

第二节　快速性心律失常

规则窄 QRS 波型快速性心律失常（QRS 持续时间 0.09 秒或以下）最常见是由折返回路引起的，但有时也会有其他机制（如异位房性心动过速、心房颤动）。规则的宽 QRS 波型快速性心律失常（大于 0.09 秒）可有多种机制，包括差异性传导的室上性心动过速（supraventricular tachycardia, SVT）或室性心动过速。SVT 对儿童患者的血流动力学的影响可能并非一成不变，少数患者会出现心血管损害，即精神状态改变、低血压休克体征。在血流动力学稳定的患者中，折返性 SVT 通常可以用迷走神经刺激来治疗。腺苷仍然是治疗存在明显脉搏的婴儿和儿童 SVT 的首选药物，这些婴儿和儿童对迷走神经刺激无效。对于血流动力学稳定的宽 QRS 波性心动过速患者和治疗成功后复发的 SVT 患者，对病因诊断和个体化治疗的专家会诊具有重要意义（图 4 – 11）。

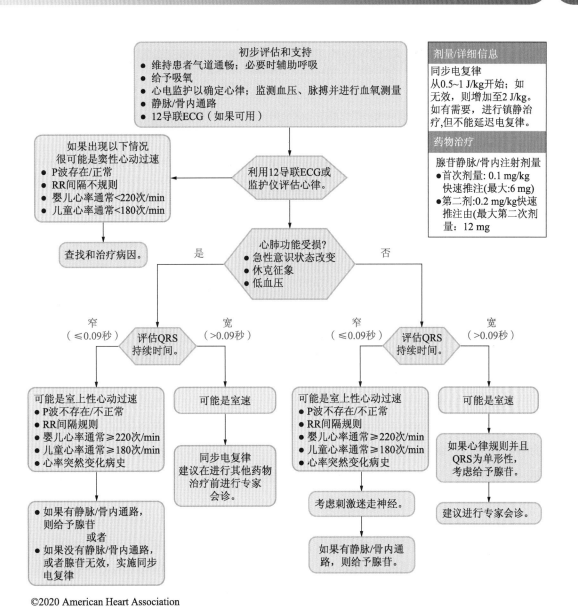

©2020 American Heart Association

图4-11 治疗有脉性儿童心动过速流程图

1. 有脉性室上性心动过速治疗

		有脉性室上性心动过速治疗的建议
COR	LOE	推荐建议
1	C-LD	1. 如果具备 IV/IO 通道，建议使用腺苷治疗 SVT。
1	C-EO	2. 对于血流动力学稳定的患者，其 SVT 对迷走神经刺激和（或）静脉注射腺苷无反应，推荐专家会诊。

（续）

COR	LOE	推荐建议
		有脉性室上性心动过速治疗的建议
2a	C-LD	3. 首先尝试迷走神经刺激是合理的，除非患者血流动力学不稳定或者会延迟化学药物或电同步心脏复律。
2a	C-LD	4. 如果患有室上性心动过速的患者血流动力学不稳定，并有心血管损害的证据（如精神状态改变、低血压休克体征），开始剂量为 0.5 ~ 1 J/kg 的同步电复律是合理的。如果不成功，将剂量增加到 2 J/kg。
2b	C-LD	5. 对于不稳定的 SVT 患者，对迷走神经刺激、静脉注射腺苷、同步电复律无反应，且无法得到专家咨询，考虑普鲁卡因胺或胺碘酮是合理的。

相应的推荐依据

静脉注射腺苷在前两个剂量内对终止折返性室上性心动过速通常有效。然而在 5 项关于治疗快速性心律失常的回顾性观察研究中（4 个单中心，1 个多中心），没有一个直接将腺苷与其他药物进行对比研究。

对迷走神经刺激或腺苷无效的血流动力学稳定的 SVT 患者，考虑到若使用多种抗心律失常药物，会有潜在致心律失常和危及生命的血流动力学不稳定的风险，应在专家会诊的指导下改用其他二线药物。多种药物被用作经腺苷治疗无效的难治性 SVT 的二线药物，包括静脉注射维拉帕米、β 阻滞剂、胺碘酮、普鲁卡因胺和索他洛尔，均缺乏比较研究资料。

刺激迷走神经属于无创操作，不良反应小，在许多情况下可有效终止 SVT；每种动作（如冰水对脸、体位调整）的具体成功率尚不清楚。尽管有报道称成人的标准 Valsalva 动作姿势改进后成功率有所提高，但儿科应用该技术的报道经验非常有限。倒立姿势可能是刺激迷走神经的另一种形式，对儿童有效。

直流同步电复律仍然是血流动力学不稳定 SVT（以精神状态改变、休克或低血压为特征的心血管损害）和对标准措施无反应 SVT 患者的首选治疗方法。但这些病例并不常见，而且很少有数据报道 SVT 患者复律的结局。如果资源可用且不延误决定性治疗，可以考虑在同步复律前使用镇静剂。

普鲁卡因胺和胺碘酮是治疗腺苷抵抗 SVT 的有效药物。普鲁卡因胺疗效优势可能略胜一筹；两种药物的不良反应均较为常见。2009 年，美国食品药品监督管理局批准静脉注射索他洛尔用于治疗 SVT。只有 3 篇报道描述了它在急性或亚急性室上性快速性心律失常中的应用，SVT 和房性快速性心律失常的终止率为 60% ~ 100%，上述研究是在重症监护病房或儿科心脏病房经儿科电生理学家的指导进行的静脉注射索他洛尔。由于其潜在的心律失常特性，目前尚不清楚静脉注射索他洛尔是否可以在其他情况下安全使用。目前尚无足够的证据支持或反对使用静脉注射索他洛尔对难治性 SVT 的治疗。

2. 有脉性宽 QRS 型心动过速的治疗

COR	LOE	推荐建议
1	C-LD	1. 如果宽 QRS 型心动过速患者血流动力学稳定，建议在使用抗心律失常药物之前咨询专家。
2a	C-EO	2. 如果宽 QRS 型心动过速患者血流动力学不稳定，有心血管损害的迹象（精神状态改变、休克、低血压），则同步心脏电复律合理的起始剂量为 0.5 ~ 1 J/kg。如果不成功，将剂量增加到 2 J/kg。

有脉性宽 QRS 型心动过速的治疗建议

相应的推荐依据

宽 QRS 型心动过速（QRS 持续时间超过 0.09 s）在儿童中很少发生，其可能起源于心室（室性心动过速）或心房（SVT 且差异传导）。儿童和成人研究已经确定了可能因抗心律失常治疗而导致心律失常并发症的高危人群，包括潜在的心肌病、长 QT 综合征、Brugada 综合征和 Wolff-Parkinson-White 综合征的患者。

对有脉搏但血流动力学不稳定的房、室起源宽 QRS 波型心动过速患儿，应紧急进行直流同步电复律治疗。心血管损害是决定是否使用电复律而非主要药物治疗的关键因素。目前尚无足够的证据来描述有脉搏宽 QRS 波型心动过速的发生率和血流动力学稳定性有关，尚无支持或反对使用特定的抗心律失常药物治疗儿童有脉搏宽 QRS 波型心动过速。

【评注与解读】

本节主要讨论儿科患者出现快速性心律失常的类型及处理策略。

依据 QRS 波宽度可以将快速性心律失常分为窄（QRS≤0.09 s）和宽（QRS>0.09 s）QRS 波快速性心律失常两种类型；前者主要是室上性的，由折返回路引起，后者则可能因合并了差异性传导的室上性心动过速或室性心动过速引起。宽 QRS 波性心动过速在儿童中少见，多见于抗心律失常治疗时发生相关并发症的情况，如心肌病、长 QT 综合征、Brugada 综合征及 Wolff-Parkinson-White 综合征等。快速性心律失常可能会因血流动力学受影响而出现精神状态改变、低血压休克等体征。根据快速性心律失常的类型以及是否伴随血流动力学的改变选择适合的治疗策略。

1. 有脉性室上性心动过速治疗策略

对于血流动力学稳定的患儿可尝试刺激迷走神经（包括脸部冰水刺激、体位调整等），如无效或效果欠佳则可予腺苷治疗，腺苷无效则可邀请专家会诊或在专家的指导下使用抗心律失常药物（包括静脉注射维拉帕米、β阻滞剂、胺碘酮、普鲁卡因胺和索他洛尔等）；对于血流动力学不稳定且伴有心血管损害体征的患儿首选电复律，电复律能量选择：起始 0.5～1 J/kg 的同步电复律，若不成功，将能量增加到 2 J/kg。

2. 有脉性宽 QRS 型心动过速的治疗

对于有脉性宽 QRS 型心动过速的血流动力学稳定患儿的治疗，在使用抗心律失常药物之前应咨询相关专家；对于血流动力学不稳定且具有心血管损害体征的患儿应首选同步心脏电复律，起始能量为 0.5～1 J/kg，如果不成功，则将能量增加到 2 J/kg。

【总结和建议】

快速性心律失常可导致血流动力学异常，出现精神状态改变、低血压休克等体征，应及时处理。依据 QRS 波宽度可以将儿科患者快速性心律失常分为窄（QRS≤0.09 s）和宽（QRS>0.09 s）QRS 波快速性心律失常。根据快速性心律失常的类型以及是否伴随血流动力学的改变选择适合的治疗策略：对于血流动力学稳定的窄 QRS 波快速性心律失常，可尝试依次采取刺激迷走神经、应用腺苷和抗心律失常药物等措施；对于血流动力学不稳定的窄 QRS 波快速性心律失常，首选电复律；对于血流动力学稳定的宽 QRS 波快速性心律失常，在专科专家指导下使用抗心律失常药物；对于血流动力学不稳定的宽 QRS 波快速性心律失常，首选电复律。

（王颖林　田国刚）

参考文献

1. APPELBOAM A, REUBEN A, MANN C, et al. Postural modification to the standard Valsalva manoeuvre for emergency treatment of supraventricular tachycardias（REVERT）：a randomized controlled trial. Lancet, 2015, 386(10005)：1747 – 1753.

2. BRONZETTI G, BRIGHENTI M, MARIUCCI E, et al. Upside-down position for the out of hospital management of children with supraventricular tachycardia. Int J Cardiol, 2018, 252：106 – 109.

3. LOSEKJD, ENDOME, DIETRICHA, et al. Adenosine and pediatric supraventricular tachycardia in the emergency department：multicenter study and review. Ann Emerg Med, 1999, 33(2)：185 – 191.

4. CAMPBELL M, BUITRAGO SR. BET 2：Ice water immersion, other vagal manoeuvres or adenosine for SVT in children. Emerg Med J, 2017, 34(1)：58 – 60.

5. CLAUSEN H, THEOPHILOST, JACKNO K, et al. Paediatric arrhythmias in the Emerency depart-ment.

Emerg Med J, 2012, 29(9): 732 – 737.

6. DÍAZ-PARRA S, SÁNCHEZ-YAÑEZP, ZABALA-ARGÜELLES I, et al. Use of adenosine in the treatment of supraventricular tachycardia in a pediatric emergency department. PediatrEmerg Care, 2014, 30(6): 388 – 393.

7. CHU PY, HILL KD, CLARK RH, et al. Treatment of supraventricular tachycardia in infants: analysis of a large multicenter database. Early Hum Dev, 2015, 91(6): 345 – 350.

8. LEWIS J, ARORA G, TUDORASCU DL, et al. Acute management of refractoryand unstable pediatric supraventricular tachycardia. J Pediatr, 2017, 181: 177 – 182.

9. BORQUEZ AA, ALJOHANI OA, WILLIAMS MR, et al. Intravenous sotalol in the young. J Am Coll Cardiol EP, 2020, 6(4): 425 – 432.

10. LIM SH, ANANTHARAMANV, TEO WS, et al. Slow infusion of calcium channel blockerscompared with intravenous adenosine in the emergency treatment of supraventricular tachycardia. Resuscitation, 2009, 80 (5): 523 – 528.

11. LAPAGE MJ, BRADLEY DJ, DICK M Ⅱ. Verapamil in infants: an exaggerated fear? Pediatr Cardiol, 2013, 34(7): 1532 – 1534.

12. CHANG PM, SILKA MJ, MOROMISATO DY, et al. Amiodarone versus procainamide for the acute treatment of recurrent supraventricular tachycardia in pediatric patients. Circ Arrhythm Electrophysiol, 2010, 3 (2): 134 – 140.

13. LI X, ZHANG Y, LIU H, et al. Efficacy of intravenous sotalol for treatment of incessant tachyarrhythmias in children. Am J Cardiol, 2017, 119(9): 1366 – 1370.

14. VALDÉS SO, LANDSTROM AP, SCHNEIDER AE, et al. Intravenous sotalol for the management of postoperative junctional ectopic tachycardia. Heart Rhythm Case Rep, 2018, 4(8): 375 – 377.

15. SACCHETTI A, MOYER V, BARICELLA R, et al. Primary cardiac arrhythmias in children. PediatrEmerg Care, 1999, 15(2): 95 – 98.

16. CHANDLER SF, CHU E, WHITEHILL RD, et al. Adverse event rate during in patient sotalol initiation for the management of supraventricular and ventricular tachycardia in the pediatric and young adult population. Heart Rhythm, 2020, 17(6): 984 – 990.

17. BRADY WJ, MATTU A, TABASJ, et al. The differential diagnosis of wide QRS complex tachycardia. Am J Emerg Med, 2017, 35(10): 1525 – 1529.

18. RAMUSOVIC S, LÄER S, MEIBOHM B, et al. Pharmacokinetics of intravenous amiodarone in children. Arch Dis Child, 2013, 98(12): 989 – 993.

19. SARGANAS G, GARBE E, KLIMPEL A, et al. Epidemiology of symptomatic drug-induced long QT syndrome and Torsade de Pointes in Germany. Europace, 2014, 16(1): 101 – 108.

20. CHEN S, MOTONAGA KS, HOLLANDER SA, et al. Electrocardiographic repolarization abnormalities and increased risk of life-threatening arrhythmias in children with dilated cardiomyopathy. Heart Rhythm, 2016, 13(6): 1289 – 1296.

21. COUGHTRIE AL, BEHR ER, LAYTON D, et al. Drugs and life-threatening ventricular arrhythmia risk: results from the DARE study cohort. BMJ Open, 2017, 7(10): e016627.

22. ORTIZ M, MARTÍN A, ARRIBAS F, et al. Randomized comparison of intravenous procainamide vs. intravenous amiodarone for the acute treatment of tolerated wide QRS tachycardia: the PROCAMIO study. Eur Heart J, 2017, 38(17): 1329 – 1335.

第三节　心肌炎和心肌病的治疗

暴发性心肌炎可能导致心输出量减少并伴有终末器官损害。传导系统疾病（包括完全性心脏传导阻滞）及持续性室上性或室性心律失常，最终都可能导致心搏骤停。由于患者可能出现腹痛、腹泻、呕吐或疲劳等非特异性症状，心肌炎可能与其他更常见的疾病表现相混淆。通过早期诊断和及时干预，包括 ICU 监护和抢救，可以改善预后。暴发性心肌炎患者突发的心脏传导阻滞和多灶性室性异位搏动被认为是停搏前状态。体外或心内起搏或抗心律失常药物的治疗可能无效，建议尽早转移到能够提供体外生命支持（extracorporeal life support，ECLS）或机械循环支持（mechanical circulatory support，MCS）的中心，例如推荐临时或可植入的心室辅助装置。

儿童心肌病的非感染性原因包括扩张型心肌病、肥厚型心肌病、限制性心肌病和其他（罕见）类型的心肌病（包括致心律失常性右心室发育不良、线粒体和左心室致密化不全的心肌病）。对机械通气和血管活性药物无效的急性失代偿性心力衰竭患者在心搏骤停前或心搏骤停期间接受过优化 MCS 治疗，包括 ECMO、短期经皮心室辅助装置或长期植入性心室辅助装置等。

对于临床状况恶化或一直存在室性心律失常的患者，在心搏骤停前启动 ECLS 可以挽救生命。ECLS 还提供了帮助撤除正性肌力药物、协助心肌恢复的机会，并在需要时作为心脏移植的过渡措施。ECLS 和 MCS 的使用改善了急性心肌炎的预后，使心肌功能部分或完全恢复的可能性大大提高。

关于心肌炎和心肌病的治疗建议		
COR	LOE	推荐建议
1	C-LD	1. 考虑到急性心肌炎患儿出现心律失常、心脏传导阻滞、ST 段改变和（或）低心输出量的心搏骤停的高风险，建议及早考虑转入 ICU 监测和治疗。
2a	B-NR	2. 对于患有心肌炎或心肌病且顽固性低心排血量的儿童，术前使用 ECLS 或 MCS 有助于提供终末器官支持，防止心搏骤停。
2a	B-NR	3. 考虑到患有心肌炎和心肌病的儿童在成功复苏方面面临的挑战，一旦发生心搏骤停，及早考虑 ECPR 可能是有益的。

相应的推荐依据

三项回顾性研究评估了暴发性心肌炎预后较差的预测因素，指出在这一高危人群中，心搏骤停发生率增加，需要 ECLS。在一项研究中，将近半数的暴发性心肌炎患者需要心肺复苏，近三分之一的患者接受了 MCS。即使左心室射血分数略有下降，也需要有创循环支持。

采用 ECLS 或 MCS 治疗的暴发性心肌炎患者预后良好。在一项研究中，28 名需要 MCS 的儿童中有 13 名（46%）在没有移植的情况下存活。一项研究指出，诊断为心肌炎的 ECPR 患者的预后优于其他心搏骤停和导致 ECPR 的其他疾病类别（没有先天性心脏病的患者），并指出心肌炎预先置管与提高存活率相关。心肌病患者心搏骤停前，新形式的临时循环支持装置提供了替代和潜在的改进支持，是失代偿性心力衰竭需要移植时的过渡措施。这些设备比 ECMO 能提供更多的生存支持。

在一项研究中，心搏骤停后接受 ECLS（$n=15$）或 MCS（$n=1$）治疗的心肌炎儿童，95% 的患者在 6 个月后依然存活。

【评注与解读】

本节就心肌炎和心肌病引起的心搏骤停治疗进行了讨论，包括以下内容。

暴发性心肌炎患者突发心脏传导阻滞和多灶性室性异位搏动被认为是停搏前状态。体外或心内起搏或抗心律失常药物的治疗可能无效，建议尽早提供 ECLS 或 MCS。儿童心肌病在对机械通气和血管活性药无效的急性失代偿性心力衰竭患者心搏骤停前或心搏骤停期间应优先应用 MCS 治疗。对于临床状况恶化或一直存在室性心律失常的患者，在心搏骤停前启动 ECLS 可以挽救患者的生命。ECLS 还提供了帮助撤除正性肌力药物、协助心肌恢复的机会，并在需要时作为心脏移植的过渡措施。

【总结和建议】

体外或心内起搏或抗心律失常药物的治疗可能不会成功，建议尽早转移到能够提供 ECLS 或 MCS 的中心，尽早提供 ECLS 或 MCS。儿童心肌病在急性失代偿性心力衰竭心搏骤停前或心搏骤停期间应优先实施 MCS 治疗，对于临床状况恶化或一直存在室性心律失常的患者，在心搏骤停前启动 ECLS 可以挽救生命。

（周期　田国刚）

参考文献

1. MIYAKE CY, TEELE SA, CHEN L Y, et al. In-hospital arrhythmia development and outcomes in pediatric patients with acute myocarditis. Am J Cardiol, 2014, 113(3): 535 –540.

2. WILMOT I, MORALES DL, PRICEJF, et al. Effectiveness of mechanical circulatory support in children with acute fulminant and persistent myocarditis. JCardFail, 2011, 17(6): 487 –494.

3. TEELE SA, ALLAN CK, LAUSSEN PC, et al. Management and outcomes in pediatric patientspresenting with acute fulminant myocarditis. J Pediatr, 2011, 158(4): 638 –643.

4. LORTS A, EGHTESADYP, MEHEGAN M, et al. Outcomes of children supported with devices labeled as "temporary" or shortterm: A report from the Pediatric Interagency Registry for Mechanical Circulatory Sup-

port. J Heart Lung Transplant, 2018, 37(1): 54 – 60.

5. YARLAGADDA VV, MAEDA K, ZHANG Y, et al. Temporary circulatory support in U. S. children awaiting heart transplantation. JAmColl Cardiol, 2017, 70(18): 2250 – 2260.

6. RAJAGOPALSK, ALMOND CS, LAUSSEN PC, et al. Extracorporeal membrane oxygenation for the support of infants, children, and young adults with acute myocarditis: areview of the Extracorporeal Life Support Organization registry. CritCareMed, 2010, 38(2): 382 – 387.

7. CASADONTE JR, MAZWI ML, GAMBETTA KE, et al. Risk Factors for Cardiac Arrest or Mechanical Circulatory Support in Children with Fulminant Myocarditis. PediatrCardiol, 2017, 38(1): 128 – 134.

8. WU HP, LIN MJ, YANG WC, et al. Predictors of Extracorporeal Membrane Oxygenation Support for Children with Acute Myocarditis. Biomed Res Int, 2017, 2017: 2510695.

9. SCHUBERT S, OPGEN-RHEIN B, BOEHNE M, et al. Severe heart failure and the need for mechanical circulatory support and heart transplantation in pediatric patients with myocarditis: Results from the prospective multicenter registry "MYKKE". PediatrTransplant, 2019, 23(7): e13548.

10. CONRAD SJ, BRIDGES BC, KALRAY, et al. ExtracorporealCardiopulmonary Resuscitation Among Patients with Structurally Normal Hearts. ASAIO J, 2017, 63(6): 781 – 786.

第四节　单心室患者复苏

　　小儿先天性心脏病的复杂性和变异性使复苏面临独特的挑战，患有单心室心脏病的儿童通常会接受一系列阶段性姑息手术。第一阶段姑息手术通常在新生儿期进行，其目的是：保持全身血流通畅；建立有效的心房通路，心房内形成混合血；调节肺血流，以防止过度循环充血，减少全心室的容量负荷（图4 – 12）。在姑息的第二阶段，施行上腔静脉肺吻合术，或双向 Glenn/Semi-Fontan 手术，以形成吻合口，这有助于全身静脉回流的重新分配，使血液直接进入肺循环（图4 – 13）。Fontan 是一种最终的姑息疗法，即下腔静脉血流被阻挡而直接进入肺循环，从而使单（全）心室的预负荷依赖于通过肺血管床的被动血流（图4 – 14）。

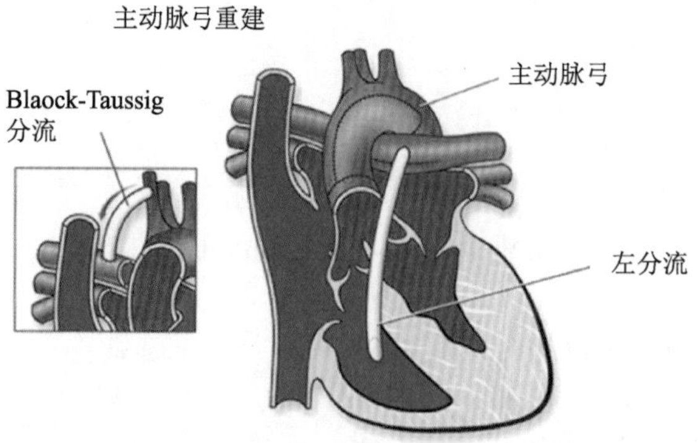

图 4 – 12　单心室行 Norwood 修补术，右锁骨下动脉至右肺动脉的
Blalock-Taussig 分流术或右心室至肺动脉的 Sano 分流术

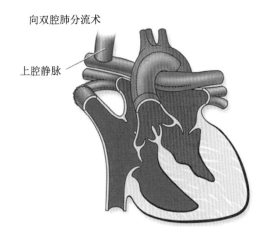

向双腔肺分流术

上腔静脉

图 4 - 13　单心室双向 Glenn 分流术，连接上腔静脉和右肺动脉的 Ⅱ 期姑息治疗

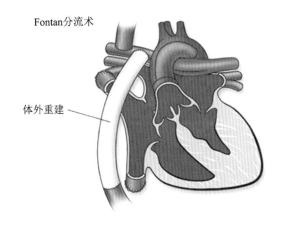

Fontan分流术

体外重建

图 4 - 14　心外管道连接下腔静脉和右肺动脉的 Ⅲ 期 Fontan 单心室姑息术

具有单心室生理的新生儿和婴儿心搏骤停的风险增加，原因为：

容量超负荷导致的心肌工作负荷增加；

相对性全身（Qs）和肺（Qp）血流失衡；

潜在的分流闭塞。根据修复阶段的不同，复苏可能需要控制肺血管阻力、氧合、全身血管阻力或 ECLS。

1. 术前术后 Ⅰ 期姑息（Norwood/Blalock-Taussig 分流术或 Sano 分流术）

术前术后 Ⅰ 期姑息治疗建议（Norwood/Blalock-Taussig 分流术或 Sano 分流术）		
COR	LOE	推荐建议
2a	B-NR	1. 直接（上腔静脉导管）和（或）间接（近红外光谱学）血氧饱和度监测有助于对 Ⅰ 期 Norwood 姑息或分流术后危重新生儿的变化进行观察和直接治疗。

（续）

术前术后Ⅰ期姑息治疗建议（Norwood/Blalock-Taussig 分流术或 Sano 分流术）		
COR	LOE	推荐建议
2a	C-LD	2. 在分流受到适当限制的患者中，降低肺血管阻力可能效果不大，而使用全身血管扩张剂［α肾上腺素能拮抗剂和（或）磷酸二酯酶Ⅲ型抑制剂］降低全身血管阻力，无论是否使用氧气，都有助于增加全身氧输送。
2a	C-LD	3. 对于Ⅰ期修复术中肺循环过负荷、有症状的全身心输出量和氧输送较低的新生儿，将 $PaCO_2$ 控制在 50～60 mmHg 是合理的。这可以在机械通气期间通过减少分钟通气量，或在有/没有神经肌肉阻滞的情况下给予镇痛/镇静来实现。
2a	C-LD	4. Ⅰ期姑息治疗后的 ECLS 对治疗全身低氧输送是有利的。
2a	C-EO	5. 在已知或怀疑分流阻塞的情况下，在准备导管或外科介入治疗时，使用氧气、增加分流压力的血管活性药物、肝素（50～100 U/kg 推注）均是合理的。

相应的推荐依据

在术后早期，通过近红外光谱分析，无创测量局部脑和躯体血氧饱和度，可预测早期病死率和Ⅰ期 Norwood 姑息术后 ECLS 的使用。有回顾性分析数据显示，术后近红外光谱测量可能是目标定向干预的靶点。

在使用血管扩张剂（硝普钠或酚妥拉明）减少负荷后，无论是否使用磷酸二酯酶Ⅲ型抑制剂（如米力农），均可降低全身血管阻力，血清乳酸升高、动脉静脉氧分压差以及分流依赖型单心室患者，术后是否需要 ECPR，需进一步研究证实。

在单心室姑息治疗前，慎用控制性低通气来增加肺血管阻力、缩小动静脉氧差、增加脑供氧，从而减少 Qp：Qs。单纯的低通气量也会增加肺血管阻力，同时会带来意想不到的肺不张或呼吸性酸中毒。

对于Ⅰ期姑息修复术前后的心搏骤停，ECPR 的使用与提高存活率有关。在两项观察性研究中，32%～54% 需要心肺复苏的新生儿幸存下来，其中一项研究发现，接受 ECPR 的心搏骤停患者的存活率有所提高。

急性分流梗阻的治疗包括使用氧气、血管活性药物（如去氧肾上腺素、去甲肾上腺素、肾上腺素）以最大限度地提高分流压力，肝素抗凝（50～100 U/kg 推注），插管或手术分流干预，以及 ECLS。

2. Ⅱ期（双向 Glenn/Hemi-Fontan）和Ⅲ期（Fontan）姑息术后

COR	LOE	推荐建议
		Ⅱ期（双向 Glenn/Hemi-Fontan）和Ⅲ期（Fontan）姑息术后治疗的建议
2a	B-NR	1. 对于因 QP 不足而处于上腔静脉—肺吻合口生理状态和严重低氧血症停搏前状态的患者，以轻度呼吸性酸中毒和最低平均气道压为目标而不发生肺不张的通气策略，可能有助于增加脑和全身动脉的氧合。
2b	B-NR	2. 在行上腔静脉—肺动脉吻合术或 Fontan 循环的患者中，ECLS 被认为是治疗可逆原因引起的低氧输送，或者是使用心室辅助装置或手术矫正的过渡措施。

相应的推荐依据

患者在双向 Glenn 置入后，随即采用较高 $PaCO_2$ 的通气策略可以改善氧合。

在体外生命支持组织数据库的回顾性分析中发现，在放置了双向 Glenn 和需要 ECLS 的婴儿中，ECLS 前心搏骤停患者的存活率（16/39，41%）与未放置 ECLS 的患者（26/64，41%）相近。

这些观点都有在"心脏病婴儿和儿童的心肺复苏：美国心脏协会的科学声明"中描述。

【评注与解读】

本节就单心室心脏病的儿童阶段姑息手术目的、心搏骤停的风险增加原因，以及药物和技术治疗其心搏骤停进行了讨论。其目的如下。

创造通畅的全身血流。

建立有效的心房通路，以允许心房水平混合。

调节肺血流，以防止循环负荷过重，减少全心室的容量负荷。在姑息的第二阶段，施行上腔静脉肺吻合术，或双向 Glenn/Semi-Fontan 手术，以形成吻合口，这有助于全身静脉回流血液的重新分配，直接进入肺循环。

心搏骤停的原因如下。

容量超负荷导致的心肌工作负荷增加。

相对性全身（Qs）和肺（QP）血流失衡。

潜在的分流闭塞。根据修复阶段的不同，复苏可能需要控制肺血管阻力、氧合、全身血管阻力或 ECLS。

【总结和建议】

（1）直接（上腔静脉导管）和（或）间接（近红外光谱学）血氧饱和度监测有助

于对Ⅰ期 Norwood 姑息或分流术后危重新生儿的病情变化进行观察和直接治疗。

（2）在分流受到适当限制的患者中，降低肺血管阻力可能效果不大，而使用全身血管扩张剂［α肾上腺素能拮抗剂和（或）磷酸二酯酶Ⅲ型抑制剂］降低全身血管阻力，无论是否使用氧气，都有助于增加全身氧气的输送。

（3）对于Ⅰ期修复术中肺循环超负荷、有症状的全身心输出量和氧输送较低的新生儿，将 $PaCO_2$ 控制在 50～60 mmHg 是合理的。这可以在机械通气期间通过减少分钟通气量，或在有/没有神经肌肉阻滞的情况下给予止痛/镇静来实现。

（4）Ⅰ期姑息治疗后的 ECLS 对治疗全身低氧输送是有益的。

（5）对于因 QP 不足而处于上腔静脉—肺吻合口生理状态和严重低氧血症停搏前状态的患者，以轻度呼吸性酸中毒和最低平均气道压为目标而不发生肺不张的通气策略，可能有助于增加脑和全身动脉的氧合。

（6）在行上腔静脉—肺动脉吻合术或 Fontan 循环的患者中，ECLS 被认为是治疗可逆原因引起的低氧输送，或者是使用心室辅助装置或手术矫正的过渡措施。

（周期　田国刚）

参考文献

1. FEINSTEIN JA, BENSON DW, DUBIN AM, et al. Hypoplastic left heart syndrome: current considerations and expectations. J Am Coll Cardiol, 2012, 59(1suppl): S1 – S42.

2. MARINO BS, TIBBY SM, HOFFMAN GM. Resuscitation of the patient with the functionally univentricular heart. CurrPediatrRev, 2013, 9(2): 148 – 157.

3. HOFFMAN GM, GHANAYEM NS, SCOTT JP, et al. Postoperative cerebral and somatic near-infrared spectroscopy saturations and outcome in hypoplastic left heart syndrome. Ann ThoracSurg, 2017, 103(5): 1527 – 1535.

4. MILLSKI, KAZAAK, WALSH BK, etal. Phosphodiesterase inhibitor-based vasodilationim proves oxygen delivery and clinical outcomes following stage 1 palliation. JAmHeartAssoc, 2016, 5(11): e003554.

5. HANSEN JH, SCHLANGEN J, VOGES I, et al. Impact of afterload reductionstrategies on regional tissue oxygenation after the Norwood procedure for hypoplastic left heart syndrome. Eur J Cardiothorac Surg, 2014, 45(2): e13 – e19.

6. RAMAMOORTHY C, TABBUTTS, KURTH CD, et al. Effects of inspired hypoxic and hypercapnic gas mixtures on cerebral oxygen saturation in neonates with univentricular heart defects. Anesthesiology, 2002, 96(2): 283 – 288.

7. TABBUTTS, RAMAMOORTHY C, MONTENEGRO LM, et al. Impact of inspired gas mixtures on preoperative infants with hypoplastic left heart syndrome during controlled ventilation. Circulation, 2001, 104(12 suppl 1): I159 – I164.

8. ALSOUFI B, AWAN A, MANLHIOT C, et al. Results of rapid-response extracorporeal cardiopulmonary resuscitation in children with refractory cardiac arrest following cardiac surgery. Eur J Cardiothorac Surg, 2014, 45(2): 268 – 275.

9. ALSOUFI B, AWAN A, MANLHIOTC, et al. Does single ventricle physiology affect survival of children-requiring extracorporeal membrane oxygenation support following cardiac surgery? World J PediatrCongenit Heart Surg, 2014, 5(1): 7 – 15.

10. Zhu L, Xu Z, Gong X, Zheng J, et al. Mechanical ventilation after bidirectional superior cavopulmonary anastomosis for single-ventricle physiology: a comparison of pressure support ventilation and neurally adjusted ventilatory assist. PediatrCardiol, 2016, 37(6): 1064 – 1071.

11. JOLLEY M, THIAGARAJAN RR, BARRETT CS, et al. Extracorporeal membrane oxygenation in patient-sundergoing superior cavopulmonary anastomosis. J Thorac Cardiovasc Surg, 2014, 148(4): 1512 – 1518.

12. MARINO BS, TABBUTTS, MACLAREN G, et al. Cardioulmonary resuscitation in infants and children with cardiac disease: a scientific statement from the American heart association. Circulation, 2018, 137(22): e691 – e782.

第五节　儿童肺动脉高压的治疗建议

肺动脉高压是一种少见的婴幼儿疾病，其发病率与死亡率应得以重视。在大多数儿科患者中，肺动脉高压是特发性的或与慢性肺疾病、先天性心脏病相关，很少有其他情况，如结缔组织病或血栓栓塞性疾病。先天性心脏病手术后 2%~20% 的患者发生肺动脉高压，发病率和死亡率均相当高。小儿心脏手术后发生肺动脉高压的比例为 2%~5%，所有心血管外科患者中 0.7%~5% 的患者术后出现肺动脉高压。肺动脉高压危象是肺动脉压急性快速升高并伴有右侧（或单心室）心力衰竭。在肺动脉高压危象中，右心衰竭、右心室后负荷增加、心肌耗氧量增加，同时冠状动脉灌注压和冠状动脉血流量降低。左心室和右心室压力升高导致肺血流量和左侧心脏充盈下降，从而导致心输出量下降。正性肌力药可用于改善右室功能，血管升压剂可用于治疗全身性低血压和改善冠状动脉灌注压。一旦发生心搏骤停，右向左解剖分流的存在，可使左心室前负荷在没有肺血流的情况下得以维持，从而改善预后。这些危象可危及生命，可能导致全身低血压、心肌缺血、心搏骤停和死亡。由于酸中毒和低氧血症都是潜在的肺血管收缩因素，在肺动脉高压的治疗中对这些情况的严密监测和处理是至关重要的。治疗还应包括提供足够的类固醇、镇静剂和肌肉松弛剂。肺血管扩张剂，包括吸入一氧化氮、吸入前列环素、吸入和静脉注射前列环素类似物，以及静脉和口服磷酸二酯酶 Ⅴ 型抑制剂（如西地那非），都可用于防治肺动脉高压危象。

儿童肺动脉高压的治疗建议		
COR	LOE	推荐建议
1	B-R	1. 治疗肺动脉高压危象或继发于肺血管阻力增加的急性右心衰竭，吸入一氧化氮或前列环素应作为初始治疗方法。
1	B-NR	2. 在肺动脉高压患儿的术后急救中，提供仔细的呼吸管理和监测，以避免缺氧和酸中毒。

（续）

COR	LOE	推荐建议
1	C-EO	3. 对于肺动脉高压危象的高危儿科患者，提供足够的镇痛剂、镇静剂和神经肌肉阻滞剂。
2a	C-LD	4. 对于肺动脉高压危象的初步治疗，在使用肺特异性血管扩张剂的同时，给氧、通过过度换气或给予碱剂诱导碱中毒可能是有效的。
2b	C-LD	5. 对于出现顽固性肺动脉高压的儿童，包括出现低心输出量或严重呼吸衰竭体征，除了用最好的药物治疗，也可以考虑 ECLS。

儿童肺动脉高压的治疗建议

相应的推荐依据

吸入一氧化氮治疗可降低肺动脉高压危象的发生率，同时可缩短拔管时间。在房室间隔缺损修补术和严重术后肺动脉高压的患者中，吸入一氧化氮治疗与死亡率降低相关。吸入前列环素可以短暂地扩张肺血管和改善氧合状态，但药物的碱度会刺激呼吸道，且确切的剂量会在雾化回路中损耗。

2 篇生理学综述和 1 项随机临床试验表明，高碳酸血症、低氧血症、酸中毒、肺不张和通气—血流不匹配均可造成肺血管阻力增加，从而导致术后肺动脉压随即升高。

选择具有高危因素的术后心脏病患者进行的 2 项观察性研究发现，在术后期间接受芬太尼治疗患者的应激反应减弱。

ECLS 已用于心肺衰竭或低心输出量后出现肺血管疾病的儿童。尽管某些人群的预后仍然很差，体外装置技术的进步也许会使过渡到 MCS 或移植成为可能。尽管需要 ECLS 的肺动脉高压患者死亡率很高，但 ECLS 预见有助于挽救生命。

这些内容在《心脏病婴儿和儿童的心肺复苏、儿科肺高压、美国心脏协会和美国胸科学会指南》中有描述。

【评注与解读】

本节主要对肺动脉高压引起心力衰竭和心搏骤停的处理，提出新的建议，主要包括：肺动脉高压是特发性的或与慢性肺病、先天性心脏病相关。先天性心脏病手术后 2%～20% 的患者发生肺动脉高压，发病率和死亡率相当高；所有心血管外科患者中 0.7%～5% 的患者术后出现肺动脉高压。在肺动脉高压危象中，右心衰竭、右心室后负荷增加、心肌耗氧量增加，同时冠状动脉灌注压和冠状动脉血流量降低。左心室和右心室压力升高造成肺血流量和左侧心脏充盈下降，从而导致心输出量下降。由于低血压引起的酸中毒和低氧血症都是潜在的肺血管收缩因素，在肺动脉高压的治疗中对这些情况的严密监测和处理是至关重要的。

【总结和建议】

本节对儿童肺动脉高压引起的心力衰竭和心搏骤停提出了以下建议：吸入一氧化氮或前列环素应作为初始治疗方法，避免缺氧和酸中毒，提供足够的镇痛剂、镇静剂和神经肌肉阻滞剂，在使用肺特异性血管扩张剂的同时，给氧、通过过度换气或给予碱剂诱导碱中毒可能是有效的，除了最佳的药物治疗，也可以考虑 ECLS。

（周期　田国刚）

参考文献

1. IVY DD, Abman SH, Barst RJ, et al. Pediatric pulmonary hypertension. J Am Coll Cardiol, 2013, 62(25 suppl): D117 – D126.

2. MARINO BS, TABBUTT S, MACLAREN G, et al. Cardiopulmonary resuscitation in infants and children with cardiac disease: a scientific statement from the American Heart Association. Circulation, 2018, 137 (22): e691 – e782.

3. BANDO K, TURRENTINE MW, SHARP TG, et al. Pulmonary hypertension after operations for congenital heart disease: analysis of risk factors and management. J Thorac Cardiovasc Surg, 1996, 112 (6): 1600 – 1607.

4. LINDBERG L, OLSSON AK, JÖGIP, et al. How common is severe pulmonary hypertension after pediatric cardiac surgery? JThorac Cardiovasc Surg, 2002, 123(6): 1155 – 1163.

5. AVILA-ALVAREZ A, DEL CERRO MARIN MJ, BAUTISTA-HERNANDEZ V. Pulmonary vasodilators in the management of low cardiac output syndrome after pediatric cardiac surgery. CurrVascPharmacol, 2016, 14(1): 37 – 47.

6. SABRI MR, BIGDELIAN H, HOSSEINZADEH M, et al. Comparison of the therapeutic effects and side effects of tadalafil and sildenafil after surgery in young infants with pulmonary arterial hypertension due to systemic-to-pulmonaryshunts. CardiolYoung, 2017, 27(9): 1686 – 1693.

7. BIZZARRO M, GROSS I, BARBOSA FT. Inhaled nitric oxide for the postoperative management of pulmonary hypertension in infants and children with congenital heart disease. Cochrane Database Syst Rev, 2014, 7: CD005055.

8. UNEGBU C, NOJE C, COULSON JD, et al. Pulmonaryhypretension therapy and asy-stematic review of efficacy and safety of PDE-5 inhibitors. Pediatrics, 2017, 139(3): e20161450.

9. MILLER OI, TANG SF, KEECH A, et al. Inhaled nitric oxide and prevention of pulmonary hypertension after congenital heart surgery: a randomised double-blind study. Lancet, 2000, 356(9240): 1464 – 1469.

10. JOURNOIS D, BAUFRETON C, MAURIATP, et al. Effects of inhaled nitric oxide administration on early postoperative mortality in patients operated for correction of atrioventricular canal defects. Chest, 2005, 128 (5): 3537 – 3544.

11. ABMAN SH, HANSMANN G, ARCHER SL, Ivy DD, Adatia I, Chung WK, Hanna BD, Rosenzweig EB, Raj JU, Cornfield D, Stenmark KR, Steinhorn R, Thébaud B, Fineman JR, Kuehne T, Feinstein JA, Friedberg MK, Earing M, Barst RJ, Keller RL, Kinsella JP, Mullen M, Deterding R, Kulik T, Mallory G, HumplT, Wessel DL, American Heart Association Council on Cardiopulmonary, Critical Care, Perioperative and Resuscitation, Council on Clinical.

12. KELLY LK, PORTA NF, GOODMAN DM, et al. Inhaled prostacyclin for term infants with persistent pulmonary hypertension refractory to inhaled nitric oxide. J Pediatr, 2002, 141(6): 830 – 832.

13. MORRIS K, BEGHETTI M, PETROS A, et al. Comparison of hyperventilation and inhaled nitric oxide for pulmonary hypertension after repair of congenital heart disease. Crit Care Med, 2000, 28 (8): 2974 – 2978.

14. NAIR J, LAKSHMINRUSIMHA S. Update on PPHN: mechanisms and treatment. Semin Perinatol, 2014, 38(2): 78 – 91.

15. MOUDGIL R, MICHELAKIS ED, ARCHER SL. Hypoxic pulmonary vasoconstriction. J Appl Physiol (1985), 2005, 98(1): 390 – 403.

16. HOPKINS RA, BULL C, HAWORTH SG, et al. Pulmonary hypertensive crises following surgery for congenital heart defects in young children. Eur J Cardiothorac Surg, 1991, 5(12): 628 – 634.

17. ANAND KJ, HANSEN DD, HICKEYPR. Hormonal-metabolicstressresponsesinneonates undergoing cardiac surgery. Anesthesiology, 1990, 73(4): 661 – 670.

18. KOLOVOS NS, BRATTON SL, MOLERFW, et al. Outcome of pediatric patients treated with extracorporeal life support after cardiac surgery. Ann Thorac Surg, 2003, 76(5): 1435 – 1441, discussion.

19. DHILLON R, PEARSON GA, FIRMIN RK, et al. Extracorporeal membrane oxygenation and the treatment of critical pulmonary hypertension in congenital heart disease. Eur J Cardiothorac Surg, 1995, 9(10): 553 – 556.

20. PURIV, EPSTEIN D, RAITHEL SC, et al. Extracorporeal membrane oxygenation in pediatric lung transplantation. J Thorac Cardiovasc Surg, 2010, 140(2): 427 – 432.

21. RICCI M, GAUGHAN CB, ROSSI M, et al. Initial experience with the TandemHeart circulatory support systemin children. ASAIOJ, 2008, 54(5): 542 – 545.

22. MORRELL NW, ALDRED MA, CHUNG WK, et al. Genetics and genomics of pulmonary arterial hypertension. Eur Respir J, 2019, 53(1): 1801899.

23. FRANK DB, CRYSTAL MA, MORALES DL, et al. Trends in pediatric pulmonary hypertension-related hospitalizations in the United States from 2000 – 2009. Pulm Circ, 2015, 5(5): 339 – 348.

第六节　创伤性心搏骤停的处理

　　意外伤害是儿童和青少年最常见的死亡原因。虽然许多组织制定了创伤治疗指南，但对创伤性心搏骤停的处理往往不一致。儿童因严重钝性或穿透性损伤导致的心搏骤停死亡率很高。所有胸腹损伤都应考虑胸部损伤，因为张力性气胸、血胸、肺挫伤或心包填塞均可能损害血流动力学、氧合和通气。

创伤性心搏骤停的处理建议		
COR	LOE	推荐建议
1	C-EO	1. 在儿童创伤性心搏骤停时，应评估和治疗潜在可逆因素，如出血、张力性气胸和心包填塞。
2b	C-LD	2. 儿童创伤性心搏骤停继发于穿透伤时，转运时间短的话，实施开胸复苏可能是合理的。

相应的推荐依据

早期纠正可逆因素，避免针对创伤专门干预治疗措施的延迟，可能会提高穿透性创伤性心搏骤停后的存活率。创伤致心搏骤停指南建议控制出血、恢复循环血容量、开放气道和缓解张力性气胸。这些措施应与常规复苏同时进行。

近期系统评价、多中心回顾研究、单中心回顾研究建议对胸部穿透性损伤后无脉搏的儿童患者行急诊开胸手术。尚无证据支持对无生命迹象的钝性损伤的婴儿和儿童进行紧急开胸手术。

【评注与解读】

本节主要对儿童创伤性心搏骤停的处理提出了建议。儿童因严重钝性或穿透性损伤导致的心搏骤停死亡率很高。所有胸腹损伤都应考虑胸部损伤，因为张力性气胸、血胸、肺挫伤或心包填塞均可能损害血流动力学、氧合和通气，建议在儿童创伤性心搏骤停时，评估和治疗潜在的可逆因素，如出血、张力性气胸和心包填塞。转运及时的情况下，在穿透伤引起的心搏骤停时实施开胸复苏可能是合理的。

【总结和建议】

儿童因严重钝性或穿透性损伤导致的心搏骤停死亡率很高。所有胸腹损伤都应考虑胸部损伤。建议常规复苏同时进行控制出血、恢复循环血容量、开放气道和缓解张力性气胸。但尚无证据支持对无生命迹象的钝性损伤的婴儿和儿童进行紧急开胸手术。

（周期　田国刚）

参考文献

1. HERON M. Deaths：leading causes for 2010. Natl Vital Stat Rep, 2013, 62(6)：1-96.

2. Western Trauma Association. Western Trauma Association algorithms. 2011. https：//www. westerntrauma. org/algorithms/algorithms. html. Accessed March 6, 2020.

3. Eastern Association for the Surgery of Trauma. EAST practice management guidelines. https://www.east.org/education/practice-management-guidelines. Accessed February 3, 2020.

4. PediatricTraumaSociety. Pediatric trauma society clinical practice guidelines. https://pediatrictraumasociety.org/resources/clinical-resources.cgi. Accessed February 3, 2020.

5. CALKINS CM, BENSARD DD, PARTRICK DA, et al. A critical analysis of outcome for children sustaining cardiac arrest after blunt trauma. J Pediatr Surg, 2002, 37(2): 180 – 184.

6. CREWDSON K, LOCKEY D, DAVIES G. Outcome from paediatric cardiac arrest associated with trauma. Resuscitation, 2007, 75(1): 29 – 34.

7. PERRON AD, SING RF, BRANAS CC, et al. Predicting survival in pediatric trauma patients receiving cardiopulmonary resuscitation in the prehospital setting. PrehospEmerg Care, 2001, 5(1): 6 – 9.

8. LOPEZ-HERCE CID J, DOMINGUEZ SAMPEDRO P, RODRIGUEZ NUNEZ A, et al. [Cardio-respiratory arrest in children with trauma]. AnPediatr(Barc), 2006, 65(5): 439 – 447.

9. SHIBAHASHI K, SUGIYAMA K, HAMABEY. Pediatric Out-of-Hospital Traumatic Cardiopulmonary Arrest After Traffic Accidents and Termination of Resuscitation. Ann Emerg Med, 2020, 75(1): 57 – 65.

10. ALQUDAH Z, NEHME Z, WILLIAMS B, et al. A descriptive analysis of the epidemiology and management of paediatric traumatic out-of-hospital cardiac arrest. Resuscitation, 2019, 140: 127 – 134.

11. NEVINS EJ, BIRD NTE, MALIK HZ, et al. A systematic review of 3251 emergency department thoracotomies: is it time for a national database? Eur J Trauma EmergSurg, 2019, 45(2): 231 – 243.

12. MOSKOWITZ EE, BURLEW CC, KULUNGOWSKI AM, et al. Survival after emergency depart-ment thoracotomy in the pediatric trauma population: a review of published data. Pediatr Surg Int, 2018, 34(8): 857 – 860.

13. SEAMON MJ, HAUTER, VAN ARENDONK K, et al. An evidence-based approach to patient selection for emergency department thoracotomy: A practice management guideline from the Eastern Association for the Surgery of Trauma. JTrauma Acute Care Surg, 2015, 79(1): 159 – 173.

14. MOORE HB, MOORE EE, BENSARD DD. Pediatric emergency department thoracotomy: A 40-year review. J Pediatr Surg, 2016, 51(2): 315 – 318.

15. FLYNN-O'BRIEN KT, STEWART BT, FALLAT ME, et al. Mortality after emergency department thoracotomy for pediatric blunt trauma: analysis of the National Trauma Data Bank 2007 – 2012. JPediatrSurg, 2016, 51(1): 163 – 167.

16. NICOLSON NG, SCHWULST S, ESPOSITO TA, et al. Resuscitative thoracotomy for pediatric trauma in Illinois, 1999 to 2009. Am J Surg, 2015, 210(4): 720 – 723.

17. EASTER JS, VINTON DT, HAUKOOS JS. Emergent pediatric thoracotomy following traumatic arrest. Resuscitation, 2012, 83(12): 1521 – 1524.

18. DURON V, BURKE RV, BLISSD, et al. Survival of pediatric blunt trauma patients presenting with no signs of life in the field. J Trauma Acute Care Surg, 2014, 77(3): 422 – 426.

第十一章
有待解决的科学问题及研究展望

在相关文献中，我们发现了与儿科基础生命支持和高级生命支持相关的几个关键认知差距。这些主题要么是当前正在进行的研究领域，要么是缺乏重要的儿科证据来支持循证建议。ILCOR 基础生命支持或儿科生命支持任务组正在进行我们认定的这些主题研究，系统大范围的回顾性分析在这些回顾分析可用之前不会推出不成熟的推荐意见。就像儿科医学中经常出现的情况一样，许多治疗方案都是从成人的治疗方案中推断出来的。对于儿科复苏中的 BLS 部分更是如此。儿童心搏骤停的原因与成人的心搏骤停有很大的不同，儿科研究是非常必要的。此外，婴儿、儿童和青少年属于不同的患者群体，鉴于美国每年有 20 000 多名婴幼儿、儿童和青少年遭受心搏骤停，应优先考虑专业儿科复苏研究事项。

表 4 - 1   儿科数据不足导致关键认知差距

心肺复苏期间最佳用药方式是静脉还是骨髓腔内输液？
用药时测量体重的最佳方法是什么？
在无脉搏心搏骤停期间应该在多长时间内注射第一剂肾上腺素？
后续剂量的肾上腺素应该多久给药一次？
在心肺复苏期间等待 ECMO 插管的婴儿和儿童应该以多大的频率使用肾上腺素？
替代按压技术（咳嗽心肺复苏术、胸前区叩击、间歇腹部按压心肺复苏术）是否比心肺复苏术更有效？
在心肺复苏术中应该每隔多长时间检查一次心率？
在球囊—面罩通气、声门上气道或气管内插管中，最佳的气道管理方法是什么？
在心肺复苏期间，最理想的吸入氧浓度是多少？
有或无高级气道患者在心肺复苏期间的最佳通气频率是多少？这与年龄有关吗？
心肺复苏术中最佳的胸部按压比是多少？这与年龄有关吗？
心肺复苏期间的最佳目标血压是什么？他们与年龄有关吗？
超声心动图能改善心肺复苏质量或心搏骤停的转归吗？

（续）

在特定情况下 OHCA 高级气道置放是有益的还是有害的？
IHCA 中高级气道建立的合适时机是什么？
体外心肺复苏对非心脏原因所致的 OHCA 和 IHCA 有何作用？
VF/PVT 的最佳除颤时机和剂量是什么？
哪些临床手段可以帮助终止儿童 IHCA 和 OHCA？
心搏骤停后的最佳目标血压是多少？
心搏骤停后应该进行癫痫预防吗？
惊厥发作和非惊厥性癫痫发作的治疗能改善预后吗？
心搏骤停后预测的可靠方法是什么？
应该提供哪些康复治疗和随访来改善预后？
什么是治疗腺苷难治性 SVT 最有效、最安全的药物？
从新生儿复苏方案过渡到儿科复苏方案，从儿科复苏方案过渡到成人复苏方案，合适的年龄和环境是什么？

注：ECMO：体外膜肺氧合；IHCA：院内心搏骤停；OHCA：院外心搏骤停；PVT：无脉性室性心动过速；SVT：室上性心动过速；VF：室颤。

【评注与解读】

由于儿童心搏骤停的原因与成人的心搏骤停有着显著的不同，且婴儿、儿童和青少年属于不同的患者群体，相关心搏骤停抢救缺乏重要的儿科循证依据支持，因为儿童心搏骤停的原因与成人的心搏骤停有很大的不同，加之数据不足导致关键认知差距很多，有待进一步研究完善。

【总结和建议】

2020 年美国心脏协会新版指南有关儿科基础和高级生命支持的内容是结合循证医学的推荐级别与证据水平进行的再一次更新和补充。

我们需要知道的是，儿童心搏骤停的流行病学、病理生理学与成人和新生儿是不同的，因为儿童心搏骤停的原因常常是呼吸衰竭或休克的结果，而不是原发心脏疾病（少数情况除外，如先天性心脏病及心肌病猝死等）。在过去的 20 年里，虽然儿童心搏骤停后高质量的心肺复苏使预后有所改善，但最新的数据显示：自 2010 年以来存活率趋于平稳，没有增高的趋势，因此需要更新的研究和治疗来提高心搏骤停儿童的存活率。

在临床和科研人员的不懈努力下，2020 年新版指南对儿童心搏骤停后心肺复苏进行了全面的修订。其中，首先提出了十大关键要素，这是本指南的精化之所在。2020 新版指南以新的数据重申了高质量的心肺复苏关键：足够的按压深度和速度，并在按压之间使胸部完全回弹，对心肺复苏呼吸频率的更新是此次更新的一个细化方面，即具体指出了辅助通气频率为每分钟 20～30 次，推荐对心肺复苏时及早使用肾上腺素药物，即应在特定情况（不可电击心律）下于心搏骤停后 5 分钟内给药。此次新版指南提出了新生存链的概念，增加了康复治疗。康复治疗要正式评估其生理、认知和社会心理需求并给予相应的支持。此外还肯定了使用球囊—面罩通气复苏的效果，建议使用有套囊的气管导管，不建议常规加压环状软骨等。还有高质量心肺复苏、有创动脉血压监测和预后的关系。更新了心搏骤停后脑电图的监测和癫痫治疗。另外，新指南还涉及了心肺复苏过程中家属是否在场的有关推荐，对遗传性心脏病引起的心搏骤停也增加了遗传学分析的内容。此外，还提出了有关对脓毒症休克复苏患儿避免液体过多的输入及晶体液与胶体液在早期复苏时同等重要的理念，不建议常规使用碳酸氢钠和钙制剂。新版指南还更新了快速心律失常、肺动脉高压和心肌炎、心肌病的治疗内容及单心室患儿心肺复苏的内容。

我们还发现新版指南中国际复苏联络委员会强调了良好的复苏结果的 3 个基本组成部分：可靠的科学复苏指南、对公众及复苏提供者的有效教育以及良好的生存链。

总之，2020 版新指南的儿科部分的内容可谓是全面、深入、有理、有据。其中更新内容多，但依然强调临床实践的原则性和个体化。新版指南在儿科心肺复苏方面为广大专业医务工作者和非专业心肺复苏实施者提供了宝贵的指导意见。

然而，新版指南毕竟只是现阶段的一个最新指导，并不是完美无缺的。我们认为在指南中应当针对儿童的特点进一步细化，如应当将儿童心搏骤停的原因进行分类，并分析其在心肺复苏中的异同点，从而对复苏流程进行个体化调整，如因异物吸入导致窒息后的心搏骤停以及严重的颅脑外伤后脑疝导致的心搏骤停等，这些疾病在儿童中并不少见，其心肺复苏流程是否与所有的心肺复苏流程一致，这是值得斟酌的。此外，在心肺复苏指南的流程中，如何在院前心肺复苏时让非专业的第一目击者掌握除颤技能和新生儿 AED 的使用值得商榷，建议进一步说明和完善。

（逯军　田国刚）

第五部分

新生儿生命支持

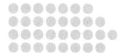

第一章
新生儿生命支持的介绍

新生儿生命支持的十大要点

（1）新生儿复苏需由接受过单人及团队培训的实施人员进行预测和准备。

（2）大多数新生儿无须立即进行脐带结扎或复苏，可在出生后母婴皮肤接触期间再予以评估和监测。

（3）对于出生后需要生命支持的新生儿，肺部扩张和通气是首要任务。

（4）心率上升是有效通气和对复苏干预有反应的最重要指标。

（5）脉搏和血氧饱和度用于指导给氧以及达到血氧饱和度目标。

（6）如果采取了适当的通气纠正步骤（最好包括气管插管），但心率对通气的反应不佳，可以进行胸外按压。

（7）应对心率对胸外按压和药物的反应进行心电图监测。

（8）若胸外按压效果不佳，提供肾上腺素可能是合理的做法，最好通过血管内路径进行。

（9）如对肾上腺素无反应且有与失血相符的病史或检查，新生儿可能需要扩容。

（10）如果所有这些复苏步骤均已有效完成，而在 20 分钟后仍未出现心率反应，应与团队及患儿家属讨论调整救治方案。

序言

据估计，大约 10% 的新生儿在出生时需要帮助才能开始呼吸，大约 1% 需要强化的复苏措施来恢复心肺功能。美国和加拿大的新生儿死亡率已从 20 世纪 60 年代的近每 1 000 名活产儿中有 20 名下降到目前的每 1 000 名活产儿中约有 4 名。新生儿不能建立和维持充足或自主呼吸是这些新生儿早期死亡的重要原因，也是存活者神经发育不良的主要原因。因此，出生时有效和及时的复苏可以进一步改善新生儿预后。

成功的新生儿复苏操作取决于迅速接连采取的关键行动，以最大限度地提高存活机会。国际复苏联络委员会生存公式强调了良好复苏结果的 3 个基本要素：以健全复苏科学为基础的指导方针、对复苏实施人员的有效教育，以及实施有效和及时的复苏。2020

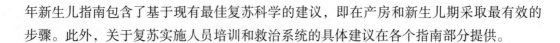

年新生儿指南包含了基于现有最佳复苏科学的建议，即在产房和新生儿期采取最有效的步骤。此外，关于复苏实施人员培训和救治系统的具体建议在各个指南部分提供。

引言

1. 指南的范围

本指南面向正在寻找最新临床治疗总结的北美医疗服务人员，以及正在寻求关于复苏科学方面更深入的信息和对当前最新知识了解尚有欠缺的人员。新生儿复苏科学适用于新生婴儿，从充满液体的子宫环境过渡到充满空气的产房环境，以及出生后几天的新生儿。在有不良转变情况下，有效的新生儿复苏可降低发病率和死亡率。即使是出生后呼吸良好的健康婴儿，也可以从中受益，包括恰当脐带管理和母婴皮肤接触温度保护。

2015 年新生儿复苏流程和该流程各部分的主要概念在 2020 年仍然重要（图 5 - 1）。以下部分仍然值得特别关注。

正压通气仍然是新生儿复苏的主要干预手段。在围绕新生儿复苏监测和其他方面科学和实践继续发展的同时，围绕 PPV 技能和实践的发展应该得到重视。

吸氧应该在脉搏血氧仪指导下谨慎使用。

预防低体温仍然是新生儿复苏的重要关注点。因作为密切亲子关系、促进母乳喂养和保持正常体温的方式，健康婴儿母婴皮肤接触护理的重要性被强化。

团队训练仍然是新生儿复苏的一个重要方面，包括预期、准备、简报和汇报。快速有效反应和表现对新生儿的良好结局至关重要。

2015 年，建议对足月儿和早产儿延迟脐带结扎。本指南肯定了先前的建议。

2015 年美国心脏协会更新的心肺复苏和心血管急救指南，不建议对在胎粪污染羊水中出生的有活力或无活力婴儿进行常规气管内吸引。该指南优先强化了初始措施和 PPV。

重要的是要认识到，新生儿复苏存在几处显著认知差距。目前的许多建议都是基于薄弱的证据，缺乏精心设计的人体研究。这在一定程度上是由于在产房进行大型随机对照试验带来的挑战。因此，目前的指南总结了当前新生儿研究中存在的空缺，并提出了一些解决这些空缺的应对措施。

2. COVID-19 指导

AHA 与其他专业协会一起，为成人、儿童和疑似或确诊患有新冠肺炎病毒（COV-ID-19）感染的新生儿提供基本和高级生命支持的临时指导。因为证据和指导是随着新冠肺炎的情况而改进的，所以这一临时指导与 ECC 的指南是分开的。读者可直接访问 AHA 网站以获取最新的指导。

新生儿复苏流程图

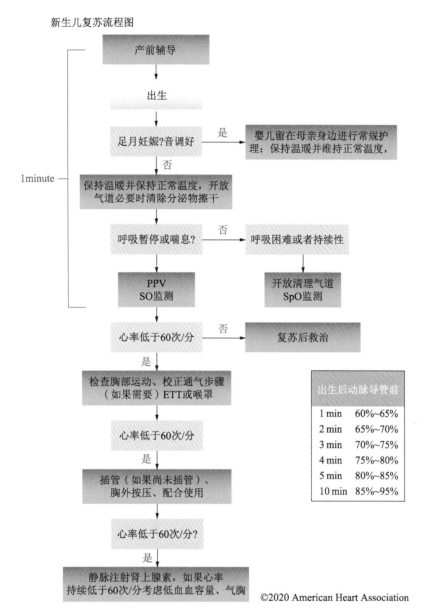

图 5-1　新生儿复苏流程图

注：CPAP 表示持续气道正压通气；ECG 表示心电图；ETT 表示气管插管；HR 表示心率；IV 表示静脉注射；O_2 表示氧气；SpO_2 表示脉搏血氧饱和度；UVC 表示脐带静脉导管。

3. 证据评估和指南制定

以下各节简要描述了证据审查和指南制定的过程。有关这一过程的更多细节，请参阅《第 2 部分：证据评估和指南制定》。

4. 写作委员会组织

新生儿生命支持写作小组包括具有临床医学、教育、研究和公共卫生背景的新生儿医师和护士。在复苏方面具有公认专业认知的志愿者由写作小组主席提名，并由 AHA ECC 委员会挑选。AHA 有严格的利益冲突政策和程序，以最大限度地减少在制定指南期间产生偏见或不当影响的风险。在任命之前，撰写小组成员和同行评审员揭露了所有商业关系和其他潜在的（包括智力）冲突。撰写小组成员的揭露信息列于附录 1 中。

5. 方法论与证据审查

这些 2020 AHA 新生儿复苏指南是基于与 ILCOR 及其附属的 ILCOR 成员委员会一起进行的广泛的证据评估。编写过程中使用了三种不同类型的证据审查（系统审查、范围审查和证据更新）。每一项都有助于指南制定的文献描述。

6. 推荐类别和证据级别

每个 AHA 写作小组均审查了所有有关 CPR 和 ECC 当前的 AHA 指南以及所有与 CPR 和 ECC 2020 年 ILCOR 国际共识有关的有科学证据的治疗建议和确定当前的指南是否应该重申、修订或停用的建议，或者是否需要新的建议。然后，写作小组起草、审查和批准建议，并为每个建议指定了一个证据级别（LOE，即质量）和一个建议类别（COR，即强度）。

7. 指南结构

2020 年指南分为"认知模块"、有关特定主题或管理问题的离散信息模块。每个模块化认知块都包含一个使用 COR 和 LOE 的标准 AHA 命名法的推荐表。提供了简短的简介或概述，以将建议与重要的背景信息和总体管理或治疗概念联系起来。特定建议文本阐明了支持建议的理由和关键研究数据。在合适的情况下，还包括流程图或附加表。提供超链接参考以便于快速访问和查看。

8. 文件审查和批准

每一份 2020 年 AHA 的 CRP 和 ECC 指南文件都被提交给由 AHA 提名的 5 位主题专家进行盲同行评审。在被任命之前，所有同行评审员都被要求披露与行业的关系和任何其他潜在的利益冲突，所有披露的信息都要经过 AHA 工作人员的审查。同行审查员对指南提供了草稿形式的反馈，并再次提供最终形式。所有指南都由 AHA 科学咨询与协调委员会和 AHA 执行委员会审查并批准出版。

主要贡献者： Khalid Aziz, MBBS, MA, MEd（IT）, Chair Henry C. Lee, MD, Vice Chair Marilyn B. Escobedo, MD Amber V. Hoover, RN, MSN Beena D. Kamath-Rayne, MD,

MPH Vishal S. Kapadia, MD, MSCS David J. Magid, MD, MPH Susan Niermeyer, MD, MPH Georg M. Schmölzer, MD, PhD Edgardo Szyld, MD, MSc Gary M. Weiner, MD Myra H. Wyckoff, MD Nicole K. Yamada, MD, MS Jeanette Zaichkin, RN, MN, NNP-BC.

关键词： 美国心脏协会科学声明；心肺复苏；新生儿复苏；新生儿。

【总结与建议】

2020 年发布的新版美国心脏协会心肺复苏和心血管急救指南中，新生儿复苏部分占全文篇幅的 10% 左右。新版指南包含 491 项推荐建议，新生儿复苏部分占 57 项（11.6%），其中 1 级（强）16 项（28.1%）、2a 级（中）14 项（24.6%）、2b 级（弱）21 项（36.8%）、3 级：无益（中）3 项（5.3%）、3 级：有害（强）3 项（5.3%）。

2020 版指南提出 "Top 10 take home message"，令人印象深刻。十大要点主要涉及的仍然是临床最为关切、争议较多的问题，包括复苏的判断和准备、出生后脐带结扎、母婴皮肤接触、出生后的首要任务是肺部通气、心率的重要意义和监测心率的方式、血氧饱和度的意义、肾上腺素的合理使用、扩容的指征、停止复苏的时机等方面。这些要点有些早在之前的数版指南已经提出，在取得大量多中心循证医学研究的证据后再次重申，有些则是在多方面取得共识后首次提出，但是都具有重要的临床意义。

在复苏流程方面，2020 版延续了 2015 版的主要概念和流程格式，几乎没有变化。自 2010 版在快速评估中去掉羊水胎粪污染评估后，复苏流程中快速评估环节一直是三项（足月吗？有呼吸或哭声吗？肌张力好吗？），2020 版指南也无例外，仍然进行三项快速评估，未再提及对羊水胎粪污染的评估。

流程图中的出生后时间氧饱和度目标表仍得以保留，2010 年之后的指南均无法评估肤色和常压给氧，理由是循证医学研究证明新生儿出生后由宫内到宫外的正常转变，血氧饱和度（SpO_2）由大约 60%（正常宫内状态）增加至 90% 以上（最终转变为健康新生儿的呼吸状态）需要数分钟的时间，在具体实践中我们仍可以对照该表，从而确认新生儿出生后 10 分钟内的血氧以及呼吸的情况是否存在异常。

流程图在 2015 年即改为了以黄金 1 分钟为时间节点对新生儿出生后的评估和操作进行流程安排，2010 版之前的指南均以 30 秒作为一个时间段进行流程行动安排，实践过程中，这些评估和操作往往是交织在一起，硬性以 30 秒为一个时间段作为操作节点并无太大临床意义，反而造成一定的混乱，2020 版指南延续了 2015 版的流程时间安排，仍以 1 分钟为节点对新生儿出生后的各项评估和操作进行时间上的限定。

因为新冠疫情的原因，2020 版指南也考虑到了需要给 COVID-19 相关的新生儿复苏进行指导，但是新冠疫情的证据仍在不断完善，因此 2020 版指南并没有给出具体推荐，有需要的读者可以到 AHA 官方网站了解实时更新的进展。

新版新生儿复苏指南在本节详细介绍了指导范围、证据评估和指南制定准则、人员组成、方法论和证据审查、推荐类别和证据级别、指南的结构、文件审核与批准等与工文密切相关的内容，可以使读者更加理解指南出台的背景和使用环境，与 2015 版指南相比，新版的介绍部分是一个较大的进步。新版指南中使用了三种不同类型的证据审查，即系统审查、范围审查和证据更新，体现出了新版新生儿复苏指南全体编委更为严谨、更为科学的专业精神，这也是 2015 版指南所没有的，2015 版主要依赖于使用系统综述的方法。2020 版指南的推荐类别和证据级别与 2015 版指南相同，这一工具的使用自 2015 版指南开始，被应用于所有 AHA ECC 指南和重点更新。

新版指南按照知识模块（modular knowledge chunks）的形式进行阐述，新生儿复苏部分也同样如此。这种形式较好地将同一个主题的相关研究汇集到了一起，如同一个个小综述，让读者能一目了然地接收关键信息。

（王杰　陈康）

参考文献

1. LITTLE MP, JÄRVELIN MR, NEASHAM DE, et al. Factors associated with fall in neonatal intubation rates in the United Kingdom-prospective study. BJOG, 2007, 114(2): 156-164.

2. NILES DE, CINES C, INSLEY E, et al. Incidence and characteristics of positive pressure ventilation delivered to newborns in a US tertiary academic hospital. Resuscitation, 2017, 115: 102-109.

3. AZIZ K, CHADWICK M, BAKER M, et al. Ante-and intra-partum factors that predict increased need for neonatal resuscitation. Resuscitation, 2008, 79(3): 444-452.

4. PERLMAN JM, RISSER R. Cardiopulmonary resuscitation in the delivery room. Associated clinical events. ArchPediatrAdolescMed, 1995, 149(1): 20-25.

5. BARBER CA, WYCKOFF MH. Use and efficacy of endotracheal versus intravenous epinephrine during neonatal cardiopulmonary resuscitation in the delivery room. Pediatrics, 2006, 118(3): 1028-1034.

6. MACDORMAN MF, ROSENBERG HM. Trends in infant mortality by cause of death and other characteristics, 1960—88. Vital Health Stat 20, 1993(20): 1-57.

7. KOCHANEK KD, MURPHY SL, XU JQ, et al. Deaths: final data for 2017. National Vital Statistics Reports, 2019, 68(9): 1-77. https://www.cdc.gov/nchs/data/nvsr/nvsr68/nvsr68_09-508.pdf.

8. SØREIDE E, MORRISON L, HILLMAN K, et al. The formula for survival in resuscitation. Resuscitation, 2013, 84(11): 1487-1493.

9. CHENG A, MAGID DJ, AUERBACH M, et al. Part 6: resuscitation education science: 2020 American Heart Association Guidelines for Cardiopulmonary Resuscitation and Emergency Cardiovascular Care. Circulation, 2020, 142(16_supple_2): S551-S579.

10. BERG KM, CHENG A, PANCHAL AR, et al. Part 7: systems of care: 2020 American Heart Association Guidelines forCardiopulmonary Resuscitation and Emergency Cardiovascular Care. Circulation, 2020, 142 (16_supple_2): S580-S604.

11. MAGID DJ, AZIZ K, CHENG A, et al. Part 2: evidence evaluation and guidelines development: 2020 American Heart Association Guidelines for Cardiopulmonary Resuscitation and Emergency Cardiovascular Care. Circulation, 2020, 142(16_suppl_2): S358-S365.

12. American Heart Association. CPR & ECC. https：//cpr. heart. org/. Accessed June 19，2020.

13. American Heart Association. Conflict of interest policy. https：//www. heart. org/en/about-us/statements-and-policies/conflict-of-interest-policy. Accessed December 31，2019.

14. International Liaison Committee on Resuscitation. Continuous evidence evaluation guidance andtemplates. https：//www. ilcor. org/documents/continuous-evidence-evaluation-guidance-and-templates. Accessed December 31，2019.

15. EDEN J, LEVIT L, BERG A, et al. Finding What Works in Health Care：Standards for Systematic Reviews. Washington，DC：The National Academies Press，2011.

16. PRISMA. Preferred Reporting Items for Systematic Reviews and MetaAnalyses（PRISMA）website. http：//www. prisma-statement. org/. Accessed December 31，2019.

17. TRICCO AC, LILLIE E, ZARIN W, et al. PRISMA Extension for Scoping Reviews（PRISMAScR）：Checklist and Explanation. Ann Intern Med，2018，169(7)：467 – 473.

18. KATTWINKEL J, PERLMAN JM, AZIZ K, et al. Part 15：neonatal resuscitation：2010 American Heart Association Guidelines for Cardiopulmonary Resuscitation and Emergency Cardiovascular Care. Circulation，2010，122(18 suppl 3)：S909 – S919.

19. WYCKOFF MH, AZIZ K, ESCOBEDO MB, et al. Part 13：neonatal resuscitation：2015 American Heart Association Guidelines Update for Cardiopulmonary Resuscitation and Emergency Cardiovascular Care. Circulation，2015，132(18 suppl 2)：S543 – S560.

20. ESCOBEDO MB, AZIZ K, KAPADIA VS, et al. 2019 American Heart Association Focused Update on Neonatal Resuscitation：An Update to the American Heart Association Guidelines for Cardiopulmonary Resuscitation and Emergency Cardiovascular Care. Circulation，2019，140(24)：e922 – e930.

21. WYCKOFF MH, WYLLIE J, AZIZ K, et al. Neonatal life support：2020 international consensus on cardiopulmonary resuscitation and emergency cardiovascular care science with treatment recommendations. Circulation，2020，142(16 suppl 1)：S185 – S221.

22. LEVINE GN, O'GARA PT, BECKMAN JA, et al. Recent Innovations，modifications，and evolution of ACC/AHA clinical practice guidelines：an update for our constituencies：a report of the american college of cardiologyAmerican Heart Association task force on clinical practice guidelines. Circulation，2019，139(17)：e879 – e886.

◈ 第二章 ◈
新生儿生命复苏流程

主要概念

这些指南主要适用于新生婴儿，他们正从充满液体的子宫过渡到充满空气的房间。"初生"期是指从出生到产区复苏稳定结束。然而，这些指南中的概念可能也适用于新生儿期（出生至28天）的新生儿。

新生儿出生救治的主要目标是促进顺利过渡。新生儿存活最重要的优先事项是在出生后建立充足的肺部扩张和通气。因此，所有新生儿都应由至少1名具备提供PPV技能和装备的人员照料。其他重要目标包括建立和维持心血管和体温稳定，以及促进母婴关系和母乳喂养，确认健康婴儿的自然过渡。

新生儿复苏流程自2015年以来保持不变，它是反映婴儿、家庭和围产期救治团队需求主要概念的组织框架。

复苏流程

1. 预期和准备

每个健康的新生儿都应该有一个训练有素、装备精良的人员来协助过渡。确定有复苏危险因素表明可能需要额外的人员和设备。团队的有效行为，如预期、沟通、简报、设备检查和角色分配，可以改善团队成果和新生儿结局。

2. 脐带管理

在不复杂的足月或晚期早产后，推迟将脐带结扎，直到婴儿被放在母亲身上，擦干，并评估呼吸、音调和活动情况后再结扎脐带是合理的。其他情况下，在评估呼吸、心血管和温度转变并进行初始措施时，也可能会推迟脐带结扎和切断。在早产儿中，延迟结扎脐带也会有潜在好处。

3. 初始操作

在可能的情况下，健康的足月儿应与母亲进行皮肤接触。出生后，婴儿应擦干并直接贴于皮肤上，注意覆盖物保暖并维持正常体温。应该对婴儿进行正常呼吸转变的持续评估。对于出生时需要复苏的婴儿，特别是极早产和极低出生体重婴儿，建议使用辐射保温器和其他保暖辅助设备。可以提供刺激以促进呼吸用力。一旦怀疑呼吸道阻塞，可以考虑进行吸引。

4. 心率的评估

心率最初是通过听诊和或触诊来评估的。血氧饱和度和心电图是需要复苏婴儿的重要辅助检查。

5. 正压通气

PPV 仍然是为呼吸暂停、心动过缓或呼吸困难新生儿提供支持的主要方法。大多数婴儿会对这种干预有反应。心率改善和呼吸建立或哭声都是 PPV 有效的迹象。

6. 氧疗

足月儿和晚期早产儿可以用空气（21% 氧气）开始 PPV，早产儿可以用升高达 30% 的氧气开始 PPV。血氧仪可以用来确定足月儿血氧饱和度水平的正常范围。

7. 胸部按压

如果进行了 30 秒充分 PPV，心率仍低于 60 次/分，则应进行胸外按压。建议的比例是 3 次胸外按压与 1 次通气同步（每分钟 30 次通气 90 次按压），使用双拇指按压法进行胸部按压。

8. 血管通路

新生儿需要血管通路时，应首选脐静脉路径。静脉通路不可行时，可以考虑骨内路径。

9. 药物

如果进行了 60 秒的胸外按压和充分 PPV，心率仍然低于 60 次/分，则应该使用肾上腺素，最好是通过静脉注射途径。

10. 扩容

如果根据病史和检查已知或怀疑失血，且对肾上腺素无反应，则应扩容。

11. 暂停和终止复苏

在某些情况下，家属和医疗实施者会合理地考虑暂停或停止复苏操作，这是有可能的。应向有关各方提供适当及时的支持。

12. 人为因素和系统

提供新生儿复苏的团队和个人在有效实施所需的认知、技能和行为方面面临着许多挑战。因此，新生儿复苏小组可能会从不断进行的强化培训、简报和汇报中受益。

缩写

缩写	含义/词组
AHA	American Heart Association（美国心脏协会）
COR	class of recommendation（推荐类别）
CPAP	continuous positive airway pressure（持续气道正压通气）
ECC	emergency cardiovascular care（心血管急救）
ECG	electrocardiogram/electrocardiographic（心电图/心电图）
H_2O	Water（水）
HIE	hypoxic-ischemic encephalopathy（缺氧缺血性脑病）
ILCOR	International Liaison Committee on Resuscitation（国际复苏联络委员会）
LOE	Level of Evidence（证据水平）
MSAF	meconium-stained amniotic fluid（胎粪污染羊水）
PEEP	positive end-expiratory pressure（呼气末正压）
PPV	positive pressure ventilation（正压通气）
RCT	randomized controlled trial（随机对照试验）
ROSC	return of spontaneous circulation（自主循环恢复）

【评注与解读】

2020 版（更新）：新版指南新增主要概念一节，在这一节中编委会将新生儿复苏整章主要内容进行了高度概括，形成类似大综述的文件，具体包括预期和准备、脐带管理、初始操作、心率的评估、正压通气、氧疗、胸部按压、血管通路、药物、扩容、暂停和终止复苏、人为因素和系统等内容。新生儿复苏流程主要概念自 2015 版以来，一直没有变化，仍然强调黄金 1 分钟，有新生儿出生 10 分钟内的血氧饱和度对照表。

新版指南谈到了新生儿复苏的定义及使用范围稍有变化，2015 版的时间为"出生后前几周需要复苏的新生儿或者在初次住院期间"（the first weeks after birth, at any time during the initial hospitalization），新版指南明确提到适用范围是"出生时及出生后几天"（in

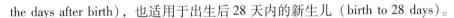

the days after birth），也适用于出生后 28 天内的新生儿（birth to 28 days）。

2015 版（旧）：2015 版没有主要概念这一节。

对于新版指南新增加的这一节，大多数读者可能不太习惯，甚至会疑惑，为什么同样的内容要重复两遍甚至三遍？因为欧美国家阅读习惯如此，欧美国家的人们认为这样节省时间，看完大综述，整章指南的基本内容已经一目了然，如果遇到有特别感兴趣、需要求证的地方，再去后面查看详细说明文字甚至参考文献，很多重要论文也是采取这种大综述的写作方式，国内的论文写作也有这种趋势。

新版指南之所以选择了所列出的这 12 个议题，是因为历年新生儿复苏指南都没有全面更新，更新的指南不会将历年的推荐意见全部重新审核、重新推荐的，编委会搜索到某个议题有新的证据和进展，或者近年来某个议题很热、争议较大，那么就可以选取这个议题进行详细阐述，我们看过历年指南后会发现多数议题已经十多年没有变化，甚至没有重申推荐，这种情况我们遵循以往指南的推荐意见是没有问题的。

【总结与建议】

该章节对新生儿复苏的重要问题进行了简单扼要的阐述，从团队的准备、脐带管理、初始操作、心率的评估、正压通气、氧疗、胸部按压、血管通路、药物、扩容、暂停和终止复苏、人为因素和系统全链条的管理要点进行梳理，在临床工作中应该按照上述指南进行操作。

同时不同的是新指南未强调羊水的内容，中国新生儿复苏项目专家组在 2016 年发表《中国新生儿复苏指南（北京修订）》，接着以 2016 年美国儿科学会和美国心脏协会出版的《新生儿复苏教程》(第 7 版) 为基础，将其中主要的更新进行归纳总结，并结合我国现状进行修改，于 2018 年发表了《国际新生儿复苏教程更新及中国实施意见》。两份我国指南均推荐评估 4 项内容（足月吗？羊水清吗？肌张力好吗？有呼吸或哭声吗？），我们仍应充分考量中国新生儿复苏的实际情况，提出的符合中国国情的新生儿复苏的建议，即足月吗？羊水清吗？肌张力好吗？有呼吸或哭声吗？羊水的清澈度是一条重要的临床信息，有利于判断呼吸道不通畅的原因，新生儿复苏起始的呼吸道通畅性检查十分必要，国内的指南更符合我国新生儿初期的评估和后续合理的处理。

（王杰　姚津剑）

第三章
新生儿出生前预估

第一节 预估心肺复苏的需要

COR	LOE	预估心肺复苏的需要的推荐
		推荐建议
1	B-NR	每一个小孩的出生至少需要一个人员能完成新生儿的心肺复苏和 PPV 的前期步骤，而且该人员唯一的责任是照顾这个新生儿。
1	B-NR	每一次出生前，需要用一个标准的危险因素评估工具用于评估围产期的风险和基于风险组织专门服务团队。
1	C-LD	每一次出生前，需要用一个标准的所需用物清单核实用物并且功能正常，能完成一次完整的心肺复苏相关的所有仪器设备和用物。
1	C-LD	当遇到可以预期的高危生产时，需要在预复苏前的复苏团队简报（team briefing）上，明确需要用到的措施、复苏中的角色和各个角色的责任。

概要

大约10%的新生儿出生后需要辅助呼吸。新生儿复苏需要训练、前期准备和团队合作。当遇到不可预测的心肺复苏时，呼吸辅助的延迟可能会增加无呼吸新生儿的死亡风险。因此，每个分娩应至少有1人单独负责该名新生儿，并接受过培训，可以毫不拖延地启动PPV。

用于评估怀孕和分娩期间存在风险因素的风险评估工具，可以识别出可能需要高级复苏措施的新生儿，在这些情况下需要动员一支技能更先进的团队在现场密切观察分娩过程。在未进行危险分层的新生儿中约有一半新生儿在生产前，存在未被识别出可能需要PPV呼吸支持的情形。

标准化设备清单包括特定临床环境中所需的关键用品和设备的全面物品列表。在分娩准备过程，应在每次分娩前使用标准化清单，以确保提供的设备完全满足复苏的需要，设备清单中的设备都有且功能正常。

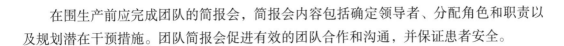

在围生产前应完成团队的简报会,简报会内容包括确定领导者、分配角色和职责以及规划潜在干预措施。团队简报会促进有效的团队合作和沟通,并保证患者安全。

相应的推荐依据

一项大型观察研究发现,延迟 PPV 会增加死亡和长期住院的风险。系统回顾和荟萃分析显示,新生儿复苏训练可以减少死产,提高医疗资源缺乏国家的 7 天新生儿存活率。

一项多中心病例对照研究明确 10 个可以预测围产期需要高级新生儿复苏支持的危险因素。一项验证研究表明在未做风险分层时,不到一半的新生儿可以预估在复苏过程中需要 PPV。

一项多中心质量改进研究表明,医务人员对新生儿复苏集束化措施的使用遵守程度很高,其中包括交班会和设备清单。早产儿的集束化措施包括团队交班会和设备检查、明确的角色任务分配及常规的设备检查,目的是改善热调节和氧饱和度。

单一中心的 RCT 发现,通过进行团队交班会,可避免模拟新生儿复苏过程中的角色混乱并提高团队协作技能。全州协作质量倡议表明,团队交班会改善了团队沟通和临床预后。单中心研究表明,团队简报和设备清单可改善团队沟通,但设备准备方面没有明显改善。

【评注与解读】

2020 版(更新):新版指南重申了预期和准备方面的内容,强调团队和专职人员的作用,提出预期、沟通、简报、设备检查和角色分配,可以改善团队成果和新生儿结局。对于一些预计之外的复苏需求,每个机构都需要拥有快速动员一支完整新生儿复苏团队的机制。如果人员、物品或设备不足,面对突发的新生儿复苏将非常被动,因此标准化的清单显得尤为重要,这可以确保必需的耗材和设备都可及时获得。在整个围产期,均需要运用风险评估工具进行系统的评价,尽可能地在妊娠或分娩期间能够识出可能需要进行高级心肺复苏的新生儿,并进行持续的观察。

各类评估和检查工具的应用,极大提高了临床复苏成功率,有研究证实,超过 50% 的新生儿在分娩时需要 PPV,但是在分娩前并没有被发现,这意味着超过 50% 的新生儿在分娩时都处于极度危险的境地,随着风险评估工具的出现,这种潜在的危险被大大地降低了,体现出来的则是救治成功率的提升。

在推荐依据列举的相关研究中,我们可以看到延迟 PPV 和未做危险分层的结局,也可以看到设备物资检查清单、团队交班会和团队简报、明确的角色任务分配等综合措施对于临床预后的改善,我们有充分的证据对我们以后的临床复苏行动进行约束和改进,"凡事预则立"是对这项制度的充分总结和归纳。

2015 版(旧):需要评估围产期风险,并对各种用品和设备建立标准化清单。每次分娩都应该至少有一名专职人员负责新生儿复苏和 PPV，如果发现存在明显的围产期危险因素，导致复苏的概率增加，则应立即增加其他的复苏人员，包括掌握了胸外按压、气管插管和脐静脉导管穿刺术的抢救人员，还需要为这类有危险因素的群体准备专门针对体温调节和呼吸支持的用品。条件允许的情况下，需要指定抢救团队的负责人，团队负责人需要进行情况介绍、确定治疗方案、指定团队成员的责任分工、协调团队成员充分合作并确保复苏的质量和患儿的安全。

【总结与建议】

2020 版指南强调了对围产期风险的评估和预测，并主张根据这种风险预测做出相对应的工作部署（如组建复苏团队、确定分工、确定复苏设备、做好记录和抢救预案等），在这期间又运用到了很多标准化评估工具，这种前瞻性临床思维和做法实用且简便，极大提高了临床医师管控风险的能力。这些强调和归纳理顺了临床工作的思路，同时强调团队和经过训练的人员在整个复苏过程中的核心作用，因而建议正常生产和高危生产过程中需要团队进行前期的工作准备和风险评估。

尤其对于高风险的生产过程，需要在生产前对新生儿进行团队范围内的评估，明确团队中每个人的职责和需要胜任的工作，同时在团队简报（team briefing）上进行明确分工，在用物准备全面，所有的用物功能需要正常，高危患儿抢救流程中可能出现的问题需要有相应的准备和预案，在具体的复苏过程中满足在"黄金一分钟"内完成评估和通气高效衔接，对于后续正压通气后仍不能缓解，应积极给予相应的治疗，同时准备预案时需要有个体化的内容，更好地处理单个高风险的生产过程的安全。

（王杰　姚津剑）

参考文献

1. ERSDAL HL, MDUMA E, SVENSEN E, et al. Early initiation of basic resuscitation interventions including face mask ventilation may reduce birth asphyxia related mortality in low-income countries: a prospective descriptive observational study. Resuscitation, 2012, 83(7): 869 – 873.

2. DEMPSEY E, PAMMI M, RYAN AC, et al. Standardised formal resuscitation training programmes for reducing mortality and morbidity in newborn infants. Cochrane Database Syst Rev, 2015, (9): CD009106.

3. PATEL A, KHATIB MN, KURHE K, et al. Impact of neonatal resuscitation trainings on neonatal and perinatal mortality: a systematic review and meta-analysis. BMJ Paediatr Open, 2017, 1(1): e000183.

4. WYCKOFF MH, AZIZ K, ESCOBEDO MB, et al. Part 13: neonatal resuscitation: 2015 American Heart Association Guidelines Update for Cardiopulmonary Resuscitation and Emergency Cardiovascular Care. Circulation, 2015, 132(18 suppl 2): S543 – S560.

5. AZIZ K, CHADWICK M, BAKER M, et al. Ante-and intra-partum factors that predict increased need for neonatal resuscitation. Resuscitation, 2008, 79(3): 444 – 452.

6. MITCHELL A, NIDAY P, BOULTON J, et al. A prospective clinical audit of neonatal resuscitation practices in Canada. Adv Neonatal Care, 2002, 2(6): 316 – 326.

7. BERAZATEGUI JP, AGUILAR A, ESCOBEDO M, et al. Risk factors for advanced resuscitation in term and near-term infants: a case-control study. Arch Dis Child Fetal Neonatal Ed, 2017, 102(1): F44 – F50.

8. BENNETT SC, FINER N, HALAMEK LP, et al. Implementing Delivery Room Checklists and Communication Standards in a Multi-Neonatal ICU Quality Improvement Collaborative. Jt Comm J Qual Patient Saf, 2016, 42(8): 369 – 376.

9. BALAKRISHNAN M, FALK-SMITH N, DETMAN LA, et al. Promoting teamwork may improve infant care processes during delivery room management: Florida perinatal quality collaborative's approach. J Perinatol, 2017, 37(7): 886 – 892.

10. TALATI AJ, SCOTT TA, BARKER B, et al. Improving neonatal resuscitation in Tennessee: a large-scale, quality improvement project. J Perinatol, 2019, 39(12): 1676 – 1683.

11. LITKE-WAGER C, DELANEY H, MU T, et al. Impact of task-oriented role assignment on neonatal resuscitation performance: a simulation-based randomized controlled trial. Am J Perinatol, 2021, 38(9): 914 – 921.

12. KATHERIA A, RICH W, FINER N. Development of a strategic process using checklists to facilitate team preparation and improve communication during neonatal resuscitation. Resuscitation, 2013, 84(11): 1552 – 1557.

13. NILES DE, CINES C, INSLEY E, et al. Incidence and characteristics of positive pressure ventilation delivered to newborns in a US tertiary academic hospital. Resuscitation, 2017, 115: 102 – 109.

14. BROWN T, TU J, PROFIT J, et al. Optimal Criteria Survey for Preresuscitation Delivery Room Checklists. Am J Perinatol, 2016, 33(2): 203 – 207.

15. The Joint Commission. Sentinel Event Alert: Preventing infant death and injury during delivery. 2004. https://www.jointcommission.org/resources/patient-safety-topics/sentinel-event/sentinel-event-alert-newsletters/sentinel-event-alert-issue-30-preventing-infant-death-and-injury-duringdelivery/. Accessed February 28, 2020.

16. PATEL D, PIOTROWSKI ZH, NELSON MR, et al. Effect of a statewide neonatal resuscitation training program on Apgar scores among high-risk neonates in Illinois. Pediatrics, 2001, 107(4): 648 – 655.

第二节　脐带管理

COR	LOE	推荐建议
2a	B-R	1. 对于出生时不需要复苏的早产儿，延迟脐带结扎超过30 s是合理的。
2b	C-LD	2. 对于出生时不需要复苏的足月婴儿，延迟脐带结扎超过30 s可能是合理的。
2b	C-EO	3. 对于出生时需要复苏的足月和早产儿，没有足够推荐证据对比早期脐带结扎和延迟脐带结扎。
3：无益	B-R	4. 对于妊娠期小于28周的婴儿，不推荐使用脐带挤压法。

脐带管理建议

概要

在非复杂的足月或晚期早产期间，推迟脐带结扎，直到婴儿被放在母亲身上，评估呼吸和活动情况后再结扎脐带可能是合理的。早期结扎脐带（30 秒内）可能会干扰健康的过渡，因为它会把胎儿血液留在胎盘，而不是填满新生儿的血液循环。延迟脐带结扎与出生后较高的红细胞压积和婴儿时期较高的铁水平有关。虽然发育结局还没有得到充分的评估，但缺铁与运动和认知发育受损有关。对早产儿延迟结扎脐带（超过 30 秒）是合理的，因为这样可以减少对血压支持和输血的需求，并可能提高存活率。

对于需要在脐带结扎前进行 PPV 的婴儿，尚无足够的研究来提出建议。对于不太可能发生的胎盘输血情况，如母体出血或血流动力学不稳定、胎盘早剥或前置胎盘，应考虑及早结扎脐带。与早期结扎脐带相比，没有证据表明延迟结扎脐带会对母体造成伤害。目前正在研究将脐带挤压作为延迟结扎脐带的替代方案，但在胎龄不足几周的婴儿中应避免挤压脐带，因为它与脑损伤有关。

相应的推荐依据

与早接受脐带结扎早产儿相比，接受延迟脐带结扎早产儿在含 6 项 RCTs 荟萃分析中较少需要降血压药物治疗，而在含 5 项 RCT 荟萃分析中需要输血的可能性也较小。在不需要复苏的早产儿中，延迟结扎脐带可能比早期结扎脐带有更高的存活率。10 个随机对照试验发现延迟结扎脐带与早期结扎脐带相比，产后出血率没有差异。

在分别含 12 个和 6 个 RCTs 的荟萃分析中，与较早接受脐带结扎的足月儿相比，接受延迟脐带结扎足月儿在前 24 小时内血红蛋白浓度增加，在前 3 至 6 个月内铁蛋白浓度增加。在分别含 4 个、10 个和 15 个 RCTs 的荟萃分析中，足月儿和晚期早产儿延迟结扎脐带相比于早期结扎脐带，在死亡率、入住新生儿重症监护病房、需光疗的高胆红素血症方面均无显著差异。在分别含 13 个和 8 个 RCTs 的荟萃分析中，相对早期结扎脐带足月儿，延迟结扎脐带足月儿红细胞增多症发生率增加。

对于出生时需要 PPV 的婴儿，目前没有足够的证据建议延迟结扎脐带或早期结扎脐带。

一项大型多中心随机对照试验发现，胎龄不到 28 周的早产儿因脐带挤压而发生脑室出血的概率升高。

【评注与解读】

2020 版（更新）：新版指南对脐带的管理非常重视，事实上也是新生儿复苏中的重要一环。新版指南将脐带管理分为两类：①不需要进行复苏的新生儿和早产儿，这类患儿延迟30秒以上夹闭脐带是合理的。②需要复苏的新生儿和早产儿，这类患儿延迟30秒以上夹闭脐带的证据不够充分，因此延迟30秒以上夹闭脐带并不能说是错误的。目前的做法通常是将婴儿放置在母亲身上、擦干净并评估呼吸、声音和活动能力之后再结扎脐带。在没有禁忌证的情况下，延迟脐带结扎应成为常规操作。

延迟脐带夹闭的好处在于可以使新生儿在出生后早期血细胞比容更高，升压药物用量少，输血的可能性也更小，在婴儿期铁水平更高。如果产妇出血或血流动力学不稳定，胎盘早剥或前置胎盘，则应考虑早期脐带夹闭。2010版指南已经出现证据表明延迟脐带夹闭对于出生时不需要立即复苏的新生儿可能是有益的，此后2015版指南重申该观点，2020版指南用更加明确的态度支持延迟脐带夹闭，并且认为无论在足月儿或早产儿，均有获益。相关研究中，延迟脐带夹闭的唯一负面结果是胆红素水平略微增加，但是也可能与过度光疗相关。

脐带挤压对于胎龄少于28周的早产儿也是作为一个重点叙述，因其有可能作为延迟脐带夹闭的替代措施，但是2020版指南对妊娠时间小于28周的早产儿不建议进行脐带挤压。

2015版（旧）：在2015年以前，我们通常认为对风险较高、有可能需要复苏的新生儿，立即结扎脐带并迅速转移至新生儿监护室是非常重要的措施。2015版指南首次提出延迟结扎脐带和脐带挤压（cord milking）的概念，但是仅仅提到了对于出生时不需要复苏的足月和早产儿DCC超过30秒都是合理的。当时支持这一推荐的相关研究是一些系统评价，并且总体质量不是很高，偏倚风险很高。因此当时提出对于延迟脐带复苏的安全性和实用性都没有充足的证据，但是从总体来看，自2010年COSTR评价的证据和随后2015年ILCOR系统评价来看，对于不需要进行复苏的足月或早产的新生儿，脐带夹闭延迟30秒是合理的。同时，2015版指南也提出有必要进一步研究，希望得到与延迟脐带夹闭和脐带挤压相关的更多证据。对于妊娠不足29周的婴儿，不要常规使用脐带挤压，但是脐带挤压能够改善血压和血液学指标，减少颅内出血，因此有必要进一步研究证实。

【总结与建议】

延迟脐带结扎对于不需要复苏的足月婴儿和早产儿是有利的，而对于足月婴儿和早产儿没有足够的建议推荐何时处理脐带合理，但对不足几周的婴儿应避免挤压脐带，它可能与脑损伤有关，同时脐带的结扎也应视母体的情况进行处理。因而脐带的处理应依据具体情况，充分考虑利弊。

（王杰　姚津剑）

参考文献

1. DONG XY, SUN XF, LI MM, et al. Influence of delayed cord clamping on preterm infants with a gestational age of <32 weeks. Zhongguo Dang Dai Er Ke Za Zhi, 2016, 18(7): 635 – 638.

2. GOKMEN Z, OZKIRAZ S, TARCAN A, et al. Effects of delayed umbilical cord clamping on peripheral blood hematopoietic stem cells in premature neonates. J Perinat Med, 2011, 39(3): 323 – 329.

3. MCDONNELL M, HENDERSON-SMART DJ. Delayed umbilical cord clamping in preterm infants: a feasibilitystudy. JPaediatrChildHealth, 1997, 33(4): 308 – 310.

4. OH W, FANAROFF A, CARLO WA, et al. Effects of delayed cord clamping in very-low-birth-weight infants. J Perinatol, 2011, 31(suppl 1): S68 – S71.

5. RABE H, WACKER A, HÜLSKAMP G, et al. A randomised controlled trial of delayed cord clamping in very low birth weight preterm infants. Eur J Pediatr, 2000, 159(10): 775 – 777.

6. RUANGKIT C, BUMRUNGPHUET S, PANBURANA P, et al. A Randomized Controlled Trial of Immediate versus Delayed Umbilical Cord Clamping in Multiple-Birth Infants Born Preterm. Neonatology, 2019, 115(2): 156 – 163.

7. RABE H, DIAZ-ROSSELLO JL, DULEY L, et al. Effect of timing of umbilical cord clamping and other strategies to influence placental transfusion at preterm birth on maternal and infant outcomes. CochraneDatabaseSystRev, 2012(8): CD003248.

8. FOGARTY M, OSBORN DA, ASKIE L, et al. Delayed vs early umbilical cord clamping for preterm infants: a systematic review and meta-analysis. Am J Obstet Gynecol, 2018, 218(1): 1 – 18.

9. AL-TAWIL MM, ABDEL-AAL MR, KADDAH MA. A randomized controlled trial on delayed cord clamping and iron status at 3 – 5 months in term neonates held at the level of maternal pelvis. J Neonatal Perinat Med, 2012, 5: 319 – 326.

10. CERIANI CERNADAS JM, CARROLI G, PELLEGRINI L, et al. The effect of timing of cord clamping on neonatal venous hematocrit values and clinical outcome at term: a randomized, controlled trial. Pediatrics, 2006, 117(4): e779 – e786.

11. CHAPARRO CM, NEUFELD LM, TENA ALAVEZ G, et al. Effect of timing of umbilical cord clamping on iron status in Mexican infants: a randomised controlled trial. Lancet, 2006, 367(9257): 1997 – 2004.

12. CHEN X, LI X, CHANG Y, et al. Effect and safety of timing of cord clamping on neonatal hematocrit values and clinical outcomes in term infants: A randomized controlled trial. J Perinatol, 2018, 38(3): 251 – 257.

13. CHOPRA A, THAKUR A, GARG P, et al. Early versus delayed cord clamping in small for gestational age infants and iron stores at 3 months of age—a randomized controlled trial. BMC Pediatr, 2018, 18(1): 234.

14. EMHAMED MO, VAN RHEENEN P, BRABIN BJ. The early effects of delayed cord clamping in term infants born to Libyan mothers. Trop Doct, 2004, 34(4): 218 – 222.

15. JAHAZI A, KORDI M, MIRBEHBAHANI NB, et al. The effect of early and late umbilical cord clamping on neonatal hematocrit. J Perinatol, 2008, 28(8): 523 – 525.

16. Philip AG. Further observations on placental transfusion. Obstet Gynecol, 1973, 42(3): 334 – 343.

17. SALARI Z, REZAPOUR M, KHALILI N. Late umbilical cord clamping, neonatal hematocrit and Apgar scores: a randomized controlled trial. J Neonatal Perinatal Med, 2014, 7(4): 287 – 291.

18. ULTEE CA, VAN DER DEURE J, SWART J, et al. Delayed cord clamping in preterm infants delivered at

34 36 weeks' gestation: a randomised controlled trial. Arch Dis Child Fetal Neonatal Ed, 2008, 93(1): F20 - F23.

19. VURAL I, OZDEMIR H, TEKER G, et al. Delayed cord clamping in term large-for-gestational age infants: A prospective randomised study. J Paediatr Child Health, 2019, 55(5): 555 - 560.

20. YADAV AK, UPADHYAY A, GOTHWAL S, et al. Comparison of three types of intervention to enhance placental redistribution in term newborns: randomized control trial. J Perinatol, 2015, 35(9): 720 - 724.

21. MERCER JS, ERICKSON-OWENS DA, COLLINS J, et al. Effects of delayed cord clamping on residual placental blood volume, hemoglobin and bilirubin levels in term infants: a randomized controlled trial. J Perinatol, 2017, 37(3): 260 - 264.

22. WYCKOFF MH, AZIZ K, ESCOBEDO MB, et al. Part 13: Neonatal Resuscitation: 2015 American Heart Association Guidelines Update for Cardiopulmonary Resuscitation and Emergency Cardiovascular Care (Reprint). Pediatrics, 2015, 136 Suppl 2:S196 - S218.

23. KATHERIA A, REISTER F, ESSERS J, et al. Association of Umbilical Cord Milking vs Delayed Umbilical Cord Clamping with death or severe intraventricular hemorrhage among preterm infants. JAMA, 2019, 322 (19): 1877 - 1886.

24. GUNNARSSON BS, THORSDOTTIR I, PALSSON G, et al. Iron status at 1 and 6 years versus developmental scores at 6 years in a well-nourished affluent population. Acta Paediatr, 2007, 96(3): 391 - 395.

25. GRANTHAM-MCGREGOR S, ANI C. A review of studies on the effect of iron deficiency on cognitive development in children. J Nutr, 2001, 131(2S-2): 649S - 666S, discussion 666S.

26. LOZOFF B, BEARD J, CONNOR J, et al. Long-lasting neural and behavioral effects of iron deficiency in infancy. Nutr Rev, 2006, 64(5 Pt 2): S34 - 43, discussion S72.

27. COMMITTEE ON OBSTETRIC PRACTICE. Committee opinion no. 684: delayed umbilical cord clamping after birth. Obstet Gynecol, 2017, 129(1): e5 - e10.

28. ANDERSSON O, HELLSTRÖM-WESTAS L, ANDERSSON D, et al. Effect of delayed versus early umbilical cord clamping on neonatal outcomes and iron status at 4 months: a randomised controlled trial. BMJ, 2011, 343:d7157.

29. BACKES CH, HUANG H, CUA CL, et al. Early versus delayed umbilical cord clamping in infants with congenital heart disease: a pilot, randomized, controlled trial. J Perinatol, 2015, 35(10): 826 - 831.

30. KRISHNAN U, ROSENZWEIG EB. Pulmonary hypertension in chronic lung disease of infancy. Curr Opin Pediatr, 2015, 27(2): 177 - 183.

31. MOHAMMAD K, TAILAKH S, FRAM K, et al. Effects of early umbilical cord clamping versus delayed clamping on maternal and neonatal outcomes: a Jordanian study. J Matern Fetal Neonatal Med, 2021, 34 (2): 231 - 237.

32. Oxford Midwives Research Group. A study of the relationship between the delivery to cord clamping interval and the time of cord separation. Midwifery, 1991, 7(4): 167 - 176.

33. VAN RHEENEN P, DE MOOR L, ESCHBACH S, et al. Delayed cord clamping and haemoglobin levels in infancy: a randomised controlled trial in term babies. Trop Med Int Health, 2007, 12(5): 603 - 616.

34. WITHANATHANTRIGE M, GOONEWARDENE I. Effects of early versus delayed umbilical cord clamping during antepartum lower segment caesarean section on placental delivery and postoperative haemorrhage: a randomised controlled trial. Ceylon Med J, 2017, 62(1): 5 - 11.

35. DATTA BV, KUMAR A, YADAV R. A randomized controlled trial to evaluate the role of brief delay in cord clamping in preterm neonates (34 - 36 weeks) on short-term neurobehaviouraloutcome. J Trop Pediatr,

2017，63（6）：418－424.

36. DE PACO C, FLORIDO J, GARRIDO MC, et al. Umbilical cord blood acid-base and gas analysis after ear-ly versus delayed cord clamping in neonates at term. Arch Gynecol Obstet, 2011, 283（5）：1011－1014.

37. DE PACO C, HERRERA J, GARCIA C, et al. Effects of delayed cord clamping on the third stage of la-bour, maternal haematological parameters and acid-base status in fetuses at term. Eur J Obstet Gynecol Re-prod Biol, 2016, 207：153－156.

38. CAVALLIN F, GALEAZZO B, LORETELLI V, et al. Delayed cord clamping versus early cord clamping in elective cesarean section：a randomized controlled trial. Neonatology, 2019, 116（3）：252－259.

39. SALAE R, TANPRASERTKUL C, SOMPRASIT C, et al. Efficacy of delayed versus immediate cord clam-ping in late preterm newborns following normal labor：a randomized control trial. J Med Assoc Thai, 2016, 99 Suppl 4：S159－S165.

40. GRAJEDA R, PÉREZ-ESCAMILLA R, DEWEY KG. Delayed clamping of the umbilical cord improves he-matologic status of Guatemalan infants at 2 mo of age. Am J Clin Nutr, 1997, 65（2）：425－431.

41. SAIGAL S, O'NEILL A, SURAINDER Y, et al. Placental transfusion and hyperbilirubinemia in the prema-ture. Pediatrics, 1972, 49（3）：406－419.

第三节　初始操作

一、出生时体温

COR	LOE	温度管理建议
		推荐建议
1	B-NR	1. 应常规记录住院体温。
1	C-EO	2. 从入院到稳定期，新生儿出生后体温应保持在 36.5～37.5 ℃。
1	B-NR	3. 应避免因体温过低（温度低于 36 ℃）而增加不良后果的风险。
2a	B-NR	4. 防止体温过高（温度大于 38 ℃）是合理的，因为体温过高会导致不良后果风险增加。

出生后应测量、记录、监测体温，以此作为质量控制方式。新生儿体温应维持在36.5～37.5 ℃。应防止体温过低（低于 36 ℃），因为它与新生儿死亡率和发病率升高有关，特别是极早产（小于 33 周）和极低出生体重儿（小于 1 500 g），这些婴儿体温过低的风险较高。预防体温过高也是合理的，因为它可能与损害有关。

相应的推荐依据

在世界范围内出生后体温过低很普遍，尤以较低胎龄和出生体重较轻的婴儿发生率较高。

对新生儿的常规温度管理，全球都有着长期建议。

在对早产儿（不到 37 周）和低出生体重儿（低于 2 500 g）观察性研究中，出生后体温过低的存在和程度与新生儿死亡率和发病率增加密切相关。

两项观察性研究发现，在极早产（中等质量）和极低出生体重（极低质量）新生儿中，体温过高与发病率和死亡率增加存在关联。

二、新生儿体温管理

COR	LOE	关于维持体温正常干预措施的其他建议
		推荐建议
2a	B-R	1. 出生后将不需要复苏的健康新生儿与母亲皮肤接触可以有效地改善母乳喂养、体温控制和血糖稳定。
2a	C-LD	2. 执行所有复苏程序是合理的，包括气管插管、胸外按压、插入静脉管路并恰当的温度控制。
2a	B-R	3. 使用辐射加温器、塑料袋和毯子包裹（带帽子）、提高室温和加热加湿吸入气体可以有效地防止早产婴儿在产房中体温过低。
2b	B-R	4. 发热床垫可有效预防早产儿体温过低。
2b	B-NR	5. 为防止早产儿体温过低，可能需要采取各种不同的保温策略（或"集束化措施"）。
2b	C-LD	6. 在资源有限的情况下，将刚出生的婴儿放在一个干净的食品级塑料袋中，直到颈部水平，并将其包裹起来，以防止体温过低。

健康的婴儿出生后应该与母亲进行皮肤接触。对于早产和低出生体重婴儿或需要复苏的婴儿，应采取保暖措施〔环境温度升高（高于 23 ℃）、皮肤接触处理、辐射加温器、保鲜膜或袋子、帽子、毯子、发热床垫以及吸入气体加温、加湿〕可以降低体温过低的风险。据报道，发热床垫会引起局部热损伤和体温过高。

当婴儿出生在医院外、资源有限或偏远的地区时，可使用清洁食品级塑料袋代替皮肤接触从而预防体温过低。

相应的推荐依据

一项含 6 项 RCTs 的系统评价（低到中等确定性）表明，早期母婴皮肤接触可以促进维持健康新生儿的正常体温。两项荟萃分析回顾了初始复苏和（或）稳定后扩大皮肤对皮肤护理的 RCT 和观察性研究，其中一些研究是在资源有限的地区进行的，结果显示早产儿和低出生体重儿的死亡率降低，母乳喂养改善，住院时间缩短，体重增加（中等质量证据）。

在资源丰富地区，大多数 RCTs 研究通常会在辐射加温器下管理高危婴儿。

单独和联合使用增温辅助物的 RCTs 和观察性研究显示，极早产和极低出生体重婴儿体温过低发生率降低。然而，降低极早产或极低出生体重儿体温过低现象的 RCTs

（低可信度）荟萃分析显示，新生儿发病率或死亡率没有影响。两个 RCTs 和专家意见支持 23 ℃以上的环境温度。

一项中等质量的 RCT 发现，使用发热床垫的患者体温过高的概率更高。

大量非随机性质量改善（极低到低的确定性）研究支持使用加热辅助"联合包"。

在资源有限的地区进行的一项随机对照研究发现，塑料覆盖物降低了体温过低发生率，但没有与不间断的皮肤接触治疗直接进行比较。

三、新生儿的呼吸道清理和触觉刺激

新生儿触觉刺激和清理呼吸道的建议		
COR	LOE	推荐建议
3：无益	C-LD	1. 不建议对新生儿进行常规的口腔、鼻、咽或气管内吸引。

新生婴儿的即时救治涉及对妊娠、呼吸和音调的初步评估。呼吸良好和（或）哭泣的婴儿需要与母亲皮肤接触，即使羊水被胎粪污染，也无须进行常规触觉刺激或吸引等干预措施。避免不必要吸引有助于预防由于气道吸引而导致心动过缓的风险。

1. 新生儿触觉刺激和清理呼吸道的相应推荐依据

含 8 个随机对照试验（低确定性证据）的荟萃分析表明，出生后常规吸引没有任何益处。随后，又有两项研究支持了这一结论。

新生儿无效呼吸作用时触觉刺激和清除呼吸道的建议		
COR	LOE	推荐建议
2a	B-NR	1. 在婴儿出生后没有有效的呼吸作用，触觉刺激是合理的。
2b	C-EO	2. 如果需要 PPV，但气道出现阻塞，可以考虑吸引术。

如果出生后呼吸用力无效或呼吸暂停，触觉刺激可能会刺激呼吸。触觉刺激应仅限于擦拭婴儿以及摩擦脚背和脚底。早产儿在 PPV 期间或之后反复触觉刺激可能会有一些好处，但这需要进一步研究。如果在初次评估时发现可见液体阻塞气道或担心呼吸道阻塞，则可以进行口鼻吸引。如果在 PPV 期间有气道阻塞的迹象，也应考虑进行吸引。

2. 新生儿无效呼吸作用时触觉刺激和清除呼吸道的相应推荐依据

有限的观察性研究表明，触觉刺激可能会改善呼吸用力。一项随机对照试验（低确定性证据）表明，接受反复触觉刺激早产儿复苏后的氧合能力有所改善。

基于专家的意见，PPV 期间怀疑有呼吸道阻塞应进行吸引。

对通过 MSAF 分娩的新生儿清理呼吸道的建议		
COR	LOE	推荐建议
2a	C-EO	1. 对于通过 MSAF 分娩的无活力新生儿，在 PPV 期间有呼吸道阻塞的证据，插管和气管吸引可能是有益的。
3：无益	C-LD	2. 对于通过 MSAF 分娩的无活力的新生儿（表现为呼吸暂停或无效呼吸），不建议进行常规喉镜检查或不进行气管吸引术。

对于 MSAF 情况下出生的婴儿通常不需要直接进行喉镜检查和气管内吸引，但有证据表明新生儿在 PPV 期间发生气道梗阻，进行喉镜检查和气管内吸引则是合理的做法。

3. 对通过 MSAF 分娩的新生儿清理呼吸道的相应推荐依据

基于专家的意见，可气管内吸引治疗 MSAF 的明显气道阻塞。

对含 3 项 RCTs（低确定性证据）和进一步单项 RCT 进行的荟萃分析表明，通过 MSAF 分娩的无活力新生儿，无论是在 PPV 开始之前还是之后进行吸引术，结局（存活、需要呼吸支持或神经发育）都是一样的。

【评注与解读】

2020 版（更新）：新生儿复苏的最初步骤就是保持正常的体温、打开气道并清理气道分泌物、擦干净后对新生儿进行皮肤刺激。

（1）众所周知，早产儿的表面积和体积比很大，并且通过皮肤蒸发的水分增加，因此有很高的净热损失。出生后表现为低体温的早产儿的死亡率要高于保持正常温度的早产儿的死亡率。低温与新生儿严重并发症（呼吸窘迫综合征、代谢紊乱、IVH 和迟发性败血症）发病率和死亡率之间密切相关。出生时的中等体温过低（温度低于 36 ℃）已被认为是早产儿死亡的独立危险因素。新版指南中增加了出生时的体温部分，提出了针对出生时体温的质控标准、流程和规范，认为应该将出生时体温作为重要的质控指标，尽可能地将新生儿体温保持在 36.5～37.5 ℃，高于 38 ℃ 和低于 36 ℃ 都将增加不良后果的发生概率。与以往相比，2020 新版指南对出生时体温有明确的概念，同时也让从业人员能够迅速接受这一概念，并准确执行。

（2）新生儿体温管理，自 1907 年 Budin 提出新生儿入院体温是死亡率的强有力的预测指标这一观点以来，产房的温度一直受到重视，我们有必要采取各种适当措施提高产房温度。体温过低和很多严重疾病相关，比如 IVH 风险增加、呼吸系统疾病增加、低血糖发生率增加等。目前推荐常规记录入院体温，其可作为预后指标的同时也可作为质控指标。此外，对于妊娠 <32 周的新生儿，使用保鲜膜、加热床垫、热辐射加热器、其他散热材料、加温加湿的呼吸机送气都是合理的，同时需要避免过热。对于复苏后体温过低的新生儿，目前没有证据证明快速复温（0.5 ℃/h）和缓慢复温（<0.5 ℃/h）哪种方

法更合理。在资源受限的环境下保持新生儿的体温是一个重大挑战，温度低于 36.5 ℃时死亡率明显增加，简单的一些干预措施，比如使用保鲜膜保温、母婴皮肤接触保温（袋鼠式护理），也能很好地预防过渡期（出生后 1~2 h）发生低体温，从而降低新生儿死亡率。

（3）自 20 世纪 70 年代以来，对于被羊水胎粪污染的新生儿，普遍会进行常规口咽吸痰和气管插管。过去的 40 年里，新生儿复苏指南对羊水胎粪污染的推荐治疗方案发生了显著变化，2000 年和 2004 年两个大型多中心随机对照试验的结果改变了之前的两项推荐意见，对被羊水胎粪污染的婴儿不再进行常规气管插管和产后气道吸痰。过去 5 年里，更多的实验研究结论支持了这一概念，因此新版指南里再一次重申，不建议对新生儿进行常规气道吸痰，包括口腔、鼻腔、口咽及气管吸痰，即使在羊水胎粪污染的情况下也是如此。对于被羊水胎粪污染的新生儿，仅在提供正压通气后疑似气道梗阻时，才适用气管内吸引。新版指南推荐可以进行皮肤刺激促进呼吸，如果有气道阻塞，应立即吸痰，吸痰后密切观察呼吸情况。

表 5 - 1　历年新生儿复苏指南管理羊水胎粪污染的内容

年份	内容（NRP/AAP/AHA/ACOG/ILCOR）
1974 年	对所有受胎粪污染的婴儿进行常规气管插管和气道吸痰
1976 年	分娩前普遍进行产前口鼻咽吸痰
1988 年	高风险新生儿的选择性气管插管和气道吸痰
1992 年	如果婴儿情况较差或胎粪浓稠，则进行选择性气管插管和气道吸痰 产后普遍进行口咽和鼻咽吸痰（稀胎粪或浓胎粪）
2000 年	足月健康的新生儿气管插管和气道吸痰是无益的
2000 年	如果新生儿足月健康，则停止常规的气管插管和气道吸痰 继续普遍进行产后经口咽和鼻咽吸痰
2004 年	常规的产后经口咽和鼻咽吸痰无益
2005 年	停止常规的产后口咽和鼻咽吸痰 如果新生儿足月健康，则无须进行气管插管和气道吸痰 如果新生儿早产或高风险，则继续进行气管插管和气道吸痰
2010 年	如果新生儿早产或高风险，则继续进行气管插管和气道吸痰
2015 年	停止常规的气管插管和羊水胎粪污染婴儿的气道吸痰 仅在怀疑存在羊水胎粪污染导致气道阻塞的情况下才进行气管插管和气道吸痰

2015 版（旧）：2015 版指南推荐新生儿出生后的体温保持在 36.5~37.5 ℃。新版指南未做改变，推荐将新生儿放置在母亲的身体上，强调尽早与母亲皮肤接触（袋鼠式护理），促进母婴亲情关系和亲子纽带联系的建立和发展。注意要保持干燥、保暖。早产儿需要用到保暖装备，甚至是各种保暖装备的组合。

新生儿骤停的病因几乎都是窒息，因此，建立有效的通气仍然是最关键的步骤。对于胎粪污染羊水中出生的新生儿，无论是有活力还是活力低者，2015 版指南都不推荐进行常规气管吸引，这一概念在 2015 年一经推出就引起了很大的争议并持续至今。

【总结与建议】

新指南与国内的指南不同，国内的指南将保暖进行了单列。建议将产房温度设置为 25 ~ 28 ℃。提前预热辐射保暖台，足月儿辐射保暖台温度设置为 32 ~ 34 ℃，或腹部体表温度 36.5 ℃，而早产儿根据其中性温度设置。用预热毛巾包裹新生儿并将其放在辐射保暖台上，注意头部擦干和保暖。有条件的医疗单位复苏胎龄 <32 周的早产儿时，可将其头部以下躯体和四肢放在清洁的塑料袋内，或盖以塑料薄膜置于辐射保暖台上，对于复苏后体温过低的新生儿，应缓慢复温（0.5 ℃/h），避免低体温对新生儿的影响，同时避免高温引发呼吸抑制。国内的指南对保暖进行了细化，目的性和指导性更强，经过长期的临床实践更符合中国新生儿情况，因而建议沿用国内的指南。

对于吸引，必要时用吸球或吸管（12 F 或 14 F）先口咽后鼻清理分泌物，应限制吸管的深度和吸引时间（<10 s），吸引器的负压不超过 100 mmHg（13.3 kPa）。以上这些操作的具体数值都是我国新生儿复苏中经过实践检验，已经被证明是安全有效的，但是在国际新生儿复苏指南中并没有如此详细的提及，对于本土化的临床经验更适合我国新生儿人群，因而建议应用我国新生儿复苏中的经验指导实际工作。

（王杰　姚津剑）

参考文献

1. PERLMAN JM, WYLLIE J, KATTWINKEL J, et al, Part 7：neonatal resuscitation：2015 international consensus on cardiopulmonary resuscitation and emergency cardiovascular care science with treatment recommendations. Circulation, 2015, 132(16 suppl 1)：S204 – S241.

2. Department of Reproductive Health and Research (RHR) WHO. Thermal Protection of the Newborn：a Practical Guide (WHO/RHT/MSM/97.2) Geneva, Switzerland：World Health Organisation, 1997. https：//apps. who. int/iris/bitstream/handle/10665/63986/WHO _ RHT _ MSM _97.2. pdf, jsessionid = 9CF1FA8ABF2E8CE1955D96C1315D9799？sequence = 1. Accessed March 1, 2020.

3. LAPTOOK AR, BELL EF, SHANKARAN S, et al. Admission temperature and associated mortality and morbidity among moderately and extremely preterm infants. J Pediatr, 2018, 192：53 – 59.

4. LYU Y, SHAH PS, YE XY, et al. Association between admission temperature and mortality and major morbidity in preterm infants born at fewer than 33 weeks' gestation. JAMA Pediatr, 2015, 169(4)：e150277.

5. LUNZE K, BLOOM DE, JAMISON DT, et al. The global burden of neonatal hypothermia：systematic review of a major challenge for newborn survival. BMC Med, 2013, 11：24.

6. AMADI HO, OLATEJU EK, ALABI P, et al. Neonatal hyperthermia and thermal stress in low-and middle-income countries：a hidden cause of death in extremely low-birthweight neonates. Paediatr Int Child Health, 2015, 35(3)：273 – 281.

7. WYCKOFF MH, WYLLIE J, AZIZ K, et al. Neonatal life support: 2020 international consensus on cardiopulmonary resuscitation and emergency cardiovascular care science with treatment recommendations. Circulation, 2020, 142(16 suppl 1): S185 – S221.

8. MOORE ER, BERGMAN N, ANDERSON GC, et al. Early skin-to-skin contact for mothers and their healthy newborn infants. Cochrane Database Syst Rev, 2016, 11(11): CD003519.

9. KATTWINKEL J, PERLMAN JM, AZIZ K, et al. Part 15: neonatal resuscitation: 2010 American Heart Association Guidelines for Cardiopulmonary Resuscitation and Emergency Cardiovascular Care. Circulation, 2010, 122(18 suppl 3): S909 – S919.

10. MEYER MP, OWEN LS, TE PAS AB. Use of Heated Humidified Gases for Early Stabilization of Preterm Infants: A Meta-Analysis. Front Pediatr, 2018, 6: 319.

11. MCCALL EM, ALDERDICE F, HALLIDAY HL, et al. Interventions to prevent hypothermia at birth in preterm and/or low birth weight infants. Cochrane Database Syst Rev, 2018, 2(2): CD004210.

12. DONNELLAN D, MOORE Z, PATTON D, et al. The effect of thermoregulation quality improvement initiatives on the admission temperature of premature/very low birth-weight infants in neonatal intensive care units: a systematic review. J Spec Pediatr Nurs, 2020, 25(2): e12286.

13. BELSCHES TC, TILLY AE, MILLER TR, et al. Randomized trial of plastic bags to prevent term neonatal hypothermia in a resource-poor setting. Pediatrics, 2013, 132(3): e656 – e661.

14. DURYEA EL, NELSON DB, WYCKOFF MH, et al. The impact of ambient operating room temperature on neonatal and maternal hypothermia and associated morbidities: a randomized controlled trial. Am J Obstet Gynecol, 2016, 214(4): 505, e1 – 505.

15. McCarthy LK, Molloy EJ, Twomey AR, et al. A randomized trial of exothermic mattresses for preterm newborns in polyethylene bags. Pediatrics. 2013, 132: e135 – e141.

16. BOUNDY EO, DASTJERDI R, Spiegelman D, et al. Kangaroo mother care and neonatal outcomes: a meta-analysis. Pediatrics, 2016, 137(1).

17. CONDE-AGUDELO A, DÍAZ-ROSSELLO JL. Kangaroo mother care to reduce morbidity and mortality in low birthweight infants. Cochrane Database Syst Rev, 2016, 2016(8): CD002771.

18. JIA YS, LIN ZL, LV H, et al. Effect of delivery room temperature on the admission temperature of premature infants: a randomized controlled trial. J Perinatol, 2013, 33(4): 264 – 267.

19. FOSTER JP, DAWSON JA, DAVIS PG, et al. Routine oro/nasopharyngeal suction versus no suction at birth. Cochrane Database Syst Rev, 2017, 4(4): CD010332.

20. ERSDAL HL, MDUMA E, SVENSEN E, et al. Early initiation of basic resuscitation interventions including face mask ventilation may reduce birth asphyxia related mortality in low-income countries: a prospective descriptive observational study. Resuscitation, 2012, 83(7): 869 – 873.

21. LEE AC, COUSENS S, WALL SN, et al. Neonatal resuscitation and immediate newborn assessment and stimulation for the prevention of neonatal deaths: a systematic review, meta-analysis and Delphi estimation of mortality effect. BMC Public Health, 2011, 11(suppl 3): S12.

22. World Health Organization. Guidelines on Basic Newborn Resuscitation. Geneva, Switzerland: World Health Organization, 2012. https://apps.who.int/iris/bitstream/handle/10665/75157/9789241503693_eng.pdf;jsessionid = EA13BF490E4D349E12b4DAF16BA64A8D? sequence = 1.

23. DEKKER J, HOOPER SB, MARTHERUS T, et al. Repetitive versus standard tactile stimulation of preterm infants at birth—A randomized controlled trial. Resuscitation, 2018, 127: 37 – 43.

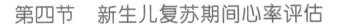

第四节　新生儿复苏期间心率评估

出生后，新生儿心率被用来评估自主呼吸用力的有效性、干预必要性以及对干预的反应。此外，有必要对开始胸部按压的新生儿进行准确、快速和持续的心率评估。因此，在新生儿复苏过程中寻找一种快速、可靠的方法来测量新生儿心率至关重要。

心率评估的建议		
COR	LOE	推荐建议
2b	C-LD	1. 在足月儿和早产儿复苏过程中，使用心电图快速、准确地测量新生儿心率，可能是合理的。

概要

心前区听诊仍然是初步评估心率的首选体格检查方法。脉搏血氧仪和心电图仍然是为需要复苏婴儿提供持续心率评估的重要辅助检查。

心电图提供了新生儿出生时和复苏期间最快速、最准确的心率测量方法。临床上通过听诊或触诊来评估心率可能是不可靠和不准确的。与心电图相比，脉搏血氧仪在检测心率方面较慢，而且在出生后的前几分钟往往不准确。低估心率可能会导致潜在不必要的干预。当新生儿出现心动过缓时，对心率过高估计可能会推迟必要的干预。比较新生儿复苏期间不同心率评估方法对其他新生儿结局的影响数据有限。使用心电图检测心率并不能取代脉搏血氧仪来评估血氧饱和度或吸氧的需要。

相应的推荐依据

在一项随机对照试验和一项观察性研究中，没有关于新生儿复苏期间使用心电图监测技术困难的报道，这支持了它作为新生儿复苏期间监测心率一种工具的可行性。

一项观察性研究比较了在产房之前（历史队列）实施心电图监测和产房之后的新生儿结局。与历史队列中的新生儿相比，接受心电图监测的新生儿气管插管率较低，5分钟Apgar评分较高。然而，接受心电图监测的新生儿在产房接受胸部按压的概率也更高。

来自8个非随机研究（包含615名新生儿和2个小型随机对照试验）的质量非常低的证据表明，在新生儿出生时，与脉搏血氧仪相比，心电图对新生儿心脏的评估更快、更准确。

来自两项非随机研究和一项随机试验质量非常低的证据表明，在新生儿出生后快速稳定期间，听诊不能像心电图那样准确地评估心率。

评估心率的建议		
COR	LOE	推荐建议
1	C-EO	1. 在胸外按压时，应使用心电图快速准确地评估心率。

概要

当开始胸部按压时，应该使用心电图来确认心率。当心电图心率大于 60 次/分时，可以以触摸到的脉搏和（或）听得见的心率排除无脉搏的电活动。

相应的推荐依据

鉴于在 PPV 的初始措施中有心电图的证据，专家认为在进行胸外按压时应使用心电图。

【评注与解读】

2020 版（更新）：新版指南重申了 2015 版绝大部分的内容。对于心率的重要性做了阐述，认为新生儿心率的增加是反映各种干预措施的效果的最敏感指标，通过评估心率可以评估自主呼吸的有效性并确定后续治疗方案。新版指南仍然建议心前区听诊作为首选体格检查的方法，建议有条件的单位可以试用脉搏血氧饱和度仪、心电图机、呼气末二氧化碳监测仪，其中以心电图进行心率监测和评估更快、更准确，且目前来说，没有研究报道在新生儿使用心电图监测心率时存在技术困难。单从心率评估的准确性来说，心前区听诊应该排在心电图之后，排在第三应该是血氧饱和度监测，因为脉搏血氧饱和度检测心率既较慢，在出生后的前几分钟内往往也不准确，有些研究提出脉搏血氧饱和度会低估新生儿心率，导致进行不必要的干预。此外，氧饱和度检测仪对于评估新生儿的氧合情况是很有必要的，这方面心电图和其他的心率检测仪无法代替。还有建议是考虑在启动 PPV 时使用 3 导联心电图进行快速准确的心率评估。同样，一旦新生儿心搏骤停需要进行心肺复苏和胸外按压的时候，应给予心电图和氧饱和度监测来快速准确地评估心率，心电图是首选的评估方法。

2015 版（旧）：反对常规使用任何单个反馈设备（例如 $ETCO_2$ 监测器或脉搏血氧仪）来检测自发性循环的恢复，因为尚未明确将其用于新生儿的用途。这是 2015 版指南提出的一个新的推荐意见，在 2020 年没有得到重申或者强调。2015 年日本新生儿复苏指南中，要求心率高于 100 次/分，认为虽然触诊心率不是可靠方法，但是脐动脉触诊优于其他部位的触诊，可通过 6 秒计数后乘以 10 得出分钟心率，该指南同样也认为通过触诊和听诊评估心率不可靠，会导致低估心率，建议组合使用心电监护仪和血氧饱和度监测仪。2015 年欧洲复苏指南中提到，对于心率的评估，最好通过使用心电图仪来评

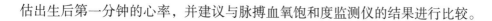
估出生后第一分钟的心率，并建议与脉搏血氧饱和度监测仪的结果进行比较。

【总结与建议】

建议使用脉搏血氧饱和度仪、心电图机、呼气末二氧化碳监测仪监测新生儿的生命体征，观察新生儿的状态及是否需要立即医疗支持。条件不足的单位可以持续心率和外周动脉的脉搏评估心率，同时强调心脏听诊在判断心率时的相对优势，在进行胸外按压时应常规有一份心电图用于评估新生儿心率情况，对于需要复苏的新生儿，评估和复苏期间不能停止胸外按压。评估主要基于以下 3 个体征：呼吸、心率、脉搏血氧饱和度。通过评估这 3 个体征中的每一项来确定每一步骤是否有效，再次强调心率对于决定进入下一步骤的重要性。

建议在复苏过程中以心率作为衡量新生儿状态和治疗效果的最为重要的参数，高危新生儿抢救时应用可靠的心率检测方法，依据心率评估治疗的反应，以心率小于 60 次/分为预警线，积极地调整治疗的手段和观察治疗的反应。

（王杰　姚津剑）

参考文献

1. ERSDAL HL, MDUMA E, SVENSEN E, et al. Early initiation of basic resuscitation interventions including face mask ventilation may reduce birth asphyxia related mortality in low-income countries：a prospective descriptive observational study. Resuscitation, 2012, 83(7)：869 – 873.

2. DEMPSEY E, PAMMI M, RYAN AC, et al. Standardised formal resuscitation training programmes for reducing mortality and morbidity in newborn infants. Cochrane Database Syst Rev, 2015(9)：CD009106.

3. PATEL A, KHATIB MN, KURHE K, et al. Impact of neonatal resuscitation trainings on neonatal and perinatal mortality：a systematic review and meta-analysis. BMJ Paediatr Open, 2017, 1(1)：e000183.

4. WYCKOFF MH, AZIZ K, ESCOBEDO MB, et al. Part 13：neonatal resuscitation：2015 American Heart Association Guidelines Update for Cardiopulmonary Resuscitation and Emergency Cardiovascular Care. Circulation, 2015, 132(18 suppl 2)：S543 – S560.

5. AZIZ K, CHADWICK M, BAKER M, et al. Ante-and intra-partum factors that predict increased need for neonatal resuscitation. Resuscitation, 2008, 79(3)：444 – 452.

6. MITCHELL A, NIDAY P, BOULTON J, et al. A prospective clinical audit of neonatal resuscitation practices in Canada. Adv Neonatal Care, 2002, 2(6)：316 – 326.

7. BERAZATEGUI JP, AGUILAR A, ESCOBEDO M, et al. Risk factors for advanced resuscitation in term and near-term infants：a case-control study. Arch Dis Child Fetal Neonatal Ed, 2017, 102(1)：F44 – F50.

8. BENNETT SC, FINER N, HALAMEK LP, et al. Implementing delivery room checklists and communication standards in a multi-neonatal ICU quality improvement collaborative. Jt Comm J Qual Patient Saf, 2016, 42(8)：369 – 376.

9. BALAKRISHNAN M, FALK-SMITH N, DETMAN LA, et al. Promoting teamwork may improve infant car

processes during delivery room management: Florida perinatal quality collaborative's approach. J Perinatol, 2017, 37(7): 886 – 892.

10. TALATI AJ, SCOTT TA, BARKER B, et al. Improving neonatal resuscitation in Tennessee: a large-scale, quality improvement project. J Perinatol, 2019, 39(12): 1676 – 1683.

11. LITKE-WAGER C, DELANEY H, MU T, et al. Impact of task-oriented role assignment on neonatal resuscitation performance: a simulation-based randomized controlled trial. Am J Perinatol, 2020, 38(9): 914 – 921.

12. KATHERIA A, RICH W, FINER N. Development of a strategic process using checklists to facilitate team preparation and improve communication during neonatal resuscitation. Resuscitation, 2013, 84(11): 1552 – 1557.

13. NILES DE, CINES C, INSLEY E, et al. Incidence and characteristics of positive pressure ventilation delivered to newborns in a US tertiary academic hospital. Resuscitation, 2017, 115: 102 – 109.

14. Brown T, Tu J, Profit J, et al. Optimal Criteria Survey for Preresuscitation Delivery Room Checklists. Am J Perinatol, 2016, 33(2): 203 – 207.

15. The Joint Commission. Sentinel Event Alert: Preventing infant death and injury during delivery. 2004. https://www.jointcommission.org/resources/patient-safety-topics/sentinel-event/sentinel-event-alert-newsletters/sentinel-event-alert-issue- 30-preventing-infant-death-and-injury-duringdelivery/. Accessed February 28, 2020.

16. PATEL D, PIOTROWSKI ZH, NELSON MR, et al. Effect of a statewide neonatal resuscitation training program on Apgar scores among high-risk neonates in Illinois. Pediatrics, 2001, 107(4): 648 – 655.

17. LUONG D, CHEUNG PY, BARRINGTON KJ, et al. Cardiac arrest with pulseless electrical activity rhythm in newborn infants: a case series. Arch Dis Child Fetal Neonatal Ed, 2019, 104(6): F572 – F574.

18. LUONG DH, CHEUNG PY, O'REILLY M, et al. Electrocardiography vs. Auscultation to assess heart rate during cardiac arrest with pulseless electrical activity in newborn infants. Front Pediatr, 2018, 6: 366.

19. PATEL S, CHEUNG PY, SOLEVÅG AL, et al. Pulseless electrical activity: a misdiagnosed entity during asphyxia in newborn infants? Arch Dis Child Fetal Neonatal Ed, 2019, 104(2): F215 – F217.

20. SILLERS L, HANDLEY SC, JAMES JR, et al. Pulseless electrical activity complicating neonatal resuscitation. Neonatology, 2019, 115(2): 95 – 98.

21. SOLEVÅG AL, LUONG D, LEE TF, et al. Nonperfusing cardiac rhythms in asphyxiated newborn piglets. PLoS One, 2019, 14(4): e0214506.

第四章

出生后呼吸机支持：PPV 和
持续气道正压通气

第一节　初始呼吸（何时和如何提供 PPV）

绝大多数新生儿在出生后 30 到 60 秒内能自主呼吸，有时是在擦拭和触觉刺激之后。出生后 60 秒内没有出现呼吸的新生儿，或尽管采取了适当初始操作（包括触觉刺激）但仍持续心动过缓（心率低于 100 次/分）的新生儿，可以以 40~60 次/分的速度实行 PPV。新生儿复苏程序顺序与儿科和成人的复苏流程不同。在动物研究中，新生儿从原发性呼吸暂停进展到继发性呼吸暂停导致心脏衰竭之前即出现呼吸活动停止。这一事件周期不同于成人窒息，后者同时经历呼吸和心脏衰竭。因此，新生儿复苏应该从 PPV 开始，而不是胸外按压。新生儿延迟开始呼吸机支持会增加死亡风险。

1. 提供 PPV 时机及压力

关于提供 PPV 压力的建议		
COR	LOE	推荐建议
1	B-NR	1. 对于刚出生的婴儿在出生后 60 s 内出现喘息或窒息或持续心动过缓（心率低于 100 次/分），尽管采取了适当的初步操作（包括触觉刺激），应立即提供 PPV。
2a	C-LD	2. 在需要 PPV 的新生婴儿中，合理的做法是使用峰值通气压力使肺部扩张并提高心率。通常可以通过使用 20~25 cmH$_2$O 的峰值通气压力来实现。有时，需要更高的峰值通气压力。
2b	C-LD	3. 在接受 PPV 的新生儿中，提供呼气末正压通气可能是合理的。
3：有害	C-LD	4. 过高的峰值通气压力可能是有害的，应该避免。

概要

通气充分性是通过心率的升高来衡量的，而胸部扩张可靠性则较差。足月新生儿的峰值通气压力高达 30 cmH$_2$O，早产儿峰值通气压力为 20 ~ 25 cmH$_2$O，通常足以使肺部扩张。然而，在某些情况下，需要更大的通气压力。应避免峰值通气压力或潮气量大于提高心率和实现胸部扩张所需的水平。

患病或早产儿的肺往往会因为发育不成熟和表面活性物质缺乏而塌陷。呼吸末正压（positive breath pressure，PEEP）可在呼气时低压状态即可肺膨胀。在动物研究中，PEEP 显示在 PPV 期间可维持肺部容积，从而改善肺功能和氧合功能。PEEP 在新生儿复苏中可能是有益的，但来自人体研究的证据有限。尚未确定最佳 PEEP 值，因为所有人体研究均使用 5 cmH$_2$O PEEP 水平。

相应的推荐依据

一项大型观察性研究表明，大多数无活力的新生儿对刺激和 PPV 有反应。同一项研究表明，PPV 的启动每延迟 30 秒，死亡或住院时间的延长风险就会增加 16%。

对新生哺乳动物的动物研究表明，窒息期间心率会减慢。肺部通气会导致心率快速上升。多个案例系列发现，大多数足月新生儿可以在分娩时没有 PEEP 的情况下，使用 30 厘米水柱的峰值通气压力进行复苏。有时，需要更高的峰值压力。

早产儿病例系列发现，大多数早产儿可以在 20 到 25 cmH$_2$O 范围内使用 PPV 通气压力进行复苏，但可能需要更高的压力。

一项包含 1962 名胎龄在 23 ~ 33 周的婴儿的观察性研究表明，与不使用 PEEP 相比，使用 PEEP 进行 PPV 时死亡率和慢性肺疾病的发生率更低。

两项随机试验和一项半随机试验（很低质量），包括 312 名婴儿，将有 T 形管的 PPV（带有 PEEP）与自充气袋（无 PEEP）进行了比较，发现了相似的死亡率和慢性肺疾病的发生率。一项试验（很低质量）将有 T 形管的 PEEP 为 5 cmH$_2$O 的 PPV 与 0 cmH$_2$O 的 PEEP 进行了比较，发现了相似的死亡率和慢性肺疾病的发生率。

对刚出生动物的研究表明，PEEP 能促进肺通气和功能残气量积累，防止远端气道塌陷，增加肺表面积和顺应性，降低呼气阻力，保存表面活性物质，减少透明膜形成、肺泡塌陷和促炎介质的表达。

一项针对新生儿的观察性研究表明，复苏过程中高潮气量与脑损伤有关。

几项动物研究发现，高容量通气会导致未成熟动物的肺损伤、气体交换受损和肺顺应性降低。

2. PPV 期间呼吸频率和吸气时间

		PPV 期间呼吸频率和吸气时间的推荐
COR	LOE	推荐建议
2a	C-EO	1. 提供 PPV 以每分钟 40～60 次通气是合理的。
2a	C-LD	2. 对于足月和早产儿，PPV 开始时吸气时间设为 1 秒或更短时间是合理的。
3：有害	B-R	3. 在早产儿中，常规使用持续通气来启动复苏是有潜在危害的，不应该进行。

概要

对于无效呼吸、呼吸暂停或持续心动过缓（心率低于 100 次/分）的新生儿，以 40～60 次/分的速度开始 PPV 是合理的，尽管已采取了适当的初始措施（包括触觉刺激）。

为了与足月儿和早产儿自然呼吸模式相匹配，分娩时 PPV 吸气时间应为 1 秒或更短。虽然已经有研究探讨了提供更长时间持续充气的潜在有效性，但为早产儿提供超过 10 秒的持续充气可能存在潜在危害。在 1 到 10 秒持续通气的潜在好处或坏处是不确定的。

相应的推荐依据

基于专家的意见，可以以每分钟 40 到 60 次通气频率提供 PPV。

ILCOR 特别工作组审查，在比较 PPV 和持续通气呼吸时，根据专家意见，明确 PPV 吸气时间为 1 秒或更短。一项观察性研究描述足月和早产儿启动呼吸模式，吸气时间约为 0.3 秒。

对早产儿进行的两项系统性评估（低到中度确定性）发现，持续肺扩张与 PPV 对比没有显著益处；一项回顾研究发现，在出生后 48 小时内死亡风险更高。一项大型 RCT 被提前终止，因为 28 周以下婴儿持续通气的早期死亡率增加；但其死亡或支气管肺发育不良的主要结局没有明显差异。

第二节　持续气道正压通气管理

		关于提供 CPAP 的建议
COR	LOE	推荐建议
2a	A	1. 对于分娩后立即需要呼吸支持的有自主呼吸的早产儿，使用 CPAP 而不是插管是合理的。

概要

自主呼吸的新生儿需要在出生后建立功能残气量。一些新生儿出现呼吸窘迫，表现为呼吸困难或持续性发绀。CPAP 是一种呼吸支持方式，可以帮助新生儿保持肺部开放。CPAP 对出生后或复苏后呼吸困难的早产儿有帮助，与气管内通气相比，可以降低早产儿支气管肺发育不良的风险。与插管和 PPV 相比，CPAP 也是一种侵入性较小的呼吸支持方式。

相应的推荐依据

4 项 RCTs 和 1 项荟萃分析（高质量）显示，在有呼吸窘迫（需要预防的数量为 25）的极早产儿（胎龄小于 30 周）中，开始使用 CPAP 治疗时死亡和支气管肺发育不良的综合结局比插管和机械通气要少。荟萃分析报道死亡率、支气管肺发育不良、气胸、脑室出血、坏死性小肠结肠炎和早产儿视网膜病变的个体结局没有差异。

【评注与解读】

2020 版（更新）：新生儿的生理特性决定了他们与成人的复苏是不同的，新生儿从原发性呼吸暂停进展到继发性呼吸暂停导致心脏衰竭之前即出现呼吸停止，这也就意味着呼吸复苏对救治新生儿能起到决定性的作用，新生儿复苏从 PPV 开始，可以说正压通气是新版指南新生儿复苏中最重要的推荐。

（1）PPV 的开始时机和使用：动物研究表明，较长的持续充气可能有助于在出生后从充满液体的肺部过渡到充满空气的肺部建立功能残气量。新版指南在本节新增一项推荐，提出对于刚出生的婴儿在出生后 60 秒内出现喘息或窒息，或者尽管采取了适当的初步措施（包括触觉刺激）仍持续心动过缓（心率低于 100 次/分），应立即提供 PPV。2020 年版本延续了之前一贯强调的"正压通气"这一概念，呼吸暂停、呼吸微弱或者心动过缓的主要治疗措施还是正压通气。心率的改善、建立正常呼吸或啼哭是通气有效的标志。

（2）PPV 相关参数：新版指南对初始充气压力推荐为足月新生儿 <30 cmH$_2$O，早产新生儿 20~25 cmH$_2$O，足以使肺膨胀。特殊情况有时需要更高的峰压进行通气，应当避免过度的峰值通胀压力有潜在的危害，也提出"在足月和早产儿呼吸频率 40~60 次/分以及吸气时间为 ≤1 秒的 PPV 是合理的"。

（3）PEEP：对没有自发呼吸的新生儿，早在 20 世纪 80 年代就有研究人员提出了持续时间长达 5 秒的控制性肺膨胀技术，可以有效建立新生儿的功能残气量。现在无论是否使用 PEEP 的标准 IPPV 或者持续时间 3 秒的 CPAP 都是初始通气策略。新版指南再次确认 PEEP 在新生儿肺膨胀中的作用，认为在接受 PPV 治疗的新生儿中，提供 PEEP 可能是合理的，PEEP 能够保持肺容积，改善肺功能和氧合，目前并没有确定最佳的 PEEP 数值，通常采用 5 cmH₂O PEEP 的水平。

（4）CPAP：新生儿的呼吸管理取决于新生儿是否有自主呼吸及呼吸力度，应用 CPAP 可以增加呼吸驱动力，帮助建立功能残气量。20 世纪 70 年代 CPAP 被引入新生儿科，最初是用于治疗呼吸窘迫综合征，由于设备的限制，当时新生儿复苏并不建议早期使用 CPAP。在过去的近二十年中，随着证据级别和推荐程度越来越高（新版指南 Ⅱa 类，LOE A），临床医师对出生后自主呼吸不好的早产儿，逐渐开始使用 CPAP 来代替常规气管插管。

2015 版（旧）：2015 版在初始充气压力方面，提到对于一些没有自主通气的足月婴儿，可能需要 ≥30~40 cmH₂O。2015 版对于 PPV 的速度表述为"辅助通气应以每分钟 40 到 60 次的速度进行，以迅速达到或保持每分钟 100 次的心率"。2015 版提到当对早产儿施用 PPV 时，建议使用约 5 cmH₂O PEEP。新生儿出生时使用 CPAP 可降低插管率、减少机械通气的时间、减少死亡和（或）支气管肺发育不良，并且严重气胸或 IVH 均无明显增加，因此呼吸窘迫早产儿最初可能应接受 CPAP 而不是进行 PPV 或常规插管（Ⅱb 类，LOE B-R）。

【总结与建议】

强调早期应用 PPV 对于存在呼吸问题的新生儿重要性，采取适当初始操作（包括触觉刺激）但仍持续心动过缓（心率低于 100 次/分）的新生儿，可以以 40~60 次/分的速度实行 PPV，其充分性是通过心率的升高来衡量。足月新生儿的峰值通气压力高达 30 cmH₂O，早产儿峰值通气压力为 20~25 cmH₂O，通常足以使肺部扩张，在提高峰值通气压力仍不能改善新生儿的呼吸时，可以调节 PEEP 观察对心率和血氧的改善。因此，新生儿复苏应该从 PPV 开始，而不是胸外按压，第一时间建立新生儿的呼吸可降低因呼吸问题而增加死亡风险。

自主呼吸早产儿分娩后，如需要呼吸支持应用 CPAP 而不是气管插管或是胸外按压。对于存在呼吸问题的新生儿（呼吸暂停、呼吸微弱或者心动过缓）应尽早应用 PPV，建议先明确呼吸道通畅后，立即给予呼吸支持（将血氧和心率维持在合适的范围），对于呼吸频率过快的足月和早产儿，吸气时间小于 1 秒时就应使用 PPV 将血氧和心率控制在合适的范围，需要再次强调心率在呼吸改善中的判断意义。

（王杰　姚津剑）

参考文献

1. ERSDAL HL, MDUMA E, SVENSEN E, et al. Early initiation of basic resuscitation interventions including

face mask ventilation may reduce birth asphyxia related mortality in low-income countries: a prospective descriptive observational study. Resuscitation, 2012, 83(7): 869-873.

2. TE PAS AB, WONG C, KAMLIN CO, et al. Breathing patterns in preterm and term infants immediately after birth. Pediatr Res, 2009, 65(3): 352-356.

3. MILNER AD. Resuscitation of the newborn. Arch Dis Child, 1991, 66(1 Spec No): 66-69.

4. DAWES GS, JACOBSON HN, MOTT JC, et al. The treatment of asphyxiated, mature foetal lambs and rhesus monkeys with intravenous glucose and sodium carbonate. J Physiol, 1963, 169(1): 167-184.

5. HULL D. Lung expansion and ventilation during resuscitation of asphyxiated newborn infants. J Pediatr, 1969, 75(1): 47-58.

6. HOSKYNS EW, MILNER AD, HOPKIN IE. A simple method of face mask resuscitation at birth. Arch Dis Child, 1987, 62(4): 376-378.

7. FIELD D, MILNER AD, HOPKIN IE. Efficiency of manual resuscitators at birth. Arch Dis Child, 1986, 61(3): 300-302.

8. BOON AW, MILNER AD, HOPKIN IE. Lung expansion, tidal exchange, and formation of the functional residual capacity during resuscitation of asphyxiated neonates. J Pediatr, 1979, 9(6)5: 1031-1036.

9. VYAS H, MILNER AD, HOPKIN IE, et al. Physiologic responses to prolonged and slow-rise inflation in the resuscitation of the asphyxiated newborn infant. J Pediatr, 1981, 99(4): 635-639.

10. UPTON CJ, MILNER AD. Endotracheal resuscitation of neonates using a rebreathing bag. Arch Dis Child, 1991, 66(1 Spec No): 39-42.

11. HOSKYNS EW, MILNER AD, BOON AW, et al. Endotracheal resuscitation of preterm infants at birth. Arch Dis Child, 1987, 62(7): 663-666.

12. HIRD MF, GREENOUGH A, GAMSU HR. Inflating pressures for effective resuscitation of preterm infants. Early Hum Dev, 1991, 26(1): 69-72.

13. LINDNER W, VOSSBECK S, HUMMLER H, et al. Delivery room management of extremely low birth weight infants: spontaneous breathing or intubation? Pediatrics, 1999, 103(5 Pt 1): 961-967.

14. MENAKAYA J, ANDERSEN C, CHIRLA D, et al. A randomised comparison of resuscitation with an anaesthetic rebreathing circuit or an infant ventilator in very preterm infants. Arch Dis Child Fetal Neonatal Ed, 2004, 89(6): F494-F496.

15. TE PAS AB, DAVIS PG, HOOPER SB, et al. From liquid to air: breathing after birth. J Pediatr, 2008, 152(5): 607-611.

16. SIEW ML, TE PAS AB, WALLACE MJ, et al. Positive end-expiratory pressure enhances development of a functional residual capacity in preterm rabbits ventilated from birth. J Appl Physiol (1985), 2009, 106(5): 1487-1493.

17. PROBYN ME, HOOPER SB, DARGAVILLE PA, et al. Positive end expiratory pressure during resuscitation of premature lambs rapidly improves blood gases without adversely affecting arterial pressure. Pediatr Res, 2004, 56(2): 198-204.

18. GUINSBURG R, DE ALMEIDA MFB, DE CASTRO JS, et al. T-piece versus self-inflating bag ventilation in preterm neonates at birth. Arch Dis Child Fetal Neonatal Ed, 2018, 103(1): F49-F55.

19. DAWSON JA, SCHMÖLZER GM, KAMLIN CO, et al. Oxygenation with T-piece versus self-inflating bag for ventilation of extremely preterm infants at birth: a randomized controlled trial. J Pediatr, 2011, 158(6): 912-918. e1-e2.

20. SZYLD E, AGUILAR A, MUSANTE GA, et al. Comparison of devices for newborn ventilation in the deliv-

ery room. J Pediatr, 2014, 165(2): 234 – 239. e3.

21. THAKUR A, SALUJA S, MODI M, et al. T-piece or self inflating bag for positive pressure ventilation during delivery room resuscitation: an RCT. Resuscitation, 2015, 90: 21 – 24.

22. FINER NN, CARLO WA, DUARA S, et al. Delivery room continuous positive airway pressure/positive end-expiratory pressure in extremely low birth weight infants: a feasibility trial. Pediatrics, 2004, 114(3): 651 – 657.

23. HILLMAN NH, MOSS TJ, KALLAPUR SG, et al. Brief, large tidal volume ventilation initiates lung injury and a systemic response in fetal sheep. Am J Respir Crit Care Med, 2007, 176(6): 575 – 581.

24. MIAN Q, CHEUNG PY, O'REILLY M, et al. Impact of delivered tidal volume on the occurrence of intraventricular haemorrhage in preterm infants during positive pressure ventilation in the delivery room. Arch Dis Child Fetal Neonatal Ed, 2019, 104(1): F57 – F62.

25. BJÖRKLUND LJ, INGIMARSSON J, CURSTEDT T, et al. Manual ventilation with a few large breaths at birth compromises the therapeutic effect of subsequent surfactant replacement in immature lambs. Pediatr Res, 1997, 42(3): 348 – 355.

26. BJÖRKLUND LJ, INGIMARSSON J, CURSTEDT T, et al. Lung recruitment at birth does not improve lung function in immature lambs receiving surfactant. Acta Anaesthesiol Scand, 2001, 45(8): 986 – 993.

27. WADA K, JOBE AH, IKEGAMI M. Tidal volume effects on surfactant treatment responses with the initiation of ventilation in preterm lambs. J Appl Physiol (1985), 1997, 83(4): 1054 – 1061.

28. WYCKOFF MH, WYLLIE J, AZIZ K, et al. Neonatal life support: 2020 International Consensus on Cardiopulmonary Resuscitation and Emergency Cardiovascular Care Science With Treatment Recommendations. Circulation, 2020, 142(16 suppl1): s185 – s221.

29. FOGLIA EE, TE PAS AB, KIRPALANI H, et al. Sustained inflation vs standard resuscitation for preterm infants: a systematic review and meta-analysis. JAMA Pediatr, 2020, 174(4): e195897.

30. KIRPALANI H, RATCLIFFE SJ, KESZLER M, et al. Effect of sustained inflations vs intermittent positive pressure ventilation on bronchopulmonary dysplasia or death among extremely preterm infants: the SAIL randomized clinical trial. JAMA, 2019, 321(12): 1165 – 1175.

31. SCHMÖLZER GM, KUMAR M, PICHLER G, et al. Non-invasive versus invasive respiratory support in preterm infants at birth: systematic review and meta-analysis. BMJ, 2013, 347: f5980.

32. HOOPER SB, POLGLASE GR, ROEHR CC. Cardiopulmonary changes with aeration of the newborn lung. Paediatr Respir Rev, 2015, 16(3): 147 – 150.

33. DUNN MS, KAEMPF J, DE KLERK A, et al. Randomized trial comparing 3 approaches to the initial respiratory management of preterm neonates. Pediatrics, 2011, 128(5): e1069 – e1076.

34. MORLEY CJ, DAVIS PG, DOYLE LW, et al. Nasal CPAP or intubation at birth for very preterm infants. N Engl J Med, 2008, 358(3): 700 – 708.

35. FINER N N, CARLO W A, WALSH M C, et al. Early CPAP versus surfactant in extremely preterm infants. N Engl J Med, 2010, 362(21): 1970 – 1979.

36. Sandri F, Plavka R, Ancora G, et al. Prophylactic or early selective surfactant combined with nCPAP in very preterm infants. Pediatrics, 2010, 125(6): e1402 – e1409.

37. WYCKOFF MH, WYLLIE J, AZIZ K, et al. Neonatal life support: 2020 International Consensus on Cardiopulmonary Resuscitation and Emergency Cardiovascular Care Science With Treatment Recommendations. Circulation, 2020, 142(16 suppl1): S185 – S221.

第三节　氧气吸入

COR	LOE	推荐建议
		新生儿复苏期间氧气吸入的建议
2a	B-R	1. 对于足月和晚期早产新生儿（胎龄 35 周或以上），在出生时接受呼吸支持时，使用 21% 的氧气是合理的。
2b	C-LD	2. 对于出生时接受呼吸支持的早产新生儿（胎龄小于 35 周），从 21% 到 30% 的氧气开始，随后根据脉搏血氧仪进行氧气调节可能是合理的。
3：有害	B-R	3. 在出生时足月和晚期早产儿（胎龄 35 周或以上）接受呼吸支持，不应使用 100% 氧气，因为它与死亡率过高有关。

概要

在一个非复杂性的分娩过程中，新生儿从子宫的低氧环境过渡到空气（21% 氧气）的产房，血氧水平在几分钟内上升。在复苏过程中，可以补充氧气，以防止组织供氧不足（低氧血症）造成的伤害。然而，过度暴露在氧气中（高氧）可能会发生伤害。

复苏期间相比于 100% 的氧气，使用 21% 的氧气（空气）开始呼吸支持时，足月和晚期早产儿的短期死亡率较低，存活者的神经发育结果无差异。在海平面阴道分娩后的复苏过程中，脉搏血氧仪可用于监测健康足月儿的血氧饱和度水平。

在更多早产儿中，在低氧浓度（50% 或更低）和高氧浓度（大于 50%）的情况下开始呼吸支持时，死亡率或其他重要结局没有差异。考虑到高氧的潜在危害，从 21% 到 30% 的氧气开始可能是合理的。在这一人群中，建议使用脉搏血氧饱和度测定。

相应的推荐依据

对纳入足月儿和晚期早产儿的 5 项随机和半随机试验的荟萃分析显示，新生儿缺氧缺血性脑病（hypoxic-ischemic encephalopathy，HIE）的发生率没有差异。相似地，对 2 个半随机试验的荟萃分析显示，在 1 到 3 岁婴儿中，接受 21% 氧气和 100% 氧气治疗的新生儿中度到重度神经发育障碍方面没有差别。

对 10 个纳入早产儿随机试验的荟萃分析，包括对 7 个胎龄在 28 周或以下的试验报告亚组分析，显示在低氧或高氧条件下开始呼吸支持时，短期死亡率没有差异。在纳入的研究中，低氧一般为 21%~30%，高氧通常为 60%~100%。此外，在长期死亡率、神经发育结局、早产儿视网膜病变、支气管肺发育不良、坏死性小肠结肠炎或大脑出血方面没有发现差异。在一项含 8 项试验的系统回顾中，以血氧饱和度为靶标进行联合干预，所有以 21% 氧气（空气）开始呼吸支持的早产儿都需要给氧以达到预定的氧饱和度指标。建议在氧气浓度较低的情况下开始呼吸支持，反映了在没有证据证明对重要结局有好处的情况下，避免早产儿暴露在额外氧气中（超过达到预定氧饱和度指标所需的氧气）。

对 7 个纳入足月儿和晚期早产儿的随机和半随机试验的荟萃分析显示，与 100% 氧气相比，21% 氧气用于产房复苏的短期死亡率更低。没有研究从中等氧气浓度（22% 到 99% 的氧气）开始。

【评注与解读】

2020 版（更新）：自 2000 年以来，所有研究都认识到高氧气浓度对新生儿肺有毒性，关于初始氧浓度应该是多少，这个问题一直存在争议，足月出生的婴儿应接受空气（21% 氧浓度）治疗，但是对于早产新生儿应该接受高浓度（50%～100%）还是低浓度（21%～30%）的氧疗尚不确定。2020 版指南对于足月和 35 周以上早产儿建议不使用 100% 浓度的氧气，这和 2015 版推荐使用≤65% 氧浓度在表述上稍有差异。重申了在足月和晚期早产儿（妊娠 35 周或以上）出生时接受呼吸支持时，最初使用 21% 氧气是合理的。重申了对于出生时接受呼吸支持的早产儿（妊娠期小于 35 周），从 21% 到 30% 的氧气开始，然后根据脉搏血氧仪进行血氧饱和度测定可能是合理的。这反映出我们一直希望避免早产新生儿接触更多的氧气，因为没有证据表明过多的氧气对最终结果有益。新生儿正压通气的初始氧浓度仍存在重要的分歧，需要临床研究来评估中等浓度的氧气对于正压通气的作用，并确定最合适的氧饱和度。

2015 版（旧）：2015 版推荐足月和晚期早产使用正压通气可给予 21% 吸氧浓度，早产儿给予 30% 氧浓度。用氧饱和度检测仪测定足月儿的血氧饱和度在自然范围。不建议使用高氧（65% 或更高）对早产儿进行复苏。早产新生儿复苏应从低氧开始，随后浓度以达到目标血氧饱和度。

【总结与建议】

对于足月和晚期早产新生儿（胎龄 35 周或以上），在出生时接受呼吸支持时，仅需使用 21% 的氧气。而早产儿吸氧浓度应维持在 21%～30%，出生时足月和晚期早产儿接受呼吸支持时血氧浓度不能是 100%，均应维持在 21%～30%，这对于吸氧来说是维持正常血氧和心率的一个方面，应结合呼吸支持的力度和气道情况，进行综合的调节和协调，依据脉搏血氧仪调节吸氧浓度，使血氧和心率维持在正常范围内，并进行不间断的监测。

（王杰　姚津剑）

参考文献

1. WELSFORD M, NISHIYAMA C, SHORTT C, et al. Room air for initiating term newborn resuscitation: a systematic review with metaanalysis. Pediatrics, 2019, 143(1): e20181825.

2. WELSFORD M, NISHIYAMA C, SHORTT C, et al. Initial oxygen use for preterm newborn resuscitation: a systematic review with meta-analysis. Pediatrics., 2019, 143(1): e20181828.

3. ESCOBEDO MB, AZIZ K, KAPADIA VS, et al. 2019 American Heart Association Focused Update on Neonatal Resuscitation: An Update to the American Heart Association Guidelines for Cardiopulmonary Resuscitation and Emergency Cardiovascular Care. Circulation, 2019, 140(24): e922 – e930.

4. SAUGSTAD OD. Resuscitation of newborn infants: from oxygen to room air. Lancet, 2010, 376: (9757) 1970 – 1971.

5. WEINBERGER B, LASKIN DL, HECK DE, et al. Oxygen toxicity in premature infants. Toxicol Appl Pharmacol, 2002, 181(1): 60 – 67.

第五章
胸外按压

第一节　CPR 时机

COR	LOE	推荐建议
\multicolumn{3}{c}{启动心肺复苏的建议}
2a	C-EO	1. 尽管有至少 30 s 通气足够，如果出生后心率仍持续低于 60 次/分，开始胸外按压是合理的。
2b	C-EO	2. 与 21% 的氧气（空气）或任何其他浓度氧气相比，100% 氧气在胸外按压时的益处是不确定的。在胸部按压过程中使用高浓度氧气可能是合理的。

概要

大多数窒息或出生时无效呼吸的新生儿会对新生儿复苏初始措施（打开气道、清除分泌物、擦干和触觉刺激）或有效的 PPV 有反应（心率加快和呼吸改善）。如果采取了这些干预措施，心率仍然低于 60 次/分，胸外按压可以为大脑提供有氧血液，直到心率上升。在开始胸外按压之前，应该优先通气，如果可能的话，进行气管插管。如果充分 PPV 至少 30 秒后心率仍低于 60 次/分，则应开始胸外按压。

氧气对器官功能至关重要；然而，在复苏过程中吸入过量氧气可能是有害的。虽然目前的指南建议在进行胸外按压时使用 100% 氧气，但还没有研究证实使用 100% 氧气比使用任何其他浓度氧气包括空气（21%）更有益处。然而，如果对较低浓度 PPV 没有反应，将吸入氧气增加到 100% 可能是合理的。一旦恢复自主循环，可以根据脉搏、血氧饱和度将给氧浓度降低到一个生理水平，以降低与高氧相关的风险。

相应的推荐依据

基于专家意见，对心率低于 60 次/分的新生婴儿可开始胸外按压，因为尚无针对此问题的临床或生理人体研究。

一个对 8 项动物研究（$n = 323$ 只动物）进行的荟萃分析（质量非常低），分析比较了胸外按压时使用空气和 100% 氧气的情况，结果是模棱两可的。两项动物研究（质量非常低）比较了空气（21%）和 100% 氧气对组织氧化应激或损伤的影响，结果显示脑部或肺脏炎症标志物没有差异。因此，专家的意见是胸部按压时可使用 100% 氧气。

第二节　按压通气比和技术（新生儿）

进行胸外按压的建议		
COR	LOE	推荐建议
2b	C-EO	1. 当对新生儿进行胸外按压时，反复进行 3 次按压，然后进行通气（3:1 比率）可能是合理的。
2b	C-LD	2. 当为新生儿提供胸部按压时，选择双拇指按压法而不是两手指法可能是合理的，因为双拇指按压法与血压改善和操作者疲劳较少有关。

概要

胸外按压在足月新生儿中很少见（约 0.1%），但在早产儿中常见。对新生儿进行胸外按压时，在每次通气之前或之后进行 3 次按压可能是合理的：每分钟进行 30 次通气和 90 次按压（每分钟 120 次按压，比例为 3:1）。

在新生儿期以外，通常采用替代性的 3:1 的按压通气比，以及非同步 PPV（与胸外按压并非协调地向患者施以通气），但对于新生儿，首选的方法是同步 3:1。较新的胸外按压方法，使用持续通气，在提供胸外按压的同时保持肺扩张，目前尚不能在研究方案范围外推荐这种新方法。

为新生儿提供胸部按压时，在血压产生和提供者疲劳方面，双拇指按压法可能比两个手指的手部按压方法更有优势。当使用双拇指按压法进行胸部按压时，双手环绕胸部，而拇指按压胸骨。双拇指按压法可以从婴儿的侧面或新生儿的头部上方进行。从头顶上方用双拇指按压法进行胸部按压，便于放置脐带静脉导管。

相应的推荐依据

在动物研究中（质量很差），使用按压通气比率为 3:1 的替代方案（如 2:1、4:1、5:1、9:3、15:2 和连续胸外按压带有非同步 PPV，ROSC 时间和死亡率均相似。

在少数留置导管新生儿（$n = 2$）中，双拇指按压法比两指法产生更高的收缩压和平均血压。

一项小型的人体模型研究（质量非常低），比较了双拇指按压法和两指法在 60 秒不

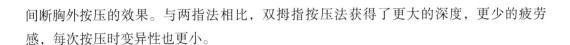

间断胸外按压的效果。与两指法相比，双拇指按压法获得了更大的深度，更少的疲劳感，每次按压时变异性也更小。

【评注与解读】

2020 版（更新）：有效的胸外按压式循环支持的重点，包括启动心肺复苏的时机和胸外按压的技术参数两个方面的内容更新。

（1）启动心肺复苏的时机：如果出生后心率保持在 60 次／分以下，尽管有足够的通气（至少 30 秒），则开始胸外按压是合理的，因为这可能表明胸部受压。人工通气是新生儿复苏中最有效的措施，胸部按压可与有效通气竞争，因此救援人员应在开始按压胸部之前确保安全有效的辅助通气。与有效的通气相比，胸外按压时的氧浓度并没有明确规定，专家认为 100% 氧浓度也能够接受。

（2）胸外按压的技术参数：早在 2010 年指南就推荐新生儿复苏的按压通气比为 3∶1，而不是成人心肺复苏的 15∶2 或者 30∶2，相比成人心肺复苏的按压通气比，新生儿按压通气比的通气次数明显增多，可以达到 30 次／分，原因主要是新生儿的严重心动过缓或心搏停止通常是继发于窒息而非心脏。此外人体工程学研究发现两拇指法相比两手指法更为高效，在接受胸外按压新生儿中使用两拇指技术可提高自主循环恢复比率、改善神经功能、改善组织灌注和气体交换、降低施救人员疲劳度、减少按压变异度、提高存活率。有研究进行回顾性调查，采用两拇指法进行胸外按压没有发现骨折证据。两拇指并排或重叠法比较显示并排法增加了其他器官（肺和肝脏）的受压面积，重叠拇指产生了更高的模拟血压和脉压。胸部 X 射线分析了 205 例足月和早产新生儿，发现心脏均位于胸骨的下三分之一以下，因此对于按压部位仍然推荐胸骨下三分之一。胸部按压深度应压至胸廓前后径的三分之一，即使在胸外按压的放松周期，手指也不应从目标点松开。

2015 版（旧）：2015 版指南支持在进行胸部按压时将氧浓度提高到 100%。2015 年日本新生儿复苏提到最初的 FiO_2 约为 0.30，再根据心率、SpO_2 和肤色调整 FiO_2。在氧气使用期间，如果 SpO_2 达到 95% 或更高或超过此时目标值，则必须减少 FiO_2 或暂停使用氧气。建议将氧气混合器和充气袋或 T 形复苏器结合使用，以产生最佳的 FiO_2。

【总结与建议】

新生儿出现心跳呼吸骤停时应特别注意循环的失代偿表现，包括外周循环不良、心动过缓、呼吸形式的改变或呼吸暂停、发绀、对刺激的反应性下降等。有上述表现时应尽可能停止相关的操作，并给予生命支持。突然昏迷，部分有一过性抽搐，呼吸停止，面色灰暗或发绀，瞳孔散大和对光反射消失。大动脉（颈、股动脉）搏动消失，听诊心音消失。如做心电图检查可见等电位线、电机械分离或心室颤动等。心跳呼吸骤停的诊断并不困难，与脉搏血氧仪相比，出生时心电图对新生儿心脏的评估更快、更准确。

2020 年指南推荐：在足月和早产儿复苏期间，包括胸外按压时，心电图能快速准确评估新生儿心率，避免反复触摸脉搏或听心音，延误抢救时机。对于心跳呼吸骤停，现场抢救十分必要，应争分夺秒地进行，以保持呼吸道通畅、建立呼吸及建立人工循环的顺利进行，以保证心、脑等重要脏器的血液灌流及氧供应。

新生儿无法建立和维持自主呼吸是导致新生儿早期死亡、新生儿神经发育不良等后遗症的最主要原因。随着体外生命支持技术的发展，新生儿复苏成功率明显增高，国内有文献报道目前仍然有约 10% 的新生儿需要医护人员的协助才能呼吸，约 1% 的新生儿需要采取心肺复苏才能恢复心肺功能。2015 版指南推荐的按压部位、比例按压，以及双拇指技术，新版指南均予以重申和强调。

（王杰　刘圣星）

参考文献

1. WYCKOFF MH, AZIZ K, ESCOBEDO MB, et al. Part 13：neonatal resuscitation：2015 American Heart Association Guidelines Update for Cardiopulmonary Resuscitation and Emergency Cardiovascular Care. *Circulation*, 2015, 132(18 suppl2)：S543 – S560.

2. PERLMAN JM, WYLLIE J, KATTWINKEL J, et al. Part 7：neonatal resuscitation：2015 International Consensus on Cardiopulmonary Resuscitation and Emergency Cardiovascular Care Science With Treatment Recommendations. *Circulation*, 2015, 132(16 suppl 1)：S204 – S241.

3. GARCIA-HIDALGO C, CHEUNG PY, SOLEVÅG AL, et al. A review of oxygen use during chest compressions in newborns-a meta-analysis of animal data. *Front Pediatr*, 2018, 6：400.

4. SOLEVÅG AL, SCHMÖLZER GM, O'REILLY M, et al. Myocardial perfusion and oxidative stress after 21% vs. 100% oxygen ventilation and uninterrupted chest compressions in severely asphyxiated piglets. *Resuscitation*, 2016, 106：7 – 13.

5. SCHMÖLZER GM, O'REILLY M, LABOSSIERE J, et al. 3：1 compression to ventilation ratio versus continuous chest compression with asynchronous ventilation in a porcine model of neonatal resuscitation. *Resuscitation*, 2014, 85(2)：270 – 275.

6. SOLEVÅG AL, DANNEVIG I, WYCKOFF M, et al. Extended series of cardiac compressions during CPR in a swine model of perinatal asphyxia. *Resuscitation*, 2010, 81(11)：1571 – 1576.

7. SOLEVAG AL, DANNEVIG I, WYCKOFF M, et al. Return of spontaneous circulation with a compression：ventilation ratio of 15：2 versus 3：1 in newborn pigs with cardiac arrest due to asphyxia. *Arch Dis Child Fetal Neonatal Ed*, 2011, 96(6)：F417 – F421.

8. PASQUIN MP, CHEUNG PY, PATEL S, et al. Comparison of different compression to ventilation ratios (2：1, 3：1, and 4：1) during cardiopulmonary resuscitation in a porcine model of neonatal asphyxia. *Neonatology*, 2018, 114(1)：37 – 45.

9. DAVID R. Closed chest cardiac massage in the newborn infant. *Pediatrics*, 1988, 81(4)：552 – 554.

10. CHRISTMAN C, HEMWAY RJ, WYCKOFF MH, et al. The two-thumb is superior to the two-finger method for administering chest compressions in a manikin model of neonatal resuscitation. *ArchDisChildFetalNeo-*

natalEd, 2011, 96(2): F99 - F101.

11. HANDLEY SC, SUN Y, WYCKOFF MH, et al. Outcomes of extremely preterm infants after delivery room cardiopulmonary resuscitation in a populationbased cohort. *J Perinatol*, 2015, 35(5): 379 - 383.

12. SCHMÖLZER GM, O REILLY M, FRAY C, et al. Chest compression during sustained inflation versus 3:1 chest compression:ventilation ratio during neonatal cardiopulmonary resuscitation: a randomised feasibility trial. *Arch Dis Child Fetal Neonatal Ed*, 2018, 10(5)3:F455 - F460.

13. SCHMÖLZER GM, O'REILLY M, LABOSSIERE J, et al. Cardiopulmonary resuscitation with chest compressions during sustained inflations: a new technique of neonatal resuscitation that improves recovery and survival in a neonatal porcine model. *Circulation*, 2013, 128(23): 2495 - 2503.

第三节　血管内通路

血管通路的建议		
COR	LOE	推荐建议
1	C-EO	1. 对于分娩时需要血管通路的婴儿，脐带静脉是推荐路径。
2b	C-EO	2. 如果静脉通路不可行，则使用骨内路径可能是合理的。

概要

对 PPV 和胸外按压无效的婴儿需要通过血管途径注射肾上腺素和（或）容量扩充剂。在产房环境中，血管通路首选方法是脐静脉置管。在产房外，或者如果静脉路径不可行，骨内路径可能是一个合理的选择，这取决于当地可获得的设备、培训和经验。

相应的推荐依据

几十年来，脐静脉置管一直是产房公认的标准途径。目前还没有关于新生儿的研究支持某条途径优于另一条途径。

有 6 例病例报告提示了骨内针放置的局部并发症。

在分娩室外，当脐静脉置管不可行时，医师可以通过骨内路径确保血管通路。

【评注与解读】

2020 版（更新）：2020 版指南在本节新增两项推荐意见，单独提出了新生儿静脉通道的推荐。当新生儿需要血管通路时，首选脐静脉途径。当静脉途径不可行时，可以考虑骨内途径。

（1）脐静脉置管作为一种新的临床应用技术在 20 世纪 80 年代应用于临床，是产房内几十年来公认的标准路径，因其是一条较安全、易操作的给药通道，是抢救新生儿、维持静脉通道最重要的手段之一，目前还没有研究支持有其他途径优于脐带静脉置管。

不建议从脐动脉注射药物。

脐静脉是指由胎儿胎盘内的毛细血管汇集成为由小到大的静脉管道，最后成为一条脐静脉经脐带入胎儿体内，由肝门入肝。脐静脉一般在出生后 6~8 周完全闭锁，脐—胎循环改为肺循环，脐静脉变成肝圆韧带，未闭锁前的脐静脉能够很好地承担静脉治疗的任务。脐静脉置管需注意相关并发症，置管新生儿多为早产儿，抵抗力低，容易感染。术中避免损伤血管内膜，插管时动作要轻柔。推注药物时或输液时避免空气进入，及时排气。管道插入过深可致心律失常。置管位置不当，导管误入静脉导管或肝区时常容易发生腹胀。长期置管及高渗液体输注可致肝坏死、门静脉血栓、高血压。脐静脉置管是早产儿院内感染的高危因素之一，当怀疑发生败血症时，需及时拔管。脐静脉置管术操作简单、保留时间长、安全、可靠、耐高渗。脐静脉置管后需观察正确的导管尖端位置并进行有效的维护，这是保证脐静脉导管完成治疗的基本条件。

（2）骨内通路应用于液体复苏起始于 1920 年。因静脉插管技术的不断进步而逐渐退出临床，直到 20 世纪 80 年代，为了在新生儿复苏中增加药物进入体内的速度而重新得到应用。骨髓血窦中丰富的静脉血通过髓静脉系统、营养静脉与穿支静脉而进入全身循环。因此液体和活药物注射入骨髓腔后会很迅速吸收入体循环，骨内输液利用这一途径达到输液的治疗目的。骨髓内输液可能仅适用于仍有红骨髓的小儿（小于 6 岁），新生儿骨内基本都是红骨髓，因此也适合快速建立骨内通路。建立骨内通路的困难在于操作不熟练，复苏室中缺少骨内针通路套件。通过改善医疗仪器设备的状况，对医疗团队专门进行培训等措施可以加快新生儿复苏中骨内通路的建立。新生儿的骨髓腔空间很有限，因此应注意将骨内穿刺针放置于正确的位置，通过回抽骨髓和液体推注明确骨内针通畅。新生儿骨皮质薄且软，穿刺后应充分固定，避免穿刺针的移动穿破骨皮质，尽量在 24 h 内尽早移除骨内穿刺针。

2015 版（旧）：2015 年指南没有提到静脉通路的相关内容。2016 年中国新生儿复苏指南提到脐静脉是静脉注射的最佳途径，一般用于注射肾上腺素以及扩容剂。可以插入 3.5 F 或者 5 F 的脐静脉导管，一旦准备对新生儿进行胸外按压，即可开始进行脐静脉插管。2017 年拉丁美洲儿童复苏共识中提到儿童在院外和院内 CA 期间应选择骨内插管作为最初血管通路，因为骨内针快速且易于插入，建议所有医疗中心都必须配备骨内针，同时强调静脉内针、普通针或腰穿针不能代替骨内针。

【总结与建议】

当新生儿心肺复苏无效或失败时，需要建立静脉通道来输注肾上腺素和（或）扩容，而脐带静脉置管是产房内几十年来公认的标准路径，目前还没有研究支持有其他血管通路优于脐带静脉置管。2020 年指南推荐：建议新生儿使用脐静脉置管，如果静脉通道建立失败，可选择骨通道。2015 年（旧）：没有系统的涉及静脉通路的相关内容。

由于新生儿血管细小、塌陷，容量低、循环差等使周围静脉或脐静脉容易穿刺失败，骨内穿刺输液作为一项急救技术，早期在国内外被广泛应用于紧急情况下的新生儿，如新生儿窒息、休克等。但随着技术的进步，非骨内输液越来越容易实现，如塑化剂套管的使用，静脉通道很容易保持，如脐静脉给药方便、创伤小等，使人们更加关注脐静脉途径，脐静脉导管建立的主要延迟因素是其方法本身复杂，所需设备众多以及对卫生的标准要求，通过基础设施的改善和医疗队的专门培训可以加快新生儿复苏中脐静脉通路的建立。而骨内途径可作为短时间的输液途径，一旦静脉通路建立，应该尽早拔出骨内穿刺通路，避免长期输液或者反复穿刺同一部位。骨内穿刺相关的常见并发症有骨髓炎、皮肤感染、皮肤坏死、皮肤脓肿、脂肪栓塞、皮肤坏死、骨折甚至骨筋膜室综合征。

（王杰　刘圣星）

参考文献

1. WYCKOFF MH, WYLLIE J, AZIZ K, et al. Neonatal life support: 2020 International Consensus on Cardiopulmonary Resuscitation and Emergency Cardiovascular Care Science With Treatment Recommendations. *Circulation*, 2020, 142(16 suppl 1): S185 – S221.

2. NIERMEYER S, KATTWINKEL J, VAN REEMPTS P, et al. International Guidelines for Neonatal Resuscitation: An excerpt from the Guidelines 2000 for Cardiopulmonary Resuscitation and Emergency Cardiovascular Care: International Consensus on Science. Contributors and Reviewers for the Neonatal Resuscitation Guidelines. *Pediatrics*, 2000, 106(3): E29.

3. VIDAL R, KISSOON N, GAYLE M. Compartment syndrome following intraosseous infusion. *Pediatrics*, 1993, 91(6): 1201 – 1202.

4. KATZ DS, WOJTOWYCZ AR. Tibial fracture: a complication of intraosseous infusion. *Am J Emerg Med*, 1994, 12(2): 258 – 259.

5. ELLEMUNTER H, SIMMA B, TRAWÖGER R, et al. Intraosseous lines in preterm and full term neonates. *Arch Dis Child Fetal Neonatal Ed*, 1999, 80(1): F74 – F75.

6. CARRERAS-GONZÁLEZ E, BRIÓ-SANAGUSTÍN S, GUIMERÁ I, et al. [Complication of the intraosseous route in a newborn infant]. *Med Intensiva*, 2012, 36(3): 233 – 234.

7. OESTERLIE GE, PETERSEN KK, KNUDSEN L, et al. Crural amputation of a newborn as a consequence of intraosseous needle insertion and calcium infusion. *Pediatr Emerg Care*, 2014, 30(6): 413 – 414.

8. SUOMINEN PK, NURMI E, LAUERMA K. Intraosseous access in neonates and infants: risk of severe complications—a case report. *Acta Anaesthesiol Scand*, 2015, 59(10): 1389 – 1393.

第六章
新生儿复苏治疗

第一节 新生儿复苏中的药物（肾上腺素）

COR	LOE	新生儿复苏中肾上腺素使用的建议
		推荐建议
2b	C-LD	1. 如果在优化通气和胸外按压后心率没有增加到 60 次/分或更多，则血管内*注射肾上腺素（0.01~0.03 mg/kg）可能是合理的。
2b	C-LD	2. 在获得血管通路的同时，气管内注射较大剂量肾上腺素（0.05~0.1 mg/kg）可能是合理的。
2b	C-LD	3. 如果在血管通路可用之前就给气管内注射肾上腺素，反应不充分，则无论间隔多长时间，一旦血管通路成功，立即给予血管内注射*肾上腺素可能是合理的。
2b	C-LD	4. 如果心率仍低于 60 次/分，则每 3~5 分钟（最好在血管内*）再给予一剂肾上腺素可能是合理的。

注：*在这种情况下，"血管内"是指静脉内或骨内。不推荐动脉内注射肾上腺素。

概要

在新生儿的复苏中很少需要药物，因为低心率通常是由于胎儿氧气水平非常低或出生后肺扩张不足造成的。建立通气是纠正心率低最重要的一步。然而，如果在用 100% 氧气通气（最好通过气管导管）和胸外按压后心率仍低于 60 次/分，则建议使用肾上腺素。

通过低位脐静脉导管注射肾上腺素提供了最快速、最可靠的给药方法。肾上腺素静脉注射剂量为 0.01~0.03 mg/kg，然后用生理盐水冲洗。若脐静脉通路尚未获得，可经气管内注射肾上腺素 0.05~0.1 mg/kg。如果心率保持在 60 次/分以下，肾上腺素的剂量间隔是每 3 到 5 分钟一次，但若对气管内肾上腺素的反应不充分，一旦获得脐静脉就可以立即给予静脉注射肾上腺素。

相应的推荐依据

人类婴儿非常有限的观察证据并没有证明气管内或静脉注射肾上腺素有更好的疗

效；然而，大多数婴儿在 ROSC 之前至少接受了一次静脉注射。在窒息致心脏呼吸骤停的足月羔羊围产期心搏骤停模型中，与气管内注射肾上腺素相比，中心静脉注射肾上腺素可缩短达到 ROSC 时间，提高 ROSC 发生率。静脉注射肾上腺素后用生理盐水冲洗可改善药物输送。

一项非常有限的观察性研究（人体）显示 0.03 毫克/公斤的气管内给药剂量不足。在围产期心搏骤停动物模型中，尽管静脉给药剂量较低（0.03 mg/kg 静脉给药与 0.1 mg/kg 气管内给药相比），动物血浆肾上腺素峰值浓度较高，且在中心或低位脐静脉给药后比气管内给药更快达到峰值。

在一项非常有限的观察性研究中，大多数接受气管内给药的婴儿在随后的静脉内给药后均达到了 ROSC。尽管对静脉肾上腺素的反应较迅速（一旦得到脐带入路，应立即给药），但重复气管内给药或更高静脉内剂量可能会达到潜在有害血浆水平，从而导致相关高血压和心动过速。

在一项非常有限的观察性研究中，许多婴儿在 ROSC 之前接受了多次肾上腺素治疗。围产期心搏骤停模型的血浆肾上腺素浓度在静脉给药后 1 分钟达到峰值，但在气管内给药后 5 分钟才达到峰值。

【评注与解读】

2020 版（更新）：复苏中很少使用药物。肺充气不足和严重低氧血症是新生婴儿心动过缓的常见原因，纠正心动过缓的最有效干预措施是充分通风。因此对于肾上腺素的用法用量，最近的一次回顾是在 2010 年，近 10 年来没有大的变化。

（1）新版指南再次重申了这个议题，推荐如果心率保持在 60 次/分以下，每 3 到 5 分钟注射一次肾上腺素是合理的，最好是血管内注射。2020 版指出了使用肾上腺素的前置条件和给药途径，建议如果在 60 秒的胸部按压和足够的 PPV 情况下，心率仍低于 60 次/分，则应使用肾上腺素，最好通过静脉给予。强调了肾上腺素经静脉给药的有效性远远高于气管给药。

（2）肾上腺素是肾上腺髓质分泌的激素，直接作用于肾上腺素能 α、β 受体，产生强烈快速而短暂的兴奋 α 和 β 型效应，作用于心肌、传导系统和窦房结的 β_1-受体，加强心肌收缩性，加速传导，加速心率，提高心肌的兴奋性。对离体心肌的作用特征是加速收缩性发展的速率（正性缩率作用）。同时作用于血管平滑肌 β_2-受体，使心脏、肝脏、骨骼肌等血管扩张，降低周围血管阻力而减低舒张压。兴奋 β_2-受体可松弛支气管平滑肌，扩张支气管，解除支气管痉挛。对 α-受体兴奋，可使皮肤、黏膜血管及肾脏、胃肠道的血管收缩。此外尚有增加基础代谢、升高血糖及散大瞳孔等作用。因此肾上腺素一般用于拯救心搏骤停和过敏性休克的患者。

（3）肾上腺素剂量的建议，自 2010 年以来世界各国的指南均建议新生儿静脉注射肾上腺素的浓度为 0.01～0.03 mg/kg，用 1：10 000 的浓度静脉注射。市售的肾上腺都是 1 : 1000 的浓度，因此给新生儿应用肾上腺素前，需要将每安瓿 1 mL 的肾上腺素加入 9 mL 的生理盐水（总共 10 mL）进行稀释，以产生 0.01% 肾上腺素溶液（0.1 mg/mL）。给予肾上腺素后应使用生理盐水（0.5～1 mL）冲洗导管，以确保冲洗掉所有药物。即使心率仍在 60 次/分以下，也不建议使用更高浓度的肾上腺素，因为更高浓度的肾上腺素会增加复苏后死亡和脑室内出血的风险。肾上腺素给药间隔周期和成人复苏相同，都是 3～5 分钟重复一次，最短间隔不能少于 2 分钟，并不需要 30 秒重复一次。

（4）肾上腺素是心肺复苏的重要利器，作为心肺复苏最早应用的血管活性药物一直沿用至今，目前仍是现代心肺复苏中首选的药物，但在心肺复苏中使用肾上腺素，给药时机、方式、剂量等问题一直都是争论的要点。心肺复苏药物的使用要体现"快"，快的意思指既要尽快使用药物，又要保证药物尽快发挥作用。目前静脉给药还是首选，经新生儿脐静脉注入药物可以尽快达到心脏。但应注意因心搏骤停发生时间短、对肾上腺素能受体仍然敏感的患者避免盲目应用大剂量肾上腺素所带来的不良反应，尤其是院内发生心搏骤停的患者或无心脏基础疾病心功能较好的患者。而且大剂量肾上腺素强烈激动 β_1-受体可以加大心肌做功，增加心肌耗氧量，产生恶性心律失常，减少心内膜下血供，以及复苏后容易产生心功能不全，此外，肾上腺素亦可以提高 Na^+-K^+-ATP 酶活性使骨骼肌产生过量乳酸，不利于预后。

（5）妊娠周数不同的新生儿的肾上腺素用量需要进行校正（表 5－2）。

表 5－2　妊娠周数不同新生儿的肾上腺素用

校正年龄（周）	静脉注射肾上腺素（1 : 10 000，0.03 mg/kg）
23～26	0.1 mL
27～37	0.25 mL
38～43	0.5 mL

2015 版（旧）：对于肾上腺素的用量用法，2010 版之后没有做出更改，2015 版未提及这一议题。2016 年澳大利亚和新西兰复苏指南中新生儿复苏部分提到对于气管内给予肾上腺素的有效性存疑，强调一旦开始胸外按压就应开始尝试建立血管通路，以最大限度地缩短静脉注射肾上腺素的给药时间。

【总结与建议】

新生儿低心率通常是由胎儿氧含量低或新生儿肺膨胀不足造成，因此，新生儿复苏最重要的措施是通过建立通气来纠正低心率。如果在 100% 氧气（最好通过气管插管）和胸外按压后心率仍低于 60 次/分，则应使用肾上腺素。2020 年指南推荐：在良好通气和胸外按压后心率仍然低于 60 次/分时，最好静注肾上腺素。

2010 版指南提出肾上腺素的用量用法后，2015 版和新版指南均没有做出更改。新版指南建议如果在60秒的胸部按压和足够的PPV情况下，心率仍低于60次/分，则应使用肾上腺素，最好通过静脉途径。

（王杰 刘圣星）

参考文献

1. BARBER CA, WYCKOFF MH. Use and efficacy of endotracheal versus intravenous epinephrine during neonatal cardiopulmonary resuscitation in the delivery room. *Pediatrics*, 2006, 118(3): 1028 – 1034.

2. HALLING C, SPARKS JE, CHRISTIE L, et al. Efficacy of intravenous and endotracheal epinephrine during neonatal cardiopulmonary resuscitation in the delivery room. *J Pediatr*, 2017, 185: 232 – 236.

3. VALI P, CHANDRASEKHARAN P, RAWAT M, et al. Evaluation of timing and route of epinephrine in a neonatal model of asphyxial arrest. *J Am Heart Assoc*, 2017, 6(2): e004402.

4. VALI P, SANKARAN D, RAWAT M, et al. Epinephrine in neonatal resuscitation. *Children* (*Basel*), 2019, 6(4): 51.

5. PERONDI MB, REIS AG, PAIVA EF, et al. A comparison of high-dose and standard-dose epinephrine in children with cardiac arrest. *N Engl J Med*, 2004, 350(17): 1722 – 1730.

6. VANDYCKE C, MARTENS P. High dose versus standard dose epinephrine in cardiac arrest—a meta-analysis. *Resuscitation*, 2000, 45(3): 161 – 166.

7. BERG RA, OTTO CW, KERN KB, et al. A randomized, blinded trial of high-dose epinephrine versus standard-dose epinephrine in a swine model of pediatric asphyxial cardiac arrest. *Crit Care Med.*, 1996, 24(10): 1695 – 1700.

8. BURCHFIELD DJ, PREZIOSI MP, LUCAS VW, et al. Effects of graded doses of epinephrine during asphxia-induced bradycardia in newborn lambs. *Resuscitation*, 1993, 25(3): 235 – 244.

第二节 容量维持

COR	LOE	关于容量复苏的建议
		推荐建议
2b	C-EO	1. 尽管进行了机械通气、胸外按压和肾上腺素治疗，这些新生儿仍然心动过缓（心率低于60次/分），根据病史和体格检查，对怀疑有低血容量的新生儿使用扩容剂可能是合理的。
2b	C-EO	2. 用生理盐水（0.9% 氯化钠）或 10～20 mL/kg 的血液进行扩容可能是合理的。

概要

失血性休克的新生儿可能对最初的通气、胸外按压和（或）肾上腺素复苏反应不佳。提示失血的病史及体格检查包括面色苍白、脉搏微弱和持续心动过缓（心率低于

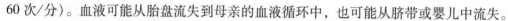

60 次/分）。血液可能从胎盘流失到母亲的血液循环中，也可能从脐带或婴儿中流失。

怀疑复苏［通气、胸外按压和（或）肾上腺素］效果不佳的新生儿失血时，立即实施扩容可能是合理的。生理盐水（0.9% 氯化钠）是首选结晶液。失血量大时，首选未交叉配型的 O 型、Rh 阴性血（或交叉配型，如果需要立即可用）。初始容量为 10 mL/kg，持续 5～10 分钟可能是合理的，如果反应不充分，可以重复使用。推荐的途径是静脉注射，骨内途径也是一种选择。

相应的推荐依据

没有来自随机试验的证据支持分娩时可以使用容量复苏。一项大规模的回顾性研究发现，0.04% 的新生儿在产房接受了容量复苏，证实了这是一个相对罕见的事件。那些在产房接受容量复苏的新生儿在进入新生儿重症监护病房后血压低于没有接受容量复苏的新生儿，这表明除了失血之外的其他因素可能也很重要。

在新生儿复苏过程中，没有足够的临床证据来确定哪种类型的扩容剂（晶体液或血液）更有益。从出生后不久低血压新生儿的研究和对动物（小猪）的研究推断，支持使用晶体液胜过胶体液，支持使用血液胜过晶体溶液。目前仅有一篇综述讨论了使用扩容剂的建议。

【评注与解读】

2020 版（更新）：2020 版指南对于扩容治疗的标准表述更加清晰（如心率＜60 次/分），已经使用机械通气、胸外按压和肾上腺素治疗，并且怀疑存在低血容量（推荐级别Ⅱb，LOE C-EO）。2010 版只是提到"对其他复苏措施反应不充分时可考虑扩容"。2020 版指南对扩容种类的推荐仍是等渗晶体液及血液，但是剂量由原来的 10 mL/kg 调整为 10～20 mL/kg。

2015 版（旧）：自 2010 年提出扩容的标准以来未进行修订，2015 版无推荐意见。2018 年昆士兰新生儿复苏指南提出，如果怀疑新生儿失血，出现面色苍白、灌注不良、脉搏微弱等休克表现，对其他复苏措施没有反应的情况下可以给予等渗晶体液。2015 年日本新生儿复苏指南提到生理盐水是扩容的一线选择，也可以用乳酸林格液代替，建议怀疑严重贫血的新生儿需要输注 Rh 阴性的 O 型悬浮红细胞。任何类型的扩容液体都以 10 mL/kg 的剂量在 5～10 分钟内输入。2016 年新加坡新生儿复苏指南提出输注速度应该在 10～15 分钟内输完，避免快速输注，快速输注大量液体与脑室内出血（intraventricular hemorrhage，IVH）相关，如果一个剂量的扩容液体没有反应，可以重复输注。2017 年拉丁美洲儿童心肺复苏共识提到早期液体复苏可接受晶体液扩容（20 mL/kg）。2016 年中国新生儿复苏指南提到扩容剂的应用，有低血容量、怀疑失血或休克的新生儿在对其他复苏措施无反应需要扩容时，推荐生理盐水，首次剂量为 10 mL/kg，经脐静脉或外周静脉 5～10 min 缓慢推入，必要时可重复扩容 1 次。不必要的扩容可导致新生儿不良预后和死亡率升高。

【总结与建议】

新生儿容量复苏治疗在临床实践中的作用越来越受到临床医师的重视，利用它早期对血流动力学进行优化可以改善危重新生儿的病死率。容量治疗要求采用易于监测并能及时处理做出反应的监测指标指导容量治疗，但由于新生儿的心血管系统尚未发育成熟，无创血压、心率等常常不能对少量的失血和低容量状况做出及时的反应，理想的临床医学监测手段应该能无创、连续、实时反映机体的生理或病理变化，目前临床上常用一些反映心脏前负荷的传统静态监测指标，如中心静脉压等有创操作，但其在准确预测患儿容量反应性上的作用有限，不宜用于新生儿的输液容量监测。不必要的输液可导致患儿不良预后和死亡率升高，医师一直在寻找一种理想的容量复苏方法，以改善患儿预后，提高治疗成功率，降低死亡率。

由于新生儿的心血管系统尚未发育成熟，临床常用的无创血压、心率监测等常常不能对少量的失血和低容量状况做出及时的反应，错误的扩容可导致患儿不良预后和死亡率升高。自 2010 年提出扩容的标准以来，近 10 年没有再进行修订，新版指南对扩容种类的推荐仍是等渗晶体液以及血液，但是剂量由原来的 10 mL/kg 调整为 10～20 mL/kg。

（王杰　刘圣星）

参考文献

1. WYCKOFF MH, PERLMAN JM, LAPTOOK AR. Use of volume expansion during delivery room resuscitation in near-term and term infants. *Pediatrics*, 2005, 115(4): 950 – 955.

2. FINN D, ROEHR CC, RYAN CA, et al. Optimising intravenous volume resuscitation of the newborn in the delivery room: practical considerations and gaps in knowledge. *Neonatology*, 2017, 112(2): 163 – 171.

3. CONWAY-ORGEL M. Management of hypotension in the very low-birthweight infant during the golden hour. *Adv Neonatal Care*, 2010, 10(5): 241245.

4. MENDLER MR, SCHWARZ S, HECHENRIEDER L, et al. Successful resuscitation in a model of asphyxia and hemorrhage to test different volume resuscitation strategies. A study in newborn piglets after transition. *Front Pediatr*, 2018, 6: 192.

5. WYCKOFF M, GARCIA D, MARGRAF L, et al. Randomized trial of volume infusion during resuscitation of asphyxiated neonatal piglets. *Pediatr Res*, 2007, 61(4): 415 – 420.

6. NIERMEYER S. Volume resuscitation: crystalloid versus colloid. *Clin Perinatol.*, 2006, 33(1): 133 – 140.

7. SHALISH W, OLIVIER F, ALY H, et al. Uses and misuses of albumin during resuscitation and in the neonatal intensive care unit. *Semin Fetal Neonatal Med*, 2017, 22(5): 328 – 335.

8. KEIR AK, KARAM O, HODYL N, et al. International, multicentre, observational study of fluid bolus therapy in neonates. *J Paediatr Child Health*, 2019, 55(6): 632 – 639.

第三节　复苏后治疗

COR	LOE	关于复苏后治疗的建议
		推荐建议
1	A	1. 36 周或预计更长胎龄出生的中重度 HIE 新生儿，应该在明确规定的方案下接受治疗性低温。
1	C-EO	2. 新生婴儿接受长时间的 PPV 或高级复苏（插管，胸外按压或肾上腺素），应保持在或转移到可以提供密切监测的环境中。
1	C-LD	3. 高级复苏后应尽快监测血糖水平，并根据提示进行治疗。
2b	C-LD	4. 对于复苏后意外体温过低（体温低于 36 ℃）的新生儿，快速（0.5 ℃/h）或缓慢（低于 0.5 ℃/h）复温可能均是合理的。

概要

在新生儿重症监护病房或监护分诊区域稳定下来后，接受长时间 PPV 或高级复苏（如插管、胸外按压＋肾上腺素）的新生儿应密切监测，因为这些婴儿有进一步恶化的风险。

接受高级复苏的胎龄 36 周或预计更长胎龄出生的婴儿应该检查是否有 HIE 的证据，以确定他们是否符合治疗性低温的标准。治疗性低温是在规定的方案下使用的，类似于在已发表临床试验中使用的方案，并在能够进行多学科治疗和纵向随访的设施中使用。治疗性低温对胎龄小于 36 周新生儿的 HIE 的影响尚不清楚，目前仍在进行研究试验。

接受了高级复苏的婴儿低血糖很常见，并且与预后较差有关。这些婴儿应监测低血糖和给予适当治疗。

如果婴儿在稳定后立即出现意外低体温（体温低于 36 ℃），应立即复温，以避免与低体温相关的并发症（包括死亡率增加、脑损伤、低血糖和呼吸窘迫）出现。有证据表明，升温可以快速（0.5 ℃/h），也可以缓慢（低于 0.5 ℃/h），结果没有显著差异，应注意避免过热。

相应的推荐依据

一个含 8 项 RCTs 的荟萃分析，纳入 1 344 名足月和晚期早产儿，他们有产中窒息的证据，患有中重度脑病，治疗性低温使得 18 个月时死亡率或重要神经发育障碍的综合结局显著降低（优势比 0.75；95% 可信区间，0.68～0.83）。

需要高级复苏的新生儿有发生中到重度 HIE 和其他疾病的重大风险。

血糖水平异常（无论是低血糖还是高血糖）的新生儿在缺氧缺血性损伤后，脑损伤和不良后果的风险都会增加。

对产房稳定后体温过低的婴儿进行的 2 项小型 RCTs 和 4 项观察性研究发现，快速或缓慢复温对死亡率、惊厥/癫痫、脑室或肺出血、低血糖和呼吸暂停的结局没有差异。一项观察性研究发现，缓慢复温的婴儿呼吸窘迫较少，而另一项研究发现，快速复温的婴儿呼吸窘迫综合征较少。

【评注与解读】

2020 版（更新）：新版指南在本节回顾了近年来在亚低温治疗、治疗环境、血糖控制、复温的速度等方面的进展。

（1）亚低温治疗的最近一次指南回顾是在 2010 年，当时有学者建议妊娠 36 周以上出生的患有中重度缺氧缺血性脑病的婴儿，应根据明确的临床试验证据制定亚低温治疗方案，在具有多学科护理和治疗能力的机构中进行亚低温治疗。应在 6 h 内于 33.5 ~ 34.5 ℃ 的温度下开始治疗性体温过低，并持续 72 h，然后再进行至少 4 h 的复温。2020 版指南重申了亚低温治疗，指出 36 周或以上胎龄出生的新生儿，有发展中到重度 HIE 的可能时，应根据明确规定的方案给予亚低温治疗。

亚低温治疗已被证明可以降低患有缺氧缺血性损伤的足月和早产新生儿的发病率和死亡率，通常只能在医疗资源相对丰富的发达国家才能严格按照规定进行亚低温治疗，目前来说，对于医疗资源丰富地区的亚低温治疗问题较少，如何保证医疗资源贫乏的地区能够迅速实施新生儿复苏后亚低温治疗，最大程度避免分娩时缺血缺氧引起的再灌注损伤，是一个比较迫切需要得到解决的问题。2015 版指南特别区分出了医疗资源贫乏地区和医疗资源丰富地区的应对方案，提出医疗资源贫乏的地区可以用简单冷却的方法进行亚低温治疗，医疗资源丰富的地区仍应该采取标准亚低温治疗方案。

（2）新版指南规定了新生儿复苏后应该在有监护的环境中继续治疗，复苏后发生中/重度 HIE 和其他严重并发症的风险极高，需要密切监测，包括：①体温管理；②生命体征监测；③早期发现并发症。维持内环境稳定需要继续监测血氧饱和度、心率、血压、红细胞压积、血糖、血气分析及电解质等。需要复苏的新生儿断脐后立即进行脐动脉血气分析，生后脐动脉血 pH ＜7，结合 Apgar 评分有助于窒息的诊断和预后的判断。及时对脑、心、肺、肾及胃肠等器官功能进行监测，早期发现异常并适当干预，以减少窒息的死亡和伤残。这些操作都需要合适的环境。

（3）需要复苏的新生儿发生低血糖的风险很高，通常在复苏术后立即观察到高血糖症，随后一般会出现低血糖。新版指南提出了血糖管理的推荐意见，需要在复苏术后尽快监测血糖并给予处理。在 2010 年指南中已经提到低血糖与围产期窒息导致的不良神经系统预后密切相关，较高的血糖可能有保护因缺血缺氧性受损的中枢神经系统的作用，并且没有观察到高血糖对缺血缺氧新生儿的危害。目前没有相关的研究，没有办法推荐具体的保护性目标血糖值。2018 年昆士兰新生儿复苏指南提出应维持血糖 ≥2.6 mmol/L，通常给予葡萄糖 4~6 mg/kg 就足够了，避免给予大剂量葡萄糖（>100~200 mg/kg）。

2015 版（旧）：对于医疗资源有限的国家，中度/重度缺氧缺血性脑病的足月新生儿仍需要亚低温治疗，可以采取被动降温的方法（如冰袋），亚低温治疗需要将体温降低至中心温度约 33.5 ℃，持续 72 小时。与标准疗法相比，这种方法可以降低 18 个月至 2 年的神经发育障碍发生率，降低总体死亡率。我们很难定义医疗资源不足这个概念，即使在一个国家或地区，资源也可能相差很大。简单的冰袋冷却的方法可以成功降低体温，还有人担心被动冷却的可能有比较大的弊端（如极端体温过低，体温过低），医疗资源贫乏地区没有专人护理新生儿也是导致新生儿复苏后亚低温治疗很少开展的主要原因，有必要在医疗资源缺乏的地区开展随机对照试验，以提高证据质量。2016 年新加坡新生儿复苏指南建议复苏后立即监测血糖，早期给予胃肠外营养以防治低血糖。2017 年拉丁美洲儿童心肺复苏指南建议复苏后要严格控制温度，以避免过热和使温度突然变化比达到特定的温度目标更为重要。与早期亚低温治疗相比，充分稳定的血流动力学（使用药物和液体确保正常的动脉血压）以及正常的通气和氧疗更为重要。

【总结与建议】

新生儿的成功复苏不仅取决于自主呼吸与循环的恢复，脑恢复也同样具有关键作用，因此复苏后确切的脑保护措施也尤为重要。亚低温治疗对于心搏骤停患者的神经功能损伤疗效确切。有资料表明，亚低温治疗主要是通过降低患儿头部温度发挥作用，已经被认为是目前新生儿缺血缺氧性脑病循证治疗指南中唯一推荐的神经保护治疗方法。通过降低氧耗，脑细胞能量代谢，发挥抑制兴奋性毒素和氧自由基释放的作用，减轻脑细胞结构破坏，发挥保护神经的作用，以利于患儿脑组织恢复。

新版指南仍然提倡对大于 36 周胎龄出生的新生儿，如果有发展中到重度 HIE 的可能，应给予亚低温治疗。亚低温治疗新生儿缺血缺氧性脑病可发挥明显的神经保护作用，可有效降低缺血缺氧性脑病患儿的病死率及致残率。

（王杰　刘圣星）

参考文献

1. JACOBS SE, BERG M, HUNT R, et al. Cooling for newborns with hypoxic ischaemic encephalopathy. *Cochrane Database Syst Rev*, 2013(1)：CD003311.

2. LAPTOOK AR, SHANKARAN S, AMBALAVANAN N, et al. Outcome of term infants using apgar scores at 10 minutes following hypoxic-ischemic encephalopathy. *Pediatrics*, 2009, 124(6)：1619-1626.

3. AYRAPETYAN M, TALEKAR K, SCHWABENBAUER K, et al. Apgar scores at 10 minutes and outcomes in term and late preterm neonates with hypoxicischemic encephalopathy in the cooling era. *Am J Perinatol*,

2019, 36(5): 545554.

4. KASDORF E, LAPTOOK A, AZZOPARDI D, et al. Improving infant outcome with a 10 min Apgar of 0. *Arch Dis Child Fetal Neonatal Ed*, 2015, 100(2): F102 – F105.

5. BARBER CA, WYCKOFF MH. Use and efficacy of endotracheal versus intravenous epinephrine during neonatal cardiopulmonary resuscitation in the delivery room. *Pediatrics*, 2006, 118(3): 1028 – 1034.

6. HARRINGTON DJ, REDMAN CW, MOULDEN M, et al. The long-term outcome in surviving infants with Apgar zero at 10 minutes: a systematic review of the literature and hospital-based cohort. Am J Obstet Gynecol, 2007, 196(5)463. e1 – e5.

7. Wyckoff MH, Salhab WA, Heyne RJ, et al. Outcome of extremely low birth weight infants who received delivery room cardiopulmonary resuscitation. J Pediatr, 2012, 160(2): 239 – 244. e2.

8. Salhab WA, Wyckoff MH, Laptook AR, et al. Initial hypoglycemia and neonatal brain injury in term infants with severe fetal acidemia. Pediatrics, 2004, 114(2): 361 – 366.

9. CASTRODALE V, RINEHART S. The golden hour: improving the stabilization of the very low birth-weightinfant. AdvNeonatalCare, 2014, 14(1): 9 – 14; quiz 15 – 16.

10. NADEEM M, MURRAY DM, BOYLAN GB, et al. Early blood glucose profile and neurodevelopmental outcome at two years in neonatal hypoxic-ischaemic encephalopathy. *BMC Pediatr*, 2011, 11: 10.

11. MCKINLAY CJ, ALSWEILER JM, ANSELL JM, et al. Neonatal Glycemia and Neurodevelopmental Outcomes at 2 Years. *N Engl J Med*, 2015, 373(16): 1507 – 1518.

12. TAN JKG, MINUTILLO C, MCMICHAEL J, et al. Impact of hypoglycaemia on neurodevelopmental outcomes in hypoxic ischaemic encephalopathy: a retrospective cohort study. *BMJ Paediatr Open*, 2017, 1 (1): e000175.

13. SHAH BR, SHARIFI F. Perinatal outcomes for untreated women with gestational diabetes by IADPSGcriteria:apopulation-basedstudy. *BJOG*, 2020, 127(1): 116 – 122.

14. PINCHEFSKY EF, HAHN CD, KAMINO D, et al. Hyperglycemia and glucose variability are associated with worse brain function and seizures in neonatal encephalopathy: a prospective cohort study. *J Pediatr*, 2019, 209: 23 – 32.

15. FELDMAN A, DE BENEDICTIS B, ALPAN G, et al. Morbidity and mortality associated with rewarming hypothermic very low birth weight infants. *J Neonatal Perinatal Med*, 2016, 9(3): 295 – 302.

16. MOTIL KJ, BLACKBURN MG, PLEASURE JR. The effects of four different radiant warmer temperature set-pointsusedforrewarmingneonates. *JPediatr*, 1974, 85(4): 546 – 550.

17. RECH MORASSUTTI F, CAVALLIN F, ZARAMELLA P, et al. Association of rewarming rate on neonatal outcomes in extremely low birth weight infants with hypothermia. *J Pediatr*, 2015, 167(3): 557 – 561. e1 – e2.

18. SOFER S, YAGUPSKY P, HERSHKOWITS J, et al. Improved outcome of hypothermic infants. *Pediatr Emerg Care*, 1986, 2(4): 211 – 214.

19. Tafari N, Gentz J. Aspects of rewarming newborn infants with severe accidental hypothermia. *ActaPaediatrScand*, 1974, 63(4): 595 – 600.

20. RACINE J, JARJOUI E. Severe hypothermia in infants. *Helv Paediatr Acta*, 1982, 37(4): 317 – 322.

第四节 未予复苏和终止复苏

COR	LOE	推荐建议
		不予和终止复苏的建议
1	C-EO	1. 在复苏期间或之后未予复苏和终止维持生命治疗在伦理上应该被认为是等同的。
1	C-LD	2. 在接受复苏的新生儿中，如果没有心率，并且所有的复苏步骤都已经完成，应该与团队和家人讨论停止复苏。改变治疗目标的合理时间窗是出生后 20 分钟左右。
2a	C-EO	3. 如果分娩处于存活下限，或涉及可能导致早期死亡或严重并发症的情况，在咨询专家和父母参与决策后，不启动或限制新生儿复苏是合理的。

概要

新生儿专家和生物伦理委员会一致认为，在某些临床条件下，持续为婴儿和家庭提供支持性治疗时，不启动或停止维持生命操作是合理的。

所有复苏步骤均已完成，如果仍然无法检测到心率，则可以合理地调整治疗目标。病例系列显示未检测到心率 20 分钟后很少有完好存活者。继续或终止复苏操作的决定应个体化，并应在分娩约 20 分钟后考虑。可能需要考虑的变量包括：复苏是否被认为是最佳的，是否可以进行高级新生儿复苏（如低温治疗），分娩前的具体情况以及家庭意愿。

一些婴儿在出生时病情严重或发育不成熟，即使提供新生儿复苏和重症监护，存活可能性也不大。此外，一些情况非常严重，以至于疾病和治疗负担远远超过了生存或健康结局的可能性。如果有可能在出生时或出生前确定这样的情况，那么不启动复苏是合理的。这些情况得益于专家咨询、父母参与决策，以及姑息治疗计划（如果需要的话）。

相应的推荐依据

国家医疗学会专家认为，存在这样的情况，并且确认后，就不启动复苏或终止复苏是合理的。

随机对照试验和观察性研究描述了在可以进行治疗性低温的环境中（非常低确定性证据），持续复苏 10 分钟或更长时间后达到 ROSC 的婴儿，虽然没有中度至重度残疾，但其存活率变化大。这些研究均未评估超过 20 分钟的复苏效果，因为此时完好存活的可能性非常低。这些研究异质性过大，不适合进行荟萃分析。

考虑不启动或停止复苏的条件包括极早产和某些严重的先天性异常。国家指南建议，根据社会、母亲和胎儿/新生儿因素，在父母知情的情况下做出个体化决定。一项系统的回顾显示，国际指南对胎龄 22～24 周的生存能力有不同的描述。

【评注与解读】

2020 版（更新）：2020 版指南在本节新增了一项推荐，在复苏期间或复苏后不启动复苏和停止维持生命的治疗在伦理上应被视为等同的。2020 版指南不再强调具体的 Apgar 分数和时间，而是提出如果有效复苏已经进行了 20 分钟，心率仍然为 0，应考虑停止复苏。2020 版指南还清晰明确提出如果出生时生存能力非常低，或者存在严重疾病可能导致早期死亡，在专家咨询和家长参与决策后，不启动或限制新生儿复苏是合理的。

2015 版（旧）：2010 年指南回顾了大量关于高死亡率、高发病率、生存能力极弱的新生儿的数据，相关数据表明不同地区的医疗资源、社会观念和父母态度的差异巨大，这涉及文化背景、人文环境、宗教信仰、民族种族等，没法简单给予建议。但是可以确认复苏过程中或复苏后不进行复苏或停止维持生命的治疗在伦理学上是等同的。2015 版提出如果 Apgar 评分在 10 分钟是 0，应该考虑停止复苏。父母应该参与到治疗决策中，且父母的意愿应该得到尊重。对于 <25 周的早产新生儿复苏需要更加谨慎，确认其生存预后需要合理考虑各种变量。2010 年日本新生儿复苏指南仅仅做了一般性声明，当妊娠、出生体重或先天性异常一定与早期死亡有关，或出现不可接受的罕见病的风险极高时，则不建议进行复苏。在其他情况下，应该对所有在生存力极限附近的新生儿进行复苏。但是与足月新生儿相比，这类新生儿发生严重的后遗症风险极高，这种情况下应尊重父母的期望，在家庭和医护人员之间进行讨论后再决定是否进行复苏或停止复苏。2016 年新加坡新生儿复苏指南提到妊娠年龄小于 23 周的新生儿，或罕见存活的新生儿（例如无脑，巴特积液，三体性 13 号，三体性 18 号）不应给予复苏。

在 2010 年以前，不进行复苏或终止复苏的伦理争议的焦点在于强调医学的仁慈原则，传统西方医学理念中的同情心让医务人员无法放弃此类患儿，但是近年来这种观念逐渐转变成了以患者为中心的自治理念，对无法救治的新生儿不予复苏从伦理学上再无困扰，然而事实上决定不予复苏或终止复苏仍然非常困难，对于极少数潜在可能获救的新生儿，应个性化的衡量其潜在的资源消耗与复苏风险。

【总结与建议】

在接受复苏的新生儿中，所有复苏步骤都已完成仍无心率，应与救治团队和患儿家人讨论停止复苏，救治目标的合理时间是在出生后 20 min 左右；如果新生儿救治成功的可能性极低，或涉及可能导致早期死亡的严重疾病，在咨询专家并与患儿父母共同讨论后，可以不进行新生儿复苏或进行限制性新生儿复苏。

然而，现场决定不予复苏或终止复苏非常困难。对于极少数潜在可能获救的院前新生儿，应权衡其内风险。综合考虑这些因素，从已有文献依据制定新生儿患者不予复苏或终止复苏指南才是明智之举，才具有良好的发展和应用。

（王杰　刘圣星）

参考文献

1. AMERICAN ACADEMY OF PEDIATRICS COMMITTEE ON FETUS AND NEWBORN, BELL EF. Noninitiationorwithdrawalofintensivecareforhigh-risknewborns. *Pediatrics*, 2007, 119(2): 401 – 403.

2. CUMMINGSJ; COMMITTEE ON FETUSAND NEWBORN. Antenatal counse linger garding resuscitation and intensive care before 25 weeks of gestation. *Pediatrics*, 2015, 136(3): 588 – 595.

3. WYCKOFF MH, WYLLIE J, AZIZ K, et al. Neonatal life support: 2020 International Consensus on Cardiopulmonary Resuscitation and Emergency Cardiovascular Care Science With Treatment Recommendations. *Circulation*, 2020, 142(16 suppl1): S185 – S221.

4. AMERICAN COLLEGE OF OBSTETRICIAN SANDGYNE COLOGISTS; SOCIETY FOR MATERNAL-FETAL MEDICINE. Obstetric Care Consensus No. 6: periviable birth. *ObstetGynecol*, 2017, 130(4): e187 – e199.

5. Lemyre B, Moore G. Counselling and management for anticipated extremely preterm birth. *Paediatr Child Health.*, 2017, 22(6): 334 – 341.

6. WYCKOFF MH, AZIZ K, ESCOBEDO MB, et al. Part 13: neonatal resuscitation: 2015 American Heart Association Guidelines Update for Cardiopulmonary Resuscitation and Emergency Cardiovascular Care. *Circulation*, 2015, 132(18 suppl2): S543 – S560.

7. GUILLÉN Ú, WEISS EM, MUNSON D, et al. Guidelines for the management of extremely premature deliveries: a systematic review. *Pediatrics*, 2015, 136(2): 343 – 350.

∞ 第七章 ∞
人员和系统性能

第一节 培训频率

COR	LOE	推荐建议
		关于培训频率的建议
1	C-LD	1. 对于接受过新生儿复苏培训的参与者，个人或团队强化培训频次应超过每2年一次，培训频率应能达到支持认知、技能和行为的保留。

概要

为了有效地进行新生儿复苏，个人操作者和团队需要接受有关所需认知、技能和行为的培训。以往，每两年进行一次重复训练。然而，成人、儿童和新生儿研究表明，如果没有实践，心肺复苏术的认知和技能会在训练后3到12个月内衰退。短时间频繁练习（强化训练）已被证明可以改善新生儿复苏的效果。根据教育项目和围产期设施制定策略，以确保个人和团队培训足够频繁，以维持认知和技能。

相应的推荐依据

在一项随机对照模拟研究中，接受强化训练与未接受强化训练的医学生相比，前者在6周时间内保持了较高的新生儿插管技能。每周强化训练，4周后与连续4天每日强化训练相比，新生儿气管插管效果无明显差异。

在一项随机对照模拟研究中，上完初步新生儿复苏计划课程后，儿科和家庭医学住院医师进行了9个月强化训练，在16个月的随访评估中，其表现出比没有接受强化训练的住院医师有更好的技能和团队合作行为。

在一项前瞻性队列研究中，接受过"帮助婴儿呼吸"培训的医师和护士在训练后1个月就迅速丧失了复苏技能。接受每月练习的受试者比不经常练习的受试者更有可能通过客观结构化临床考试。

在一项前瞻性观察性研究中，为期 1 天帮助婴儿呼吸训练课程之后，每周进行一次简短的帮助婴儿呼吸模拟训练，结果是提高了新生儿刺激频率，减少了面罩通气并降低了新生儿 24 小时死亡率。

【评注与解读】

2020 版（更新）：2020 版重申了新生儿复苏培训应短于 2 年一次的时间间隔建议。与 2015 版相比本节没有更新。成功进行新生儿复苏所必需的知识、技能需要专门的培训，然而这种培训的时间间隔在不同国家都有所不同，例如美国新生儿复苏计划国家指导委员会建议学员每 2 年完成一次培训，但在英国建议间隔为 4 年，没有客观证据可以证明这些间隔的合理性，甚至可以说每个受训人员需要的培训间隔都是不同的，因此对于培训周期到底多长才是最为合理的，目前还没有高质量的研究结论。

2015 版（旧）：2010 年指南建议模拟应该成为新生儿复苏培训的主要组成部分，以维持复苏的知识和技能始终处于最佳状态，有研究结果显示对医务人员 6 个月或更短时间培训一次的话，这些医务人员在行动力、复苏知识和复苏信心方面有更好的表现，考虑到培训费用和时间成本等问题，建议新生儿复苏任务训练间隔时间应小于 2 年。2015年对于复苏培训频率的建议应该是 1 年或更短时间培训一次，这种复训可以只进行特定的内容或行为技能的培训。2016 年新加坡新生儿复苏指南提到要考虑时间、人力限制和培训费用，建议根据医务人员各自的需求，每两年或更长时间定期进行一次针对特定目标和（或）技能的重点再培训。2017 年拉丁美洲儿童心肺复苏指南提出预防心搏骤停和心肺复苏的培训比拥有昂贵且复杂的设备来改善心搏骤停后新生儿的结局更为重要。大多数国家在心肺复苏培训方面都有重大的缺陷，且没有专门的组织规范和培训心肺复苏的知识和技能，建议每个国家都必须为医务人员和普通民众进行心肺复苏方面的培训。

在全世界范围内，数百万医务人员负责在产房对新生儿进行复苏，他们不仅必须掌握必要的复苏知识和技能，而且还必须长时间的保持这些知识和技能处于最新鲜的状态。新的观念、知识、技能的补充、更新、拓展和提高，关系到医务人员复苏工作的质量，也关系到新生儿的存活率。有必要对医务人员复苏培训给予特别的关注，应更加注重培训需求的调研，增加培训机会，提高培训层次，综合运用多种培训模式，从医务人员学习的特征出发，精益求精设计针对性结构化的课程，比如培训课件的译词力求准确、贴切，且不存在疑点和歧义，有利于基层培训更准确有效地开展，从而提高基层医师对新生儿窒息的救治能力，降低新生儿病死率，达到通过培训促进复苏工作的开展的目的。

【总结与建议】

新的观念、知识、技能的补充、更新、拓展和提高，关系到一线医务人员培训的质量和效果，也关系到患者的生命。因此，对医务人员培训要给予特别的关注。在医务人员的培训中，应注重培训需求的调研，增加培训机会，提高培训层次，综合运用多种培训模式，从医务人员学习的特征出发，设计结构化课程，通过培训促进专业发展，以此来保证培训的针对性与实效性，提高培训的质量。

为了有效地进行新生儿复苏，急救人员和团队需要反复进行复苏相关理论知识、操作技能等方面的培训。如果没有实践，新生儿复苏的知识和技能可能在培训后的 3~12 个月内逐渐遗忘，所以短时间、频繁的培训可以改善新生儿复苏效果。2020 年指南推荐：对于接受过新生儿复苏培训的参与者，复苏团队和个人都需要不断进行强化训练以应对挑战，训练间隔应小于 2 年，以便记住知识要点，保证操作技能熟练。

（王杰　刘圣星）

参考文献

1. ERNST KD, CLINE WL, DANNAWAY DC, et al. Weekly and consecutive day neonatal intubation training: comparable on a pediatrics clerkship. *Acad Med*, 2014, 89(3): 505 – 510.

2. BENDER J, KENNALLY K, SHIELDS R, et al. Does simulation booster impact retention of resuscitation-proceduralskillsandteamwork? *JPerinatol*, 2014, 34(9): 664 – 668.

3. TABANGIN ME, JOSYULA S, TAYLOR KK, et al. Resuscitation skills after Helping Babies Breathe training: a comparison of varying practice frequency and impact on retention of skills in different types of providers. *Int Health*, 2018, 10(3): 163 – 171.

4. MDUMA E, ERSDAL H, SVENSEN E, et al. Frequent brief on-site simulation training and reduction in 24-h neonatal mortality-an educational intervention study. *Resuscitation*, 2015, 93: 1 – 7.

5. REISMAN J, ARLINGTON L, JENSEN L, et al. Newborn resuscitation training in resource-limited settings: a systematic literature review. *Pediatrics*, 2016, 138(2): e20154490.

6. AMERICAN ACADEMY OF PEDIATRICS AND AMERICAN HEART ASSOCIATION. Textbook of Neonatal Resuscitation (NRP). 7th ed. Elk Grove Village, IL: *American Academy of Pediatrics*, 2016.

7. AMERICAN HEART ASSOCIATION. Basic Life Support Provider Manual. Dallas, TX: American Heart Association, 2016.

8. AMERICAN HEART ASSOCIATION. Pediatric Advanced Life Support Provider Manual. Dallas, TX: American Heart Association, 2016.

9. AMERICAN HEART ASSOCIATION. Advanced Cardiovascular Life Support Provider Manual. Dallas, TX: American Heart Association, 2016.

10. SOAR J, MANCINI ME, BHANJI F, et al. Part 12: education, implementation, and teams: 2010 International Consensus on Cardiopulmonary Resuscitation and Emergency Cardiovascular Care Science with Treatment Recommendations. *Resuscitation*, 2010, 81suppl 1(1): e288 – e330.

11. BANG A, PATEL A, BELLAD R, et al. Helping Babies Breathe (HBB) training: what happens to knowledge and skills over time? *BMC Pregnancy Childbirth*, 2016, 16(1): 364.

12. ARLINGTON L, KAIRUKI AK, ISANGULA KG, et al. Implementation of "Helping Babies Breathe": a

3-year experience in Tanzania. *Pediatrics*, 2017, 139(5): e20162132.

第二节　简报与汇报

关于培训频率的建议		
COR	LOE	推荐建议
2b	C-LD	1. 对于新生儿复苏操作者来说，分娩前简报和新生儿复苏后汇报可能是合理的。

概要

简报被定义为"对尚未发生的事件进行讨论，以使参与者做好准备，从而减少失败或伤害的风险。"任务汇报被定义为"对事件后的行动和思维过程的讨论，以促进反思性学习和提高临床表现"或"对临床事件的讨论，促进学习并改善表现"。自 2010 年起，简报和汇报被推荐用于新生儿复苏培训，并已被证明在新生儿、儿科和成人的模拟和临床研究中改善了各种教育和临床结局。简报和任务汇报对长期和关键结果的影响仍不确定。

相应的推荐依据

多项临床和模拟研究检查心肺复苏小组表现的简报或汇报，均显示出认知或技能的提高。

在一项前瞻性干预性临床研究中，基于视频的新生儿复苏汇报与改善新生儿复苏流程图初始步骤的准备和坚持、提高 PPV 的质量以及改善团队功能和沟通有关。

在 2 个质量改进前/后倡议中，使用团队简报、汇报和产前检查表与产房内团队沟通改善和短期临床结局相关，例如产房插管频率降低和入住新生儿重症监护病房时体温正常的频率增加。对其他院内临床结局如支气管肺发育不良、坏死性小肠结肠炎、早产儿视网膜病变、脑室内出血或住院时间没有明显影响。

【评注与解读】

2020 版（更新）：对于新生儿复苏操作者来说，分娩前简报和新生儿复苏后汇报可能是合理的（推荐Ⅱb，LOE C-LD）。

简报与汇报是指具有汇报性、交流性和指导性特点的简短、灵活、快捷的形式。工作简报是指我们日常就一个题目而简单向听众简述报告内容的过程，可以反映情况、交流经验、传播信息。工作简报又有临时性、动态性的特点。好的简报能够帮助我们梳理临床思维脉络，整理零散的临床资料。

分娩前简报能够让团队成员迅速掌握产妇和新生儿的状态，针对性的制定治疗方案和应对策略，同时让复苏团队有充足的时间准备必要的物品、设备，调配专业技术人员，协调后备力量。同理，新生儿复苏后汇报能起到记录复苏过程中医疗物品的使用情况，团队人员组成和责任分工情况，复苏过程中的抢救步骤，用药情况，技能设备的参数和使用情况，复苏的效果及转归，还可以总结复苏经验，固定证据，为临床研究提供详细的数据等作用。对于简报和汇报制度我们应该从不同国家的文化背景出发去理解，美国的病历书写较为随意，而我国病案制度的历史由来已久，中医的病案可谓汗牛充栋，2002 年国家卫健委发布《病历书写基本规范（试行）》，2010 年发布修订完善后的《病历书写基本规范》，详细规定了如何进行各类病案书写的要求，较历年新生儿复苏指南推荐的简报和汇报制度都更加详细。

2015 版（旧）：简报和汇报从 2010 年即被推荐用于新生儿复苏，在 2015 年指南仍建议新生儿复苏时尽量使用简报和汇报。2016 年中国新生儿复苏指南中没有推荐新生儿分娩前进行简报和复苏后汇报。2016 年新加坡新生儿复苏指南提到在复苏开始之前，应尽可能讨论并确认团队成员的职责。鼓励复苏小组进行汇报，以反思复苏的步骤，并在复苏结束时提供建设性的反馈意见。

【总结与建议】

"新生儿复苏培训项目"（Neonatal Resuscitation Program），旨在确保各地分娩机构至少有一名接受过新生儿复苏培训，并熟练掌握新生儿复苏术的专业医务人员。简报与汇报是简要的调查报告、情况报告、工作报告、消息报道等，它具有简、精、快、新、实、活和连续性等特点。2018 年 4 月在北京召开的围产医学高峰论坛中，世界卫生组织官员讲到，西太平洋地区新生儿死亡率较高的有 8 个国家，需要优先干预，其中包括中国。在我国，新生儿复苏项目开展多年来取得了不菲的成绩，但仍需要深入持久开展下去，其中复苏培训必须精益求精，比如培训课件的译词力求准确、贴切，且不存在疑点和歧义，有利于基层培训更准确有效地开展，从而提高基层医师对新生儿窒息的救治能力，降低新生儿病死率。

简报和汇报能清晰地表述要点，带给学员动感的体验，以简明的形式传递信息。对于没有接受过新生儿复苏的人来说，简报和汇报是最佳的培训形式，可以快速熟悉新生儿复苏的最新理念与技术，达到理想的培训效果。同时在临床上对新生儿复苏前后进行简要汇报，以便提高复苏质量。

（王杰　刘圣星）

参考文献

1. SKÅRE C, CALISCH TE, SAETER E, et al. Implementation and effectiveness of a video-based debriefing

programme for neonatal resuscitation. *Acta Anaesthesiol Scand*, 2018, 62(3): 394 - 403.

2. SAUER CW, BOUTIN MA, FATAYERJI AN, et al. Delivery room quality improvement project improved compliance with best practices for a community NICU. *Sci Rep*, 2016, 6: 37397.

3. KATHERIA A, RICH W, FINER N. Development of a strategic process using checklists to facilitate team preparation and improve communication during neonatal resuscitation. *Resuscitation*, 2013, 84(11): 1552 - 1557.

4. HALAMEK LP, CADY RAH, STERLING MR. Using briefing, simulation and debriefing to improve human and system performance. *Semin Perinatol*, 2019, 43(8): 151178.

5. MULLAN PC, KESSLER DO, CHENG A. Educational opportunities with postevent debriefing. *JAMA*, 2014, 312(22): 2333 - 2334.

6. SAWYER T, LOREN D, HALAMEK LP. Post-event debriefings during neonatal care: why are we not doing them, and how can we start? *J Perinatol*, 2016, 36(6): 415 - 419.

7. KATTWINKEL J, PERLMAN JM, AZIZ K, et al. Part 15: neonatal resuscitation: 2010 American Heart Association Guidelines for Cardiopulmonary Resuscitation and Emergency Cardiovascular Care. *Circulation*, 2010, 122(18 suppl3): S909 - S919.

8. SAVOLDELLI GL, NAIK VN, PARK J, et al. Value of debriefing during simulated crisis management: oral versus video-assisted oral feedback. *Anesthesiology*, 2006, 105(2): 279 - 285.

9. EDELSON DP, LITZINGER B, ARORA V, et al. Improving in-hospital cardiac arrest process and outcomes with performance debriefing. *Arch Intern Med*, 2008, 168(10): 1063 - 1069.

10. MORGAN PJ, TARSHIS J, LEBLANC V, et al. Efficacy of high-fidelity simulation debriefing on the performance of practicing anaesthetists in simulated scenarios. *Br J Anaesth*, 2009, 103(4): 531 - 537.

11. DINE CJ, GERSH RE, LEARY M, et al. Improving cardiopulmonary resuscitation quality and resuscitation training by combining audiovisual feedback and debriefing. *Crit Care Med*, 2008, 36(10): 28172822.

12. WOLFE H, ZEBUHR C, TOPJIAN AA, et al. Interdisciplinary ICU cardiac arrest debriefing improves survival outcomes *. *Crit Care Med*, 2014, 42(7): 1688 - 1695.

第三节　认知差距

在过去的 30 年里，新生儿复苏科学取得了显著的进步，实验室、分娩室和其他临床环境中的许多研究人员做出了巨大贡献。尽管这些研究对新生儿复苏流程有了实质性的改进，但也强调了我们在优化早产儿和足月儿复苏方面还有很多需要学习的地方。随着对新生儿临床研究的热情日益高涨，新生儿复苏流程的要素也随着新证据的出现而不断发展。

目前的指南侧重于复苏流程图中描述的临床活动，而不是每一步所需要最合适的设备。2021 年及以后评述将涉及设备和辅助设备的选择，包括通气所需的设备和辅助设施（T 形管、自充气袋、充气式气囊）、通气接口（面罩、喉罩）、吸引器（冲洗球、胎粪吸引器）、监测仪（呼吸功能监测仪、心率监测、近红外线光谱分析仪），以及反馈和记录。

在这次更新期间，对认知块进行审查发现了许多证据薄弱、不确定或缺乏证据的问题和实践。以下认知差距需要进一步研究。

1. 复苏的准备

最能支持保留新生儿复苏认知、技术技能和行为技能的强化训练或复习训练的频率和形式。

简报和汇报对团队表现的影响。

2. 分娩期间和分娩后

针对各种新生儿的最佳脐带管理策略，包括无活力婴儿以及患有先天性心脏病或肺部疾病的婴儿。

MSAF 出生无活力婴儿的最佳管理办法。

3. 早期复苏

提供 PPV 的最有效的设备和接口。

新生儿复苏过程中常规使用心电图对复苏的影响。

快速心率测量新技术（如电子、超声或光学设备）的可行性和有效性。

复苏期间和复苏后的最佳氧治疗方法。

4. 高级复苏

有效实施心肺复苏的新技术，例如同时持续通气的胸外按压。

肾上腺素或其他血管活性药物的最佳时机、剂量、剂量间隔和给药途径，包括早期使用于状态非常差的新生儿。

扩容的适应证以及最佳剂量、时间和体积类型。

无脉电活动的管理

5. 特定人群

复苏期间及复苏后早产儿的管理办法。

心肺复苏期间及之后先天性异常的处理。

新生儿病房患儿出生后的复苏。

在其他情况下对 28 天新生儿进行的复苏。

6. 复苏后救治

高危新生儿表面活性剂的最佳剂量、途径和时机，包括微创给药技术。

轻度缺氧缺血性脑病婴儿和小于 36 周胎龄婴儿的低温治疗的适应证。

低温治疗的辅助疗法。

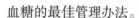

血糖的最佳管理办法。

意外低温新生儿的最佳复温策略。

重要的是对于所有这些差距，我们必须向有关医疗服务实施者和新生儿家庭提供关键或重要结果的信息。

研究界需要解决缺乏提供高度确定性结果的教育研究问题。在实施研究中，通过明确定义的主要结果、适当的样本量、相关和定时的干预和控制措施以及时间序列分析，可以更好地解决内部的有效性问题。通过研究相关学习者或提供者的人群，并通过测量对关键患者和系统结果的影响，可以改善外部有效性，而不是将研究限于学者的研究成果。

研究这些差距的人员可能需要在临床试验设计中考虑创新，例如包括实用研究设计和新颖的同意程序。随着生物医学技术的进步和医疗保健水平的提高，死亡率和严重并发症发生率下降，使用传统的个体患者随机试验来解决某些临床问题的能力有所下降。另一个障碍是难以在分娩室获得临床试验的产前同意。适应性试验，比较有效性设计以及使用聚类随机分组的试验可能适用于某些问题，例如无活力婴儿 MSAF 的最佳方法。对大量人群的高质量观察研究也可能会添加证据。在可行的情况下，精心设计的多中心随机临床试验仍是产生最高质量证据的最佳选择。

最后，强调我们的主要利益攸关方、参与复苏进程的家庭和团队的价值观和偏好的重要性。这一领域的差距，无论是感知的还是真实的，都应该在我们的研究、教育和临床活动的每个阶段得到解决。

【总结与建议】

我们对世界的认识总是浅薄的，新生儿复苏学科发展的 30 多年里取得了显著的成绩和进步，也积累了更多的问题，很多影响临床行动的重大问题未能得到很好的解决，这些问题分布在复苏准备、分娩中和分娩后各项临床活动、早期复苏、高级复苏、特定人群复苏以及复苏后治疗等不同的领域。其中一些问题，如培训周期的问题、简报和汇报的问题、最佳脐带管理策略、羊水胎粪污染的最佳管理策略、最佳氧疗方法、肾上腺素的用法、扩容的方案、亚低温治疗方案、血糖的管理、低体温发复温策略等，都与提高新生儿复苏成功率息息相关，等待本专业的科研和临床工作者共同携手揭晓答案。我们作为专业人员或者科研人员，在今后的工作和科研中予以重点关注和解决。未来我们除了关注这些问题，还需要关注设备和辅助设备的使用问题，随着经济和科技的发展，新生儿复苏的救治手段必将更加智能、集束、便捷、高效和微创。

（王杰 钟有清）

第六部分

复苏教育科学

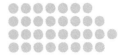

第一章
复苏教育科学的介绍

十大要点

（1）有效的教育是改善心搏骤停患者生存预后的关键因素。

（2）复苏培训期间使用刻意练习和精熟学习模式，可以提高许多关键任务的技能和学习效果。

（3）增加复苏课程的强化训练可提高心肺复苏技能的掌握效果从而改善窒息新生儿的结局。

（4）复苏学习中，实施分散学习模式较集中学习模式能更好提高临床能力及技能水平。

（5）复苏培训期间使用CPR反馈设备可促进CPR技能的掌握以及延长记忆时间。

（6）团队合作和领导力培训、高保真人体模型、现场模拟复苏培训、游戏化学习方法和虚拟现实技术，为强化复苏培训提供了提高学习效果的机会。

（7）自主培训的心肺复苏培训模式，可作为非专业人员指导下心肺复苏培训的合理替代方案。

（8）教会初中和高中阶段的青少年如何进行高质量的心肺复苏术，将对构建未来曾受训练的社区非专业急救人员的骨干队伍大有裨益。

（9）为提高非专业施救者的心肺复苏率，应增加缺乏培训机会地区的培训，尤其是低经济收入区及特定的种族、族裔地区。

（10）未来的复苏教育研究应包括临床意义，在训练中的表现与患者复苏结果之间的关联，描述干预措施的成本效益以及探索如何针对特定技能进行量身定制的教学方案。

序言

每年，有数以百万计的医疗人员为提高心搏骤停患者救治成功率而接受基础和高级的生命支持培训。复苏培训计划结合了循证医学内容，培训项目包括了基于循证医学证据的内容，同时为学员提供了个人和团队基础上实践救生技能的机会。尽管复苏培训已十分普遍，但学习者远未能达到预期的培训效果，导致技能无法完全转化为实际患者的临床治疗。

国际复苏联络委员会强调了 3 个影响心搏骤停生存结局的基本要素：基于当前复苏科学的指南、对复苏实施者的有效教育以及患者受照护期间当地指南的实施。有效的教育可改善施救者的表现，增强当地指南的实施，这将提高心搏骤停患者的生存率（图 6 - 1）。

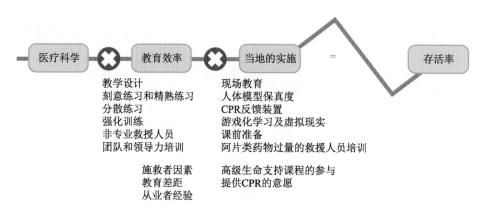

图 6 - 1　复苏生存公式：有助于提高教育效率的关键要素

这些指南包括为应急救援人员和医疗保健人员设计和提供复苏培训的建议。有效教育的提供很大程度依赖于教育计划中的教学设计，因为这决定了内容如何教授给学习者。在本部分中，我们将探讨提供不同教学设计特征的证据，并讨论健康的社会决定因素（如社会经济地位，种族）和个人因素（如，从业者的经历）对患者临床表现及预后的影响。

1. 指南范围

心搏骤停仍然是一个主要的公共卫生问题，在美国每年有 60 万以上的心搏骤停患者。尽管复苏科学不断进步，但心搏骤停患者的存活率仍然很低。每年，数百万的人接受了高级生命支持培训，希望能为心搏骤停患者提供更优质的照护服务。复苏培训计划旨在传达循证内容，并为学习者（参加复苏培训计划人员）提供应用认知和实践关键技能的机会。然而，这些培训往往达不到预期的学习效果（例如认知和技能），并且其性能不能始终如一地转化为现实的临床应用。例如，心肺复苏基本生命支持培训后立即获得的技能通常在 3 个月后就开始衰退，从而导致许多接受 BLS 培训的医疗服务实施者，例如医师、护士、呼吸治疗师和其他医疗专业人员在模拟和真实心搏骤停期间难以实施符合指南要求的心肺复苏术。此外，当前对非专业施救者 CPR 培训的研究缺乏证据，无法提供培训旁观者识别心搏骤停、启动心肺复苏术的最佳方法，合理使用自动体外除颤器。注重教学设计是至关重要的，这才能确保培训期间获得的认知和技能，在心搏骤停患者的救治过程中得到较好的应用。

心搏骤停患者生存率的提高在很大程度上取决于复苏术的质量。复苏的许多关键因素，例如立即识别出心搏骤停，尽早开始心肺复苏，早期除颤和高质量的胸外按压，都是复苏培训计划中可以改善患者预后的可变因素。教学设计特点的关键要素或"有效成分"有以下几个方面：复苏培训计划以何种模式传授给学习者；更好地理解教学设计功能对学习成果的影响，可以使教育工作者设计出在心搏骤停期间可以转化为出色临床表现的培训方案；此外，了解健康的社会因素（如社会经济地位、种族）和个人因素（如从业者经验影响）对复苏教育的后续影响，将有助于为未来的政策和策略实施提供信息。在本部分中，我们将阐述支持复苏教育关键要素的证据，旨在提供改善学习者成果和心搏骤停患者预后的建议。

以下各节简要介绍了证据审查和指南制定的过程。有关此过程的更多详细信息，请参阅本书的"第 2 部分：证据评估和指南制定"。

2. 复苏教育科学写作组机构

复苏教育科学写作组由多元化的专家团队组成，这些专家具备复苏教育、临床医学（儿科、重症监护、急诊医学）、护理、保健服务和教育研究的背景。写作组成员均为美国心脏协会成员，他们对复苏有浓厚的兴趣和公认的专业认知，并由 AHA 心血管急救委员会选拔。AHA 制定了严格的利益冲突政策和程序，以最大限度地降低准则制定过程中出现偏倚和不当影响的风险。在任命之前，书面小组成员和同行评审员披露了所有商业关系和其他潜在（包括认知分子）冲突。

3. 方法和证据审查

2020 年美国心脏病协会心肺复苏和心血管急救指南的这一部分，是基于与国际复苏联络委员会和附属国际复苏联络委员会成员理事会共同形成的广泛证据评估。在此过程中使用了 3 种不同类型的证据审查（系统审查、界定审查和证据更新）。所有这些都有助于指南制定的文献的描述。审查仅限于复苏引文教育科学文献，但是所审查的许多概念都来自其他领域（如医学教育、心理学）。

4. 推荐等级和等级证据

美国心脏协会复苏教育科学写作小组审查了所有相关的和现行的美国心脏病协会关于心肺复苏和体外循环的指南，以及 2020 年国际上关于心肺复苏和体外循环科学的共识和治疗建议，以确定是否应该重申，修订或淘汰当前指南，以及是否需要新的建议。并为每个建议分配了证据级别（LOE，即质量）和推荐等级（COR，即强度）（图 6-2），将 COR 和 LOE 应用于患者护理中的临床策略、干预、治疗或诊断测试。

推荐级别（强度）	证据水平（质量）[‡]
1 别（强）　　　　　　　　　　益处 >>> 风险	**A 级**
撰写指南建议时推荐采用的表述： 是推荐的 是适用的/有用的/有效的/有益的 应实施/执行/其他 相对有效性的表述[†]： —推荐/需要使用治疗方案/策略 A 而不是治疗方案 B —优先选择治疗方案 A 而非治疗方案 B	来自一项以上 RCT 的高质量证据[‡] 高质量 RCT 的荟萃分析 一项或以上由高质量注册研究证实的 RCT
	B-R 级　　　　　　　　　　　（随机）
	来自一项或以上 RCT 的中等质量证据[‡] 中等质量 RCT 的荟萃分析
	B-NR 级　　　　　　　　　　（非随机）
2a 级（中）　　　　　　　　　益处 >> 风险	来自一项或以上设计良好、执行良好的非随机研究、观察性研究或注册研究的中等质量数据[‡] 这类研究的荟萃分析
撰写指南建议时推荐采用的表述： 是合理的 可以是有用的/有效的/有益的 相对有效性的表述[†]： —可能推荐/需要使用治疗方案/策略 A 而不是治疗方案 B —优先选择治疗方案 A 而非治疗方案 B 是合理的	
	C-LD 级　　　　　　　　　　（有限数据）
	设计或执行存在局限性的随机或非随机观察性或注册研究 这类研究的荟萃分析 对人类受试者的生理或机制研究
2b 级（弱）　　　　　　　　　益处 ≥ 风险	**C-EO 级**　　　　　　　　　　（专家意见）
撰写指南建议时推荐采用的表述： 可能/或许是合理的 可能/或许可以考虑使用 有用性/有效性尚未知/不明确或未获公认	基于临床经验的专家共识
3 级：无益（中）　　　　　　　益处 = 风险 （通常仅用 LOE A 或 B）	COR 与 LOE 是独立确定的（COR 与 LOE 可随意匹配） 如果某建议的证据等级为 LOE C，并不代表其为弱建议。本指南中提到的许多重要临床问题缺乏临床试验支持。尽管没有 RCT，但可能存在非常明确的临床共识，认为某一特定检查或治疗是有用的或有效的。
撰写指南建议时推荐采用的表述： 不建议 是不适用的/无效的/无用的/无益的 不应实施/执行/其他	* 干预措施的结局或效果应该具体明确（临床效果改善或诊断精度提高或预后改善）。 † 对于相对有效性建议（COR 1 和 2a；仅 LOE A 和 B），支持使用比较动词的研究应该对所评估的几项治疗或策略进行直接比较。
3 级：有害（强）　　　　　　　益处 > 益处	‡ 评价质量的方法在发生演变，包括对标准化的、广泛使用的。经过验证的证据评级 I 具的运用；以及在系统综述中有了证据审查委员会的参与。
撰写指南建议时推荐采用的表述： 可能有害 导致危害 与发病率/死亡率增加相关 不应实施/执行/其他	COR 指建议级别；EO，专家意见；LD，有限数据；LOE，证据水平；NR，非随机；R，随机；以及 RCT，随机对照试验。

图 6-2　在患者救治的临床策略、干预、治疗或诊断中使用推荐级别和证据级别

（更新于 2019 年 5 月）*

重要的是，将建议、评估、发展和评估等级（grades of recommendations assessment，developmentand evaluation，GRADE）用于教育研究比将其应用于临床研究面临更大的挑战。GRADE 方法中未提供涉及教育成果研究的特殊考虑（改进了模拟患者环境中的"结果"或改进了总结性评估工具的性能）；写作小组经常根据以下各项的组合来分配 LOE：研究质量的典型评估，在教育科学背景下对基础结构重要性的认识，以及（可能的话）将对类似临床现象的研究结果进行外推（例如真实患者而不是模拟患者）。

5. 指南结构

2020 年指南由各个认知模块组成，分为有关特定主题或管理问题的离散信息模块。每个模块化认知块均包含一个使用 COR 和 LOE 的标准 AHA 命名法的建议表。简要介绍或简短提要将这些建议与重要的背景信息以及总体管理或治疗概念结合起来。特定于建议的支持性文本阐明了支持建议的理由和关键研究数据。参考资料提供超链接，以便于快速访问和查看。

6. 文件审核与批准

这些指南已提交给 AHA 提名的主题专家以供审。同行评审者的反馈意见以草稿格式和最终格式为指南提供反馈。该指南已由 AHA 科学咨询与协调委员会和 AHA 执行委员会审核并批准发布。

主要贡献者： Adam Cheng, M D, Chair David J. Magid, M D, MPH Marc Auerbach, MD, MSCE Farhan Bhanji, MD, MEd Blair L. Bigham, MD, MSc Audrey L. Blewer, PhD, MPH Katie N. Dainty, MSc, PhD Emily Diederich, MD, MS Yiqun Lin, MD, MHSc, PhD Marion Leary, RN, MSN, MPH Melissa Mahgoub, PhD Mary E. Mancini, RN, PhD Kenneth Navarro, PhD（c）Aaron Donoghue, MD, MSCE, Vice Chair.

关键词： 美国心脏协会科学声明；心肺复苏；教育；复苏；培训。

缩写

缩写	含义/词组
ACLS	advanced cardiovascular life support（高级生命支持）
AHA	American Heart Association（美国心脏协会）
B-CPR	bystander cardiopulmonary resuscitation（旁观者心肺复苏）
BLS	basic life support（基础生命支持）
COR	Class of Recommendation（推荐类别）
CPR	cardiopulmonary resuscitation（心肺复苏）

（续）

缩写	含义/词组
ECC	emergency cardiovascular care（心血管急救）
EMS	emergency medical services（急救医疗服务）
EO	expert opinion（专家意见）
LD	limited data（资料有限）
LOE	level of evidence（证据水平）
NR	nonrandomized（非随机）
OHCA	out-of-hospital cardiac arrest（院外心搏骤停）
PALS	pediatric advanced life support（儿科高级生命支持）
RCT	randomized controlled trial（随机对照试验）
ROSC	return of spontaneous circulation（自主循环恢复）
SES	socioeconomic status（社会经济地位）
VR	virtual reality（虚拟现实）

主要概念

AHA 在 2018 年发表了一项科学声明，题为"复苏教育科学：改善心搏骤停结果的教育策略"，全面综合了支持复苏最佳教育实践的证据。声明中探讨的主题以"复苏生存公式"（图 6-1）为框架，其中描述了医疗科学（指南质量）、教育效率（教育质量和影响）和本地实施（例如吸收和采纳的指南）以改善心搏骤停患者的生存结果。这些准则通过提供科学的最新评论并着重强调具体建议以支持复苏教育中以证据为依据的变化，对科学陈述进行补充。

这些指南包括 3 个主要部分：教学设计、施救者注意事项、认知差距和未来研究。心肺复苏培训计划可能包含一项关键的教学设计功能，或者可能将其混合以优化学习效果。最佳的教学设计是针对特定的学习目标、学习者类型和学习环境而定制的。在这里，我们提供在情景教学、人体模型保真度、CPR 反馈设备培训、游戏化学习和虚拟现实中使用刻意练习和精熟学习，强化训练和分散学习，救护人员培训，团队合作和领导能力训练等方面的建议，高级生命支持课程的课前准备以及对阿片类药物过量管理进行培训的特殊注意事项。如图 6-1 所示，教学设计功能有助于提高"生存公式"中的教育效率。

在第二部分中，我们描述了某些施救者的因素如何影响教育的整体影响。例如，获得复苏教育机会（例如社会经济水平、种族）或施救者经验等方面的差异可能对学习成果产生正面或负面的影响。一些施救者可能决定参加 AHA 高级心血管生命支持课程，而其他施救者则可能没有选择，这对患者预后会产生什么影响？所有这些考虑因素都会成为教学设计的潜在影响,并最终影响"生存公式"的教育效率部分。

在审查这些指南的内容时,写作小组确定并讨论了许多与复苏教育有关的重要主题,例如认知负荷在学习中的作用,增强现实技术的使用,作为教育工具的博客和播客,学习者评估,低水平培训—资源设置,以及教师发展在培训复苏教育者方面的作用。尽管这些和其他话题代表了人们感兴趣的领域,但没有足够的证据评估这些概念对复苏教育的影响,以支持建议的制定。我们请有兴趣的读者参阅 AHA 科学声明"复苏教育科学:改善心搏骤停结果的教育策略",以讨论这些概念。目前尚需要更多文献,才能将这些问题纳入后续 AHA 指南版本中。最后,我们在 2020 年指南的本部分中总结了复苏教育科学领域当前的认知差距,并讨论如何优化复苏培训计划的未来方向。

【评注与解读】

《2020 AHA 心肺复苏与心血管急救指南》相较于 2015 版指南,有强调有新增亦有重合。十大要点中首先高度评价了有效教育对于 CPR 普及率和救治成功率,都具有至关重要的作用,特别是对救治成功率而言影响更为显著。教学设计是贯穿复苏培训计划全程的关键要素。综合应用学习模型、反馈设备、现场模拟、自主培训等教学方式,通过颇具趣味性的游戏化学习与虚拟现实,来实现强化培训、分散学习的目的。

2020 版指南新增了游戏化学习与虚拟现实技术对于非专业施救者/医务人员在基础或高级生命支持培训中的应用。同时,更加强调了初中、高中青少年接受高质量 CPR 的重要性,并认为可以通过自主培训的方式作为课程的替代方案。除了传统培训之外,可以进行现场模拟培训,以实现沉浸式体验教学。其中,对于教育培训方案的细节设计、学习模型、训练内容等要点,指南都有非常严谨的建议与规定。高保真人体模型和 CPR 反馈设备对于提高教育效率、延长记忆时间的作用,在 2015 版指南中也有相同的认知。现场模拟中培训教具的使用,虽然存在一定的潜在风险,但对于提高 CPR 的培训效率与延长记忆时间,同样具有重要作用,这是不容小觑的一个环节。而教育的差异性及未来急救人员的素质培养同样值得关注,对特定人群的解读即面向低经济收入区及特定的种族、族裔地区及青少年的教育效果,对于提高非专业施救者的心肺复苏率存在明显关联。

综上,十大要点对于如何通过有效教育以提升心搏骤停的生存预后提出了切实可行的培训建议,对于指导我们日后的所有的实践都具有重大意义。同时,它预测了该领域未来的研究发展方向,倡导研究者参与到对未来复苏教育的研究和教育培训效果的成本效益分析中来,以期在教育投入与教育效果之间寻求最佳的平衡模式。如何对低经济收入区及特定的种族、族裔地区的教育培训方式进行量身定制的个性化的教育设计,也值得获得广泛关注。

而序言部分则几乎全程紧密围绕复苏生存公式展开阐述。教育效率与教学设计之间存在显著关联,例如无论是教学方法、教学内容、教学方式、施救者、团队合作、领导力培训等各个因素,都与救治存活率具有直接的因果联系。本领域医疗科学的发展、施救者的教育效果、当地指南的实施，都与心搏骤停的存活率息息相关。而预期教学效果的达成，则依赖于具有针对性的、相对精准的复苏培训教学设计。这些可以提高教育效率的关键性因素，其与健康的社会决定因素及其个人因素的关联性，值得研究者不断进行探究。

2015 版认为 OHCA 和 IHCA 的存活率仍然非常低，这点与《2020 AHA 心肺复苏与心血管急救指南》认知有一致性。高质量的科学研究、非专业救援人员和专业医疗保健人员的培训效果与生存率存在明显的生存链关系，即教育效率与救治成功率息息相关，并希望通过持续改进质量来达到更好的抢救预后。通过提高教育效率，优化培训的各个环节，有很大的机会来弥补非专业救援人员和专业医疗保健人员的实际施救表现与指南期望弥补施救效果之间的差距。关于这个方面，《2020 AHA 心肺复苏与心血管急救指南》提出了更加翔实、可行的教学设计和培训方案的建议。例如，首先新指南强调要针对不同社会经济地位、不同种族、不同从业经历的施救者，进行因材施教的教学设计，不能让教学设计"千人一面"流于形式，而是为了能够达到预期的培训效果不断进行细化和调整。在不同的学习环境或场景，如工厂、学校、社区等，我们还需要分别去设计个性化的培训方案，以求更贴近于施救者的培训需求与个人能力。教育效率与教学设计和施救者因素均有关联。教学设计分为刻意练习和精熟练习、分散练习、强化训练、团队合作与领导力培训，这些内容均沿袭于 2015 版指南。新指南更强调了施救者的教育差异化情况、从业者的既往经验、是否存在提供 CPR 的意愿和是否参与过高级生命支持课程，这些情况的客观存在都有可能对救治存活率存在影响。而当地实施方面，两版指南无明显差异。对于研究者而言，不但需要具有社会责任感地投入到相关的医疗科学（指南质量）研究中，也需要优化教育效率和本地实施两个要素的各个环节，依据指南的要求和建议不断精进，以求改善心搏骤停患者的生存结果。

【总结和建议】

复苏生存公式是整个复苏教育学的核心内容，所有内容均围绕该公式展开，逐字逐项的将培训工作进行高还原度的落实与实施，才能切实做好相关培训工作。如何通过复苏教育，提升复苏术的实施质量从而提高心搏骤停患者的生存率，是值得研究者思考的方向。而对新指南高效精准的执行，必然会对提高本地区救治生存率和 CPR 的培训普及率意义深远。

围绕十大要点与复苏生存公式进行逐字逐项的高还原度的混合性的实施，对于提高本地区救治生存率和 CPR 培训的普及率均具有深远的影响。我们应当接受并实施新指南所倡导的建议和指导，不断改进、细化培训设计从而提升 CPR 救治成功率。

未来复苏教育的重点，宜着眼于指南提出的几个问题，即鼓励施救者根据自己的实践经历对教育效果和救治成功率之间的因果关系进行评估；鼓励施救者对教育强度与教育效果两者之间进行成本效益的分析；对特定地域、特定人群如何进行个性化的培训方案的制订与实施等的研究。复苏教育学对于提高救治生存率和 CPR 的培训普及率而言，仍旧任重而道远，尚需要研究者持续的深远的研究。

（田润　颜时姣）

参考文献

1. ANDERSEN L W, HOLMBERG M J, BERG K M, et al. In-hospital cardiac arrest: a review. JAMA, 2019, 321(12): 1200 - 1210.

2. BENJAMIN E J, MUNTNER P, ALONSO A, et al. Heart disease and stroke statistics-2019 update: a report from the American Heart Association. Circulation, 2019, 139(10): e56 - e528.

3. MEANEY P A, BOBROW B J, MANCINI M E, et al. Cardiopulmonary resuscita-tion quality: [corrected] improving cardiac resuscitation outcomes both inside and outside the hospital: a consensus statement from the American Heart Association. Circulation, 2013, 128(4): 417 - 435.

4. CHENG A, NADKARNI V M, MANCINI M B, et al. Resuscitation education science: educational strategies to improve outcomes from cardiac arrest: a scientific statement from the American Heart Association. Circulation, 2018, 138(6): e82 - e122.

5. BHANJI F, DONOGHUE A J, WOLFF M S, et al. Part 14: education: 2015 American Heart Association Guidelines Update for Cardiopulmonary Resuscitation and Emergency Cardiovascular Care. Circulation, 2015, 132(18 suppl 2): S561 - 573.

6. LIN Y, CHENG A, GRANT V J, et al. Improving CPR quality with distributed practice and real-time feedback in pediatric healthcare providers-arandomized controlled trial. Resuscitation, 2018, 130: 6 - 12.

7. ANDERSON R, SEBALDT A, LIN Y, et al. Optimal training frequency for acquisition and retention of high-quality CPR skills: a randomized trial. Resuscitation, 2019, 135: 153 - 161.

8. SUTTON R M, CASE E, BROWN S P, et al. A quantitative analysis of out-of-hospital pedia tric and adolescent resuscitation quality-a report from the ROC epistry-cardiac arrest. Resusci-tation, 2015, 93: 150 - 157.

9. SUTTON R M, NILES D, FRENCH B, et al. First quantitative analysis of cardiopulmonary resuscitation quality during in-hospital cardiac arrests of young children. Resuscitation, 2014, 85(1): 70 - 74.

10. SUTTON R M, NILES D, NYSAETHER J, et al. Quantitative analysis of CPR quality during in-hospital resuscitation of older children and adolescents. Pediatrics, 2009, 124(2): 494 - 499. 11. STIELL I G, BROWN S P, CHRISTENSON J, et al. What is the role of chest compression depth during out-of-hospital cardiac arrest resuscitation? Crit Care Med, 2012, 40(4): 1192 - 1198.

12. WIK L, STEEN P A, BIRCHER N G. Quality of bystander cardiopulmonary resuscitation influences outcome after prehospital cardiac arrest. Resuscitation, 1994, 28(3): 195 - 203.

13. IDRIS A H, GUFFEY D, AUFDERHEIDE T P, et al. Relationship between chest compression rates and outcomes from cardiac arrest. Circulation. 2012; 125: 3004 - 3012.

14. CHENG A, HUNT E A, GRANT D, et al. International Network for Simulation-based Pediatric Innovation, Research, and Education CPR Investigators. Variability in quality of chest compressions provided during simulated cardiac arrest across nine pediatric institutions. Resuscitation. 2015; 97: 13 - 19.

15. Plant N, Taylor K. How best to teach CPR to schoolchildren: a systematic review. Resus-citation. 2013; 84: 415 - 421.

16. Todd K H, Heron S L, Thompson M, et al. Simple CPR：a randomized，controlled trial of video self-instructional cardiopulmonary resuscitation training in an African American church congregation. Ann Emerg Med, 1999, 34：730 – 737.

17. CASTRÉN M, NURMI J, LAAKSO J P, et al. Teaching public access defibrillation to lay volunteers-a professional health care provider is not a more effective instructor than a trained lay person. Resuscitation, 2004, 63：305 – 310.

18. COOK D A, HAMSTRA S J, BRYDGES R, et al. Comparative effectiveness of instructional design features in simulation-based education：systematic review and meta-analysis. Med Teach, 2013, 35：e867 – e898.

19. MAGID D J, AZIZ K, CHENG A, et al. Part 2：evidence evaluation and guidelines development：2020 American Heart Association Guidelines for Cardiopulmonary Resuscitation and Emergency Cardiovascular Care. Circulation, 2020, 142(16suppl2)：S358 – S365.

20. American Heart Association. Conflict of interest policy. https：//www. heart. org/en/about-us/statements-and-policies/conflict-of-interest-policy. Accessed December 31, 2019.

21. TRICCO A C, LILLIE E, ZARIN W, et al. PRISMA Extension for Scoping Reviews（PRISMAScR）：checklist and explanation. Ann Intern Med, 2018, 169(7)：467 – 473.

22. Inter national Liaison Committee on Resuscitation. Continuous evidence evaluation guidance and templates. https：//www. ilcor. org/documents/continuous-evidence-evaluation-guidance-and-templates. Accessed December 31, 2019.

23. INSTITUTE OF MEDICINE（US）COMMITTEE OF STANDARDS FOR SYSTEMATIC REVIEWS OF COMPARATIVE EFFECTIVENESS RESEARCH, EDEN J, EDEN J, LEVIT L, et al. Finding what works in health care：standards for systematic reviews. Washington：The National Academies Press, 2011.

24. PRISMA. PRISMA for scoping reviews. http：//www. prisma-statement. org/Extensions/Scoping Reviews. Accessed December 31, 2019.

25. Inter national Liaison Committee on Resuscitation（ILCOR）. Continuous evidence evaluation guidance and templates：2020 evidence update process final. https：//www. ilcor. org/documents/continuous-evidence-evaluationguidance-and-templates. Accessed December 31, 2019.

26. BHANJI F, MANCINI M E, SINZ E, et al. Part 16：education, implementation, and teams：2010 american heart association guidelines for cardiopulmonary resuscitation and emergency cardiovascular care. Circulation, 2010, 122(18suppl3)：S920 – S933.

27. GREIF R, BHANJI F, BIGHAM B L, et al. On behalf of the education, implementation, and t eams collaborators. education, implementation, and teams：2020 international consensus on cardiopulmonary resuscitation and emergency cardiovascular care science with treatment recommendations. Circulation, 2020, 142（suppl 1）：S222 – S283.

28. ATKINS D L, DE CAEN A R, BERGER S, et al. 2017 American Heart Association focused update on pediatric basic life support and cardiopulmonary resuscitation quality：an update to the american heart association guidelines for cardiopulmonary resuscitation and emergency cardiovascular care. Circulation, 2018 Jan 2,137(1)：e1 – e6.

29. KLEINMAN M E, GOLDBERGER Z D, REA T, , et al. 2017 American Heart Association focused update on adult basic life support and cardiopulmonary resuscitation quality：an update to the american heartassociation guidelines for cardiopulmonaryresuscitation and emergency cardio-vascular care. Circulation, 2018, 137(1)：e7 – e13.

30. PANCHAL A R, BERG K M, HIRSCH K G, , et al. 2019 American Heart Association focused update on

advanced cardiovascular life support: use of advanced airways, vasopressors, and extracorporeal cardio-pulmonary resuscitation during cardiac arrest: an update to the American Heart Association Guidelines for Cardiopulmonary Resuscitation and Emergency Cardiovascular Care. Circulation, 2019, 140(24): e881 - e894.

31. PANCHAL A R, BERG K M, CABAÑAS J G, et al. 2019 American Heart Association focused update on systems of care: dispatcher-assisted cardiopulmonary resuscitation and cardiac arrest centers: an update to the American Heart Association Guidelines for Cardiopulmonary Resuscitation and Emergency Cardiovascular Care. Circulation, 2019, 140(24): e895 - e903.

32. PANCHAL A R, BERG K M, KUDENCHUK P J, et al. 2018 American Heart Association focused update on advanced cardiovascular life support use of antiarrhythmic drugs during and immediately after cardiac arrest: an update to the American Heart Association Guidelines for Cardiopulmonary Resuscitation and Emergency Cardiovascular Care. Circulation, 2018, 138(23): e740 - e749.

33. DUF F J P, TOPJIAN A, BERG M D, et al. 2018 American Heart Association focused update on pediatric advanced life support: an update to the American Heart Association Guidelines for Cardiopulmonary Resuscitation and Emergency Cardiovascular Care. Circulation, 2018, 138(23): e731 - e739.

34. ESCOBEDO M B, AZIZ K, KAPADIA V S, et al. 2019 American Heart Association focused update on neonatal resuscitation: an update to the American Heart Association Guidelines for Cardio-pulmonary Resuscitation and Emergency Cardiovascular Care. Circulation, 2019, 140(24): e922 - e930.

35. CHARLTON N P, PELLEGRINO J L, KULE A, et al. 2019 American Heart Association and American Red Cross focused update for first aid: presyncope: an update to the American Heart Association and American Red Cross Guidelines for First Aid. Circulation, 2019, 140(24): e931 - e938.

36. DUF F J P, TOPJIAN A A, BERG M D, et al. 2019 American Heart Association focused update on pediatric advanced life support: an update to the American Heart Association Guidelines for Cardiopulmonary Resuscitation and Emergency Cardiovascular Care. Circulation, 2019, 140(24): e904 - e914.

37. DUFF J P, TOPJIAN A A, BERG M D, et al. 2019 American Heart Association focused update on pediatric basic life support: an update to the American Heart Association guidelines for cardiopulmonary resuscitation and emergency cardiovascular care. Circulation, 2019, 140(24): e915 - e921.

38. GRADE Working Group. 5.2.1. Study limitations (risk of bias). In: Schünemann HJ, Brożek J, Guyatt G, Oxman A, eds. GRADE Handbook. 2013. https://gdt.gradepro.org/app/handbook/handbook.html. Updated October 2013. Accessed December 31, 2019.

39. LEVINE G N, O'GARA P T, BECKMAN J A, Al-Khatib SM, Birtcher KK, Cigarroa JE, de Las Fuentes L, Deswal A, Fleisher LA, Gentile F, et al. Recent innovations, modifications, and evolution of ACC/AHA clinical practice guidelines: an update for our constituencies: a report of the American College of Cardiology/American Heart Association Task Force on Clinical Practice Guidelines. Circulation, 2019, 139: e879 - e886.

40. CHENG A, NADKARNI V M, MANCINI M B, et al. American Heart Association Education Science Investigators; and on behalf of the American Heart Association Education Science and Programs Committee, Council on Cardiopulmonary, Critical Care, Perioperative and Resuscitation; Council on Cardiovascular and Stroke Nursing; and Council on Quality of Care and Outcomes Research. Resuscitation Education Science: Educational Strategies to Improve Outcomes From Cardiac Arrest: A Scientific Statement From the American Heart Association. Circulation, 2018, 138(6): e82 - e122.

41. SØREIDE E, MORRISON L, HILLMAN K, et al. Utstein formula for survival collaborators. the formula for survival in resuscitation. Resuscitation., 2013, 84(11): 1487 - 1493.

第二章
教学设计特色

第一节　刻意练习和精熟学习

刻意练习和精熟学习的建议		
COR	LOE	推荐建议
2b	B-NR	1. 可以考虑将刻意练习和精熟学习模式纳入基础或高级生命支持课程，以提高技能的获取和表现。

概要

　　刻意练习是一种训练方法，给予学习者一个特定的目标、对其成绩的即时反馈，以及充足的重复练习时间以提高成绩。精熟学习被定义为是一种刻意练习的培训和测试，其中包括一组条件，用于定义特定的通过标准，表明学员已经熟练掌握所学任务。更好地了解如何在复苏训练中实施刻意练习和精熟学习，将有助于提高培训和患者预后。有12 项研究调查了刻意练习和（或）精熟学习对复苏培训的影响。8 项研究表明，刻意练习和精熟学习提高了学习者的表现（如临床评估分数、干预时间），而其他研究发现学习者的结果没有差异，因为大多数研究都报道了积极的结果，所以我们建议将刻意学习和精熟学习纳入基础和高级的生命支持培训中。具体而言，我们建议将重复与基于评估的定制反馈相结合，针对弱点进行特定练习，并为学习者提供足够的时间来达到特定技能的最低通过标准。未来的研究应该对刻意练习和精熟学习使用一致的定义，并通过使用适当且明确的定义来区分刻意练习和精熟学习的效果。

相应的推荐依据

　　在4 项随机对照试验中的2 项试验显示，在模拟患者身上，接受刻意练习的学习者表现出了更好的临床表现，并缩短了执行关键干预措施的时间（例如换气时间、注射肾上腺素时间）。而另外2 项研究发现，刻意练习的学习效果与传统培训相比无显著性差异。

8 项观察性研究中有 6 项发现，在模拟患者中，刻意练习和精熟学习与技能掌握指标（如按压时间、除颤时间、检查表得分）之间存在关联。2 项涉及非专业救援人员的研究（1 个 RCT 和 1 个观察性）显示，刻意练习和精熟学习相关的临床表现没有改善。

在 5 项研究中对技能衰退进行了测量。在经过长达 6 个月的刻意练习和精熟学习后，有 4 项研究没有发现显著衰减。1 项研究显示，在训练后 6 个月表现出现了显著的线性下降（$P = 0.039$）。在 1 项研究中，虽然将刻意练习和精熟学习模式纳入复苏培训的一次性成本高于传统培训，但由于教师参与的减少，使反复培训成本较低。未来的研究应探索，在培训更多的学习者时，刻意练习和精熟学习模式的应用是否会降低成本。

【评注与解读】

复苏教育是影响心肺复苏实施质量的关键问题，其中刻意练习和精熟学习是复苏教育设计的有效设计要点。在《2015 AHA 心肺复苏及心血管急救指南》中就已提出基于特定目标的刻意练习和反馈评估是 AHA 培训的核心理念之一，用于指导开发课程设计。本新版指南综述了大量复苏教育设计的相关研究，虽然目前关于各类复苏教育方法培训效果的相关报道存在一定的差异性，但大部分研究表明，刻意练习和精熟学习可以提高受训者对心肺复苏的知识以及技能的掌握。因此，本指南新增建议将刻意练习和精熟学习模型纳入基础或高级生命支持课程，明确最低通过目标，并根据反馈进行反复练习，以提高技能的获取和表现（中等强度推荐）。

【总结和建议】

刻意练习和精熟学习可以从多方面提高受训者对心肺复苏知识以及技能的掌握，包括临床评估分数、实施心肺复苏按压时间和除颤时间等，且受训者对知识和技能的遗忘周期更长。但值得注意的是，与传统培训方法相比，虽然刻意练习和精熟学习模式的单次投入成本偏高，但后期的反复培训成本较低。因此在采纳该培训模式时，需综合考虑培训对象、人数以及所在地区经济情况，制定合理的教学课程，以达到培训效果和经济投入的最优组合。

（林曼萍　颜时姣）

参考文献

1. MAGEE MJ, FARKOUH-KAROLESKI C, ROSEN TS. Improvement of immediate performance in neonatal resuscitation through rapid cycle deliberate practice training. J Grad Med Educ., 2018, 10(2): 192 – 197.

2. DIEDERICH E, LINEBERRY M, BLOMQUIST M, et al. Balancing deliberate practice and reflection: a randomized comparison trial of instructional designs for simulation-based training in cardiopulmonary resuscitation skills. Simul Healthc. 2019, 14(3): 175 – 181.

3. LEMKE DS, FIELDER EK, HSU DC, et al. Improved Team performance during pediatric resuscitations after rapid cycle deliberate practice compared with traditional debriefing: a pilot study. Pediatr Emerg Care, 2019, 35(7): 480 – 486.

4. MADOU T, ISERBYT P. Mastery versus self-directed blended learning in basic life support: a randomised controlled trial. Acta Cardiol, 2020, 75(8): 760 – 766.

5. BRAUN L, SAWYER T, SMITH K, et al. Retention of pediatric resuscitation performance after a simulation-based mastery learning session: a multicenter randomized trial. Pediatr Crit Care Med, 2015, 16(2): 131 – 138.

6. CORDERO L, HART BJ, HARDIN R, et al. Deliberate practice improves pediatric residents' skills and team behaviors during simulated neonatal resuscitation. Clin Pediatr (Phila), 2013, 52(8): 747 – 752.

7. HUNT EA, DUVAL-ARNOULD JM, CHIME NO, et al. Integration of in-hospital cardiac arrest contextual curriculum into a basic life support course: a randomized, controlled simulation study. Resuscitation, 2017, 114: 127 – 132.

8. HUNT EA, DUVAL-ARNOULD JM, NELSON-MCMILLAN KL, et al. Pediatric resident resuscitation skills improve after "rapid cycle deliberate practice" training. Resuscitation, 2014, 85(7): 945 – 951.

9. JEF FERS J, EPPICH W, TRAINOR J, et al. Development and Evaluation of a Learning Intervention Targeting First-Year Resident Defibrillation Skills. Pediatr Emerg Care, 2016, 32(4): 210 – 216.

10. REED T, PIROTTE M, MCHUGH M, et al. Simulation-Based Mastery Learning Improves Medical Student Performance and Retention of Core Clinical Skills. Simul Healthc, 2016, 11(3): 173 – 180.

11. BOET S, BOULD MD, PIGFORD AA, et al. Retention of basic life support in laypeople: mastery learning vs. time-based education. Prehosp Emerg Care, 2017, 21(3): 362 – 377.

12. DEVINE LA, DONKERS J, BRYDGES R, et al. An equiva-lence trial comparing instructor-regulated with directed selfregulated mastery learning of advanced cardiac life support skills. Simul Healthc, 2015, 10 (4): 202 – 209.

13. ERICSSON KA. Deliberate practice and the acquisition and maintenance of expert performance in medicine and related domains. Acad Med, 2004, 79(10suppl): S70 – S81.

14. ERICSSON KA, KRAMPE RT, T ESCH-ROMER. The role of deliberate practice in the acquisition of expert performance. Psychol Rev. 1993; 100: 363 – 406.

15. MCGAGHIE WC. When I say mastery learning. Med Educ, 2015, 49(6): 558 – 559.

第二节　强化培训和分散学习

目前大多数复苏课程采用集中学习的方法，单个培训活动持续数小时或几天，间隔 1～2 年进行再次培训。部分培训采用分散学习法，包括将培训分为多个部分，每个部分持续几分钟到几小时，每次培训间隔几周到几个月。每个间隔的环节都涉及新内容的学习和（或）重复先前课程内容。强化训练是另一种教学设计，包括每周或每月进行一次简短的课程，重点是重复在最初的集体学习课程中呈现的内容。

频繁的强化训练（间隔 1~6 个月）与 CPR 技能的提高有关。实施每周一次的新生儿复苏训练后，新生儿死亡率降低。1 项研究报告显示，学习者参加所有课程的可能性较小，随着训练频次的增加，小组中每个月练习学员的流失量在增高。没有研究评估儿科 PALS 或 ACLS 课程的强化训练效果。在儿科复苏训练中，分散学习课程与集中学习课程效果同等或更有效。没有研究将 BLS、新生儿（例如新生儿复苏计划）或 ACLS 课程的分散学习与集中学习进行比较。我们建议，在采用集中学习方法的情况下进行强化培训计划，以提高学习效率，并考虑实施分散学习课程来代替集中学习。需要更多的研究来确定最佳的培训间隔，同时最大限度地降低成本并确保学习者长期参与。

1. 强化训练的相应推荐依据

强化训练的建议		
COR	LOE	推荐建议
1	B-R	1. 建议采用集中学习方法进行复苏培训时实施强化训练。

7 项随机对照试验以 1~6 个月为间隔，比较了恒定式训练的强化式心肺复苏训练，发现 CPR 表现有所改善。在 1 项 RCT 中，随机接受更频繁的心肺复苏强化训练的护士，在 1 年时间里 CPR 技能质量有剂量依赖性提高（12 个月总体优良 CPR 的比例：每 1 个月增加 58%，每 3 个月增加 26%，每 6 个月增加 21%，每 12 个月增加 15%）。但是，完成每个月所有课程的可能性很小。在第二个随机对照试验中，随机接受每月心肺复苏辅助训练的急诊科医师示，与没有接受强化训练的人相比，在 12 个月时可以执行出色 CPR 的施救者比没有接受强化训练的施救者的百分比更高（成年人体模型的优秀 CPR：54.3% 对 14.6%；$P<0.001$；婴儿暖体假人：71.7% 对 19.5%；$P<0.001$）。额外的 RCT 显示，在 1、3 和 6 个月加强 30 分钟训练后，认知和 CPR 技能得到了改善；每个月加强 6 分钟后，通气和按压得到改善；每 2、3 或 6 个月进行 15 分钟的强化治疗后，开始按压和除颤的时间更短。

三项 RCT 报告指出，随着时间的推移，更频繁的新生儿复苏培训的加强（每 9 个月 1 次至每周 1 次）与技能表现的提高呈相关关系。1 项观察性研究显示，在每周进行 3 到 5 分钟的强化培训后，临床表现的改善与降低的婴儿死亡率有相关关系（前：11.1/1000，而后：7.2/1000；$P=0.04$）。

2. 分散学习的相应推荐依据

分散学习建议		
COR	LOE	推荐建议
2a	B-R	1. 在复苏训练中，使用分散学习方法代替集中学习方法是合理的。

2 项随机对照试验和 1 项观察性研究比较了分散学习和集中学习在儿科复苏培训中的效果。在 1 项随机对照试验中，EMS 人员被随机分为两组：分散学习（每周 4 次 3.5 小时）或集中学习（2 次连续 7 小时 1 天）。与集中学习组相比，分散学习组在 3 个月时，婴儿面罩通气和婴儿气管插管术等操作完成性均优于对照组，但在胸部按压技能上无差异。集中学习组的认知衰退显著，而分散学习组则没有。

在另 1 项随机对照试验中，儿科护士和呼吸治疗师被随机分为分散学习组（6 个月内 6 次 30 分钟的训练）或集中学习组（每天 7.5 小时），以进行 PALS 再认证。分散学习组的临床表现得分有所提高。两组在完成课程时显示出团队合作方面的类似改进。

在 1 项观察性研究中，医学生完成了小儿复苏术的分散学习（每周 4 个 1.25 小时课程）或集中学习（一次 5 个小时课程）。两组在研究结束后 4 周测试的认知或整体技能等级（面罩通气、气管插管或胸部按压）没有差异。

【评注与解读】

目前为止，大部分复苏培训形式都为集中学习，即经过数小时的单次教学培训，将心肺复苏急救知识和技能传授给受训者，经过 1 ~ 2 年后再次进行复训。然后，越来越多的研究表明，这种方式对大多数人群而言是不足的，培训后 BLS 技能会快速衰退。因此，在《2015 年 AHA 心肺复苏及心血管急救指南》中就已提出需要将 BLS 再培训的间隔时间缩短。而在本新版指南中，建议利用集中学习方法进行复苏培训时，实施强化培训，通过简短的反复再培训课程，提高学习效率并巩固在集中学习课程中所学的内容，有效延长受训者对心肺复苏技能和知识的记忆周期。几乎所有的研究报告都表明接受强化培训的人能执行更优的急救技能，因此本条建议为 1 级推荐（高度推荐）。

与集中学习方法不同，分散学习法将整个培训课程划分为多个环节，每个环节的课程学习时间为数分钟至数小时，且整个培训课程时间持续数周至数月。通过在每个环节的学习中复习先前课程内容，以获得与再培训同样的效果。但由于证据表明，分散学习方式可以与集中学习方式取得相似或更好的效果，受训者在部分操作技能上的表现优于集中学习方式，这可能与分散学习的课程设计有关，如何合理划分课程内容以及课程的间隔时间仍有待进一步研究确定。因此，本指南认为使用分散学习方法代替集中学习方法是合理的，其推荐指数为 2a（中等推荐）。

【总结和建议】

强化培训可有效巩固课程学习内容，有效延长受训者对心肺复苏技能和知识的记忆周期。而分散学习方法较集中学习方法能更好地提高受训者的技能掌握程度。因此，在常规的集中学习中，融入强化培训或者以分散学习代替之，并结合受训者主动的刻意练习和精熟学习，可以达到更高效的培训效果。但值得注意的是，强化培训和分散学习方法需要受训者投入更多的精力和多次的时间段进行学习，随着强化培训频率的提高或分散学习阶段数的增多，受训者人数可能会减少，难以保证所有人完成全部课程。因此，在采纳以上两条建议的同时，需要充分结合受训者可参与情况以及资源投入情况，以使复苏教育效果和培训成本达到最优组合。

（林曼萍　颜时姣）

参考文献

1. CHENG A, NADKARNI VM, MANCINI MB, et al. American Heart Association Education Science Investigators; and on behalf of the American Heart Association Education Science and Programs Committee, Council on Cardiopulmonary, Critical Care, Perioperative and Resuscitation; Council on Cardiovascular and Stroke Nursing; and Council on Quality of Care and Outcomes Research. Resuscitation Education Science: Educational Strategies to Improve Outcomes From Cardiac Arrest: A Scientific Statement From the American Heart Association. Circulation, 2018, 138(6): e82 - e122.

2. GREIF R, BHANJI F, BIGHAM BL, et al. On behalf of the education, implementation, and teams collaborators. education, implementation, and teams: 2020 international consensus on cardiopulmonary resuscitation and emergency cardiovascular care science with treatment recommendations. Circulation, 2020, 142(suppl 1): S222 - S283.

3. PATOCKA C, CHENG A, SIBBALD M, et al. A randomized education trial of spaced versus massed instruction to improve acquisition and retention of paediatric resuscitation skills in emergency medical service (EMS) providers. Resuscitation, 2019, 141: 73 - 80.

4. PATOCKA C, KHAN F, DUBROVSKY AS, et al. Pediatric resuscitation training-instruction all at once or spaced overtime? Resuscitation., 2015, 88: 6 - 11.

5. KUROSAWA H, IKEYAMA T, ACHUFF P, et al. A randomized, controlled trial of in situ pediatric advanced life support recertification ("pediatric advanced life support reconstructed") compared with standard pediatric advanced life support recertification for ICU frontline providers *. Crit Care Med., 2014, 42(3): 610 - 618.

6. ANDERSON R, SEBALDT A, LIN Y, et al. Optimal training frequency for acquisition and retention of high-quality CPR skills: A randomized trial. Resuscitation, 2019, 135: 153 - 161.

7. O'DONNELL CM, SKINNER AC. An evaluation of a short course in resuscitation training in a district general hospital. Resuscitation, 1993, 26(2): 193 - 201.

8. OERMANN MH, KARDONG-EDGREN SE, ODOM-MARYON T. Effects of monthly practice on nursing students' CPR psychomotor skill performance. Resuscitation, 2011, 82(4): 447 - 453.

9. NISHIYAMA C, IWAMI T, MURAKAMI Y, et al. Effectiveness of simplified 15-min refresher BLS training program: a randomized controlled trial. Resuscitation, 2015, 90: 56 - 60.

10. TABANGIN ME, JOSYULA S, TAYLOR KK, et al. Resuscitation skills after helping babies breathe training: a comparison of varying practice frequency and impact on retention of skills in different types of providers. Int Health, 2018, 10(3): 163 - 171.

11. BENDER J, KENNALLY K, SHIELDS R, et al. Does simulation booster impact retention of resuscitation procedural skills and teamwork? J Perinatol, 2014, 34(9): 664 – 668.

12. ERNST KD, CLINE WL, DANNAWAY DC, et al. Weekly and consecutive day neonatal intubation training: comparable on a pediatrics clerkship. Acad Med, 2014, 89(3): 505 – 510.

13. MDUMA E, ERSDAL H, SVENSEN E, et al. Frequent brief on-site simulation training and reduction in 24-h neonatal mortality-an educational intervention study. Resuscitation, 2015, 93: 1 – 7.

14. LIN Y, CHENG A, GRANT VJ, et al. Improving CPR quality with distributed practice and real-time feedback in pediatric healthcare providers-a randomized controlled trial. Resuscitation, 2018, 130: 6 – 12.

15. MONTGOMERY C, KARDONG-EDGREN SE, OERMANN MH, et al. Student satisfaction and self report of CPR competency: HeartCode BLS courses, instructor-led CPR courses, and monthly voice advisory manikin practice for CPR skill maintenance. Int J Nurs Educ Scholarsh, 2012, 9.

16. KARDONG-EDGREN S, OERMANN MH, ODOM-MARYON T. Findings from a nursing student CPR study: implications for staff development educators. J Nurses Staff Dev, 2012, 28(1): 9 – 15.

17. CEPEDA BRITO JR, HUGHES PG, FIRESTONE KS, et alNeonatal Resuscitation Program Rolling Refresher: Maintaining Chest Compression Proficiency Through the Use of Simulation-Based Education. Adv Neonatal Care, 2017, 17(5): 354 – 361.

18. SULLIVAN NJ, DUVAL-ARNOULD J, TWILLEY M, et al. Simulation exercise to improve retention of cardiopulmonary resuscitation priorities for in-hospital cardiac arrests: a randomized controlled trial. Resuscitation, 2015, 86: 6 – 13.

第三节　非专业施救者培训

非专业施救者培训的建议		
COR	LOE	推荐建议
1	C-LD	1. 建议将自我指导和讲师指导的教学与技能训练相结合，以替代由非专业救援人员指导的课程。如果没有讲师进行指导培训，则建议非专业人员进行自我指导的培训。
1	C-LD	2. 建议对初中和高中阶段的孩子进行高质量 CPR 的培训。
2a	C-LD	3. 对于社区而言，对旁观者进行成人院外心搏骤停的单纯按压式心肺复苏（CPR）培训作为传统 CPR 培训的替代方案是合理的，
2a	C-LD	4. 为高危患者的主要护理人员和（或）家庭成员提供心肺复苏术培训是合理的。
2a	A	5. 使用反馈设备可以有效地提高非专业救护人员培训期间的 CPR 表现。
2b	B-R	6. 如果没有反馈装置，则可以考虑使用听觉指导（例如节拍器、音乐），以达到对胸部按压频率的建议。
2b	C-LD	7. 对于可能遇到心搏骤停的非专业施救者，其参与心肺复苏再培训的频率高于每 2 年 1 次是合理的。

概要

立即进行心肺复苏术可以使心搏骤停患者的生存率提高一倍或两倍。对非专业施救者（非医疗专业人员）进行复苏培训的主要目标是提高旁观者启动紧急心肺复苏术的概率，自动体外除颤仪的使用，以及非创伤性院外心搏骤停期间及时激活紧急响应系统。增强在该人群中进行心肺复苏术的意愿可能会直接影响非创伤性院外心搏骤停患者的生存率。该模块的认知块着眼于以下问题：在非专业施救者中，心肺复苏培训的特征和（或）培训的背景是否会对在实际复苏中进行心肺复苏的意愿、技能表现和患者预后等方面产生影响？

审查的证据表明，非专业救援人员应参加指导老师指导和（或）自我指导的心肺复苏培训课程，并实时或延迟反馈以提高 CPR 技能。培训课程应结合特定技能的培训策略。尽管最佳时限需要进一步研究，但应定期开展技能和自信心方面的培训，而不是认知方面的培训。对于社区而言，培训非专业救援人员只进行单纯按压式心肺复苏而不是传统的通气和按压式心肺复苏是合理的。高质量的心肺复苏术可提高生存率；然而，迄今为止，尚无研究直接将人体模型上评估的 CPR 表现与实际患者预后相关联。

相应的推荐依据

有 4 项研究对无讲师参与的自我指导及与老师指导的课程进行了比较，无显著差异。简短的视频教学与未培训相比，按压频率有所提高；但是，由老师指导的培训在改善按压深度和手部位置及减少干扰方面稍有优势。

多项研究发现，初中和高中年龄段的孩子有能力学习和回忆高质量的心肺复苏术。初中和高中阶段的培训可培养信心和积极态度，以应对现实生活中的情况。

研究发现，与传统的 CPR 计划相比，仅进行单纯按压式 CPR 会导致非专业救援人员学习者进行更多适当的胸部按压。据非专业救援人员反馈，与传统的有辅助通气的心肺复苏相比，他们更愿意只进行单纯按压式心肺复苏。一项基于全美国非专业救护人员教育运动的研究表明，随着时间的推移，所有 B-CPR 和单纯按压式 CPR 抢救模式均有增加，但未证明两者对患者生存率有影响。

许多研究已经关注了 BLS 培训在高危心脏病患者的家庭成员和（或）看护者中的有效性。结果包括家庭成员进行心肺复苏术的频率；认知、技能和表现的充分程度；家庭成员接受 CPR 的心搏骤停受害者的生存率。大多数受过训练的非专业救援人员能够胜任 BLS 技能，表示愿意使用这些技能，并且焦虑程度降低。需要进行更多的研究才能显示出明显的益处，因为许多研究表明非创伤性院外心搏骤停患者的数量较少，失访率高。

与不使用反馈设备进行 CPR 的学习者相比，在心肺复苏训练期间使用提供纠正性反馈装置的救护人员，其按压频率、深度和力度得到改善。关于反馈装置对心肺复苏技能维持的证据有限，4 项研究中有 1 项显示可延长技能掌握时效。

3 项随机试验调查了听觉指导（使用节拍器或音乐）在进行抢救者训练时指导心肺复苏的表现。研究发现，使用听觉指导时胸部按压率得到改善，尽管一项研究报告了其对胸部按压深度的负面影响。已经证明，在流行歌曲指导下进行训练可防止随着时间的推移胸部压缩频率下降。

研究表明，在初次训练后的短短 3 个月内，非专业救援人员的 CPR 技能显示出下滑趋势。短而频繁的训练表明认知和胸部按压表现较前改善，除颤使用时间更短。

【评注与解读】

美国每年有 60 万以上的心搏骤停患者，而中国每年因心搏骤停猝死的患者约达 54.4 万。普通民众突发心搏骤停多在购物中心、运动场、机场、车站和家庭中等院外场所，难以第一时间内（黄金 4 分钟）接受专业医疗救护。因此，面向非专业施救者的复苏教育至关重要，教育的最终目的为提高第一目击者实施 CPR 和使用 AED 的比例。《2010 AHA 心肺复苏及心血管急救指南》中提出鼓励为非专业施救者提供培训机会，在 2015 版指南中，将该条建议明确为"自学、导师引导教学外加实践操作的综合方式可以替代传统的面向非医务人员的导师引导课程。如果无法进行导师引导培训，非医务人员可以考虑通过自学学习 AED 的相关技能"，提出非专业施救者的自我指导作用。在 2020 新版指南中，通过研究证据发现，对于非专业施救者，自学与导师引导的学习效果类似。因此，本指南再次将以上建议修改为"建议将自学、导师引导教学加实践操作的综合方式作为面向非专业施救者的导师引导课程的替代方案。如果无法进行导师引导培训，建议非专业施救者进行自主培训"，以通过更加自主的学习方式提高非专业施救者的受训比例。此外，中学生理解力和接受能力较强，更容易培养其对实施急救的信息和积极态度。因此本指南新增建议，对初中和高中阶段的孩子进行高质量 CPR 培训（1 级高度建议）。

与 2015 版指南一致，本指南保留在社区中实施单纯胸外按压式 CPR 培训替代传统培训方案、对高危患者周围的人有针对性培训、使用反馈装置或声音指导按压速率等建议。上一小节中已介绍，大部分数人在参加复苏培训后，其 BLS 技能会快速衰退。对于非专业施救者而言，更需要通过短而频繁的培训以提高知识和技能的掌握。因此，本指南建议，对于可能遇到心搏骤停的非专业施救者，其参与心肺复苏再培训的频率高于每 2 年 1 次是合理的。

【总结和建议】

非专业施救者（公众）因包含人群范围较广，涉及人员背景和施救环境背景较复杂，对该类人群进行复苏教育时需侧重于施救意愿、施救自信心和复苏技能的培训。有别于专业医疗救护人员，公众更愿意进行单纯按压式 CPR，而非传统的辅助通气的 CPR。因此，对公众的复苏教育目的不是让其达到专业医疗急救人员的水平，而是让其掌握最基本的急救能力。据此，本指南建议，针对公众尤其是社区民众的复苏教育设计，可以合理地将单纯按压式 CPR 培训替代传统的培训方案，并将自学、导师引导和实践操作相结合，使其掌握最基本的 CPR 技能。值得注意的是，面向公众的复苏教育设计应根据人员类别进行区别培训。例如社区人员更注重于单纯 CPR 技能的培训，而在校学生则可以进行高质量的 CPR 培训，尤其是初中、高中和大学生。学生处于青少年阶段，其智力、心理、接受新事物能力等都较为成熟，在学校进行复苏教育不仅成本相对较低，且效果更好。然而，掌握 CPR 技能尚不能达到提高旁观者心肺复苏执行率的目的，仍需提高公众的施救意愿。因此，在复苏教育前应充分了解影响受训者施救意愿的因素，并在培训过程中进行针对性教育，激发其社会责任感和施救意愿。例如，部分公众因担心施救时给患者带来不良后果，使自身负法律责任。对这部分人员，则可以向其普及"好人法"条款，即中国《民法总则》第 184 条规定"因自愿实施紧急救助行为造成受助人损害的，救助人不承担民事责任"，以消除其顾虑。

我国国情为人口基数较大，专业的复苏教育人员有限，在对非专业施救者的培训中，难以做到让所有人都获得专业人员的指导。因此，在复苏教育的过程中，应根据受训者的年龄、职业、所在区域等进行个体化教育培训，注重探索符合中国国情的、高效的、经济的、适合大多数非专业施救者的综合复苏教育方法，以达到"全民参与"的终极目标。

（林曼萍　颜时姣）

参考文献

1. REDER S, CUMMINGS P, QUAN L. Comparison of three instructional methods for teaching cardiopulmonary resuscitation and use of an automatic external defibrillator to high school students. Resuscitation, 2006, 69 (3): 443 – 453.

2. ROPPOLO LP, PEPE PE, CAMPBELL L, et al. Prospective, randomized trial of the effectiveness and retention of 30-min layperson training for cardiopulmonary resuscitation and automated external defibrillators: The American Airlines Study. Resuscitation, 2007, 74: 276 – 285.

3. DE VRIES W, TURNER NM, MONSIEURS KG, et al. Comparison of instructor-led automated external defibrillation training and three alternative DVD-based training methods. Resuscitation, 2010, 81(8): 1004 – 1009.

4. SARAÇ L, OK A. The effects of different instructional methods on students' acquisition and retention of cardiopulmonary resuscitation skills. Resuscitation, 2010, 81(5): 555 – 561.

5. BOBROW BJ, VADEBONCOEUR TF, SPAITE DW, et al. The effectiveness of ultrabrief and brief educa-

tional videos for training lay responders in hands-only cardiopulmonary resuscitation: implications for the future of citizen cardiopulmonary resuscitation training. Circ Cardiovasc Qual Outcomes, 2011, 4(2): 220 – 226.

6. PANCHAL AR, MEZIAB O, STOLZ U, et al. The impact of ultra-brief chest compression-only CPR video training on responsiveness, com-pression rate, and handsoff time interval among bystanders in a shopping mall. Resuscitation, 2014, 85(9): 1287 – 1290.

7. CHUNG CH, SIU AY, PO LL, et al. Comparing the effectiveness of video self-instruction versus traditional classroom instruction targeted at cardiopulmonary resuscitation skills for laypersons: a prospective randomised controlled trial. Hong Kong Med J, 2010, 16(6): 165 – 170.

8. JONES I, HANDLEY AJ, WHITFIELD R, et al. A preliminary feasibility study of a short DVD-based distance-learning package for basic life support. Resuscitatio, 2007, 75(2): 350 – 356.

9. BESKIND DL, STOLZ U, THIEDE R, et al. Viewing an ultra-brief chest compression only video improves some measures of bystander CPR performance and responsiveness at a mass gathering event. Resuscitation, 2017, 118: 96 – 100.

10. ZELEKE BG, BISWAS ES. Teaching cardiopulmonary resuscitation to young children (< 12 Years Old). Am J Cardiol, 2019, 123(10): 1626 – 1627.

11. SCHMID KM, GARCÍA RQ, FERNANDEZ MM, et al. Teaching hands-only CPR in schools: a program evaluation in san josé, costa rica. Ann Glob Health, 2018, 84(4): 612 – 617.

12. LI H, SHEN X, XU X, et al. Bystander cardiopulmonary resuscitation training in primary and secondary school children in China and the impact of neighborhood socioeconomic status: A prospective controlled trial. Medicine(Baltimore). 2018, 97(40): e12673.

13. PAGLINO M, CONTRI E, BAGGIANI M, et al. A video-based training to effectively teach CPR with long-term retention: the ScuolaSalvaVita. it ("SchoolSavesLives. it") project. Intern Emerg Med, 2019, 14 (2): 275 – 279.

14. MAGID KH, HEARD D, SASSON C. Addressing gaps in cardiopulmonary resuscitation education: training middle school students in hands-only cardiopulmonary resuscitation. J Sch Health, 2018, 88(7): 524 – 530.

15. ANDREWS T, PRICE L, MILLS B, et al. Young adults' perception of mandatory CPR training in Australian high schools: a qualitative investigation. Austr J Paramedicine. 2018; 15.

16. ALOUSH S, TUBAISHAT A, ALBASHTAWY M, et al. Effectiveness of Basic Life Support Training for Middle School Students. J Sch Nurs, 2019, 35(4): 262 – 267.

17. GABRIEL IO, ALUKO JO. Theoretical knowledge and psychomotor skill acquisition of basic life support training programme among secondary school students. World J Emerg Med, 2019, 10(2): 81 – 87.

18. BR OWN LE, CARROLL T, LYNES C, et al. CPR skill retention in 795 high school students following a 45-minute course with psychomotor practice. Am J Emerg Med, 2018, 36(6): 1110 – 1112.

19. NISHIYAMA C, IWAMI T, KAWAMURA T, et al. Effectiveness of simplified chest compression-only CPR training for the general public: a randomized controlled trial. Resuscitation., 2008, 79(1): 90 – 96.

20. HEIDENREICH JW, SANDERS AB, HIGDON TA, et al. Uninterrupted chest compression CPR is easier to perform and remember than standard CPR. Resuscitation, 2004, 63(2): 123 – 130.

21. HAWKES CA, BROWN TP, BOOTH S, et al. Attitudes to cardiopulmonary resuscitation and defibrillator use: a survey of UK adults in 2017. J Am Heart Assoc, 2019, 8(7): e008267.

22. CHESKES L, MORRISON LJ, BEATON D, et al. Are canadians more willing to provide chest-compres-

sion-only cardiopulmonary resuscitation（CPR）? -a nation-wide public survey. CJEM, 2016, 18(4): 253 – 263.

23. CHO GC, SOHN YD, KANG KH, et al. The effect of basic life support education on laypersons' willingness in performing bystander hands only cardiopulmonary resuscitation. Resuscitation, 2010, 81(6): 691 – 694.

24. BOBROW BJ, SPAITE DW, BERG RA, et al. Chest compression-only CPR by lay rescuers and survival from out-of-hospital cardiac arrest. JAMA, 2010, 304(13): 1447 – 1454.

25. PANCHAL AR, BOBROW BJ, SPAITE DW, et al. Chest compression-only cardiopulmonary resuscitation performed by lay rescuers for adult out-of-hospital cardiac arrest due to non-cardiac aetiologies. Resuscitation, 2013, 84(4): 435 – 439.

26. GONZÁLEZ-SALVADO V, ABELAIRAS-GÓMEZ C, GUDE F, et al. Targeting relatives: Impact of a cardiac rehabilitation programme including basic life support training on their skills and attitudes. Eur J Prev Cardiol, 2019, 26(8): 795 – 805.

27. BLEWER AL, LEARY M, ESPOSITO EC, et al. Continuous chest compression cardiopulmonary resuscitation training promotes rescuer self-confidence and increased secondary training: a hospital-based randomized controlled trial＊. Crit Care Med, 2012, 40(3): 787 – 792.

28. DRACUP K, GUZY PM, TAYLOR SE, et al. Cardiopulmonary resuscitation（CPR）training. Consequences for family members of highrisk cardiac patients. Arch Intern Med, 1986, 146(9): 1757 – 1761.

29. DRACUP K, MOSER DK, DOERING LV, et al. Acontrolled trial of cardiopulmonary resuscitation training for ethnically diverse parents of infants at high risk for cardiopulmonary arrest. Crit Care Med, 2000, 28 (9): 3289 – 3295.

30. MOSER DK, DRACUP K, DOERING LV. Effect of cardiopulmonary resuscitation training for parents of high-risk neonates on perceived anxiety, control, and burden. Heart Lung, 1999, 28(5): 326 – 333.

31. HAUGK M, ROBAK O, STERZ F, et al. High acceptance of a home AED programme by survivors of sudden cardiac arrest and their families. Resuscitation, 2006, 70(2): 263 – 274.

32. KLIEGEL A, SCHEINECKER W, STERZ F, et al. The attitudes of cardiac arrest survivors and their family members towards CPR courses. Resuscitation, 2000, 47(2): 147 – 154.

33. KNIGHT LJ, WINTCH S, NICHOLS A, et al. Saving a life after discharge: CPR training for parents of high-risk children. J Healthc Qual, 2013, 35(1): 9 – 16; quiz17.

34. TOMATIS SOUVERBIELLE C, GONZÁLEZ-MARTÍNEZ F, GONZÁLEZ-SÁNCHEZ MI, et al. Strengthening the chain of survival: cardiopulmonary resuscitation workshop for caregivers of children at risk. Pediatr Qual Saf, 2019, 4(1): e141.

35. DRACUP K, MOSER DK, DOERING LV, et al. Comparison of cardiopulmonary resuscitation training methods for parents of infants at high risk for cardiopulmonary arrest. Ann Emerg Med, 1998, 32(2): 170 – 177.

36. DRACUP K, MOSER DK, GUZY PM, et al. Is cardiopulmonary resuscitation training deleterious for family members of cardiac patients? Am J Public Health, 1994, 84(1): 116 – 118.

37. HIGGINS SS, HARDY CE, HIGASHINO SM. Should parents of children with congenital heart disease and life-threatening dysrhythmias be taught cardiopulmonary resuscitation? Pediatrics, 1989, 84 (6): 1102 – 1104.

38. MCLAUCHLAN CA, WARD A, MURPHY NM, et al. Resuscitation training for cardiac patients and their relatives-its effect on anxiety. Resuscitation, 1992, 24(1): 7 – 11.

39. PIERICK TA, VAN WANING N, PATEL SS. Self-instructional CPR training for parents of high risk in-

fants. Resuscitation, 2012, 83(9): 1140 – 1144.

40. RENSHAW AA, MENA-ALLAUCA M, GOULD EW, et al. Synoptic reporting: evidence-based review and future directions. JCO Clin Cancer Inform, 2018, 2: 1 – 9.

41. BALDI E, CORNARA S, CONTRI E, et al. Real-time visual feedback during training improves laypersons' CPR quality: a randomized controlled manikin study. CJEM, 2017, 19(6): 480 – 487.

42. SARAÇ L. Effects of augmented feedback on cardiopulmonary resuscitation skill acquisition: concurrent versus terminal. Eurasian J Educ Res, 2017, 72: 83 – 106.

43. YEUNG J, DAVIES R, GAO F, et al. A randomised control trial of prompt and feedback devices and their impact on quality of chest compressions—a simulation study. Resuscitation, 2014, 85(4): 553 – 559.

44. MPOTOS N, YDE L, CALLE P, et al. Retraining basic life support skills using video, voice feedback or both: a randomised controlled trial. Resuscitation, 2013, 84(1): 72 – 77.

45. ZHOU XL, WANG J, JIN XQ, et al. Quality retention of chest compression after repetitive practices with or without feedback devices: a randomized manikin study. Am J Emerg Med, 2020, 38(1): 73 – 78.

46. WIK L, MYKLEBUST H, AUESTAD BH, et al. Retention of basic life support skills 6 months after training with an automated voice advisory manikin system without instructor involvement. Resuscitation, 2002, 52(3): 273 – 279.

47. WILLIAMSON LJ, LARSEN PD, TZENG YC, et al. Effect of automatic external defibrillator audio prompts on cardiopulmonary resuscitation performance. Emerg Med J, 2005, 22(2): 140 – 143.

48. RAWLINS L, WOOLLARD M, WILLIAMS J, et al. Effect of listening to Nellie the Elephant during CPR training on performance of chest compressions by lay people: randomised crossover trial. BMJ, 2009, 339: b4707.

49. WOOLLARD M, POPOSKI J, MCWHINNIE B, et al. Achy breaky makey wakey heart? A randomised crossover trial of musical prompts. Emerg Med J, 2012, 29(4): 290 – 294.

50. OH JH, LEE SJ, KIM SE, et al. Effects of audio tone guidance on performance of CPR in simulated cardiac arrest with an advanced airway. Resuscitation, 2008, 79(2): 273 – 277.

51. HAFNER JW, JOU AC, WANG H, et al. Death before disco: the effectiveness of a musical metronome in layperson cardiopulmonary resuscitation training. J Emerg Med, 2015, 48(1): 43 – 52.

52. HONG CK, HWANG SY, LEE KY, et al. Metronome vs. popular song: a comparison of long-term retention of chest compression skills after layperson training for cardiopulmonary resuscitation. Hong Kong J Emerg Med, 2016, 23(3)145 – 152.

53. PAPADIMITRIOU L, XANTHOS T, BASSIAKOU E, et al. Distribution of pre-course BLS/AED manuals does not influence skill acquisition and retention in lay rescuers: a randomised study. Resuscitation, 2010, 81(3): 348 – 352.

54. HSIEH MJ, CHIANG WC, JAN CF, et al. The effect of different retraining intervals on the skill performance of cardiopulmonary resuscitation in laypeople-A three-armed randomized control study. Resuscitation, 2018, 128: 151 – 157.

55. NILES D, SUTTON RM, DONOGHUE A, et al. "Rolling Refreshers": a novel approach to maintain CPR psychomotor skill competence. Resuscitation, 2009, 80(8): 909 – 912.

56. WOOLLARD M, WHITFIELD R, NEWCOMBE RG, et al. Optimal refresher training intervals for AED and CPR skills: a randomised controlled trial. Resuscitation, 2006, 71(2): 237 – 247.

57. CHAMBERLAIN D, SMITH A, WOOLLARD M, et al. Trials of teaching methods in basic life support (3): comparison of simulated CPR performance after first training and at 6 months, with a note on the value

of re-training. Resuscitation, 2002, 53(2): 179 – 187.

58. NAIM MY, BURKE RV, MCNALLY BF, et al. Association of Bystander Cardiopulmonary Resuscitation With Overall and Neurologically Favorable Survival After Pediatric Out-of-Hospital Cardiac Arrest in the United States: A Report From the Cardiac Arrest Registry to Enhance Survival Surveillance Registry. JAMA Pediatr, 2017, 171(2): 133 – 141.

59. SWOR RA, JACKSON RE, CYNAR M, et al. Bystander CPR, ventricular fibrillation, and survival in witnessed, unmonitored out-of-hospital cardiac arrest. Ann Emerg Me, 1995, 25(6): 780 – 784.

60. MCCARTHY JJ, CARR B, SASSON C, et al. American Heart Association Emergency Cardiovascular Care Committee; Council on Cardiopulmonary, Critical Care, Perioperative and Resuscitation; and the Mission: Lifeline Resuscitation Subcommittee. Out-of-Hospital Cardiac Arrest Resuscitation Systems of Care: A Scientific Statement From the American Heart Association. Circulation, 2018, 137(21): e645 – e660.

第四节　团队合作和领导力培训

团队合作和领导力培训建议		
COR	LOE	推荐建议
2a	B-NR	1. 将特定团队和领导力培训作为医疗工作人员高级生命支持培训的一部分是合理的。

概要

　　心搏骤停患者的复苏有赖于多个救援人员协同工作，以在有限时间内协调任务安排。团队合作和领导能力成为提供最佳护理不可或缺的组成部分。培训的重点是团队工作所需的沟通和人际交往能力，其可对患者产生潜在影响。评估团队和领导能力培训效果的研究发现，在模拟心搏骤停和真实心搏骤停期间，团队和领导力培训的效果会对施救者技能产生积极影响。这些研究包括广泛的教育策略（例如视频模块、模拟）和成果衡量指标（例如通信质量、遵守推荐的高级生命支持实践）。尽管证据质量不高，但我们建议将团队和领导能力培训作为医疗专业人士高级生命支持培训的一部分。这项建议是合理的，因为团队和领导培训的潜在收益远远大于潜在风险。需要进一步的研究来定义团队和领导培训的最佳教育策略，以及了解团队、领导和技能培训在施救者技能和患者预后方面的相互作用和相对益处。

相应的推荐依据

　　多项研究调查了团队或领导力培训对实际心搏骤停中患者恢复结果或施救者技能的影响。在实施正式的全院模拟程序团队培训计划后的 1 年内，儿童心搏骤停的生存率从33% 增加到大约50%（$P < 0.001$）。一项基于模拟的领导能力训练的随机对照试验发现，在患者复苏期间，心肺复苏质量没有任何影响。4 项观察性研究发现，改善团队合作与

心肺复苏质量、机械设备部署时间的干预措施之间存在关联。

7 项 RCT 和 1 项多中心前瞻性干预研究探讨了团队和领导培训对模拟复苏临床表现的影响，无论是在课程结束时还是在 3 到 15 个月后的随访中，每个研究都显示在一个或多个方面的表现有所改善，尽管并非所有指标都有所改善。在临床护理的两个特定方面都看到了改善，例如开始心肺复苏和除颤时间，且符合 ACLS 指南。10 项 RCT 报告显示，团队或领导力培训与模拟复苏期间团队和领导能力的改善有关，如领导者发声频率、特定团队技能的提高，以及各种团队合作评分量表的得分。

【评注与解读】

实施复苏急救是一个复杂的过程，往往需要多人协作，团队合作和领导力是组织好复苏实施的重要部分。医疗团队技能包括沟通、合作、角色分配和情景意识等，是团队合作和领导能力的体现。在 2010 版和 2015 版指南中都提出团队合作和领导力培训的合理性，但缺少充分的证据说明。本新版指南综述了多项研究和调查结果，建议将团队合作和领导力培训加入医疗工作者的高级生命支持培训课程，其培训效果对施救者技能产生了正面影响。

【总结和建议】

在医护人员中开展团队合作和领导力培训，能有效提高医护人员的应急反应能力和 BLS 技能，并提高其团队协作和沟通的能力，提高院内心搏骤停抢救成功率，值得在临床推广应用。

（林曼萍　李琪）

参考文献

1. ANDREATTA P, SAXTON E, THOMPSON M, et al. Simulation-based mock codes significantly correlate with improved pediatric patient cardiopulmonary arrest survival rates. Pediatr Crit Care Med, 2011, 12(1)：3338.

2. NADLER I, SANDERSON PM, VANDYKEN CR, et al. Presenting video recordings of newborn resuscitations in debriefings for teamwork training. BMJ Qual Saf, 2011, 20(2)：163－169.

3. ONG ME, QUAH JL, ANNATHURAI A, et al. Improving the quality of cardiopulmonary resuscitation by training dedicated cardiac arrest teams incorporating a mechanical load-distributing device at the emergency department. Resuscitation, 2013, 84(4)：508－514.

4. SU L, SPAEDER MC, JONES MB, et al. Implementation of an extracorporeal cardiopulmonary resuscitation simulation program reduces extracorporeal cardiopulmonary resuscitation times in real patients. Pediatr Crit Care Med, 2014, 15(9)：856－860.

5. SPITZER CR, EVANS K, BUEHLER J, et al. Code blue pit crew model：a novel approach to in-hospital

cardiac arrest resuscitation. Resuscitation, 2019, 143: 158 – 164.

6. WEIDMAN EK, BELL G, WALSH D, et al. Assessing the impact of immersive simulation on clinical performance during actual in-hospital cardiac arrest with CPR-sensing technology: A randomized feasibility study. Resuscitation, 2010, 81(11): 1556 – 1561.

7. THOMAS EJ, WILLIAMS AL, REICHMAN EF, et al. Team training in the neonatal resuscitation program for interns: teamwork and quality of resuscitations. Pediatrics, 2010, 125(3): 539 – 546.

8. HUNZIKER S, BÜHLMANN C, TSCHAN F, et al. Brief leadership instructions improve cardiopulmonary resuscitation in a high-fidelity simulation: a randomized controlled trial. Crit Care Med, 2010, 38(4): 1086 – 1091.

9. BLACKWOOD J, DUFF JP, NETTEL-AGUIRRE A, et al. Does teaching crisis resource management skills improve resuscitation performance in pediatric residents? *. Pediatr Crit Care Med, 2014, 15(4): e168 – e174.

10. FERNANDEZ CASTELAO E, RUSSO SG, CREMER S, et al. Positive impact of crisis resource management training on no-flow time and team member verbalisations during simulated cardiopulmonary resuscitation: a randomised contro-lled trial. Resuscitation, 2011, 82(10): 1338 – 1343.

11. HAFFNER L, MAHLING M, MUENCH A, et al. Improved recognition of ineffective chest compressions after a brief Crew Resource Management (CRM) training: a prospective, randomised simulation study. BMC Emerg Med, 2017, 17(1): 7.

12. GILFOYLE E, KOOT DA, ANNEAR JC, et al. Improved clinical performance and t eamwork of pediatric interprofessional resuscitation teams with a simulationbased educational intervention. Pediatr Crit Care Med, 2017, 18(2): e62 – e69.

13. JANKOUSKAS TS, HAIDET KK, HUPCEY JE, et al. Targeted crisis resource management training improves performance among randomized nursing and medical students. Simul Healthc, 2011, 6(6): 316326.

14. FERNANDEZ CASTELAO E, BOOS M, RINGER C, et al. Effect of CRM team leader training on team performance and leadership behavior in simulated cardiac arrest scenarios: a prospective, randomized, controlled study. BMC Med Educ, 2015, 15: 116.

15. COOPER S. Developing leaders for advanced life support: evaluation of a training programme. Resuscitation, 2001, 49(1): 33 – 38.

16. BHANJI F, FINN JC, LOCKEY A, et al. Part 8:education, implementation, and teams: 2015 international consensus on cardiopulmonary resuscitation and emergency cardiovascular care science with treatment recommendations. Circulation, 2015, 132(16 suppl 1): S242 – S268.

17. BHANJI F, DONOGHUE AJ, WOLFF MS, et al. Part 14:education: 2015 american heart association guidelines update for cardiopulmonary resuscitation and emergencycardiovascular care. Circulation, 2015, 132(18 suppl 2): S561 – 573.

18. CHENG A, DONOGHUE A, GILFOYLE E, et al. Simulation-based crisis resource management training for pediatric critical care medicine: a review for instructors. Pediatr Crit Care Med, 2012, 13(2): 197 – 203.

19. ROSEN MA, DIAZGRANADOS D, DIETZ AS, et al. Teamwork in healthcare: Key discoveries enabling safer, high-quality care. Am Psychol, 2018, 73(4): 433 – 450.

20. SALAS E, DIAZGRANADOS D, WEAVER SJ, et al. Does team training work? Principles for health care. Acad Emerg Me,. 2008, 15(11): 1002 – 1009.

21. MARLOW SL, HUGHES AM, SONESH SC, et al. A Systematic Review of T eam Training in Health Care: T en Questions. Jt Comm J Qual Patient Saf. 2017; 43: 197 – 204.

22. GREIF R, BHANJI F, BIGHAM BL, et al. On behalf of the education, implementation, and t eams collaborators. education, implementation, and teams: 2020 international consensus on cardiopulmonary resuscitation and emergency cardiovascular care science with treatment recommendations. Circulation, 2020, 142 (suppl 1): S222 – S283.

23. THOMAS EJ, TAGGART B, CRANDELL S. Teaching teamwork during the neonatal resuscitation program: a randomized trial. J Perinatol, 2007, 27(7): 409 – 414.

第五节　现场教育

现场教育建议		
COR	LOE	推荐建议
2a	C-LD	1. 除传统训练外，还应进行基于现场教育的复苏训练。
2b	B-R	2. 进行基于现场教育的复苏培训代替传统培训是合理的。

概要

现场模拟培训是指在实际的患者护理区域（真实的临床环境）中发生的模拟活动。现场模拟培训可以用作培训个人和（或）医疗团队的策略。现场模拟培训可以是个人施救者的技术技能，也可以是基于团队的技能，包括沟通、领导才能、角色分配和情境意识。现场模拟培训的一个独特优势是，它可以为学习者提供更现实的培训环境。在这篇综述中，我们探讨了医疗服务提供者基于现场复苏培训是否能够改善学习、患者的表现和（或）预后。

将现场模拟培训与传统培训（课堂或实验室培训）进行比较的研究并未显示出学习成果的显著差异。与没有干预的措施相比，将现场模拟培训与其他教育策略相结合对学习成果具有积极影响（例如提高团队表现、缩短完成关键任务的时间），实际临床环境中的表现（如识别恶化的患者）和患者预后均有改善（如改善生存率）。应根据潜在风险权衡现场培训的优势，包括在临床空间进行培训的后勤挑战，以及将培训资源与真实临床资源（例如模拟与真实药物或液体）混合的风险。

相应的推荐依据

多项观察性研究表明，定期的现场模拟培训与其他教育策略（BLS/PALS 训练的复习，分散学习）相结合，可以有效地提高团队表现和识别恶化患者的时间。另外 4 项评估捆绑治疗（包括现场培训）的观察性研究表明，心搏骤停生存率显著提高。因为在这些研究中将现场培训作为捆绑治疗的一部分进行了测试，所以个体不能明确阐明现场培训的贡献。

两项 RCT 证明，与在课堂上以集中授课形式进行的培训相比，现场心搏骤停训练与分散学习相结合可产生更好的学习效果（改善临床表现、缩短开始按压和除颤时间）。1项 RCT 和 4 项前瞻性观察研究表明，在模拟环境中进行现场模拟训练可改善临床表现。大多数观察研究受限于缺乏平行对照组，缺乏具有支持效应证据的表现指标以及潜在的混杂因素。

两项随机对照试验和一项观察性研究，将现场培训的学习成果（团队表现、技术技能）与课堂或基于实验室的培训设置进行了比较，结果表明这两种设置之间没有显著差异。

【评注与解读】

复苏教育时的培训情景往往与实际患者所处的救治情景差异较大，实际救治情景可能会对施救者的施救意愿、现场反应、施救技能、施救质量等造成负面影响。因此，在传统培训的基础上结合现场模拟培训，可以为受训者提供更现实的培训环境，提高个人施救技能和医疗团队技能。本版指南新增建议，除传统培训之外，应进行现场模拟复苏培训（2a 级中等推荐）。虽然现场培训十分重要，但其是否能完全替代传统培训仍有待更充分的证据证明。

【总结和建议】

复苏教育是提高全民参与急救的有效措施，复苏教育的课程培训方法显著影响教学效果。对于现场教育而言，其与其他教育方法相结合，比如强化培训、分散学习和团队合作等，可以更加有效地提高个人以及医疗团队施救技能。值得注意的是，在进行现场教育时需关注各项潜在的风险，避免混用培训的专用教具以及真实医疗用品。因此，在采纳本指南建议的同时，我们更应注重结合受训者和培训地的实际情况制订更加科学的复苏教育计划。

（林曼萍　李琪）

参考文献

1. ANDREATTA P, SAXTON E, THOMPSON M, et al. Simulation-based mock codes significantly correlate with improved pediatric patient cardiopulmonary arrest survival rates. Pediatr Crit Care Med, 2011, 12(1): 33-38.

2. STEINEMANN S, BERG B, SKINNER A, et al. In situ, multidisciplinary, simulation-based teamwork training improves early trauma care. J Surg Educ, 2011, 68(6): 472-477.

3. THEILEN U, LEONARD P, JONES P, et al. Regular in situ simulation training of paediatric medical emergency team improves hospital response to deteriorating patients. Resuscitation, 2013, 84(2): 218-222.

4. KNIGHT LJ, GABHART JM, EARNEST KS, et al. Improving code team performance and survival out-

comes: implementation of pediatric resuscitation team training. Crit Care Med, 2014, 42(2): 243251.

5. SODHI K, SINGLA MK, SHRIVASTAVA A. Institutional resuscitation protocols: do they affect cardiopulmonary resuscitation outcomes? A 6-year study in a single tertiary-care centre. J Anesth, 2015, 29(1): 87 – 95.

6. JOSEY K, SMITH ML, KAYANI AS, et al. Hospitals with more-active participation in conducting standardized in-situ mock codes have improved survival after in-hospital cardiopulmonary arrest. Resuscitation, 2018, 133: 47 – 52.

7. CLARKE SO, JULIE IM, YAO AP, et al. Longitudinal exploration of in situ mock code events and the performance of cardiac arrest skills. BMJ Simul Technol Enhanc Learn, 2019, 5(1): 29 – 33.

8. KUROSAWA H, IKEYAMA T, ACHUFF P, et al. A randomized, controlled trial of in situ pediatric advanced life support recertification ("pediatric advanced life support reconstructed") compared with standard pediatric advanced life support recertification for ICU frontline providers *. Crit Care Med, 2014, 42(3): 610 – 618.

9. SULLIVAN NJ, DUVAL-ARNOULD J, TWILLEY M, et al. Simulation exercise to improve retention of cardiopulmonary resuscitation priorities for in-hospital cardiac arrests: A randomized controlled trial. Resuscitation, 2015, 86: 6 – 13.

10. RUBIO-GURUNG S, PUTET G, TOUZET S, et al. In situ simulation training for neonatal resuscitation: an RCT. Pediatrics, 2014, 134(3): e790 – e797.

11. SAQE-ROCKOFF A, CIARDIELLO AV, SCHUBERT FD. Low-fidelity, in-situ pediatric resuscitation simulation improves RN competence and self-efficacy. J Emerg Nurs, 2019, 45(5): 538 – 544. e1.

12. KATZNELSON JH, WANG J, STEVENS MW, Mills et al. Improving pediatric preparedness in critical access hospital emergency departments: impact of a longitudinal in situ simulation program. Pediatr Emerg Care, 2018, 34(1): 17 – 20.

13. CROFTS JF, ELLIS D, DRAYCOTT TJ, et al. Change in knowledge of midwives and obstetricians following obstetric emergency training: a randomised controlled trial of local hospital, simulation centre and teamwork training. BJOG, 2007, 114(12): 1534 – 1541.

14. ELLIS D, CROFTS JF, HUNT LP, et al. Hospital, simulation center, and teamwork training for eclampsia management: a randomized controlled trial. Obstet Gynecol, 2008, 111(3): 723 – 731.

15. COUTO TB, KERREY BT, TAYLOR RG, et al. Teamwork skills in actual, in situ, and in-center pediatric emergencies: performance levels across settings and perceptions of comparative educational impact. Simul Healthc, 2015, 10(2): 76 – 84.

16. KURUP V, MATEI V, RAY J. Role of in-situ simulation for training in healthcare: opportunities and challenges. Curr Opin Anaesthesiol, 2017, 30(6): 755 – 760.

17. GOLDSHTEIN D, KRENSKY C, DOSHI S, et al. In situ simulation and its effects on patient outcomes: a systematic review. BMJ Simulation and Technology Enhanced Learning, 2020, 6(1): 3 – 9.

18. ROSEN MA, HUNT EA, PRONOVOST PJ, Federowicz MA, et al. In situ simulation in continuing education for the health care professions: a systematic review. J Contin Educ Health Prof., 2012, 32(4): 243 – 254.

19. U. S. Food and Drug Administration. Simulated IV solutions from Wallcur: CDER statement—FDA's investigation into patients being injected. 2015. https://www. fdanews. com/ext/resources/files/01-15/01-15-2015-SalineSafety-Warning. pdf? 152088501. Accessed February 11, 2020.

20. PETROSONIAK A, AUERBACH M, WONG AH, et al. In situ simulation in emergency medicine: Moving

beyond the simulation lab. Emerg Med Australas, 2017, 29(1): 83-88.

第六节　逼真的人体模型

COR	LOE	推荐建议
\multicolumn{3}{} 人体模型保真度的建议		
2a	B-R	1. 在高级生命支持训练中使用高逼真人体模型对具有可用基础设施和人员的培训中心的学习者是有益的。
2b	C-LD	2. 对于成本、人员、可用性或其他考虑因素不允许使用高逼真人体模型的培训中心，可以考虑在高级生命支持培训期间使用低逼真人体模型。
2b	C-EO	3. 教员使用人体模型和人体模型特征的方式可能是合理的，以便将学习目标与各个学习群体的需求进行匹配。

概要

在复苏教育中，通过优化培训经验的真实性，可以提高复苏教育过程中学习者的参与度。这里呈现 3 种不同的逼真度（或真实感）：a. 概念逼真度，即模拟中呈现的概念和关系；b. 情感逼真度，即模拟的整体经验；c. 身体逼真度，即人体模型的特性和环境。人体模型代表患者的全部或身体的一部分。人体模型逼真度一词指的是能够更接近地模拟复苏患者的人体特征。具有高级身体特征的高逼真人体模型可以模拟各个年龄段的群体（例如新生儿、婴儿、儿童、成人）和不同的生理状态（例如创伤性损伤、妊娠、心脏疾病）。从理论上讲，使用高逼真人体模型可以提高学习者的沉浸感和基于情景学习的参与度。高逼真人体模型的缺点包括增加购买成本，需要受过训练的人员进行操作以及持续维护的需要。

关于在复苏教育过程中使用高逼真人体模型的研究结果不一。最近的一项系统性回顾发现，在复苏训练中使用高逼真人体模型可以提高参与者在课程完成时的技能掌握，但不会对其长期技能或知识产生影响。对于目前的更新，我们确定了 2 项观察逼真的人体模型对受训者认知和精神运动技能影响的 RCT 研究，结果喜忧参半。目前尚无研究评估逼真的人体模型对患者结局的影响。当可用性和支持性基础设施能够允许支持逼真人体模型使用时，使用高逼真人体模型是有益的。该建议必须与人体模型操作员的成本和培训要求以及人体模型特征与学习目标准确匹配相平衡。

相应的推荐依据

一项针对评估高逼真人体模型在复苏教育中的影响的研究进行的荟萃分析发现，在使用高逼真人体模型时，参与者在课程结束时技能表现较好，但其长期技能或知识掌握无明显变化。该综述承认了使用高逼真人体模型成本的增加，并且需要训练有素的人员操作高逼真人体模型。一项针对 PALS 培训的非随机试验比较了使用高逼真婴儿人体模型的干预组学员与使用标准人体模型的对照组学员的知识（考试分数）和技能（任务完成时间）。尽管高逼真组在课程结束后 6 个月的知识水平较高，但在课程结束后二者在认知或技能获得方面未呈现明显差异。

一项针对训练医学生的新生儿复苏项目的随机对照试验比较了使用高逼真人体模型（具有可观察到的生命体征、发绀、肢体运动和呼吸音）与使用基本人体模型（无上述功能）的学员在知识及技能方面的效果。干预组和对照组在课程结束时或 3 个月时在技能或知识方面无显著差异。

根据场景的需要和受训者的实践范围来针对性地选择人体模型（如身体特征），确保所需的身体特征得以呈现，以最大限度地提高学习者的参与度。

【评注与解读】

逼真的人体模型这部分在 2010 及版 2015 版指南中均有体现，2020 版指南在 2015 版的基础上结合新的证据进行了细化，如对具体的推荐意见进行了梳理，以表格形式列出，并标识了每条建议的证据推荐级别及证据水平，同时将概要及支持该建议具体的相应的推荐依据清晰列出，这对于指南阅读者及证据使用者而言一目了然。对于逼真的人体模型的推荐意见 2020 版指南依旧呈积极态度，但由于部分推荐意见如"对于成本、人员、可用性或其他考虑因素不允许使用高逼真人体模型的培训中心，可以考虑在高级生命支持培训期间使用低逼真人体模型""教员使用人体模型和人体模型特征的方式可能是合理的，以便将学习目标与各个学习群体的需求进行匹配"，证据水平较低，推荐级别为 2b，为弱推荐。

【总结和建议】

逼真的人体模型在复苏教育中发挥着重要的作用，推荐意见"在高级生命支持训练中使用高逼真人体模型对具有可用基础设施和人员的培训中心的学习者是有益的"，证据水平较高，推荐级别为中等强度推荐，我国可参考执行。其他两条推荐意见"对于成本、人员、可用性或其他考虑因素不允许使用高逼真人体模型的培训中心，可以考虑在高级生命支持培训期间使用低逼真人体模型""教员使用人体模型和人体模型特征的方式可能是合理的，以便将学习目标与各个学习群体的需求进行匹配"，证据水平较低，推荐级别为弱推荐，应谨慎参考，建议开展深入研究。

（蒋新军　钟有清）

参考文献

1. CHENG A, NADKARNI VM, MANCINI MB, et al. American Heart Association Education Science Investigators; and on behalf of the American Heart Association Education Science and Programs Committee, Council on Cardiopulmonary, Critical Care, Perioperative and Resuscitation; Council on Cardiovascular and Stroke Nursing; and Council on Quality of Care and Outcomes Research. Resuscitation Education Science: Educational Strategies to Improve Outcomes From Cardiac Arrest: A Scientific Statement From the American Heart Association. Circulation, 2018, 138(6): e82 – e122.

2. CHENG A, LOCKEY A, BHANJI F, et al. The use of high-fidelity manikins for advanced life support training-a systematic review and meta-analysis. Resuscitation, 2015, 93: 142 – 149.

3. NIMBALKAR A, PATEL D, KUNGWANI A, et al. Randomized control trial of high fidelity vs low fidelity simulation for training undergraduate students in neonatal resuscitation. BMC Res Notes, 2015, 8: 636.

4. STELLFLUG SM, LOWE NK. The effect of high fidelity simulators on knowledge retention and skill self efficacy in pediatric advanced life support courses in a rural state. J Pediatr Nurs, 2018, 39: 21 – 26.

5. DONOGHUE AJ, DURBIN DR, NADEL FM, et al. Perception of realism during mock resuscitations by pediatric housestaff: the impact of simulated physical features. Simul Healthc, 2010, 5(1): 16 – 20.

6. HAMSTRA SJ, BRYDGES R, HATALA R, et al. Reconsidering fidelity in simulation-based training. Acad Med, 2014, 89(3): 387 – 392.

7. RUDOLPH JW, SIMON R, RAEMER DB. Which reality matters? Questions on the path to high engagement in healthcare simulation. Simul Healthc, 2007, 2(3): 161 – 163.

8. LOPREIATO JO. Heatlhcare Simulation Dictionary. Rockville, MD: Agency for Healthcare Research and Quality; 2016. https://www.ahrq.gov/sites/default/files/publications/files/sim-dictionary.pdf. Accessed April 27, 2020.

第七节　训练中的心肺复苏反馈装置

对培训中的 CPR 反馈设备的建议		
COR	LOE	推荐建议
2a	B-R	1. 在培训期间使用反馈装置可以有效提高心肺复苏的技能。

概要

　　准确评估心肺复苏技能对于帮助学习者提高学习能力至关重要。先前的研究表明，对心肺复苏质量的视觉评估既不可靠也不准确，这对于指导者在心肺复苏训练过程中提供持续有意义的反馈是一个挑战。反馈装置通过在实践中向学习者和指导者提供客观反馈来解决这个问题。心肺复苏反馈装置可分为两类：矫正性反馈装置（如视觉深度显示）和为操作者提供听觉提示的提示设备（如节拍器）。在这篇综述中，我们比较了在训练期间使用心肺复苏反馈装置与在训练期间不使用反馈装置，是否能够提高心肺复苏技能、临床表现和患者的结局指标。

在培训期间观察 CPR 反馈设备使用情况的研究结果好坏参半，其中 8 项研究中有 6 项在培训结束时证明了 CPR 技能的表现得到改善。与没有使用反馈装置的学习者相比，在培训期间使用纠正性反馈装置可提高初次培训后 7 天至 3 个月的技能保持能力。目前没有研究报告评估在培训期间使用反馈设备的成本效果，以及使用该设备对医疗保健提供者在临床中的表现和对患者结局的影响。培训期间使用反馈的好处应与此类设备的成本以及 CPR 培训期间学习者潜在的认知处理能力增加之间取得平衡。

相应的推荐依据

有 7 项 RCT 和 1 项观察性研究观察了在培训期间或指导者主导的培训期间使用反馈设备与不使用反馈设备的情况。6 项研究表明，在培训期间使用了反馈设备，完成课程时 CPR 技能显著提高，2 项研究未能证明使用 CPR 反馈设备会带来益处。5 项随机对照试验和 2 项观察性研究表明，训练期间使用反馈装置心肺复苏技能保持度能够显著维持 7 天至 3 个月。

一些研究使用非专业救援人员、初级培训生或医学生作为研究人群，限制了研究结果对专业医疗人员的普遍适用性。其他研究结合实时反馈与其他教育策略，使得很难分离出使用反馈装置的真实效果。未来的研究应考虑将培训期间使用的心肺复苏反馈装置与患者的实际预后或医疗保健提供者的临床表现联系起来，并报道培训期间使用反馈装置的成本效果。

【评注与解读】

与 2010 版、2015 版相比，此部分内容并不属于新增内容。在 2015 版指南的基础上，2020 版指南更加细化，如表格形式、概要及具体的相应的推荐依据。训练中的心肺复苏反馈装置本部分推荐意见"在培训期间使用反馈装置可以有效提高心肺复苏的表现"与 2015 版一致，为积极推荐，且推荐级别均为 2a，为中等强度推荐。

【总结和建议】

反馈装置能够准确评估学习者的心肺复苏技能并能够提供客观反馈，这对于学习者提高学习能力有着直接的指导意义，推荐意见"在培训期间使用反馈装置可以有效提高心肺复苏的技能"，证据水平较高，推荐级别为中等强度，在我国部分人群中执行，因为目前使用反馈装置的支持证据的研究人群比较宽泛，是否在专业医疗人员中具有较好的效果是未知的，此外，对于使用反馈装置的成本效果，目前也尚未开展相关研究，在一定程度上限制了其使用的范围，因此，也建议进一步开展研究。

（蒋新军　钟有清）

参考文献

1. CHENG A, BROWN LL, DUFF JP, et al. Improving cardiopulmonary resuscitation with a CPR feedback device and refresher simulations (CPR CARES Study): a randomized clinical trial. JAMA Pediatr, 2015, 169 (2): 137 - 144.

2. KATIPOGLU B, MADZIALA MA, EVRIN T, et al. How should we teach cardiopulmonary resuscitation? Randomized multi-center study. Cardiol J, 2019, 28(3): 439 - 445.

3. MCCOY CE, RAHMAN A, RENDON JC, et al. Randomized controlled trial of simulation vs. standard training for teaching medical students high-quality cardiopulmonary resuscitation. West J Emerg Med. 2019, 20 (1): 15 - 22.

4. NAVARR O-PATÓN R, FREIRE-TELLADO M, BASANTA-CAMIÑO S, et al. Effect of 3basic life support training programs in future primary school teachers. A quasi-experimental design. Med Intensiva, 2018, 42 (4): 207 - 215.

5. WAGNER M, BIBL K, HRDLICZKA E, et al. Effects of feedback on chest compression quality: a randomized simulation study. Pediatrics, 2019, 143(2): e20182441.

6. LIN Y, CHENG A, GRANT VJ, et al. Improving CPR quality with distributed practice and real-time feedback in pediatric healthcare providers-a randomized controlled trial. Resuscitation, 2018, 130: 6 - 12.

7. NILES DE, NISHISAKI A, SUTTON RM, et al. Improved retention of chest compression psychomotor skills with brief "rolling refresher" training. Simul Healthc, 2017, 12(4): 213 - 219.

8. SMART JR, KRANZ K, CARMONA F, et al. Does real-time objective feedback and competition improve performance and quality in manikin CPR training-a prospective observational study from several European EMS. Scand J Trauma Resusc Emerg Med, 2015, 23: 79.

9. SMEREKA J, SZARPAK L, CZEKAJLO M, et al. The TrueCPR device in the process of teaching cardiopulmonary resuscitation: a randomized simulation trial. Medicine (Baltimore), 2019, 98(27): e15995.

10. ZHOU XL, WANG J, JIN XQ, Zet al. Quality retention of chest compression after repetitive practices with or without feedback devices: a randomized manikin study. Am J Emerg Med, 2020, 38(1): 73 - 78.

11. ENDE J. Feedback in clinical medical education. JAMA, 1983, 250(6): 777 - 781.

12. JONES A, LIN Y, NETTEL-AGUIRRE A, et al. Visual assessment of CPR quality during pediatric cardiac arrest: does point of view matter? Resuscitation, 2015, 90: 50 - 55.

13. CHENG A, OVERLY F, KESSLER D, et al. Perception of CPR quality: Influence of CPR feedback, Just-in-Time CPR training and provider role. Resuscitation, 2015, 87: 44 - 50.

14. HANSEN C, BANG C, STÆRK M, et al. Certified basic life support instructors identify improper cardiopulmonary resuscitation skills poorly: instructor assessments versus resuscitation manikin data. Simul Healthc, 2019, 14(5): 281 - 286.

15. CHENG A, KESSLER D, LIN Y, et al. Influence of cardiopulmonary resuscitation coaching and provider role on perception of cardiopulmonary resuscitation quality during simulated pediatric cardiac arrest. Pediatr Crit Care Med, 2019, 20(4): e191 - e198.

16. GREIF R, BHANJI F, BIGHAM BL, et al, Education, implementation, and teams: 2020 international consensus on cardiopulmonary resuscitation and emergency cardiovascular care science with treatment recommendations. Circulation, 2020, 142(16 suppl 1): S222 - S283.

17. MIN MK, YEOM SR, RYU JH, et al. Comparison between an instructor-led course and training using a

voice advisory manikin in initial cardiopulmonary resuscitation skill acquisition. Clin Exp Emerg Med, 2016, 3(3): 158 – 164.

18. PAVO N, GOLIASCH G, NIERSCHER FJ, et al. Short structured feedback training is equivalent to a mechanical feedback device in two-rescuer BLS: a randomised simulation study. Scand J Trauma Resusc Emerg Med, 2016, 24: 70.

19. CORTEGIANI A, RUSSOTTO V, MONTALTO F, et al. Use of a real-time training software (Laerdal QCPR®) Compared to instructor-based feedback for high-quality chest compressions acquisition in secondary school students: a randomized trial. PLoS One, 2017, 12(1): e0169591.

第八节　游戏化学习和虚拟现实技术

游戏化学习和虚拟现实建议		
COR	LOE	推荐建议
2b	B-R	1. 游戏化学习可考虑用于非专业救援人员和（或）医疗保健工作者的基本或高级生命支持培训。
2b	B-NR	2. 可考虑将虚拟现实技术用于非专业救援人员和（或）医疗保健提供者的基本或高级生命支持培训。

概要

　　人们越来越多地考虑使用游戏化学习和虚拟现实技术来培训非专业救援人员和医疗保健工作者。游戏化学习包括排行榜和"严肃"的游戏。排行榜用于通过训练者之间的竞争来增加其练习频率，而"严肃"游戏则专门设计用于围绕"严肃"主题（例如复苏）的游戏（例如棋盘游戏、基于计算机的游戏）。VR 是计算机生成的界面，用户可以在三维世界中与之交互，在三维世界中物体具有空间感。

　　关于游戏化学习和虚拟现实技术文献的回顾结果喜忧参半，一些研究表明这些学习方式改善了知识掌握和保留，以及 CPR 技能，而其他研究没有显示出任何益处。尚无研究发现其对学习的负面影响。游戏化学习和虚拟现实技术对真实心搏骤停时的表现或对患者结局的影响尚不清楚。将游戏化学习和虚拟现实技术纳入复苏项目应考虑与购买设备和相关软件对应的启动成本。增强现实技术将计算机生成的全息图像叠加到真实环境中，但由于缺乏相关研究而未被纳入本综述。

相应的推荐依据

　　几项评估游戏化学习效果的研究表明，游戏化学习能够对知识进行掌握，对 CPR 技能具有改善作用。尚无研究表明游戏化学习有负面影响或明显的不良影响。关于排行榜使用的研究结果呈现差异性，一项研究表明 CPR 的表现得到改善，而其他研究表明提升 CPR 技能的 CPR 练习频次没有显著改善。

在评估 VR 进行 CPR 培训的研究中，有 1 项随机研究和 1 项观察性横断面研究表明，VR 可以改善非专业救助者和医疗保健提供者的知识和技能表现。一项随机研究表明，VR 与具有反馈的 ACLS 培训相比没有差异，一项随机研究发现，VR 虽改善了旁观者的反应指标（例如要求使用自动体外除颤器），但降低了胸部按压深度，尽管这两个队列研究均未在指南范围内进行足够的胸部按压深度。

【评注与解读】

与 2010 版、2015 版相比，此部分属于新增内容。推荐表、概要及具体的证据支持清晰明了，具体见该部分内容。新增此部分内容可能是基于现代社会信息技术的日新月异，人们越来越多地接受游戏化学习和虚拟现实技术，这与现代科技的发展同步。但目前针对该部分的两条推荐意见推荐级别均为 2b，为弱推荐，主要与目前研究过少及目前已有证据结论的差异性大有关。

【总结和建议】

游戏化学习和虚拟现实技术目前是较为新兴的培训手段，其涉及的两条推荐意见"游戏化学习可考虑用于非专业救援人员和（或）医疗保健提供者的基本或高级生命支持培训""可考虑将虚拟现实技术用于非专业救援人员和（或）医疗保健提供者的基本或高级生命支持培训"，虽然证据水平较高，但由于目前研究过少及已有证据结论的差异性大，推荐级别为弱推荐，建议谨慎参考，同时建议进一步开展研究。

（蒋新军　钟有清）

参考文献

1. MACKINNON RJ, STOETER R, DOHERTY C, et al. Self-motivated learning with gamification improves infant CPR performance, a randomised controlled trial. BMJ Stel, 2015, 1(3): 71 – 76.

2. BOADA I, RODRIGUEZ-BENITEZ A, GARCIA-GONZALEZ JM, et al. Using a serious game to complement CPR instruction in a nurse faculty. Comput Methods Programs Biomed, 2015, 122(2): 282 – 291.

3. DESAILLY V, HAJAGE D, PASQUIER P, et al. The use of the serious game stayingalive® at school improves basic life support performed by secondary pupils: a randomized controlled study: proceedings of Réanimation 2017, the French Intensive Care Society International Congress. Ann Intensive Care, 2017, 7: P49.

4. OTERO-AGRA M, BARCALA-FURELOS R, BESADA-SAAVEDRA I, et al. Let the kids play: gamification as a CPR training methodology in secondary school students. A quasi-experimental manikin simulation study.

Emerg Med J, 2019, 36(11): 653 – 659.

5. Semeraro F, Frisoli A, Loconsole C, et al. Kids (learn how to) save lives in the school with the serious game Relive. Resuscitation, 2017, 116: 27 – 32.

6. CHANG TP, RAYMOND T, DEWAN M, et al, INSPIRE In-hospital QCPR leaderboard investigators. The effect of an international competitive leaderboard on self-motivated simulation-based CPR practice among healthcare professionals: a randomized control trial. Resuscitation, 2019, 138: 273 – 281.

7. SEMERARO F, FRISOLI A, LOCONSOLE C, et al. Motion detection technology as a tool for cardiopulmonary resuscitation (CPR) quality training: a randomised crossover mannequin pilot study. Resuscitation, 2013, 84(4): 501 – 507.

8. ESPINOZA ED. Virtual reality in cardiopulmonary resuscitation training: a randomized trial [in Spanish]. Emergencias, 2019: 43.

9. KHANAL P, VANKIPURAM A, ASHBY A, et al. Collaborative virtual reality based advanced cardiac life support training simulator using virtual reality principles. J Biomed Inform, 2014, 51: 49 – 59.

10. LEARY M, MCGOVERN SK, CHAUDHARY Z, et al. Comparing bystander response to a sudden cardiac arrest using a virtual reality CPR training mobile app versus a standard CPR training mobile app. Resuscitation, 2019, 139: 167 – 173.

11. CHENG A, NADKARNI VM, MANCINI MB, et al. Resuscitation education science: educational strategies to improve outcomes from cardiac arrest: a scientific statement from the american heart association. Circulation, 2018, 138(6): e82 – e122.

12. Rumsfeld JS, Brooks SC, Aufderheide TP, et al. Use of mobile devices, social media, and crowdsourcing as digital strategies to improve emergency cardiovascular care: a scientific statement from the american heart association. Circulation, 2016, 134(8): e87e108.

13. GRAAFLAND M, SCHRAAGEN JM, SCHIJVEN MP. Systematic review of serious games for medical education and surgical skills training. Br J Surg, 2012, 99(10): 1322 – 1330.

14. Lopreiato JO. Heatlhcare Simulation Dictionary. Rockville, MD: Agency for Healthcare Research and Quality; 2016. https://www. ahrq. gov/sites/default/files/publications/files/sim-dicti-onary. pdf. Accessed April 27, 2020.

15. Giraldi G, Silva R, de Oliveira JC. Introduction to virtual reality. https://www. lncc. br/ ~ jauva-ne/papers/RelatorioT ecnicoLNCC-0603. pdf. Accessed February 14, 2020.

16. GHOMAN SK, PATEL SD, CUTUMISU M, et al. Serious games, a game changer in teaching neonatal resuscitation? A review. Arch Dis Child Fetal Neonatal Ed, 2020, 105(1): 98107.

17. DRUMMOND D, DELVAL P, ABDENOURI S, et al. Serious game versus online course for pretraining medical students before a simu-lation-based mastery learning course on cardiopulmonary resuscitation: a randomised controlled study. Eur J Anaesthesiol, 2017, 34(12): 836 – 844.

18. YEUNG J, KOVIC I, VIDACIC M, et al. The school Lifesavers study-a randomised controlled trial comparing the impact of Lifesaver only, face-to-face training only, and Lifesaver with face-to-face training on CPR knowledge, skills and attitudes in UK school children. Resuscitation, 2017, 120: 138 – 145.

第九节　高级生命支持课程的课前准备

COR	LOE	高级生命支持课程的课前准备建议
		推荐建议
2b	C-LD	1. 将课前网络学习纳入现有的高级课程可能是合理的。

概要

在高级生命支持课程中，学习者可以在到达教室前做好充分的准备，从而最大限度地利用他们的学习机会。学习者可以通过完成课前学习作业或在上课前复习课程资料来实现这一点。提供课前准备的课程，如基于屏幕的模拟，使得教师将课堂时间集中在将新掌握的知识与技术技能和团队合作实践相结合，以提高学习效果。我们回顾了相关文献，以确定前期准备是否可以有效地补充由指导者进行的传统高级生命支持培训。2 项随机对照试验回答了该问题；1 项研究表明，某些受训者的 CPR 操作表现有所改善，但这两项研究的总体通过率没有提高。文献检索确定了另外 3 项研究，在这些研究中，研究者将课前准备课程取代了传统的 2 天高级生命支持课程的第一天；这些研究被排除在当前的综述之外。鉴于收益不明确且偏移风险较低，因此在可能的情况下纳入课前学习可能是合理的。未来的研究应比较不同教学模式在课前学习中的效果。

相应的推荐依据

一项系统评价确定了与研究问题相关的 2 项 RCT。在两项研究中，受训者都可以在课程开始前的 2 到 4 周内使用基于计算机的模拟项目。在 1 项 RCT 研究中，课前准备学习能够改善除颤的时间（112 秒 *vs.* 149.9 秒；$P < 0.05$）和症状性心动过缓起搏的时间（95.1 秒 *vs.* 154.9 秒；$P < 0.05$），但没有改善课程的通过率。第 2 项 RCT 研究显示，基于屏幕的学习虽增加了课前准备，但临床表现和知识并未得到改善。很难完全理解课前准备的影响，因为两项研究均为所有学习者提供了预备课程，但仅 1 个试验主观地监视了学习者是否真正参加了模拟练习。在该试验中，三分之一的学习者在未参加课前准备学习的情况下上课。那些接触过模拟的受训者平均花费大约 2 个小时进行课前准备。

【评注与解读】

此部分内容在 2015 版有所体现，不属于新增内容，但推荐意见有所更新。2020 版指南推荐意见为"将课前网络学习纳入现有的高级课程可能是合理的（COR 2b, LOE C-LD）"，在内容上限定为网络方式的课前准备，未包括其他途径，在其推荐级别上，由于增加了新的证据，推荐级别由 2015 版的 2a（中等强度）降为 2020 版的 2b（弱推荐）。推荐表、概要及具体的证据支持见该部分内容。

【总结和建议】

高级生命支持课程的课前准备的目的是为了让学习者在进行现场学习之前进行学习，其能够在一定程度上促进学习者的学习，但目前针对推荐意见"将课前网络学习纳入现有的高级课程可能是合理的"，证据水平较低，推荐级别为弱推荐，建议谨慎使用，必要时开展进一步研究。

（蒋新军　颜时姣）

参考文献

1. NACCA N, HOLLIDAY J, KO PY. Randomized trial of a novel ACLS teaching tool：does it improve student performance? West J Emerg Me, 2014, 15(7)：913 – 918.

2. PERKINS GD, FULLERTON JN, DAVIS-GOMEZ N, et al. The effect of pre-course e-learning prior to advanced life support training：a randomised controlled trial. Resuscitation, 2010, 81(7)：877 – 881.

3. BHANJI F, DONOGHUE AJ, WOLFF MS, et al. Part 14：education：2015 American Heart Association Guidelines Update for Cardiopulmonary Resuscitation and Emergency Cardiovascular Care. Circulation, 2015, 132(18 suppl 2)：S561 – 573.

4. GREIF R, BHANJI F, BIGHAM BL, et al. on behalf of the Education, Implementation, and Teams Collaborators. Education, implementation, and teams：2020 International Consensus on Cardiopulmonary Resuscitation and Emergency Cardiovascular Care Science With Treatment Recommendations. Circulation. 2020;142(suppl1)：S222 – S283.

第十节　非专业救援人员阿片类药物过量应对的培训

非专业救援人员阿片类药物过量应对的培训建议		
COR	LOE	推荐建议
2a	C-LD	1. 非专业救援人员接受对阿片类药物过量的应对的培训是合理的，包括纳洛酮给药。

概要

根据美国疾病控制和预防中心的数据，在过去十年中，美国阿片类药物的死亡人数增加了两倍以上，从 2007 年的 18 515 人增加到 2017 年的 47 600 人。因此，提高对阿片类药物过量的认识和提高非专业救援人员使用纳洛酮的意愿和能力，有可能改善结果。

为了确定针对性复苏和纳洛酮培训对阿片类药物使用者和可能遭遇阿片类药物过量的非专业救援人员的影响，相关学者进行了 scoping 综述。教育干预措施包括阿片类药物使用者家属的培训（包括纳洛酮的分发）、基于计算机针对阿片类药物使用者的培训、同伴互训（如阿片类药物使用者传授其他类阿片类药物使用者），以及由急诊科工作人员提供的简短咨询。

对阿片类药物使用者及其朋友、家人和近亲进行教育，可以提高纳洛酮的管理意愿和能力、风险意识、药物过量认识以及对呼叫 EMS 的态度。我们建议使用阿片类药物的人或那些可能目睹阿片类药物使用过量的人，接受应对阿片类药物过量的培训，包括纳洛酮的管理。所回顾的数据受限于无法将人群水平的干预措施与个体患者的预后相联系。需要更多的研究来确定哪些教育干预措施可以通过衡量受训者和患者的治疗效果来提供最大的收益。

相应的推荐依据

8 项研究（1 项 RCT 和 7 项观察性研究）评估了阿片类药物培训的影响。这些研究以阿片类药物使用者、朋友和家人为参与者，评估短期教育课程的影响。结果存在异质性，这些包括风险知识，药物过量确认，应对药物过量的知识和技能，以及愿意提供帮助或打电话寻求帮助的意愿。

一项 RCT 发现，60% 的药物过量目击者个人在过去 3 个月内接受过急救和（或）纳洛酮治疗，而对照组中为零。在一项观察性研究中，在接受纳洛酮教育后的 12 个月内，有 40% 的参与者目击了用药过量。另一项研究发现，接受阿片类药物培训的人与未接受阿片类药物培训的人相比，纳洛酮的使用率更高（32% 比 0）。但两组在呼叫 911 或需要提供救援呼吸的比率方面没有差异。另一项研究发现，训练有素和未经训练的反应者之间在提供援助方面没有差异。与没有技能实践的干预措施相比，包括技能实践（纳洛酮管理）在内的干预措施更可能获得改善的临床表现。

【评注与解读】

与 2010 版、2015 版相比，此部分属于新增内容。推荐意见为"非专业救援人员接受对阿片类药物过量的应对的培训是合理的，包括纳洛酮给药（COR 2a, LOE C-LD）"。本条推荐意见是根据美国现有国情即"在过去十年中，美国阿片类药物的死亡人数增加了两倍以上……"以及现有的证据进行的推荐，推荐等级为 2a，中等强度推荐。但在采用该推荐时，各国应该结合自身的国情进行确定。

【总结和建议】

推荐意见"非专业救援人员接受对阿片类药物过量的应对的培训是合理的，包括纳洛酮给药"，虽然证据水平较低，但其推荐级别为中等强度推荐，这与美国阿片类药物使用迅速增加的国情有关，因此，在使用这条推荐意见时，应结合本国国情进行考虑。

（蒋新军　吕传柱）

参考文献

1. WILLIAMS AV, MARSDEN J, STRANG J. Training family members to manage heroin overdose and administer naloxone: randomized trial of effects on knowledge and attitudes. Addiction, 2014, 109(2): 250 – 259.

2. DOE-SIMKINS M, QUINN E, XUAN Z, et al. Overdose rescues by trained and untrained participants and change in opioid use among substance-using participants in overdose education and naloxone distribution programs: a retrospective cohort study. BMC Public Health, 2014, 14: 297.

3. DUNN KE, YEPEZ-LAUBACH C, NUZZO PA, et al. Randomized controlled trial of a computerized opioid overdose education intervention. Drug Alcohol Depend, 2017, 173(Suppl 1) Suppl 1: S39 – S47.

4. DWYER K, WALLEY AY, LANGLOIS BK, et al. Opioid education and nasal naloxone rescue kits in the emergency department. West J Emerg Med, 2015, 16(3): 381 – 384.

5. ESPELT A, BOSQUE-PROUS M, FOLCH C, et al. Is systematic training in opioid overdose prevention effective? PLoS One, 2017, 12(10): e0186833.

6. FRANKO TSII, DISTEFANO D, LEWIS L. Anovel naloxone training compared with current recommended training in an overdose simulation. J Am Pharm Assoc (2003), 2019, 59(3): 375 – 378.

7. JONES JD, ROUX P, STANCLIFF S, et al. Brief overdose education can significantly increase accurate recognition of opioid overdose among heroin users. Int J Drug Policy, 2014, 25(1): 166 – 170.

8. LOTT DC, RHODES J. Opioid overdose and naloxone education in a substance use disorder treatment program. Am J Addict, 2016, 25(3): 221 – 226.

9. National Institute on Drug Abuse. Overdose death rates. 2020. https://www.drugabuse.gov/related-topics/trends-statistics/overdose-deathrates. Updated March 2020. Accessed March 18, 2020.

10. GREIF R, BHANJI F, BIGHAM BL, et al. On behalf of the education, implementation, and teams collaborators. Education, implementation, and teams: 2020 international consensus on cardiopulmonary re-suscitation and emergency cardiovascular care science with treatment recommendations. Circulation. 2020; 142 (suppl 1): S222 – S283. DOI: 10.1161/CIR.0000000000000896.

11. PIETRUSZA LM, PUSKAR KR, REN D, et al. Evaluation of an opiate overdose educational intervention and naloxone prescribing program in homeless adults who use opiates. J Addict Nurs, 2018, 29(3): 188 – 195.

12. KATZMAN JG, GREENBERG NH, TAKEDA MY, et al. Characteristics of patients with opioid use disorder associated with performing overdose reversals in the community: an opioid treatment program analysis. J Addict Med, 2019, 13(2): 131 – 138.

13. PIPER TM, STANCLIFF S, RUDENSTINE S, et al. Evaluation of a naloxone distribution and administration program in New York City. Subst Use Misuse, 2008, 43(7): 858 – 870.

14. Walley AY, Doe-Simkins M, Quinn E, et al. Opioid overdose prevention with intranasal naloxone among people who take methadone. J Subst Abuse Treat, 2013, 44(2): 241 – 247.

15. WALLEY AY, XUAN Z, HACKMAN HH, et al. Opioid overdose rates and implementation of overdose education and nasal naloxone distribution in Massachusetts: interrupted time series analysis. BMJ, 2013, 346:f174.

16. WAGNER KD, BOVET LJ, HAYNES B, et al. Training law enforcement to respond to opioid overdose with naloxone: impact on knowledge, attitudes, and interactions with community members. Drug Alcohol Depend, 2016, 165: 22 – 28.

17. DAHLEM CHG, KING L, ANDERSON G, et al. Beyond rescue: Implementation and evaluation of revised naloxone training for law enforcement officers. Public Health Nurs, 2017, 34(6): 516 – 521.

18. PANTHER SG, BRAY BS, WHITE JR. The implementation of a naloxone rescue program in university students. J Am Pharm Assoc (2003), 2017, 57(2S): S107 – S112, e102.

19. MCAULEY A, LINDSAY G, WOODS M, et al. Responsible management and use of a personal take-home naloxone supply: a pilot project. Drugs: Education, Prevention and Policy. 2010; 17: 388 – 399.

20. SEAL KH, THAWLEY R, GEE L, et al. Naloxone distribution and cardiopulmonary resuscitation training for injection drug users to prevent heroin overdose death: a pilot intervention study. J Urban Health, 2005, 82(2): 303 – 311.

21. TOBIN KE, SHERMAN SG, BEILENSON P, et al. Evaluation of the staying alive programme: training injection drug users to properly administer naloxone and save lives. Int J Drug Policy, 2009, 20(2): 131 – 136.

22. LANKENAU SE, WAGNER KD, SILVA K, et al. Injection drug users trained by overdose prevention programs: responses to witnessed overdoses. J Com-munity Health, 2013, 38(1): 133 – 141.

第三章
施救者影响层面

第一节　教育差异

COR	LOE	教育差异建议
		推荐建议
1	B-NR	1. 建议对美国特定的种族、族裔人群和社区，针对性地进行非专业人员心肺复苏培训。
1	B-NR	2. 建议针对低社会经济人群和社区进行非专业心肺复苏培训，并提高其认识。
2a	C-LD	3. 通过教育培训和提高公众意识的努力来解决女性受害者接受 B-CPR 的障碍是合理的。

　　由于种族、族裔、社会经济地位和性别等社会决定因素，教育差距对经历了更大的健康障碍的群体产生了不利影响。我们将这些种族和民族人口定义为历史上经历过不公平或偏见的个人和社区，如黑人或西班牙裔人以及英语水平有限的语言孤立社区。SES（社会经济地位）的特征是个人或邻里的收入和受教育程度。性别在个体水平上被定义为自我识别或临床医师确定的男性或女性。我们研究了种族、民族、SES 和性别是否与 B-CPR 或 CPR 培训率较低相关，以了解是否有必要对这些人群进行针对性培训。主要是黑人、西班牙裔和低 SES 社区的 B-CPR 和 CPR 培训率较低。语言障碍与较低的心肺复苏培训率相关。女性接受 B-CPR 的可能性较低，这可能是因为旁观者害怕伤害女性受害者或受到不当触摸的指控。针对特定种族、民族、低 SES 地位人群进行心肺复苏教育和改变教育以解决性别差异，可以消除心肺复苏培训和 B-CPR 的差异，并有可能改善这些人群心搏骤停的预后。未来的工作是研究影响 B-CPR 和 CPR 教育的种族、社会经济和性别障碍，这对于促进我们对这些重要问题的理解至关重要。

相应的推荐依据

　　4 项回顾性队列研究和 1 项横断面研究发现，黑人和西班牙裔社区的居民接受

B-CPR 的可能性较小。一项描述性调查发现，为西班牙语人群提供高质量心肺复苏的教育资源很少。混合性研究表明，在语言隔离社区，语言障碍、经济水平落后和信息缺乏与较低的 B-CPR 率密切相关。

几项回顾性队列研究表明，低 SES 与接受 B-CPR 可能性较低相关。此外，最近的横断面研究发现，低 SES 与接受 CPR（训练的）可能性较低相关。针对这一问题，回顾性研究已经证明了使用社区地图来确定低 SES 社区进行针对性训练的可行性。

最近的一项研究调查了 B-CPR 实施过程中的性别差异，发现男性比女性更有可能在公共场所接受 B-CPR。横断面调查研究表明，外行人员害怕被指控不适当的触摸、性侵犯，并对需要 B-CPR 的女性受害者造成伤害。一项随机模拟研究发现，与男性模拟人相比，受试者脱下女性模拟人衣服的可能性较小。

【评注与解读】

2015 版中有针对"有限资源环境中 CPR 的培训"，但是未针对施救者影响层面的教育差异进行具体阐述。在 2020 版指南中，教育差异被单独作为一部分内容，其 3 条推荐意见"建议对美国特定的种族、族裔人群和社区，针对性地进行非专业人员心肺复苏培训""建议针对低社会经济人群和社区进行非专业心肺复苏培训，并提高其认识""通过教育培训和提高公众意识的努力来解决女性受害者接受 B-CPR 的障碍是合理的"的推荐级别分别为 1、1 和 2a，且分别对应强推荐、强推荐及中等强度推荐。虽然该意见针对美国人群进行积极推荐，但对于其他国家，仍具有参考价值，提示在提供 CPR 培训及其他相关培训时，应考虑该本国人群的种族、民族、社会经济地位和性别等影响因素。

【总结和建议】

两条推荐意见"建议对美国特定的种族、族裔人群和社区，针对性地进行非专业人员心肺复苏培训""建议针对低社会经济人群和社区进行非专业心肺复苏培训，并提高其认识"，证据水平尚可，推荐级别为强推荐；推荐意见"通过教育培训和提高公众意识的努力来解决女性受害者接受 B-CPR 的障碍是合理的"的证据水平虽然较低，但推荐级别为强推荐。说明教育差异对施救者层面的影响需要受到关注，建议在使用这些推荐意见时应因地制宜，结合本国人群特点进行干预。

（蒋新军　颜时姣）

参考文献

1. BROOKOFF D, KELLERMANN AL, HACKMAN BB, et al. Do blacks get bystander cardiopulmonary resuscitation as often as whites? Ann Emerg Med, 1994, 24(6): 1147 – 1150.

2. VADEBONCOEUR TF, RICHMAN PB, DARKOH M, et al. Bystander cardiopulmonary resuscitation for out-of-hospital cardiac arrest in the Hispanic vs the non-Hispanicpopulations. Am J Emerg Med, 2008, 26(6): 655 – 660.

3. ANDERSON ML, COX M, AL-KHATIB SM, et al. Rates of cardiopulmonary resuscitation training in the United States. JAMA Intern Med, 2014, 174(2): 194 – 201.

4. FOSBØL EL, DUPRE ME, STRAUSS B, et al. Association of neighborhood characteristics with incidence of out-of-hospital cardiac arrest and rates of bystander-initiated CPR: implications for community-based education intervention. Resuscitation, 2014, 85(11): 15121517.

5. BLEWER AL, SCHMICKER RH, MORRISON LJ, et al. Resuscitation Outcomes consortium investigators. variation in bystander cardiopulmonary resuscitation delivery and subsequent survival from out-of-hospital cardiac arrest based on neighborhood-level ethnic characteristics. Circulation, 2020, 141(1): 34 – 41.

6. LIU KY, HAUKOOS JS, SASSON C. Availability and quality of cardiopulmonary resuscitation information for spanish-speaking population on the Internet. Resuscitation, 2014, 85(1): 131 – 137.

7. YIP MP, ONG B, TU SP, et al. Diffusion of cardiopulmonary resuscitation training to Chinese immigrants with limited English proficiency. Emerg Med Int, 2011, 2011: 685249.

8. MEISCHKE H, TAYLOR V, CALHOUN R, et al. Preparedness for cardiac emergencies among Cambodians with limited English proficiency. J Community Health, 2012, 37(1): 176 – 180.

9. SASSON C, HAUKOOS JS, BOND C, et al. Barriers and facilitators to learning and performing cardiopulmonary resuscitation in neighborhoods with low bystander cardiopulmonary resuscitation prevalence and high rates of cardiac arrest in Columbus, OH. Circ Cardiovasc Qual Outcomes, 2013, 6(5): 550 – 558.

10. SASSON C, HAUKOOS JS, BEN-YOUSSEF L, et al. Barriers to calling 911 and learning and performing cardiopulmonary resuscitation for residents of primarily Latino, high-risk neighborhoods in Denver, Colorado. Ann Emerg Med, 2015, 65(5): 545 – 552. e2.

11. MITCHELL MJ, STUBBS BA, EISENBERG MS. Socioeconomic status is associated with provision of bystander cardiopulmonary resuscitation. Prehosp Emerg Care, 2009, 13(4): 478 – 486.

12. VAILLANCOURT C, LUI A, DEMAIO VJ, et al. Socioeconomic status influences bystander CPR and survival rates for out-ofhospital cardiac arrest victims. Resuscitation, 2008, 79(3): 417 – 423.

13. CHIANG WC, KO PC, CHANG AM, et al. Bystander-initiated CPR in an Asian metropolitan: does the socioeconomic status matter? Resuscitation, 2014, 85(1): 53 – 58.

14. MONCUR L, AINSBOROUGH N, GHOSE R, et al. Does the level of socioeconomic deprivation at the location of cardiac arrest in an English region influence the likelihood of receiving bystanderinitiated cardiopulmonary resuscitation? Emerg Med J, 2016, 3(2)3: 105 – 108.

15. DAHAN B, JABRE P, KARAM N, et al. Impact of neighbourhood socio-economic status on bystander cardiopulmonary resuscitation in Paris. Resuscitation, 2017, 110: 107 – 113.

16. BROWN TP, BOOTH S, HAWKES CA, et al. Characteristics of neighbourhoods with high incidence of out-of-hospital cardiac arrest and low bystander cardiopulmonary resuscitation rates in England. Eur Heart J Qual Care Clin Outcomes, 2019, 5(1): 51 – 62.

17. BLEWER AL, IBRAHIM SA, LEARY M, et al. Cardiopulmonary resuscitation training disparities in the United States. J Am Heart Assoc, 2017, 6(5): e006124.

18. ABDULHAY NM, TOTOLOS K, MCGOVERN S, et al. Socioeconomic disparities in layperson CPR training within a large U. S. city. Resuscitation, 2019, 141: 13 – 18.

19. SASSON C, KEIRNS CC, SMITH DM, et al. Examining the contextual effects of neighborhood on out-of-

hospital cardiac arrest and the provision of bystander cardiopulmonary resuscitation. Resus-citation, 2011, 82(6): 674 – 679.

20. ROOT ED, GONZALES L, PERSSE DE, et al. A tale of two cities: the role of neighborhood socioeconomic status in spatial clustering of bystander CPR in austin and houston. Resuscitation, 2013, 84(6): 752 – 759.

21. BLEWER AL, MCGOVERN SK, SCHMICKER RH, et al. Gender Disparities among adult recipients of bystander cardiopulmonary resuscitation in the public. Circ Cardiovasc Qual Outcomes, 2018, 11(8): e004710.

22. BECKER TK, GUL SS, COHEN SA, et al. Public perception towards bystander cardiopulmonary resuscitation. Emerg Med J, 2019, 36(11): 660 – 665.

23. PERMAN SM, SHELTON SK, KNOEPKE C, et al. Public Perceptions on why women receive less bystander cardiopulmonary resuscitation than men in out-of-hospital cardiac arrest. Circulation, 2019, 139(8): 1060 – 1068.

24. KRAMER CE, WILKINS MS, DAVIES JM, et al. Does the sex of a simulated patient affect CPR? Resuscitation, 2015, 86: 82 – 87.

25. LAVEIST TA, ISAAC L A. Race, Ethnicity, and Health: a public health reader. Hoboken, NJ: John Wiley & Sons, Inc; 2002.

第二节　急救医疗服务人员经验与接触非创伤性院外心搏骤停患者的次数

急救医疗服务人员经验和接触非创伤性院外心搏骤停患者的建议		
COR	LOE	推荐建议
2a	C-LD	1. 急救医疗服务系统有必要监控临床人员进行复苏操作，以确保治疗团队具有能够胜任处理心搏骤停病例管理的成员。可以通过人员配备或培训策略来提高团队能力。

概要

适当地提供院前复苏急救措施是决定 OHCA（非创伤性院外心搏骤停）结局的重要因素。了解持续接触（看护心搏骤停的确诊患者）或一般经验（工作时间）对 OHCA 患者结局的影响，可能会为人员配备和培训策略提供参考。一项系统评估表明，EMS（急救医疗服务）操作者的接触，包括随时间推移处理的心搏骤停病例数以及最近一次接触心搏骤停患者的经历（6个月内），这两者与自主循环恢复（ROSC）的改善和生存率相关。个别研究结果不一致，但根据已知的生存预测因素调整后的高质量研究，证明了其生存率随着 EMS 提供者的接触程度而提高。EMS 提供者的经验（工作年限）与提高的生存率和出院率无关。

EMS 系统监控其急救服务提供者对复苏的接触情况，以实施解决低接触问题的策略，或者确保治疗团队中有最近接触过心搏骤停病例的成员，这些是合理的。通过基于模拟培训来调整人员配置或补充接触的需要，需与计划的实用性和培训的额外成本进行权衡，因为它们可能会以损失其他潜在的有益的干预措施为代价。我们无法就治疗小儿心搏骤停患者所需的接触量提出任何建议。

相应的推荐依据

系统评价的结果明确了 2 项评估了急救服务操作者接触影响的观察性研究。其中更大的研究指出，通过调整后的研究结果发现，随着治疗小组接触量的增加（过去 3 年接诊心搏骤停患者的次数），患者存活率得到了改善。与接触次数小于或等于 6 次的治疗小组相比，接触次数大于 6 次到 11 次（调整后的比值比：1.26；95% CI：1.04，1.54）及接触为 11 次到 17 次（调整后的比值比：1.29；95% CI：1.04，1.59）的组中患者生存的可能性更高，以及超过 17 次接触组（调整后的比值比：1.50；95% CI：1.22，1.86）的患者生存可能性更高，提示预后与接触次数存在"剂量—反应"关系。另一项的观察性研究报告了未经调整的结果，未发现接触与出院存活率之间存在关联。

一项观察性研究发现，与最近（1 个月内）接触过心搏骤停患者的治疗团队相比，在前 6 个月中没有接受过心搏骤停患者的团队治疗的出院生存率较低（调整后的比值比：0.70；95% CI：0.54，0.91）。其他研究发现，团队负责人的心搏骤停接触情况与患者存活率之间没有关联，EMS 提供者或 EMS 团队的临床经验年限与出院存活率之间没有关联。2 项研究报告显示，随着初级医护人员接触次数的增加，自主循环恢复得到改善。

【评注与解读】

提高心搏骤停患者的生存结局是指南的终极目标。《2020AHA 心肺复苏与心血管急救指南》认为急救医疗系统有必要监视医务人员的心肺复苏操作，确保治疗团队具有能够处理院外心搏骤停事件的人员；同时，可通过人员配备或培训策略提高治疗团队的院外心搏骤停救治能力，进而提升院外心搏骤停患者的结局。据有关数据显示，适当地提供院前复苏急救措施是决定 OHCA（非创伤性院外心搏骤停）结局的重要因素，而通过 EMS 系统对急救医务人员持续的心肺复苏经验进行调查可为治疗团队的人员配备和培训策略提供参考与借鉴。一项系统评估表明，急救医务人员的实际处理心搏骤停病例数和 6 个月内是否接触心搏骤停患者与患者的自主循环恢复和生存率相关；而急救医务人员工作年限与生存率和出院率的改善无关。培训是解决心搏骤停患者接触概率低，提高急救医务人员心搏骤停救治能力与丰富其处理经验的重要措施。通过模拟培训对急救医务人员进行心肺复苏培训，提高急救医务人员的急救技术熟练程度。

【总结和建议】

与 2010 年版、2015 年版相比，2010 版、2015 版专门提及了复训间隔时间，但对施救者施救经验没有提及，该部分为新增内容。《2020AHA 心肺复苏与心血管急救指南》将该条建议推荐为 2a 级推荐，证据级别为 C-LD。通过 2 项观察性研究结果显示，团队中急救医务人员接触心搏骤停患者次数的增加（近 3 年内参与处理心搏骤停次数）能显著改善患者心搏骤停结局，结果提示存在一定的"剂量—反应"关系。与《2015AHA心肺复苏及心血管急救指南》相比，《2020 AHA 心肺复苏与心血管急救指南》对提高院外心搏骤停患者结局，为急救服务提供者提供了更为全面的建议。在中国，就培训策略而言，建议应更加重视急救服务提供者的复训次数，缩短复训时间。

（颜时姣 钟有清）

参考文献

1. DYSON K, BRAY JE, SMITH K, et al. Paramedic exposure to out-of-hospital cardiac arrest resuscitation is associated with patient survival. Circ Cardiovasc Qual Outcomes, 2016, 9(2): 154 – 160.

2. TUTTLE JE, HUBBLE MW. Paramedic out-of-hospital cardiac arrest case volume is a predictor of return of spontaneous circulation. West J Emerg Med, 2018, 19(4): 654 – 659.

3. WEISS N, ROSS E, COOLEY C, et al. Does experience matter? Paramedic cardiac resuscitation experience effect on out-of-hospital cardiac arrest outcomes. Prehosp Emerg Care, 2018, 22(3): 332 – 337.

4. GOLD LS, EISENBERG MS. The effect of paramedic experience on survival from cardiac arrest. Prehosp Emerg Care, 2009, 13(3): 341 – 344.

5. SOO LH, GRAY D, YOUNG T, et al. Influence of ambulance crew's length of experience on the outcome of out-of-hospital cardiac arrest. Eur Heart J, 1999, 20(7): 535 – 540.

6. BJORNSSON HM, MARELSSON S, MAGNUSSON V, et al. Physician experience in addition to ACLS training does not significantly affect the outcome of prehospital cardiac arrest. Eur J Emerg Med, 2011, 18(2): 64 – 67.

7. Perkins GD, Jacobs IG, Nadkarni VM, et al. Cardiac arrest and cardiopulmonary resuscitation outcome reports: update of the Utstein Resuscitation Registry T emplates for Out-of-Hospital Cardiac Arrest: a statement for healthcare professionals from a task force of the International Liaison Committee on Resuscitation (American Heart Association, European Resuscitation Council, Australian and New Zealand Council on Resuscitation, Heart and Stroke Foundation of Canada, InterAmerican Heart Foundation, Resuscitation Council of Southern Africa, Resuscitation Council of Asia); and the American Heart Association Emergency Cardiovascular Care Committee and the Council on Cardiopulmonary, Critical Care, Perioperative and Resuscitation. Circulation, 2015, 132(13): 12861300.

8. GREIF R, BHANJI F, BIGHAM BL, et al. Education, implementation, and teams: 2020 international consensus on cardiopulmonary resuscitation and emergency cardiovascular care science with treatment recommendations. Circulation, 2020, 142(16 suppl 1): S222 – S283.

9. LUKIĈĆ A, LULIĆ I, LULIĆ D, et al. Analysis of out-of-hospital cardiac arrest in Croatia—survival, by-stander cardiopulmonary resuscitation, and impact of physician's experience on cardiac arrest management: a single center observational study. Croat Med J, 2016, 57(6): 591 – 600.

第三节　高级生命支持课程（ACLS）的参与

针对高级生命支持课程参与的建议		
COR	LOE	推荐建议
2a	C-LD	1. 医疗保健专业人员参加成人高级生命支持课程或同等培训是合理的。

概要

复苏委员会已经提供了超过 30 年的成人高级生命支持课程（如 AHA 提供的 ACLS、欧洲复苏委员会提供的高级生命支持课程），其提供了识别和治疗重症成年患者所需的急救知识和技能。该课程面向可能会处理心搏骤停成年患者的医疗服务专业人员。ACLS 的课程内容和教学设计每 5 年更新一次，以反映最新的复苏指南，而最近的版本则通过基于模拟培训侧重于跨专业的团队救护。一项相关研究的荟萃分析发现，复苏团队有 1 个或多个团队成员参加过 ACLS 课程可改善患者的结局，包括 ROSC、出院存活率以及 30 天存活率。为此，我们建议所有可能参与救治成人心搏骤停患者的医护人员都参加 ACLS 课程培训或同等培训。

参与课程的获益应与课程培训成本进行权衡，尤其是在资源匮乏的地区，参加 ACLS 可能会以牺牲其他有益干预为代价。由于缺乏评估 PALS 和新生儿复苏计划课程与患者预后的证据，我们无法为新生儿和儿科医疗服务提供者提出建议。

相应的推荐依据

最近的系统评价发现了 6 项观察性研究的证据，该研究纳入 1 461 例成人院内心搏骤停患者。与没有接受过 ACLS 培训的治疗团队所救治的患者相比，由至少有 1 名成员完成认证的 ACLS 培训课程的复苏团队进行救治的患者 ROSC 恢复率较好（比值比：1.64；95% CI：1.12，2.41）。另一项系统评价从 7 项观察性研究中发现了证据，该研究共纳入了 1 507 名成人心搏骤停住院的患者，由至少有 1 名成员完成认证的 ACLS 课程的治疗团队所救治的患者，其出院生存率或 30 天生存率较前提高（比值比：2.43；95% CI：1.04，5.70）。纳入 455 名患者的 2 项观察性研究结果显示 1 年生存率与 ACLS 培训之间无显著关联。

ACLS 培训的其他好处包括加快自主循环恢复，减少治疗错误（例如不正确的心律评估），以及受过训练的团队成员数量与自主循环恢复率提高之间存在相关关系。

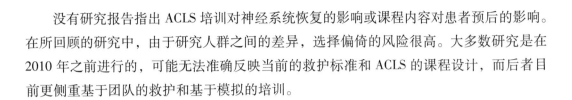

没有研究报告指出 ACLS 培训对神经系统恢复的影响或课程内容对患者预后的影响。在所回顾的研究中，由于研究人群之间的差异，选择偏倚的风险很高。大多数研究是在 2010 年之前进行的，可能无法准确反映当前的救护标准和 ACLS 的课程设计，而后者目前更侧重基于团队的救护和基于模拟的培训。

【评注与解读】

高级生命支持（Advanced Life Support，ACLS）为心肺复苏的第二阶段，是在持续生命支持（Basic Life Support，BLS）的基础上，应用辅助设备和特殊技术（心电监护、除颤仪、人工呼吸机和药物等）建立与维持更有效的通气和血液循环。该阶段主要参与人群多为专业的院前急救医务团队。自 2004 年以来，我国院外心搏骤停患者的结局未得到有效改善，主要原因在于第一目击者未在心搏骤停黄金时间内对患者实施有效的心肺复苏术。《2020 AHA 心肺复苏与心血管急救指南》旨在通过一系列措施，提高心搏骤停患者的预后与结局，指南建议所有可能参与救治成人心搏骤停患者的医护人员都应参与并完成高级生命支持课程或同等培训项目的学习。

目前，复苏委员会已提供了超过 30 年的成人高级生命支持课程（AHA 提供的 ACLS 课程与欧洲复苏委员会提供的 ACLS 课程），阐述了识别和治疗重症成年患者所需的急救知识和技能。该课程面向可能会处理心搏骤停成年患者的医疗服务专业人员。最新的研究表明，参与 ACLS 课程学习的复苏团队对成人心搏骤停患者进行复苏救治后，其自主循环恢复、30 天生存率及出院生存率明显高于未完成 ACLS 课程学习的复苏团队。针对心搏骤停患者神经系统的恢复与医疗服务专业人员是否完成 ACLS 课程之间的关联尚未有文献资料报道。

【总结和建议】

2010 版、2015 版对高级生命支持课程学习内容、课前准备策略都有阐述，但没有基于证据基础进行效果评价。《2020 AHA 心肺复苏与心血管急救指南》将推荐医疗服务专业人员完成 ACLS 课程推荐为 2a 级，通过全球已完成的研究，阐述了急救团队通过 ACLS 课程学习能够对患者病程进行准确评估、快速采取治疗措施，从而改善自主循环恢复率、出院生存率和 30 天生存率。因此，《2020 AHA 心肺复苏与心血管急救指南》的推荐是合理且重要的。中国各省市因经济发展水平不同，各个层级医疗机构医护人员的医疗水平以及市民的健康素养参差不齐，我们建议医疗机构和卫生行政管理部门多举办这种技能培训班，让所有可能参与救治成人心搏骤停患者的医护人员和进行复苏教育的培训导师都应完成高级生命支持课程或同等培训项目的学习。

（颜时姣　钟有清）

参考文献

1. CAMP BN, PARISH DC, ANDREWS RH. Effect of advanced cardiac life support training on resuscitation efforts and survival in a rural hospital. Ann Emerg Med, 1997, 29(4): 529 –533.

2. DANE FC, RUSSELL-LINDGREN KS, PARISH DC, et al. In-hospital resuscitation: association between ACLS training and survival to discharge. Resuscitation, 2000, 47(1): 83 –87.

3. LOWENSTEIN SR, SABYAN EM, LASSEN CF, et al. Benefits of training physicians in advanced cardiac life support. Chest, 1986, 89(4): 512 –516.

4. MAKKER R, GRAY-SIRACUSA K, EVERS M. Evaluation of advanced cardiac life support in a community teaching hospital by use of actual cardiac arrests. Heart Lung, 1995, 24(2): 116 –120.

5. MORETTI MA, CESAR LA, NUSBACHER A, et al. Advanced cardiac life support training improves long-term survival from in-hospital cardiac arrest. Resuscitation, 2007, 72(3): 458 –465.

6. POTTLE A, BRANT S. Does resuscitation training affect outcome from cardiac arrest? Accid Emerg Nurs, 2000, 8(1): 46 –51.

7. SANDERS AB, BERG RA, BURRESS M, et al. The efficacy of an ACLS training program for resuscitation from cardiac arrest in a rural community. Ann Emerg Med, 1994, 23(1): 56 –59.

8. SODHI K, SINGLA MK, SHRIVASTAVAA. Impact of advanced cardiac life support training program on the outcome of cardiopulmonary resuscitation in a tertiary care hospital. Indian J Crit Care Med, 2011, 15(4): 209 –212.

9. LOCKEY A, LIN Y, CHENG A. Impact of adult advanced cardiac life support course participation on patient outcomes-a systematic review and meta-analysis. Resuscitation, 2018, 129: 48 –54.

10. BHANJI F, DONOGHUE AJ, WOLFF MS, et al. Part 14: education: 2015 American Heart Association Guidelines Update for Cardiopulmonary Resuscitation and Emergency Cardiovascular Care. Circulation, 2015; 132(18 suppl 2): S561 –S573.

11. CHENG A, LOCKEY A, BHANJI F, et al. The use of high-fidelity manikins for advanced life support training-a systematic review and meta-analysis. Resuscitation, 2015, 93: 142 –149.

12. CHENG A, NADKARNI VM, MANCINI MB, et al. Resuscitation education science: educational strategies to improve outcomes from cardiac arrest: a scientific statement from the american heart association. Circulation, 2018, 138(6): e82 –e122.

13. GREIF R, BHANJI F, BIGHAM BL, et al. Education, implementation, and teams: 2020 international consensus on cardiopulmonary resuscitation and emergency cardiovascular care science with treatment recommendations. Circulation, 2020, 142(16 suppl1): S222 –S283.

第四节　进行 B-CPR 的意愿

自愿进行 B-CPR 的建议		
COR	LOE	推荐建议
2a	C-LD	1. 通过心肺复苏培训、心肺复苏术意愿倡议以及推广徒手心肺复苏术来提高旁观者实施心肺复苏术的意愿是合理的。

（续）

自愿进行 B-CPR 的建议		
COR	LOE	推荐建议
2b	C-LD	2. 非专业救援人员的心肺复苏培训项目可能有助于提高对影响旁观者实施心肺复苏意愿的物理障碍的认识。
2b	C-LD	3. 非专业救援人员的心肺复苏培训项目可能有助于解决影响旁观者进行心肺复苏意愿的情感障碍。

概要

及时实施 B-CPR 可使心搏骤停患者存活的机会增加一倍，但在许多社区中，不到 40% 的心搏骤停患者接受了 B-CPR。鉴于 B-CPR 的实施率相对较低，因此有必要对 B-CPR 的促进和障碍因素进行评估。个人层面愿意进行 B-CPR 的促进因素包括施救者以前参加过 CPR 训练、年龄较小以及与患者存在家庭关系。社区层面的促进因素包括徒手 CPR 培训、大规模 CPR 培训（培训大量人员）和提高 CPR 意识等以提高旁观者的施救表现。旁观者发起 CPR 的障碍因素包括个人层面的情感障碍（例如恐惧、恐慌、缺乏信心、担心伤害患者）、对患者身体特征的感知（例如呕吐、血液、女性、患者的体位）、社会、经济地位低下及种族构成。我们建议通过大规模的心肺复苏术培训、心肺复苏术意识倡议和推广徒手心肺复苏术来提高旁观者实施心肺复苏术的意愿。我们还建议为非专业人士设计心肺复苏术培训计划时应解决身体和情感方面的障碍。这些努力可能会提高旁观者实施心肺复苏术的主动性，并为将来这些已知障碍制定解决方案提供途径。

相应的推荐依据

一项队列研究表明，接受过心肺复苏培训的旁观者实施心肺复苏术的可能性要提高 3 倍。对超过 5 500 名大学生进行徒手心肺复苏培训发现能促进 B-CPR 的实施。社区层面推广徒手心肺复苏术会增加 B-CPR 实施率，提高患者存活率，并具有良好的改善神经系统预后效果。社区中有较高比例的居民认为在心肺复苏术培训前具有心肺复苏意识，以及较高的自我效能感与 B-CPR 的实施率提高相关。一些研究受到既往心肺复苏培训和社区生态测量指标的限制。

几项基于旁观者的调查研究表明，呕吐物、受害者呼吸中的酒精和血液暴露是实施心肺复苏术的物理障碍。对心肺复苏术急救过程的分析发现，无法将患者转移到坚硬平坦的平面与心肺复苏效果降低有关，四项回顾性队列研究发现，与男性相比，女性接受 B-CPR 的可能性更小。

观察性研究发现，恐慌、缺乏信心、认为做了也没用，以及对伤害的担忧是实施心肺复苏术的情感障碍，一项针对大学生的调查指出，责任心和识别心搏骤停困难是额

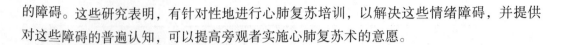

的障碍。这些研究表明，有针对性地进行心肺复苏培训，以解决这些情绪障碍，并提供对这些障碍的普遍认知，可以提高旁观者实施心肺复苏术的意愿。

【评注与解读】

旁观者及时为心搏骤停患者提供 B-CPR 可使其存活率增加一倍，但在社区中的一项调查显示，在心搏骤停患者中接受 B-CPR 的不足 40%。为改善院外心搏骤停患者结局、提高存活率、应对普通公众实施 B-CPR 的影响因素进行深入调查研究。在个人层面，年龄、曾经参与 CPR 培训以及与心搏骤停患者的家庭关系均为普通公众实施 B-CPR 的促进因素。在社区层面，徒手 CPR 培训、大规模的 CPR 培训以及采取提高公众心肺复苏术意识的举措等均可促进公众在面对心搏骤停患者时第一时间对其行 B-CPR。公众的心理认知是影响其实施 CPR 的一个重要因素，恐惧、担忧、对心搏骤停患者症状的认知（如呕吐、血液、女性、患者体位）、较低的社会经济地位、种族等均会阻碍公众向心搏骤停患者行 B-CPR。因而《2020 AHA 心肺复苏及心血管急救指南》建议通过大规模的培训提升普通公众对心搏骤停的认知，使其具备心肺复苏意识并掌握技能，以此增强旁观者行心肺复苏术的意愿。

普通公众掌握 CPR 技能是其为心搏骤停患者实施 CPR 的先决条件，但在心肺复苏环境中，有更多的不可控因素影响旁观者行 CPR。有研究表明，接受过 CPR 培训的旁观者对心搏骤停患者行 CPR 的可能性是未接受 CPR 培训旁观者的 3 倍；旁观者对心搏骤停患者病情的判断是影响其行 CPR 的一个重大阻碍；与男性相比，女性行 B-CPR 的可能性更小。此外，恐惧、担忧、对 CPR 技术的熟练程度及害怕伤害心搏骤停患者等心理因素是旁观者行 CPR 的重大心理障碍。

【总结和建议】

2010 年版本对旁观者（第一目击者）实施 CPR 的相关影响因素进行了讨论，《2020 AHA 心肺复苏与心血管急救指南》中该项推荐为 2a ~ 2b 级，在阐述相关影响因素的基础上，建议对非专业救援人员进行大规模 CPR 培训，并在培训时基于已知的物理和情感障碍，有针对性地进行心肺复苏术意识倡议，以此提升普通公众行 B-CPR 的意愿。我们建议，应对中国居民进行大规模的横断面调查，明确对旁观者（第一目击者）实施 CPR 的相关影响因素，并针对这些影响因素，于国家层面加大宣传教育，解决相应的物理和情感障碍，提高旁观者实施心肺复苏术的意愿。

（颜时姣　李琪）

参考文献

1. IWAMI T, KITAMURA T, KIYOHARA K, et al. Dissemination of chest compression-only cardiopulmonary resuscitation and survival after out-of-hospital cardiac arrest. Circulation, 2015, 132(5): 415 – 422.

2. TANIGAWA K, IWAMI T, NISHIYAMA C, et al. Are trained individuals more likely to perform bystander CPR? An observational study. Resuscitation, 2011, 82(5): 523 – 528.

3. NISHIYAMA C, SATO R, BABA M, et al. Actual resuscitation actions after the training of chest compression-only CPR and AED use among new university students. Resuscitation, 2019, 141: 63 – 68.

4. RO YS, SHIN SD, SONG KJ, et al. Public awareness and self-efficacy of cardiopulmonary resuscitation in communities and outcomes of out-of-hospital cardiac arrest: a multi-level analysis. Resuscitation, 2016, 102: 17 – 24.

5. MCCORMACK AP, DAMON SK, EISENBERG MS. Disagreeable physical characteristics affecting bystander CPR. Ann Emerg Med, 1989, 18(3): 283 – 285.

6. AXELSSON A, HERLITZ J, EKSTRÖM L, et al. Bystander-initiated cardiopulmonary resuscitation out-of-hospital. A first description of the bystanders and their experiences. Resuscitation, 1996, 33(1): 3 – 11.

7. LANGLAIS BT, PANCZYK M, SUTTER J, et al. Barriers to patient positioning for telephone cardiopulmonary resuscitation in out-of-hospital cardiac arrest. Resuscitation, 2017, 115: 163 – 168.

8. CASE R, CARTLEDGE S, SIEDENBURG J, et al. Identifying barriers to the provision of bystander cardiopulmonary resuscitation (CPR) in high-risk regions: a qualitative review of emergency calls. Resuscitation, 2018, 129: 43 – 47.

9. BLEWER AL, MCGOVERN SK, SCHMICKER RH, et al. Gender disparities among adult recipients of bystander cardiopulmonary resuscitation in the public. Circ Cardiovasc Qual Outcomes, 2018, 11 (8): e004710.

10. MATSUYAMA T, OKUBO M, KIYOHARA K, et al. Sex-based disparities in receiving bystander cardiopulmonary resuscitation by location of cardiac arrest in japan. Mayo Clin Proc, 2019, 94(4): 577 – 587.

11. MATSUI S, KITAMURA T, KIYOHARA K, et al. Sex disparities in receipt of bystander interventions for students who experienced cardiac arrest in Japan. JAMA Netw Open, 2019, 2(5): e195111.

12. SWOR R, KHAN I, DOMEIER R, et al. CPR training and CPR performance: do CPR-trained bystanders perform CPR? Acad Emerg Med, 2006, 13(6): 596 – 601.

13. GIROTRA S, VAN DIEPEN S, NALLAMOTHU BK, et al. Regional variation in Out-of-Hospital Cardiac Arrest Survival in the United States. Circulation, 2016, 133(22): 2159 – 2168.

14. IWAMI T, NICHOL G, HIRAIDE A, et al. Continuous improvements in "chain of sur-vival" increased survival after out-of-hospital cardiac arrests: a large-scale population-based study. Circulation, 2009, 119 (5): 728 – 734.

15. GREIF R, BHANJI F, BIGHAM BL, et al. Education, implementation, and teams: 2020 international consensus on cardiopulmonary resuscitation and emergency cardiovascular care science with treatment recommendations. Circulation, 2020, 142(16 suppl 1): S222 – S283.

16. CHANG I, KWAK YH, SHIN SD, et al. Characteristics of bystander cardiopulmonary resuscitation for paediatric out-of-hospital cardiac arrests: A national observational study from 2012 to 2014. Resuscitation, 2017, 111: 26 – 33.

17. CHIANG WC, KO PC, CHANG AM, et al. Bystander-initiated CPR in an Asian metropolitan: does the so-

cioeconomic status matter? Resuscitation, 2014, 85(1): 53 – 58.

18. DAHAN B, JABRE P, KARAM N, et al. Impact of neighbourhood socio-economic status on bystander cardiopulmonary resuscitation in Paris. Resuscitation, 2017, 110: 107 – 113.

19. MONCUR L, AINSBOROUGH N, GHOSE R, et al. Does the level of socioeconomic deprivation at the location of cardiac arrest in an English region influence the likelihood of receiving bystanderinitiated cardiopulmonary resuscitation? Emerg Med J, 2016, 33(2): 105 – 108.

20. VAILLANCOURT C, LUI A, DE MAIO VJ, et al. Socioeconomic status influences bystander CPR and survival rates for out-ofhospital cardiac arrest victims. Resuscitation, 2008, 79(3): 417 – 423.

21. SASSON C, MAGID DJ, CHAN P, et al. Association of neighborhood characteristics with bystander-initiated CPR. N Engl J Med, 2012, 367(17): 1607 – 1615.

∽ 第四章 ∾
认知差距与未来研究

明确提供复苏教育的最佳方式需要设计严谨的研究，强调重要的认知差距。与临床复苏研究相比，复苏教育研究拥有独特的局限性。根据 GRADE 标准，本章的优先建议因其证据水平较低被归类为弱建议，这一点很容易被理解。我们认为，这在一定程度上反映了在教育研究评价中使用 GRADE 评估的内在局限性。我们回顾的许多研究都是单中心研究，难以判断利益干预的真实影响。多中心研究形式的合作将有助于解决这一问题。教育研究网络提供了必要的基础设施，以支持指导、拨款申请、研究设计和实施以及知识传播。另一个在复苏教育研究中普遍存在的首要问题是结果选择，这与其他科学领域的研究相对不同。模拟环境中施救者的表现与真实事件中救助患者时（或患者结局）的表现直接对应起来仍然相对难以达到。在过去的几年中，少数研究成功地将教育干预措施与真实事件发生后患者的临床结局联系起来，但是大多数教育研究都是通过在模拟环境中来检验学习者知识和技能掌握程度来替代临床结局。复苏研究人员应该致力于报道教育干预的临床结局（表 6-1）。当患者治疗效果的结局指标是不可量化时，我们鼓励教育研究人员选择与改善心搏骤停结局具有明确关联的量化指标（如胸部按压深度）。这样做可以让研究人员在模拟研究和临床研究的结果之间建立因果关联。

我们对文献回顾后发现，干预的类型和结果测量指标具有显著的异质性，因此很难对许多关键主题进行荟萃分析。即使是在许多研究中常见的结果（例如心肺复苏按压深度），结果测量指标也存在差异（例如平均的心肺复苏按压深度与每 30 秒心肺复苏按压深度的符合率、与每次急救事件的心肺复苏按压深度的符合率）。建立复苏教育研究结果的标准化指南将解决这个问题，并在未来针对以下关键问题进行荟萃分析（表 6-1）。尽管存在这些不足，但教育研究与其他复苏科学领域一样，在基本知识方面仍然存在差距，需要进一步调查研究。

在复苏教育的未来研究中，有几个普遍性的问题是必须要考虑的。由于很少有研究将教育干预与患者的结局联系起来，因此需要更多的研究来检验教育成果与存活率之间的联系，以及已知对生存率有贡献的其他中间临床结局（例如高质量的心肺复苏术、除颤时间，开始心肺复苏的时间）。在以检验知识和技能作为结果的研究中，有不成比数量的研究只在课程结束后的一个时间点检验这些结果。未来的研究应更加关注知识和技能的长期记忆保存，而不是仅在课程结束时评价，特别是考虑到某些教学策略可能会显示出较好的短期改善，而长期的学习效果较差的事实。我们确定的许多研究都只是研究某些教学设计特征，或者他们确定的研究设计未能适当地分离出感兴趣的变量。未来的研究应设计为控制潜在的混杂变量（例如同时受教育的机会、先前的经验、评估者的盲法）和（或）包括针对可能会产生偏倚的变量进行调整的统计学分析。此外，当将教学设计功能应用于特定的复苏技能时，加深对教学效果的综合理解，将有助于改善学习成果。

在复苏教育的经济学评价方面存在着明显的知识差距。经济学评价是一种对至少两种备选教育方案（例如使用和不使用 CPR 反馈设备的 BLS 培训）的成本和效果进行评价的研究类型。尽管目前的文献提供了支持某些教学设计功能有效性的证据，在决定是否采用某种培训方法时，教育计划仍必须在潜在收益与成本之间取得平衡。适当进行成本效益分析可以为这些决策提供依据。未来的教育研究应探讨培训的有效性和相关费用（表 6-1）。这不仅有助于促进某些教学设计的实施，而且有助于在有限的资源下最大限度地提高教学效果。

表 6-1　复苏教育中的总体认知差距

主题区域	样本研究问题
结果的相关性	培训的教育成果（即认知和技能），临床表现和患者预后之间是否存在关联？
患者结果	教育干预和（或）特定的教学设计元素对患者预后有何影响？
标准化报告	复苏教育研究的结果如何标准化以减少研究之间的异质性？
成本效益	不同的教育干预措施的成本效益如何？
优化教学设计	如何结合教学设计功能，以最佳地优化学习和改善患者预后？
量身定制的教学设计	哪种复苏技能/能力最适合哪种教学设计功能？
学习曲线和技能保留	关键复苏技能的学习曲线是什么？如何组织培训以优化技能的长期保留？

写作小组确定了几个关键内容领域存在明显的认知差距。促进学习效果的评价是AHA 的核心教育理念之一，然而在复苏教育中针对评价实践的研究相对较少。探索评价反馈的来源（教师、人体模型、相关设备）、培训时长和内容结构的研究对于未来的课程设计是必要的。在已出版的文献中，对复苏课程学习者进行形成性和总结性评价的工具越来越多。对医疗服务提供者的评价涵盖了临床知识、技术技能和团队合作领域。为不同的培训人群选择合适的工具应成为培训计划评估策略的一部分。为此目的而设计的设备应严格测试其可靠性和通用性。未来的研究将受益于对评估者培训策略的描述，以及在不同学习群体和环境中更规范地使用这些设备（表 6-2）。

为复苏教育者提供的发展机会确保了复苏培训项目的有效实施。尽管现有文献描述了医学教育中有效的教师发展的关键特征，但适用于复苏教育工作者的培训缺乏相应的研究。最后,诸如在培训期间使用认知辅助工具、混合课程设计[例如具有在线学习和(或)其他功能]、人工智能和模拟仿真等主题都受到关注,但在提出建议并以此指导未来实践之前,还需要更多的证据(表6-2)。

虽然这些指南涵盖了一些较新的教育策略,如虚拟现实和游戏化学习,我们也继续关注基本内容,如分散学习、强化训练、刻意练习和反馈。在所有这些领域,仍然存在重要的知识差距,从而为今后的研究提供机会(表6-2)。我们努力争取让资助机构认识到复苏教育在改善心搏骤停结局中的关键作用,目的是为复苏教育研究提供重点资助机会。有了适当的资金,研究者将能够探索新的现象,并继续评估长期存在的复苏教育模式。通过这种方法,我们将继续努力提高教育效率,并改善心搏骤停的预后。

表6-2 按主题进行的复苏教育中的特定认知差距

主题区	样本研究问题
精熟学习	不同复苏技术的最低及格标准是什么?将这些标准纳入训练的精熟学习模型中是否会改善技能的获取和保留?
强化训练	关键复苏技能的理想强化训练间隔时间是多久,以防止技能随时间推移而衰减?
非专业人员培训	我们如何优化非专业人员培训以提高旁观者的心肺复苏率,心肺复苏质量和患者预后?
团队合作和领导力培训	如何改善复苏团队的结构(例如配备CPR教练)以提高表现,并且在这些新结构中进行培训可以改善结果吗?
反馈和汇报	复苏培训期间反馈和汇报的来源,频率、结构、内容和时间安排如何影响结局?
培训技术	如何使用新兴技术(例如VR、增强现实、眼动追踪、人工智能)改善复苏质量和患者预后?
教育差距	解决复苏教育中种族、族裔、社会经济和性别差异的最佳方法是什么?
教师发展	有效扩大复苏教师团队的最佳方法是什么?
学习者评估	复苏培训期间最有效的评估策略是什么?
培训中的认知辅助	在学习中,如何将认知辅助手段有效地纳入复苏培训计划?

【评注与解读】

复苏教育研究拥有独特的局限性,虽然近年来复苏教育在全世界各地越来越受到关注,但是,复苏教育研究仍然存在很多的局限性。首先,因为回顾的许多研究都是证据性不足的单中心研究,因此很难确定干预措施的真实效果。其次,复苏教育培训多为模拟培训,模拟环境中施救者的表现与真实事件中救助患者时(或患者结局)的表现直接对应起来仍然相对难以达到。同时，只有少数研究者能将教育干预措施与真实事件发生后患者的临床结局联系起来进行分析，而且在临床结局的选择上，很多指标难以量化。《2020 AHA 心肺复苏与心血管急救指南》建议教育研究人员选择与改善心搏骤停结局具有明确关联的量化指标，从而在模拟研究和临床研究的结果之间建立因果关联。最后，干预的类型和结果测量指标具有显著的异质性，因此很难对许多关键主题进行荟萃分析。需要更多的研究者在未来的研究中针对列出的关键问题进行系统总结。

基于证据基础，《2020 AHA 心肺复苏与心血管急救指南》就复苏教育未来教育研究中的几个普遍存在的问题进行了分析，首先很少有研究将教育培训这一干预措施与患者的结局进行联系，因此需要更多的研究来检验教育成果与存活率之间的联系，以及已知对生存率有贡献的其他中间临床结局（例如高质量的心肺复苏术、除颤时间，开始心肺复苏的时间）。而且针对未来的研究，考虑到更加关注知识和技能的长期记忆保存，因此在研究设计上，要进行随访，对培训的长期效果进行评价，同时，要控制混杂因素对结局产生的影响，对可能会产生偏倚的变量要进行调整的统计学分析。其次，在未来研究中，应关注复苏教育的卫生经济学评价，在决定是否采用某种培训方法时，教育计划应在潜在收益与成本之间取得平衡，探讨培训的有效性和相关费用，适当进行成本效益分析可以为这些决策提供依据。这不仅有助于促进某些教学设计的实施，而且有助于在有限的资源下最大限度地提高教学效果。

《2020 AHA 心肺复苏与心血管急救指南》确定了几个关键内容领域存在明显的认知差距。首先，现行的复苏教育中针对评价实践的研究相对较少，探索评价反馈的来源（教师、人体模型、相关设备）、培训时长和内容结构的研究对于未来的课程设计是必要的。同时，用于过程性评价和总结性评价的工具越来越多，为不同的培训人群选择合适的工具应成为培训计划评估策略的一部分。其次，为复苏教育者提供的发展机会能保证复苏培训项目的有效实施，针对受训者培训方法的研究较多，但适用于复苏教育工作者的培训缺乏相应的研究。最后，诸如在培训期间使用认知辅助工具、混合课程设计、人工智能和模拟仿真等主题都受到关注，但在提出建议并以此指导未来实践之前，还需要更多的证据。

《2020 AHA 心肺复苏与心血管急救指南》指出，在以上这些领域，全球的复苏教育和研究还存在重要的认知差距，我们努力争取让资助机构认识到复苏教育在改善心搏骤停结局中的关键作用，目的是为复苏教育研究提供重点资助机会，通过这些资金，探索新的知识领域，同时继续对现有的复苏教育模式进行实践和评估，提高教育效率，改善心搏骤停的预后。

【总结和建议】

心搏骤停的黄金时间窗为 4 分钟，若超过 10 分钟开始复苏，患者存活率几乎为零。既往研究显示，院外急救专业人员到达现场时间一般超过 10 分钟，所以早期旁观者，即公众心肺复苏和除颤是显著提高院外心搏骤停患者存活率的关键因素。《2020 AHA 心肺复苏与心血管急救指南》将复苏教育科学作为一个独立的主题进行阐述，体现出复苏教育对于提高 CPR 救治效果的重要性已达成全球共识，这也很好地体现了新版指南始终围绕生存链并针对存在问题提出指南建议的基本理念，其终极目标始终是提高心搏骤停患者的生存结局。本部分内容重点讨论如何改善院外心搏骤停患者结局及旁观者行心肺复苏术的影响因素，体现出新版指南对促进旁观者行 CPR 术的意愿，并对改进措施做了全面建议。

一支训练有素、专业的急救医务人员队伍是提高院外心搏骤停患者存活率的关键。有研究表明，急救人员处理心搏骤停的频数及 6 个月内是否处理过心脏事件均有助于改善院外心搏骤停结局。培训是提高急救医务人员心搏骤停救治能力与丰富其处理经验的重要措施，因此，有必要对急救医务人员进行定期心肺复苏培训。2015 年版指南将复苏教育作为一大主题进行指南推荐，核心在于心肺复苏培训；而新版指南在旧版基础上增加了旁观者行 CPR 的意愿、促进其行 CPR 的影响因素及建议措施，强调普通公众建立心肺复苏意识，这将成为未来院外心肺复苏领域的研究热点。

在既往研究调查中，多数院外心搏骤停患者未在黄金时间窗内得到有效的胸外按压是导致其死亡的重要原因。新版指南针对提高院外心搏骤停患者存活率提出了更全面、更具体的建议。然而，在培训时尽管模拟出真实的心肺复苏环境让受训人员参与学习，但在面临真实的心搏骤停事件的发生时普通公众可能因各种原因如对患者病情的判断、CPR 技能的熟练程度及心理因素而无法启动 CPR。因此，在后续的复苏教育中，除继续加强心肺复苏基本技能培训外，还应加入克服普通公众行 CPR 的心理障碍，提升其意愿，进而达到改善院外心搏骤停患者结局的目的。

《2020 AHA 心肺复苏与心血管急救指南》基于证据基础，就复苏教育研究方面对现有研究的局限和未来研究的方向做了详细的阐述。复苏教育多为模拟培训，结局指标很难量化，而既往的复苏教育研究多为单中心的回顾性研究，而干预的类型和结局测定具有显著的异质性，因此这方面的荟萃分析较少，需要更多的研究者在未来针对这些关键问题进行系统总结。就未来教育而言，前两版指南都提到了社区大规模培训以及资源匮乏地区培训，但未就大规模培训的评价和如何解决资源匮乏地区的实际困难提出解决方案。新版指南在证据基础上，提出了未来解决这些困难可能可行的办法。建议在未来，更多的研究者应该关注复苏教育效果的过程性和长期效果评价，而不应该单一地在培训后做一过性的效果评价；另外，应采用卫生经济学的方法探讨复苏教育的有效性和相关费用的关系，适当进行成本效益分析可以为这些决策提供依据。《2020 AHA 心肺复苏与心血管急救指南》在强调新的研究方向的同时，也建议研究者继续评估过去长期使用的复苏教育模式。

（颜时姣　吕传柱）

参考文献

1. Magid DJ, Aziz K, Cheng A, et al. Part 2: evidence evaluation and guidelines development: 2020 American Heart Association Guidelines for Cardiopulmonary Resuscitation and Emergency Cardiovascular Care. Circulation, 2020, 142(suppl 2): S358 – S365.

2. SCHWARTZ A, YOUNG R, HICKS PJ, et al. Medical education practicebased research networks: Facilitating collaborative research. Med Teach, 2016, 38(1): 64 – 74.

3. CHENG A, AUERBACH M, CALHOUN A, et al. Building a community of practice for researchers: the international network for simulation-based pediatric innovation, research and education. Simul Healthc, 2018, 13(3S suppl 1): S28 – S34.

4. CHENG A, NADKARNI VM, MANCINI MB, et al. Resuscitation Education Science: Educational Strategies to Improve Outcomes From Cardiac Arrest: A Scientific Statement From the American Heart Association. Circulation, 2018, 138(6): e82 – e122.

5. BHANJI F, DONOGHUE AJ, WOLFF MS, et al. Part 14: education: 2015 American Heart Association Guidelines Update for Cardiopulmonary Resuscitation and Emergency Cardiovascular Care. Circulation, 2015, 132(18 suppl 2): S561 –573.

6. WAYNE DB, DIDWANIA A, FEINGLASS J, et al. Simulation-based education improves quality of care during cardiac arrest team responses at an academic teaching hospital: a case-control study. Chest, 2008, 133(1): 56 –61.

7. EDELSON DP, LITZINGER B, ARORA V, et al. Improving in-hospital cardiac arrest process and outcomes with performance debriefing. Arch Intern Med, 2008, 168(10): 1063 – 1069.

8. WOLFE H, ZEBUHR C, TOPJIAN AA, et al. Interdisciplinary ICU cardiac arrest debriefing improves survival outcomes *. Crit Care Med, 2014, 42(7): 1688 – 1695.

9. BOBROW BJ, SPAITE DW, VADEBONCOEUR TF, et al. Implementation of a regional telephone cardiopulmonary resuscitation program and outcomes after out-of-hospital cardiac arrest. JAMA Cardiol, 2016, 1(3): 294 – 302.

10. MORRISON LJ, BROOKS SC, DAINTY KN, et al. Improving use of targeted temperature management after out-of-hospital cardiac arrest: a stepped wedge cluster randomized controlled trial. Crit Care Med, 2015, 43(5): 954 –964.

11. COOK DA, WEST CP. Perspective: reconsidering the focus on "outcomes research" in medical education: a cautionary note. Acad Med, 2013, 88(2): 162 – 167.

12. LIN Y, CHENG A, HECKER K, et al. Implementing economic evaluation in simulation-based medical education: challenges and opportunities. Med Educ, 2018, 52(2): 150 – 160.

13. STEINERT Y, MANN K, ANDERSON B, et al. A systematic review of faculty development initiatives designed to enhance teaching effectiveness: A 10-year update: BEME Guide No. 40. Med Teach, 2016, 38(8): 769 –786.

第七部分

救治系统

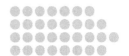

第一章
院前救治系统

第一节　促进实施 CPR 的社区倡议

建议社区采取行动促进 CPR 实施		
COR	LOE	推荐建议
2b （弱）	C-LD （有限数据）	社区实施提高旁观者对心肺复苏术的认识和传递的策略可能是合理的。

概要

　　心肺复苏和 AED 的使用是挽救生命的干预措施，但旁观者的行动率很低。大众媒体的宣传活动（如广告、大量分发教育材料）、指导者指导的培训（以小团体或大团体形式进行讲师指导的心肺复苏术培训）以及各种捆绑式干预措施，其都是为了提高社区中旁观者心肺复苏的行动率。捆绑式干预措施包括多管齐下的方法，以及加强生存链中的各个环节，包括有针对性的心肺复苏术（例如，在社区中实施有针对性的心肺复苏术）。根据上下文的不同，社区可以指一组社区；一个或多个城市、城镇或地区；或者整个国家。

1. 相应的推荐依据

　　2020 年国际复苏联络委员会推荐级别的系统回顾确定了 1 项随机对照试验（RCT）和 16 项观察性研究，报告了旁观者的心肺复苏率和（或）生存结果。在这些研究中，有 12 项旁观者的心肺复苏率有所改善。

　　讲师指导培训：6 项观察性研究评估了讲师指导培训的影响。4 项研究中有 2 项发现，在实施教练指导的训练后，患者的存活率提高、神经学结果良好。3 项研究中有 2 项报告了出院后存活率的改善，1 项研究显示在教练指导的训练后自主循环恢复有所改善。在 4 项研究中，教练指导的培训使旁观者的心肺复苏率提高了 10% 到 19%。

　　大众媒体的宣传活动：一项观察性研究报道称，在一系列宣传旁观者心肺复苏术的电视广告活动之后，旁观者心肺复苏率增加了 12%。然而，向 8 659 户家庭大规模分发（通过邮件）10 分钟的 CPR 教学视频，与没有收到视频的家庭（干预组 47%，对照组 53%）相比，旁观者心肺复苏率没有显著改善。

捆绑式干预：9 项观察性研究评估了捆绑式干预对旁观者心肺复苏率和生存结果的影响。在这些研究中，有 7 项旁观者的心肺复苏率得到了改善。

这些建议是由美国心脏协会复苏教育科学写作小组创建的，并得到了 2020 年国际复苏联络委员会系统评估的支持。

【评注与解读】

社区倡议环节是我国院前心肺复苏的薄弱环节，对比国外先进社区推广模式模型，建立符合国情的社区倡议推广模式尤为重要，吕传柱教授团队率先在海南省海口市龙华区和琼中县建立模型，分别从农村和城市两个角度探索我国社区推广模式。在龙华城市模型中，龙华区是海口市四大行政区之一，有五镇、六街，辖区内有高校、中学、小学等不同类别的学校，有商场、酒店、写字楼、高铁站、大型景区、运动中心等公共场所，是一个完整、功能齐全、具有代表性的"城市模型"。按照"100 台/10 万人"这一国内领先标准，2020 年，海口市龙华区政府与海南医学院合作开展创建"健康龙华"全民急救培训工作，在公共场所配备数量达标的 AED，打造公众急救的"龙华模型"。并在此基础上，结合我国社会治理特点和优势，提出"提高公众心肺复苏普及率达 80%"，并开展心肺复苏普及培训工作，有了一定的工作基础。

【总结和建议】

大力推广"第一目击者"培训计划，积极推动公众急救知识技能普及，提高全民自救互救能力。加大公众普及培训力度，统一宣传材料，统一培训内容，统一培训课程及教材，统一培训认证机制。积极推动在公众场所配置 AED，以法律为保障，强制对公众服务人员和高危工作从业者进行急救技能培训，在海南试点的基础上尽快在全国推广。提高志愿者的参与性，组建由志愿者组成的院前急救辅助队伍，参加节假日公众场合的医疗巡逻、大型活动或应急医疗保障等，积极推进中国 PAD 计划。

（陈松　吕传柱）

参考文献

1. FORDYCE CB, HANSENCM, KRAGHOLM K, et al. Association of public health initiatives with outcomes-for out-of-hospital cardiac arrest at home and in public locations. Jama Cardiol, 2017, 2(11)：1226 – 1235.
2. MALTA HC, KRAGHOLM K, PEARSON DA, et al. Association of bystander and first-responder interven-

tion with survival after out-of-hospital cardiac arrest in North Carolina, 2010 – 2013. Jama, 2015, 314(3)：255 – 264.

3. TAY PJM, PEK PP, FAN Q, et al. Effectiveness of a community based out-of-hospital cardiac arrest (OHCA) interventional bundle：results of a pilot study. Resuscitation, 2020, 146：220 – 228.

4. BOLAND L L, FORMANEK MB, HARKINS KK, et al. Minnesota heart safe communities：are community-basedinitiatives increasing preambulance CPR and AED use? Resuscitation, 2017, 119：33 – 36.

5. BERGAMO C, BUI QM, GONZALES L, et al. TAKE10：a community approach to teaching compressiononly CPR to high-risk zip codes. Resuscitation, 2016, 102：75 – 79.

6. BECKER L, VATH J, EISENBERG M, et al. The impact of television public service announcements on the rate of bystander CPR. Prehosp Emerg Care, 1999, 3(4)：353 – 356.

7. HWANG WS, PARK JS, KIM SJ, et al. A system-wide approach from the community to the hospital for improving neurologic outcomes in out-of-hospital cardiac arrest patients. Eur J Emerg Med, 2017, 24(2)：87 – 95.

8. ROYS, SHIN SD, SONG KJ, et al. Public awareness and self-efficacy of cardiopulmonary resuscitation incommunities and outcomes of out-of-hospital cardiac arrest：a multi-level analysis. Resuscitation, 2016, 102：17 – 24.

9. NIELSEN AM, ISBYE DL, LIPPERT FK, et al. Persisting effect of community approaches to resuscitation. Resuscitation, 2014, 85(11)：1450 – 1454.

10. MØLLER NA, LOU ID, KNUDSEN LF, et al. Engaging a whole community inresuscitation. Resuscitation, 2012, 83(9)：1067 – 1071.

11. WISSENBERG M, LIPPERT FK, FOLKE F, et al. Association of national initiatives to improve cardiac arrest management with rates of bystander intervention and patient survival after out-of-hospital cardiac arrest. JAMA, 2013, 310(13)：1377 – 1384.

12. RO YS, SONG KJ, SHIN SD, et al. Association between county-level cardiopuimonary resuscitation training and changes in survival outcomes after out-of-hospital cardiac arrest over 5years：a multilevel analysis. Resuscitation, 2019, 139：291 – 298.

13. GIROTRA S, VAN DIEPEN S, NALLAMOTHU BK, et al. CARES surveillance group and the heart rescueproject. Regional variation in out-of-hospital cardiac arrest survival in the United States. Circulation, 2016, 133(22)：2159 – 2168.

14. OLASVEENGEN TM, MANCINI ME, PERKINS GD, et al. Adult basic life support：2020 International Consensus on cardiopulmonary resuscitation and emergency cardiovascular care science with treatment recommendations. Circulation, 2020, 142(16suppl1)：S41 – S91.

15. EISENBERG M, DAMON S, MANDEL L, et al. CPR instruction by videotape：results of a community project. Ann Emerg Med, 1995, 25(2)：198 – 202.

16. DEL RM, HAN J, CANO A, et al. Pay it forward：high school video-based instruction can disseminate CPR knowledge in priority neigh-borhoods. West J Emerg Med, 2018, 19：423 – 429.

17. NISHIYAMA C, KITAMURA T, SAKAI T, et al. Community-wide dissemination of bystander cardiopulmonary resuscitation and automated external defibrillator use using a 45-minute chest compression-only cardiopulmonary resuscitation training. J Am Heart Assoc, 2019, 8(1)：e009436.

18. UBER A, SADLER RC, CHASSEE T, et al. Does non-targeted community CPR training increase bystander CPR frequency? Prehosp Emerg Care, 2018, 22：753 – 761.

19. ISBYE DL, RASMUSSEN LS, RINGSTED C, et al. Disseminating cardiopulmonary resuscitation training

bydistributing 35 000 personal manikins among school children. Circulation, 2007, 116(12)：1380 – 1385.

第二节　公共启动除颤

关于公共启动除颤的建议		
COR	LOE	推荐建议
1	B-NR	我们建议在有心搏骤停风险的社区，实施针对院外心搏骤停患者的公共启动除颤计划。

概要

早期除颤可显著提高院外心搏骤停患者的存活率。公共通路除颤程序旨在通过在公共场所放置自动体外除颤仪并培训公众使用以缩短开始除颤的时间。与无公共通路除颤方案的传统急救医疗服务系统相比，具有更高的自主循环恢复发生率、更高的出院存活率和更高的 30 天后的存活率，以及出院时、出院后 30 天和出院 1 年后神经学结果良好的存活率。根据这一证据，我们建议在有心搏骤停危险个体的社区（如办公楼、赌场、公寓楼、公共集会）实施该方案。虽然现有的证据支持其有效性，但非专业救援者对公共启动除颤器的使用率仍然很低。还需要对非专业救援人员公共启动除颤的策略进行更多研究，包括紧急医疗调度员在识别最近的自动体外除颤仪并提醒呼叫者注意其位置方面的作用，调整放置仪器的最佳位置，以及利用技术提高救援人员及时进行除颤的能力。

相应的推荐依据

在评估公共启动除颤计划影响的 31 项研究中，27 项（1 项随机对照试验和 26 项观察性研究）发现改善了结果，4 项观察性研究发现存活率无明显差异。

2020 年国际复苏联络委员会的一项系统回顾发现，在 1 个观察性研究招募 62 名患者（43% 对 0%，$P = 0.02$）的 1 年，在 7 个观察性研究招募 43 116 名患者的 30 天（OR 6.60；95% CI 3.54～12.28），在医院接受 8 项观察性研究招募的 11 837 名患者（OR，2.89），与没有该计划的系统相比，有低质量的证据表明有该计划的系统存活率提高，对神经学结果有利。

同一篇综述发现，与没有计划的系统相比，有该计划的系统在 30 天内存活率提高的证据为低到中等。8 项观察性研究招募了 85 589 名患者（OR，3.66；95% CI，2.63～5.11），1 项随机对照试验招募了 235 名患者（RR，2.0；95% CI，1.07～3.77），16 项观察性研究招募了 40 243 名患者（OR，3.24；95% CI，2.13～4.92）。

来自 13 个观察性研究的 95 354 名患者的低质量证据发现，与不使用该程序的急救医疗服务系统相比，使用公共启动除颤程序时自主循环恢复的发生率有所改善（OR，2.45；95% CI，1.88~3.18）。

这些建议是由美国心脏协会成人基础和高级生命支持写作小组创建的，并得到了2020年国际复苏联络委员会系统评估的支持。

【评注与解读】

我国每年约有54.4万人（平均每天1500人、每分钟1人）发生心源性猝死。心源性猝死80%发生在院外，由原发性心搏骤停导致。如果在心搏骤停后的4分钟内，第一目击者会救、能救、愿救、敢救，就能提高院外心搏骤停患者的生存率。而在心搏骤停患者的院前急救中，AED的作用十分关键。这是一种能自动识别异常心律（心室颤动）并给予电击除颤的急救设备。它方便易操作，非专业人士稍加培训就能使用。借助AED来抢救心搏骤停患者的成功率，远高于徒手心肺复苏，在心搏骤停患者的急救中被誉为救命"神器"。在公共场所布局AED，全国大部分城市尚处于起步阶段，存在数量不足、知晓率不高、会使用的人员不多、不敢用等情况。有统计数据显示，我国每年的心搏骤停患者，其中在国内大城市中的抢救成功率不足3%，其他地区的成功率更低。

针对公众的急救普及也是院前急救工作的一个重点，公众急救普及培训课程，如心肺复苏术、外伤急救、自动除颤仪（AED）的使用等。同时，积极推动公众急救的立法，2010年10月，海南省人大常委会新修改的《海南省红十字会条例》，在国内首次正式立法要求公共场所配置AED及社会化普及急救知识和技能，同时要求公众服务人员和高危职业从业者应是接受急救技能培训的重点人群。2002年美国国会出台了公共场所设置AED的法案，2004年7月日本亦出台了类似的法规。海南在推动公众参与急救的立法方面已走在全国的前列，与发达国家的差距正在逐步缩小。

【总结和建议】

建立"从呼叫第一时刻"开始的信息化网络平台，该信息化网络平台以"时间轴"为把控要点贯穿整个临床救治过程。平台接线员通过手机、固定电话、可视化视频设备及各类院前急救APP系统等来指导患者及家属进行自救或抢救，从而确保患者及家属能在从呼叫第一时刻开始到首次医疗接触这个时间盲区内获得专业急救指导。

海南建设自由贸易港，可积极向先进自贸港学习，新加坡在公共除颤计划中走在世界前列。新加坡急救同时捆绑应用3项公共管理措施，这3项管理措施分别是：派遣协助进行心肺复苏，开展心肺复苏和自动体外除颤器培训项目，启动第一响应者移动应用程序，联合措施可增加近7倍的旁观者对其进行心肺复苏的可能性和超出2倍的患者存活率。在旁观者心肺复苏方面尤其是社区、学校等地方，开展全方位培训，要求体育课上对学龄儿童开展心肺复苏培训，为学校、社区团队和工作场所，提供免费心肺复苏和 AED 培训。

（陈松　周向东）

参考文献

1. BERDOWSKI J, BLOM MT, BARDAI A, et al. Impact of onsite or dispatched automated external defibrillator use on survival after out-of-hospital cardiac arrest. Circulation, 2011, 124(20)：2225 – 2232.

2. FORDYCE CB, HANSEN CM, KRAGHOLM K, et al. Association of public health initiatives with outcomes for out-of-hospital cardiac arrest at home and in public locations. Jama Cardiol, 2017, 2(11)：1226 – 1235.

3. FUKUDA T, OHASHI-FUKUDA N, KOBAYASHI H, et al. Public access defibrillation and outcomes after pediatric out-of-hospital cardiac arrest. Resuscitation, 2017, 111 – 117.

4. GIANOTTO-OLIVEIRA R, GONZALEZ MM, VIANNA CB, et al. Survival after ventricular fibrillation cardiac arrest in the Sao Paulo metropolitan subway system：first successful targeted automated external defibrillator (AED) program in Latin America. J Am Heart Assoc, 2015, 4(10)：e002185.

5. HANSEN SM, HANSEN CM, FOLKE F, et al. Bystander defibrillation for out-of-hospital cardiac arrest in public vs residential locations. Jama Cardiol, 2017, 2(5)：507 – 514.

6. NAS J, THANNHAUSER J, HERRMANN JJ, et al. Changes in automated external defibrillator use and survival after out-of-hospital cardiac arrest in the Nijmegen area. Neth Heart J, 2018, 26(12)：600-5.

7. POLLACK RA, BROWN SP, REA T, et al. Impact of bystander automated external defibrillator use on survival and functional outcomes in shockable observed public cardiac arrests. Circulation, 2018, 137(20)：2104 – 2113.

8. WEISFELDT ML, SITLANI CM, ORNATO JP, et al. Survival after application of automatic external defibrillators before arrival of the emergency medical system：evaluation in the resuscitation outcomes consortium population of 21 million. J Am Coll Cardiol, 2010, 55(16)：1713 – 1720.

9. BÆKGAARD JS, VIERECK S, MØLLER TP, et al. The effects of public access defibrillation on survival after out-of-hospital cardiac arrest：a systematic review of observa-tional studies. Circulation, 2017, 136(10)：954 – 965.

10. HOLMBERG MJ, VOGNSEN M, ANDERSEN MS, et al. Bystander automated external defibrillator use and clinical outcome after out-of-hospital cardiac arrest：a systematic review and meta-analisis. Resuscitation, 2017, 120：77 – 87.

11. ANDERSEN LW, HOLMBERG MJ, GRANFELDT A, et al. Neighborhood characteristics, bystander automated external defibrillator use, and patient outcomes in public out-of-hospital cardiac arrest. Resuscitation, 2018, 126：72 – 79.

12. ASCHIERI D, PENELA D, PELIZZONI V, et al. Outcomes after sudden cardiac arrest in sports centres with and without on-site external defibrillators. Heart, 2018, 104：1344 – 1349.

13. CAPUCCI A, ASCHIERI D, PIEPOLI MF, et al. Tripling survival from sudden cardiac arrest via early defibrillation without traditional education in cardiopulmonary resuscitation. Circulation, 2002, 106(9)：1065 – 1070.

14. CAPUCCI A, ASCHIERI D, GUERRA F, et al. Community-based automated external defibrillator only re-

suscitation for out-of-hospital cardiac arrest pati-ents. Am Heart J, 2016, 172: 192 – 200.

15. CLAESSON A, HERLITZ J, SVENSSON L, et al. Defibrillation before EMS arrival in Western Sweden. Am J Emerg Med, 2017, 35(8): 1043 – 1048.

16. CULLEY LL, REA TD, MURRAY JA, et al. Public access defibrillation in out-of-hospital cardiac arrest: a community-based study. Circulation, 2004, 109: 1859 – 1863.

17. DICKER B, DAVEY P, SMITH T, et al. Incidence and outcomes of out-ofhospital cardiac arrest: a New Zealand perspective. Emerg Med Australas, 2018, 30(5): 662 – 671.

18. EDWARDS MJ, FOTHERGILL RT. Exercise-related sudden cardiac arrest in London: incidence, survival and bystander response. Open Heart, 2015, 2(1): e000281.

19. GARCIA EL, CAFFREY-VILLARI S, RAMIREZ D, et al. Impact of onsite or dispatched automated external defibrillator use on early survival after sudden cardiac arrest occurring in international airports. Presse Med, 2017, 46(3): e63 – e68.

20. HALLSTROM AP, ORNATO JP, WEISFELDT M, et al. Public access defibrillation trial investigators. public-access defibrillation and survival after out-of-hospital cardiac arrest. N Engl J Med, 2004, 351(7): 637 – 646.

21. KARAM N, MARIJON E, DUMAS F, et al. Paris sudden death expertise center. characteristics and outcomes of out-of-hospital sudden cardiac arrest according to the time of occurrence. Resuscitation, 2017, 116: 16 – 21.

22. KIGUCHI T, KIYOHARA K, KITAMURA T, et al. Public-access defibrillation and survival of out-of-hospital cardiac arrest in public vs. residential locations in Japan. Circ J, 2019, 83(8): 1682 – 1688.

23. KIM JH, UHM TH. Survival to admission after out-of-hospital cardiac arrest in Seoul, South Korea. Open Access Emerg Med, 2014, 6: 63 – 68.

24. KUISMA M, CASTRÉN M, NURMINEN K. Public access defibrillation in Helsinki-costs and potential benefits from a community-based pilot study. Resuscitation, 2003, 56(2):149 – 152.

25. MATSUI S, KITAMURA T, SADO J, et al. Location of arrest and survival from out-of-hospital cardiac arrest among children in the public-access defibrillation era in Japan. Resuscitation, 2019, 140: 150 – 158.

26. NAKAHARA S, TOMIO J, ICHIKAWA M, et al. Association of bystander interventions with neurologically intact survival among patients with bystander-witnessed out-of-hospital cardiac arrest in Japan. JAMA, 2015, 314(3): 247 – 254.

27. NEHME Z, ANDREW E, BERNARD S, et al. Trends in survival from out-of-hospital cardiac arrests defibrillated by paramedics, first responders and bystanders. Resuscitation, 2019, 143: 85 – 91.

28. RINGH M, JONSSON M, NORDBERG P, et al. Survival after public access defibrillation in Stockholm, Swedena striking success. Resuscitation, 2015, 91: 1 – 7.

29. TAY PJM, PEK PP, FAN Q, et al. Effectiveness of a community based out-of-hospital cardiac arrest (OHCA) interventional bundle: Results of a pilot study. Resuscitation, 2020, 146: 220 – 228.

30. KITAMURA T, KIYOHARA K, SAKAI T, et al. Publicaccess defibrillation and out-of-hospital cardiac arrest in Japan. N Engl J Med, 2016, 375(17): 1649 – 1459.

31. COLQUHOUN MC, CHAMBERLAIN DA, NEWCOMBE RG, et al. A national scheme for public access defibrillation in England and Wales:early results. Resuscitation, 2008, 78(3): 275 – 280.

32. FLEISCHHACKL R, ROESSLER B, DOMANOVITS H, et al. Results from Austria's nationwide public access defibrillation (ANPAD) programme collected over 2 years. Resuscitation, 2008, 77(2): 195 – 200.

33. OLASVEENGEN TM, MANCINI ME, PERKINS GD, et al. Adult basic life support: 2020 International

consensus on cardiopulmonary resuscitation and emergency cardiovascular care science with treatment recommendations. Circulation, 2020, 142(16suppl1): S41 – S91.

34. SASSON C, ROGERS MA, DAHL J, et al. Predictors of survival from out-of-hospital car-diacarrest: a systematic review and meta-analysis. Circ Cardiovasc Qual Outcomes, 2010, 3: 63 – 81.

35. WISSENBERG M, LIPPERT FK, FOLKE F, et al. Association of national initiatives to improve cardiac arrest management with rates of bystander intervention and patient survival after out-of-hospital cardiac arrest. JAMA, 2013, 310(13): 1377 – 1384.

36. LARSEN MP, EISENBERG MS, CUMMINS RO, et al. Predicting survival from out-of-hospital cardiac arrest: a graphic model. Ann Emerg Med, 1993, 22(11): 1652 – 1658.

37. PERKINS GD, HANDLEY AJ, KOSTER RW, et al. Adult basic life support and automated external defibrillation section collaborators. European resuscitation council guidelines for resuscitation 2015: section 2: adult basic life support and automated external defibrillation. Resuscitation, 2015, 95: 81 – 99.

38. RINGH M, HOLLENBERG J, PALSGAARD-MOELLER T, et al. COSTA study group (research collaboration between Copenhagen, Oslo, STockholm, and Amsterdam). The challenges and possibilities of public access defibrillation. J Intern Med, 2018, 283(3): 238 – 256.

39. MYAT A, BAUMBACH A. Public-access defibrillation: a call to shock. Lancet, 2019, 394(10216): 2204 – 2206.

40. MAO RD, ONG ME. Public access defibrillation: improving accessibility and outcomes. Br Med Bull, 2016, 118(1): 25 – 32.

41. TAKEUCHI I, NAGASAWA H, JITSUIKI K, et al. Impact of automated external defibrillator as a recent innovation for the resuscitation of cardiac arrest patients in an urban city of Japan. J Emerg Trauma Shock, 2018, 11(3): 217 – 220.

第三节　手机技术提醒旁观者需要心肺复苏的事件

建议使用移动电话技术提醒旁观者需要心肺复苏的事件		
COR	LOE	推荐理由
2a（中）	B-NR（非随机）	紧急调度系统使用移动电话技术提醒有意愿的旁观者注意附近可能需要心肺复苏或急救的事件是合理的。

概要

尽管非专业急救人员在改善院外心搏骤停结果方面的作用得到认可，但大多数社区的旁观者 CPR 和自动体外除颤仪使用率较低。手机技术，如短信和智能手机应用，越来越多地被用来召集旁观者协助联合国人权事务高级专员办事处的活动。例如，一些智能手机应用程序允许紧急发送警报给 CPR 培训的社区成员，这些成员离发生心搏骤停事件的地点很近，并使用地图技术引导公民找到附近的除颤仪和心搏骤停患者。

国际复苏联络委员会的一项系统评估发现，通过智能手机应用程序或短信警报通知非专业救援人员与旁观者反应时间更短、旁观者心肺复苏率更高、除颤时间更短，以及经历院外心搏骤停的患者的出院存活率更高相关。目前存在的技术用于紧急调度系统，即使用移动电话技术，在需要心肺复苏术和（或）除颤的附近事件中召唤自愿的旁观者。随着这些技术变得越来越普遍，它们很可能会在生存链中扮演越来越重要的角色。需要进行随机对照试验、成本效益研究，以及探索针对不同患者、社区和地理环境的干预措施的研究。让公民为旁观者提供救治的心理影响尚不清楚。

相应的推荐依据

一项系统的审查确定了 1 项随机对照试验和 6 项观察性研究，报道了积极的数据，支持使用移动电话技术来召唤旁观者。对 4 项观察性研究的荟萃分析显示，与不通知相比，通过手机技术通知公民应答者发生了院外心搏骤停［ARR 为 1.70；95% 可信区间为 1.16～2.48］，可提高患者出院后的存活率。由于观测工作中固有的偏见，这一证据的可信度较低。一项随机对照试验登记了 667 名患有院外心搏骤停的患者，发现当通过手机技术通知公民急救人员时，旁观者的心肺复苏率增加了 14%（ARR，1.27；CI 为 1.10～1.46），而自主循环恢复的发生率和存活率并没有增加。一项对 1696 例院外心搏骤停事件的观察性研究报道称，当通过短信通知非专业救援者时，旁观者的心肺复苏率增加了 16%（ARR 为 1.29；CI 为 1.20～1.37）。包括 1833 例院外心搏骤停事件在内的 4 项观察性研究表明，通过手机技术通知的非专业救援者车到达时间比救护快 3～4 分钟。与救护车响应相比，当通过短信通知公民携带除颤仪时，除颤时间缩短了 2 分 39 秒。没有研究报道发生任何与公民通知有关的不良事件。到目前为止，还没有在北美进行研究，重要的文化和地理差异可能会改变这些技术在国家和地区之间的效果。要建立疗效，还需要进一步的研究。

这些建议是由美国心脏协会重新引用教育科学写作小组创建的，并得到了 2020 年国际复苏联络委员会系统评估的支持。

【评注与解读】

信息化智能化可推动心肺复苏的救治，智能手机 APP 的使用可为 OHCA 救治插上翅膀，当发生 OHCA 时，第一目击者提供早期 CPR 和 AED 除颤可以大大提高抢救成功率。OHCA 发生时，通过智能手机 APP 发出预警，事发地点附近的志愿者响应预警并实施现场急救，用附近的 AED 除颤，可明显提高院外 OHCA 的生存率。响应程序包括：

在院前急救系统中注册 AED 信息，并向公众开放。当有电话呼救时，院前急救调度中心告知来电者最近的 AED 位置。

志愿者注册智能手机应用程序，院前急救发出指令后，应用程序通知附近的志愿者，并显示附近的 AED 位置。

调度中心通知志愿者时，同步通知院前急救人员赶往事发地点。

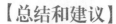
【总结和建议】

推动院前急救网络信息化建设，并建立全国急救中心联网的数字化网络信息系统，规范调度系统数据库标准，统一调度模式，倡导急救从呼救电话开始的理念，合理调度急救资源，优化行动方案，并在全国不同的区域建立数据备份中心，以应对大灾。探索适合中国国情的航空医疗救援，使其尽快成为院前急救的一支新力量，尤其在城市化高度发展的今天，这一点显得尤为突出和重要，真正体现出了对生命的敬畏。

（陈松　田国刚）

参考文献

1. ZIJLSTRA JA, STIEGLIS R, RIEDIJK F, et al. Local lay rescuers with AEDs, alerted by text messages, contribute to early defibrillation in a Dutch out-of-hospital cardiac arrest dispatch system. Resuscitation, 2014, 85(11): 1444－1449.

2. BERGLUND E, CLAESSON A, NORDBERG P, et al. A smartphone application for dispatch of lay responders to out-of-hospital cardiac arrests. Resuscitation, 2018, 126: 160－165.

3. CAPUTO ML, MUSCHIETTI S, BURKART R, et al. Lay persons alerted by mobile application system initiate earlier cardio-pulmonary resuscitation: a comparison with SMS-based system notification. Resuscitation, 2017, 114: 73－78.

4. PIJLS RW, NELEMANS PJ, RAHEL BM, et al. A text message alert system for trained volunteers improves out-of-hospital cardiac arrest survival. Resuscitation, 2016, 105: 182－187.

5. LEE SY, SHIN SD, LEE YJ, et al. Text message alert system and resuscitation outcomes after out-of-hospital cardiac arrest: a before-and-after population-based study. Resuscitation, 2019, 138: 198－207.

6. RINGH M, ROSENQVIST M, HOLLENBERG J, et al. Mobile-phone dispatch of laypersons for CPR in out-of-hospital cardiac arrest. N Engl J Med, 2015, 372(24): 2316－2325.

7. STROOP R, KERNER T, STRICKMANN B, et al. Mobile phone-based alerting of CPR-trained volunteers simultaneously with the ambulance can reduce the resuscitation-free interval and improve outcome after out-of-hospital cardiac arrest: a german, population-based cohort study. Resuscitation, 2020, 147: 57－64.

8. GIROTRA S, VAN DIEPEN S, NALLAMOTHU BK, et al. CARES surveillance group and the heart rescue project. Regional variation in out-of-hospital cardiac arrest survival in the United States. Circulation, 2016, 133(22): 2159－2168.

9. SEMERARO F, ZACE D, BIGHAM BL, et al. First responder engaged by technology (EIT#878): systematic review:consensus on science with treatment recommendations. https://costr.ilcor.org/ocument/first-responderengaged-by-technology-systematic-review. AccessedFebruary 17,2 0 20.

10. GREIF R, BHANJI F, BIGHAM BL, et al. On behalf of the education, implementation, and teams collaborators. Education, implementation, and teams: 2020 International consensus on cardiopulmonary resuscitation and emergency cardiovascular care science with treatment recommendations. Circulation, 2020, 142 (16suppl1): S222－S283.

第二章
接线员在院外心搏骤停管理中的角色

介绍

早期、有效的旁观者心肺复苏术是院外心搏骤停生存链的重要组成部分。不幸的是，成人和儿童的旁观者心肺复苏率仍然很低。作为医疗紧急情况下与普通公众的初始公共安全接口，电信设备是院外心搏骤停生存链中的关键一环。在患有心搏骤停的成人和儿童中，紧急通讯人员（俗称接线员或调度员）提供的心肺复苏指令与旁观者心肺复苏率的增加和患者预后的改善有关。提供电信 CPR 指令（T-CPR；有时被称为调度员辅助 CPR，或 DA-CPR）的急救医疗服务系统，记录了成人和儿童院外心搏骤停中较高的旁观者 CPR 率。不幸的是，即使提供 T-CPR，儿童院外心搏骤停的旁观者 CPR 率仍然很低。T-CPR 过程应该被编成脚本，以最大限度地增加接受旁观者心肺复苏术的院外心搏骤停患者的数量，并且应该常规使用质量改进机制。

由于这个问题的证据基础不同于成人和儿童患者群体，美国心脏协会成人基础和高级生命支持写作小组和美国心脏协会儿科基础和高级生命支持写作小组分别进行了审查。

第一节　接线员在成人院外心搏骤停中的角色

1. 关于接线员识别成人心搏骤停的相应推荐依据

关于接线员识别成人心搏骤停的建议		
COR	LOE	推荐理由
1（强）	C-LD	通讯人员应提出问题以确定在院外心搏骤停之前获取重要的信息，以确定事件的位置，以便同时发送 EMS 响应。
2a（中）	D-LD	如果患者无反应，呼吸异常、昏迷或无呼吸，急救调度员有理由认为患者处于心搏骤停状态。

首先，接听疑似心搏骤停成人患者的紧急服务电话（9-1-1）的通讯人员应获取紧

急情况的位置，以便在确认心搏骤停的同时调度适当的紧急医疗响应。询问 No-No-Go "无意识无呼吸则按压"流程中的两个脚本化问题以确定受害者是否对呼吸异常无反应，可以肯定地识别高达 92% 的心搏骤停患者。

当来电者描述成年受害者反应迟钝、呼吸不全或异常时，接线员应断定受害者正经历院外心搏骤停，并应立即提供 T-CPR 指示。为了解决院外心搏骤停陈述的差异，接线员应该接受培训，以在广泛的情况下识别院外心搏骤停，包括严重的喘息和短暂的肌阵挛。

这些建议是由美国心脏协会成人基础和高级生命支持写作小组创建的，并得到了《2019 美国心脏协会关注的救治系统更新：调度员协助的 CPR 和心搏骤停中心：美国心脏协会心肺复苏和心血管急救指南的更新》、2018 年国际复苏联络委员会系统评估和 2020 年美国心脏协会声明的支持。

2. 成人疑似心搏骤停患者 T-CPR 指南的相应推荐依据

成人疑似心搏骤停患者 T-CPR 指南的建议		
COR	LOE	推荐理由
1	C-LD	我们建议紧急调度中心提供心肺复苏指导，并授权调度员为心搏骤停的成年患者提供此类指导。
1	C-LD	通讯人员应指示呼叫者为疑似院外心搏骤停的成年人启动心肺复苏术。
1	C-LD	我们建议调度员应该为疑似院外心搏骤停的成人患者提供仅限胸外按压的心肺复苏术指导。

早期通过紧急调度中心即 9-1-1 获得 EMS 和早期心肺复苏术是成人 HCA 生存链中的前两个环节。在 3 个调整后的观察性研究中，T-CPR 与旁观者 CPR 相关的可能性大于 5 倍，并且与不使用 T-CPR 相比，CPR 开始时间提前了 7 分钟。

在 6 项观察性研究中，在专业应答者到来之前实施旁观者心肺复苏与存活率和良好的神经学结果相关。在两项研究中，即使在调整了多个变量后，在出院后 1 个月提供 T-CPR 也能增加存活率和良好的神经预后。因此，每个急救通讯中心都应该在所有院外心搏骤停患者的来电中及时提供 T-CPR 指导。

对两个最大的随机试验进行荟萃分析，发现调度员指导只按压心肺复苏与指导胸部按压和抢救性呼吸相比（总计 2 496 例），可获得长期生存益处。

3. 关于提高 T-CPR 质量的相应推荐依据

关于提高 T-CPR 质量的建议		
COR	LOE	推荐理由
1	NR	T-CPR 指令的交付应作为 EMS 系统质量改进过程的一部分进行评审和评估。

成功的 T-CPR 计划应该有一个健全的质量改进过程，包括对院外心搏骤停呼叫的听觉审查，以确保 T-CPR 被尽可能广泛、迅速和适当地提供。

这些建议是由美国心脏协会成人基础和高级生命支持写作小组创建的，并得到了《2019 年美国心脏协会重点更新救治系统：调度员协助的心肺复苏和心搏骤停中心：美国心脏协会心肺复苏和心血管急救指南的更新》、2018 年国际复苏联络委员会系统评估和 2020 年美国心脏协会声明的支持。

【评注与解读】

约 70% 的 OHCA 发生在家里，20% 发生在公开场合，即使有旁观者在场，但是第一目击者急诊能力差异巨大。提高第一目击者急诊质量水平可提升本地区 OHCA 生存率。120 调度员应积极对可疑 OHCA 患者实施基于电话指导的 CPR。欧美、日本、新加坡等国家与地区在全国范围内均开展电话指导 CPR 的服务并开展相关课程，持续培训与改进调度员识别心跳呼吸骤停，其工作走在我国前列。电话指导心肺复苏的难点是这一手段判断患者是否出现 OHCA，特别是对于判断患者无意识、无呼吸的标准，由于绝大部分现场第一目击者是非医务人员，使得调度员难以通过电话判断患者的意识及呼吸，因此延迟 CPR 启动。为简化流程，可通过意识消失、濒死呼吸、喘息等表现，果断指导第一目击者开始心肺复苏，期待能够提高患者 ROSC 和 CPC 评分，总体提高 OHCA 出院率。除开展胸外按压外，早期电除颤至关重要，尽早进行电除颤能够显著提高患者的存活率。而早期的除颤基本依赖于第一目击者实施，考虑目前合格第一目击者数量极少，即使是简易 AED 的使用，第一目击者也会因为不熟悉、首次使用恐慌等而选择不使用除颤，单纯提供胸外按压，因此，调度员指导，甚至鼓励就显得极为重要。

【总结和建议】

电话是指由急救中心调度员识别心搏骤停报警电话并提供即时电话指导下的 CPR。介于调度员在 CPR 生存链的前三个环节中的作用至关重要，他们必须识别心搏骤停并提供电话 CPR 指导，告知现场施救者附近 AED 的位置，直至院前急救人员赶到现场。在心肺复苏方面，120 应提供规范标准的电话 CPR 指导，并授权调度员为第一目击者提供此类指导，包括指导 AED 使用。调度员应指导呼救人员对疑似院外心脏停搏的成人进行胸外按压与 AED 使用。

（陈松　吕传柱）

参考文献

1. DUFF JP, TOPJIAN AA, BERG MD, et al. 2019 American Heart Association focused update on pediatric basic life support: an update to the American Heart Association guidelines for cardiopulmonary resuscitation and emergency cardiovascular care. Circulation, 2019, 140: e915 - e921.

2. PANCHAL AR, BERG KM, CABAÑAS JG, et al. 2019 American Heart Association focused update on systems of care: dispatcher-assisted cardiopulmonary resuscitation and cardiac arrest centers: an update to the American Heart Association Guidelines for cardiopulmonary resuscitation and emergency cardiovascular care. Circulation, 2019, 140(24): e895 - e903.

3. KURZ MC, BOBROW B J, BUCKINGHAM J, et al. Telephone cardiopulmonary resuscitation: an advocacy statement from the American Heart Association. Circulation, 2020, 141(12): e686 - e700.

4. LERNER EB, REA TD, BOBROW BJ, et al. American heart association emergency cardiovascular care committee; council on cardiopulmonary, critical care, perioperative and resuscitation. emergency medical service dispatch cardiopulmonary resuscitation prearrival instructions to improve survival from out-of-hospital cardiac arrest: a scientific statement from the American Heart Association. Circulation, 2012, 125(4): 648 - 655.

5. LEWIS M, STUBBS BA, EISENBERG MS. Dispatcher-assisted cardiopulmonary resuscitation: time to identify cardiac arrest and deliver chest compression instructions. Circulation, 2013, 128(14): 1522 - 1530.

6. BÅNG A, HERLITZ J, MARTINELL S. Interaction between emergency medical dispatcher and caller in suspected out-of-hospital cardiac arrest calls with focus on agonal breathing. A review of 100 tape recordings of true cardiac arrest cases. Resuscitation, 2003, 56(1): 25 - 34.

7. OLASVEENGEN TM, MANCINI ME, PERKINS GD, et al. On behalf of the adult basic life support collaborators. Adult basic life support: 2020 international consensus on cardiopulmonary resuscitation and emergency cardiovascular care science with treatment recommendations. Circulation, 2020, 142(16suppl1): S41 - S91.

8. NIKOLAOU N, DAINTY KN, COUPER K, et al. International liaison committee on resuscitation's (ILCOR) basic life support and pediatric task forces. A systematic review and meta-analysis of the effect of dispatcher-assisted CPR on outcomes from sudden cardiac arrest in adults and children. Resuscitation, 2019, 138: 82 - 105.

9. SONG KJ, SHIN SD, PARK CB, et al. Dispatcher-assisted bystander cardiopulmonary resuscitation in a metropolitan city: a before-after population-based study. Resuscitation, 2014, 85(1): 34 - 41.

10. GOTO Y, MAEDA T, GOTO Y. Impact of dispatcher-assisted bystander cardiopulmonary resuscita-tion on neurological outcomes in children with out-ofhospital cardiac arrests: a prospective, na-tionwide, population-based cohort study. J Am Heart Assoc, 2014, 3(3): e000499.

11. FUKUSHIMA H, PANCZYK M, HU C, et al. Description of abnormal breathing is associated with improved outcomes and delayed telephone cardiopulmonary resuscitation instructions. J Am Heart Assoc, 2017, 6(9): e005058.

12. BESNIER E, DAMM C, JARDEL B, et al. Dispatcher-assisted cardiopulmonary resuscitation protocol improves diagnosis and resuscitation recommendations for out-of-hospital cardiac arrest. Emerg Med Australas, 2015, 27(6): 590 - 596.

13. HARJANTO S, NA MX, HAO Y, et al. PAROS study group. A before-after interventional trial of dispatch-

er-assisted cardio-pulmonary resuscitation for out-of-hospital cardiac arrests in Singapore. Resuscitation, 2016, 102: 85 – 93.

14. HILTUNEN PV, SILFVAST TO, JÄNTTI TH, et al. FINNRESUSCIPrehospital Study Group. Emergency dispatch process and patient outcome in bystander-witnessed out-of-hospital cardiac arrest with a shockable rhythm. Eur J Emerg Med, 2015, 22(4): 266 – 272.

15. TAKAHASHI H, SAGISAKA R, NATSUME Y, et al. Does dispatcher-assisted CPR generate the same outcomes as spontaneously delivered bystander CPR in Japan? Am J Emerg Med, 2018, 36(3): 384 – 391.

16. HÜPFL M, SELIG HF, NAGELE P. Chest-compression-only versus standard cardiopulmonary resuscitation: a meta-analysis. Lancet, 2010, 376(9752): 1552 – 1557.

17. TANAKA Y, TANIGUCH J, WATO Y, et al. The continuous quality improvement project for telephone-assisted instruction of cardiopulmonary resuscitation increased the incidence of bystander CPR and improved the outcomes of out-of-hospital cardiac arrests. Resuscitation, 2012, 83(10): 1235 – 1241.

18. BOBROW BJ, SPAITE DW, VADEBONCOEUR TF, et al. Implementation of a regional telephone cardiopulmonary resuscitation program and outcomes after out-of-hospital cardiac arrest. JAMA Cardiol, 2016, 1(3): 294 – 302.

第二节　通讯者在婴儿和儿童院外心搏骤停中的角色

关于在婴儿和儿童中实施 T-CPR 的建议		
COR	LOE	推荐理由
1	B-LD	我们建议急救医疗调度中心为可能的儿科心搏骤停患者提供 T-CPR 指导。
1	C-LD	我们建议急诊调度员对儿童心搏骤停进行 T-CPR 指导，当没有旁观者在进行 CPR 时。

相应的推荐依据

最近国际复苏联络委员会的一项系统综述证实，与不采用 T-CPR 相比，T-CPR 对儿童和成人患者的预后有改善作用。一项观察性研究报道了 T-CPR 与院外心搏骤停患儿 1 个月生存率增加的关系。一项对 5 009 名心搏骤停患者的观察研究表明，实施调派辅助 CPR 与改善 1 个月生存率相关，但与改善 1 个月的神经预后无关。与没有现场 CPR 相比，现场 CPR 的提供，无论有无调派人员指导，都与生存率的提高和神经系统预后良好的生存率相关。

一项横断面登记研究表明，与没有旁观者心肺复苏者相比，T-CPR 和无辅助的旁观者心肺复苏术都与出院时良好的神经结局的可能性增加有关。最近一项来自同一数据库的关于院外心搏骤停患儿的横断面研究指出，无论有无调派人员协助，旁观者 CPR 与出院时神经功能良好患者的两倍生存率相关。

这些建议是由美国心脏协会儿科基础和高级生命支持写作小组创建的，并得到了"2019 年美国心脏协会聚焦于儿科基础生命支持的更新：美国心脏协会心肺复苏和体外循环指南的更新"和 2019 年国际复苏联络委员会系统评估的支持。

【评注与解读】

与成人 OHCA 相似，提高第一目击者急诊质量可提升儿童及婴幼儿 OHCA 的生存率。在我国，儿童窒息导致的 OHCA 是需要给予高度重视的，电话指导除提供 CPR 和 AED 使用外，可电话指导采用海姆利克法解除婴幼儿气道异物窒息，使得心肺复苏救治提前。

【总结和建议】

电话指导心肺复苏是指由急救中心调度员识别心搏骤停报警电话并提供及时电话指导下的 CPR。无论是对成人还是婴幼儿均具有同等重要的作用，应积极开展电话指导心肺复苏。

（陈松　周向东）

参考文献

1. AKAHANE M, OGAWA T, TANABE S, et al. Impact of telephone dispatcher assistance on the outcomes of pediatric out-of-hospital cardiac arrest. Crit Care Med, 2012, 40(5)：1410 – 1416.

2. GOTO Y, MAEDA T, GOTO Y. Impact of dispatcher-assisted bystander cardiopulmonary resusci-tation on neurological outcomes in children with out-ofhospital cardiac arrests：a prospective, nationwide, population-based cohort study. J Am Heart Assoc, 2014, 3(3)：e000499.

3. RO YS, SHIN SD, SONG KJ, et al. Effects of dispatcherassisted cardiopulmonary resuscitation on survival outcomes in Infants, Children, and Adolescents with out-of-hospital cardiac arrests. Resuscitation, 2016, 108：20 – 26.

4. CHANG I, RO YS, SHIN SD, et al. Association of dispatcher-assisted bystander cardiopulmonary resuscitation with survival outcomesafter pediatric out-of-hospital cardiac arrest by community property value. Resuscitation, 2018, 132：120 – 126.

5. NIKOLAOU N, DAINTY KN, COUPER K, et al. International liaison committee on resuscitation's (ILCOR) basic life support and pediatric task forces. A systematic review and meta-analysis of the effect of dispatcher-assisted CPR on outcomes from sudden cardiac arrest in adults and children. Resuscitation, 2019, 138：82 – 105.

6. OLASVEENGEN TM, MANCINI ME, PERKINS GD, et al. On behalf of the Adult basic life support collaborators. adult basic life support：2020 International consensus on cardiopulmonary resuscitation and emergency cardiovascular care science with treatment recommendations. Circulation, 2020, 142 (16suppl1)：S41 – S91.

第三章
预防院内心搏骤停

第一节　预防院内心搏骤停的介绍

院内心搏骤停的存活率仍然存在变数，特别是对成年人而言。像大多数普通病房一样，在无人监护或缺乏智能监测的环境中心搏骤停的患者结局最差。儿科院内心搏骤停的结局有所改善，存活率高达38%，大多数儿科院内心搏骤停发生在ICU。通过识别病情恶化的患者并为其投入系统的资源，住院期间的心脏或呼吸骤停有可能被预防。理想情况下，床边救治团队或家属激活医疗应急小组或快速反应小组是对患者病情变化的一种反应。这些团队对急性生理衰退的患者做出反应，以便尽可能地防治住院期间的心肺骤停和死亡。尽管快速反应系统已被广泛采用，但研究显示结果与预期结果并不一致。不同医院响应团队的组成、团队激活和响应的一致性以及预警评分系统的组成要素存在很大差异，因此很难对此类干预措施的效果做出广泛的科学结论。

由于这个问题的证据基础不同于成人和儿科患者群体，美国心脏协会成人基础和高级生命支持写作小组和美国心脏协会儿科基础和高级生命支持写作小组分别进行了审查。

【评注与解读】

心搏骤停（cardiac arrest，CA）仍然是目前临床上危急重症之一，同时又是较难处理的问题，如若抢救不及时，10秒钟左右患者即可出现意识丧失，4分钟便可出现不可逆性脑死亡。2013年，欧洲的医院共收治8 470万人次住院治疗，住院期间患者严重不良事件的发生率为10%~20%。据2016年发表在《复苏》的一篇关于普通病房心搏骤停原因分析的文献表明：心源性因素在院内心搏骤停中为主要因素，是给患者带来不良预后的原因之一。在所有发生CA的患者中，有85%的患者在早期（6~8小时）就可能出现某些生理学指标的恶化。但是由于一些客观因素存在，如普通病房中缺乏监护手段、夜间普通病房中值班医师和护士人员不足，导致很难早期在普通病房中发现患者生理学指标的异常。建立早期识别机制，可有效降低院内CA的发生率。

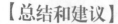

【总结和建议】

2005 年吕传柱教授首次将 MET 的概念引入海南省，并在海口市人民医院进行了成功的实践。2014 年海南医学院第一附属医院筹建了院内抢救小组，该小组由高年资急诊和 ICU 主治医师和具有丰富抢救经验的护士组成，每班 7 人，因统一穿着蓝色制服，被称为"蓝衣部队"。该抢救小组的主要工作任务是，对诸如心跳呼吸骤停等突发的急危重症患者进行规范化的治疗。该小组覆盖整个医院（如普通病房、门诊候诊区、医院地下室、太平间等），其覆盖时间为 7×24 h 全天候待命，统一配备专一应急电话。并随队配备了除颤仪、可视喉镜、便携式呼吸机等常见的抢救设备及药品。MET 的出现改变了过去以麻醉科和临床科室主导的院内抢救，改变了我院院内急救的模式。蓝衣部队的实施保障了院内一些抢救力量薄弱的科室和院内抢救盲区患者的安全。蓝衣部队的优势在于：

24 h 全天候待命；

4~6 min 内赶到呼叫科室；

集中专业的急救人员；

有丰富的急危重患者管理与救治经验；

灵活机动；

硬件齐备。

（陈松　田国刚）

参考文献

1. VIRANI SS, ALONSO A, BENJAMIN EJ, et al. On behalf of the American Heart Association council on epidemiology and prevention statistics committee and stroke statistics subcommittee. Heart disease and stroke statistics-2020 update: a report from the American Heart Association. Circulation, 2020, 141(9): e139 – e596.

2. HOLMBERG MJ, WIBERG S, ROSS CE, et al. Trends in survival after pediatric in-hospital cardiac arrest in the United States. Circulation, 2019; 140(17): 1398 – 1408.

3. BERG RA, SUTTON RM, HOLUBKOV R, et al. Eunice kennedy shriver national institute of child health and human development collaborative pediatric critical care research network and forthe American Heart Association's get with the guidelines-resuscitation (formerly the national registry of cardiopulmonary resuscitation) investigators. Ratio of PICU versus ward cardiopulmonary resuscitation events is increasing. Crit Care Med, 2013, 41(10): 2292 – 2297.

第二节 预防成人院内心搏骤停的临床 早期预警系统和快速反应小组

预防院内心搏骤停成人患者的建议		
COR	LOE	推荐理由
2a	C-LD	对于住院的成年人来说，快速反应小组或医疗急救小组等反应系统可以有效地减少心搏骤停的发生率，特别是在普通救治病房。
2b	C-LD	对于住院的成年人，可以考虑使用早期预警评分系统。

相应的推荐依据

国际复苏联络委员会最近的一次系统回顾发现，医疗应急小组/快速反应小组（RRT/MET）系统实施的观察性研究所得结果不一，17 项研究表明心搏骤停率有显著改善，7 项研究没有发现这种改善。另一项较大的随机对照试验结果显示其对心搏骤停的发生率或死亡率没有任何益处。基于这一证据，RRT/MET 系统的实施似乎可以有效地降低非 ICU 心搏骤停的发生率和可能的死亡率，但有必要进行进一步的评估。更高强度的系统（例如更高的激活率，接受医疗应急小组/快速反应小组系统的高级医务人员）似乎更有效。研究设计、背景、患者群体、反应团队组成、团队激活标准和研究结果的异质性阻碍了跨研究数据的批判性分析。

系统审查主要集中在 RRT/MET 的效率，但也包括早期预警系统的使用。未发现使用早期预警评分系统的随机对照试验，其具体目标是减少成人院内心搏骤停。其中包括一项观察性研究，该研究发现，修改后的早期预警评分对院内心搏骤停具有不同的预测能力。最近，人们对机器学习和其他有助于及早发现损伤的方法越来越感兴趣，对这些方法的进一步研究是有必要的。

这些建议是由美国心脏协会成人基础和高级生命支持写作小组创建的，并基于2020年国际复苏联络委员会的系统评估，重点是医疗应急小组/快速反应小组的实施。

【评注与解读】

吕传柱教授等 2007 年发表在《中华急诊医学杂志》的一篇关于急救体系建设的文章指出：实验组（蓝衣部队主导救治）抢救成功率为 80.85%，对照组（临床科室主导救治）抢救成功率为 57.8%，两组比较差异有统计学意义（$P < 0.05$）。可见，蓝衣部队的参与提高了院内抢救的成功率。在实践中我们有了初步的探索，同时也遇到了新的问题。据 Drago 等研究报道，成年住院患者心搏骤停的发生率为 3‰~4‰，但其中只有 20%~50% 的患者能够实现自主循环恢复，甚至出院，住院患者发生心搏骤停后的死亡

风险高达 50%~80%。从我院初步统计数据显示，现场 CRP 成功率为 45%，30 天生存率为 4%，可见心搏骤停一旦发生，其病死率极高，患者的预后极差，30 天生存率尚不足 5%，这和国际文献的报道是一致的。

MET 实施后患者病死率仍然居高不下的主要原因有：

缺乏中央监护系统，难以对即将出现危险的患者进行识别；

MET 为被动的启动，它只在患者出现心搏骤停的时候才会被启动，使其被动的成为心肺复苏小组；

缺乏启动标准，由急救小组变为插管小组或临终小组。

一些高质量的临床研究表明，患者出现心搏骤停之前会出现某些生理指标的恶化。若能对危急值进行早期识别、早期干预，打断患者病情恶化的病理生理过程，并通过对危重患者的识别，使患者病情达到标准，将患者转入危重症治疗单位（如 ICU、EICU），可以降低患者病死率，改善患者预后。

【总结和建议】

RRSs-RRT 是将医院的医疗、护理、实验室、信息等系统进行有机地整合，对住院患者的全方位监护与保障，避免了过去由 MET 单独实施抢救的盲目性与被动性，实现 1+1>2 的效果。进行早期且专业干预，能显著提高抢救的成功率，改善患者的临床预后。

（陈松　吕传柱）

参考文献

1. GREIF R，BHANJI F，BIGHAM BL，et al. On behalf of the education, implementation, and teams collaborators. Education, implementation, and teams：2020 international consensus on cardiopulmonary resuscitation and emergency cardiovascular care science with treatment recommendations. Circulation, 2020, 142（16suppl1）：S222 – S283.

2. HILLMAN K，CHEN J，CRETIKOS M，et al. MERIT study investigators. Introduction of the medical emergency team（MET）system：a cluster-randomised controlled trial. Lancet, 2005, 365（9477）：2091 – 2097.

3. SUBBE CP，DAVIES RG，WILLIAMS E，et al. Effect of introducing the modified early warning score on clinical outcomes, cardio-pulmonary arrests and intensive care utilisation in acute medical admissions. Anaesthesia, 2003, 58（8）：797 – 802.

4. KWON JM，LEE Y，LEE Y，et al. An algorithm based on deep learning for predicting in-hospital cardiac arrest. J Am Heart Assoc, 2018；7（13）：e008678.

第三节　预防婴儿、儿童和青少年的院内心脏骤停的临床早期预警系统和快速反应小组

COR	LOE	推荐理由
预防婴儿、儿童和青少年院内心搏骤停的建议		
2a（中）	C-LD（有限数据）	儿科快速反应小组/医疗急救小组系统在一般住院病房照顾高风险儿童的设施中是有益的。
2b（弱）	R（非随机）	除了儿科快速反应/医疗急救小组外，还可以考虑儿科早期预警/触发评分，以检测高危婴儿和儿童，以便及早转移到更高级别的救治。

相应的推荐依据

快速反应小组/医疗急救小组系统与成人和儿童的住院死亡率和心搏骤停发生率的降低有关。一项对 38 家儿科医院进行的观察性登记研究发现，与该系统实施相关的风险调整死亡率没有差异。评价该系统在预防儿童心搏骤停中的作用的证据很少，质量也不高。主要的限制因素是儿童心搏骤停的发生率和死亡率低（特别是在 ICU 之外），以及患者群体的异质性。

在一项多中心、国际整群随机试验中，床边儿科预警系统的实施与社区医院非三级救治病房临床严重不良预后的发生率减少有关，但与全因死亡率无关。最近的 4 次系统评价和 1 次范围界定综述发现，使用儿科预警系统导致不良预后发生率的证据有限。一次小范围的审查发现了一定的证据，虽然证据有限，但表明儿科预警系统在低收入或中等收入国家是有用的。

这些建议是由美国心脏协会儿科基础和高级生命支持写作小组创建的，基于 2019 年国际复苏联络委员会范围审查和 2020 年证据审查。

【评注与解读】

同成人。

【总结和建议】

同成人。

（陈松　田国刚）

参考文献

1. MAHARAJ R, RAFFAELE I, WENDON J. Rapid response systems: a systematic review and meta-analysis. Crit Care, 2015, 19(1): 254.

2. BONAFIDE CP, LOCALIO AR, ROBERTS KE, et al. Impact of rapid response system implementation on critical deterioration events in children. JAMA Pediatr, 2014, 168(1): 25 - 33.

3. KOLOVOS NS, GILL J, MICHELSON PH, et al. Reduction in mortality following pediatric rapid response team implementation. Pediatr Crit Care Med, 2018, 19(5): 477 - 482.

4. KUTTY S, JONES PG, KARELS Q, et al. Association of pediatric medical emergency teams with hospital mortality. Circulation, 2018, 137(1): 38 - 46.

5. PARSHURAM CS, DRYDEN-PALMER K, FARRELL C, et al. Canadian Critical care trials group and the EPOCH Investigators. Effect of a pediatric early warning system on all-cause mortality in hospitalized pediatric patients: the EPOCH randomized clinical trial. JAMA, 2018, 319(10): 1002 - 1012.

6. TRUBEY R, HUANG C, LUGG-WIDGER FV, et al. Validity and effectiveness of paediatric early warning systems and track and trigger tools for identifying and reducing clinical deterioration in hospitalised children: a systematic review. BMJOpen, 2019, 9(5): e022105.

7. CHAPMAN SM, WRAY J, OULTON K, et al. Systematic review of paediatric track and trigger systems for hospitalised children. Resuscitation, 2016, 109: 87 - 109.

8. BROWN SR, MARTINEZ GD, AGULNIK A. Scoping review of pediatric early warning systems (PEWS) in resource-limited and humanitarian settings. Front Pediatr, 2018, 6: 410.

9. LAMBERT V, MATTHEWS A, MACDONELL R, et al. Paediatric early warning systems for detecting and responding to clinical deterioration in children: a systematic review. BMJ Open, 2017, 7(3): e014497.

10. MACONOCHIE IK, AICKIN R, HAZINSKI MF, et al. On behalf of the pediatric life support collaborators. Pediatric life support: 2020 international consensus on cardiopulmonary resuscitation and emergency cardiovascular care science with treatment recommendations. Circulation, 2020, 142(16suppl 1): S140 - S184.

第四章
实施复苏

第一节 复苏中的认知辅助

COR	LOE	关于在复苏中使用认知辅助设备的建议
		推荐理由
2b	C-LD	对于非专业救援者对心搏骤停的反应，认知辅助的有效性尚不清楚，在广泛实施之前还需要进行额外的研究。
2b	C-LD	在心肺复苏期间使用认知辅助设备来提高医护人员的团队绩效可能是合理的。

概要

认知辅助设备可以改善非急性情况下患者救治的成功率，但对其在危重情况下的影响知之甚少。了解认知辅助是否有用、何时有用以及如何有用，可能有助于改善非专业人员和医疗保健专业人员的复苏效率，从而挽救更多的生命。目前认为认知辅助是一种"提示的呈现，目的是鼓励重新调用信息，以增加期望的行为、决定和结果的可能性"。例如，清单、警报、移动应用程序和助记法。

国际复苏联络委员会的一项系统评估表明，非专业救援者使用认知辅助手段会导致在模拟心搏骤停期间延迟启动心肺复苏术，这可能会对真实患者造成相当大的伤害。对于非专业人员来说，在停车期间使用认知辅助手段需要更多的研究证实，然后才能广泛实施。目前还没有确切评估医疗团队在心搏骤停期间使用认知辅助设备的研究。来自创伤复苏的证据表明，认知辅助的使用提高了对复苏指南的依从性，减少了错误，并提高了最严重受伤患者的存活率。对于医护人员来说，在心搏骤停期间使用辅助器可能是合理的。从一个密切相关的领域进行推断是合适的，但需要进一步研究证实。未来的研究应该探索认知辅助是否有助于旁观者和医疗保健提供者在实际心搏骤停期间的施救行为。

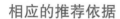

相应的推荐依据

一项系统回顾的结果确定了 4 个随机试验，表明当非专业救援者使用认知辅助设备时，启动心肺复苏的延迟具有统计学意义和临床相关性（每项研究的组间差异为 30 ~ 70 秒）。一旦开始心肺复苏，使用认知辅助设备的急救者似乎有更少的放手时间。并对自己的行动能力更有信心，这可能最终对支持非专业提供者应对心搏骤停非常重要。

这项系统性综述没有包含使用认知辅助手段分析心搏骤停患者存活至出院的研究，但它确实包含了 3 项与创伤复苏相关的研究，包括 1 项随机对照试验（RCT）和 2 项观察性研究。在观察性研究中，使用认知辅助治疗时，最严重损伤（损伤严重程度评分 25 或以上）患者出院的存活率更高。随机对照试验包括损伤严重程度较低的患者，并且没有显示出存活率的差异。复苏绩效的衡量标准（例如，错误更少，完成第一次和第二次调查，更快地完成任务），尽管在每项研究中都被一致用作衡量标准，但总体上倾向于在创伤复苏中使用认知辅助手段。

这些建议是由美国心脏协会重新引用教育科学写作小组创建的，并得到了 2020 年国际复苏联络委员会系统评估的支持。

【评注与解读】

通过对生理学指标的早期识别，预警病情的恶化，筛选出危重的患者，进行早期干预，是预防不良事件的基石。据 Ritesh M 的研究报道，很多的病情可能会突然恶化以至于患者非计划进入 ICU，甚至心搏骤停并且死亡，但其中大概有一半的患者是有征兆的，患者在心搏骤停前大概 6 小时左右会出现很多病情恶化的征兆。早期识别和立即启动急诊医疗服务体系是改善心搏骤停患者预后的关键。

目前 RRSs 的启动标准尚不统一，每家医院、每个国家都存在不同的标准，主要包括呼吸频率、心率、血压、精神状态以及医疗人员对患者主观的评估等标准。这些标准有不同阈值，RRSs-RRT 的启动标准应具有良好的敏感性和特异性，敏感性过高特异性差的标准会导致误触发概率增大，使整个系统过于疲劳，增加医疗资源的浪费。然而特异性高敏感性差的标准会导致漏触发增多，造成一些危重症患者无法得到及时的干预。因此，制定敏感性高且特异性高的 RRSs-RRT 启动标准，是重症患者能否获得及时救助的最大挑战。理想情况下，医院启动 RRT，是为了改善患者的预后、降低 RRT 的呼叫率，从而最大限度地减少不良情况的发生，并减少医务人员的工作量。

目前应用临床的评价标准有 50 多种，且应用较多的心搏骤停预警评价系统有：

心脏风险指数修订版（The Revised Cardiac Risk Index，RCRI）；

国家早期预警评分（national early warning score，NWES）；

心搏骤停风险指标（Cardiac arrest risk triage，CART）；

院内抢救小组标准（Medical Emergency Team Criteria，METC）。

但是这些标准的敏感性、特异性不一，并且也有自身的局限性。

【总结和建议】

2016 年，发表在《急危重症医学》的一篇关于 METC 与 NWES 比较的文献可以看出：大多数 METC 基于生理值的极限（如脉率 < 40 次/分或 > 120 次/分）。METC 与 NEWS 相比前者的敏感性较低，而特异性较高，这将产生更大的工作负荷，而且不能对危重患者进行早期识别；NEWS 与 METC 相比，前者能更好地监测患者的病情变化。但是 NEWS 评分也有不足，首先该评分只适合 16 岁以上的成年患者，不建议用于儿童及妊娠妇女，其次根据其生理学指标的呼吸频率和血氧饱和度的标准，在评估存在长期 CO_2 潴留的患者，如慢性阻塞性肺疾病，其敏感性会降低。此外，也有学者指出 CART 对心搏骤停的敏感度高于 NEWS 评分。探索适合 RRSs 启动的标准至关重要。

（陈松　吕传柱）

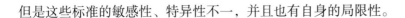

参考文献

1. HUNT EA, HEINE M, SHILKOFSKI NS, et al. Exploration of the impact of a voice activated decision support system (VADSS) with video on resuscitation performance by lay rescuers during simulated cardiopulmonary arrest. Emerg Med J, 2015, 32(3): 189 – 194.

2. MERCHANT RM, ABELLA BS, ABOTSI EJ, et al. Cell phone cardiopulmonary resuscitation: audio instructions when needed by lay rescuers: a randomized, controlled trial. Ann Emerg Med, 2010, 55(6): 538 – 543. e1.

3. PAAL P, PIRCHER I, BAUR T, et al. Mobile phone-assisted basic life support augmented with a metronome. J Emerg Med, 2012, 43(3): 472 – 477.

4. RÖSSLER B, ZIEGLER M, HÜPFL M, et al. Can a flowchart improve the quality of bystander cardiopulmonary resuscitation? Resuscitation, 2013, 84(7): 982 – 986.

5. HAWKES GA, MURPHY G, DEMPSEY EM, et al. Randomised controlled trial of a mobile phone infant resuscitation guide. J Paediatr Child Health, 2015, 51(11): 1084 – 1088.

6. FITZGERALD M, CAMERON P, MACKENZIE C, et al. Trauma resuscitation errors and computer-assisted decision support. Arch Surg, 2011, 146(2): 218 – 225.

7. BERNHARD M, BECKER TK, NOWE T, et al. Introduction of a treat-ment algorithm can improve the early management of emergency patients in the resuscitation room. Resuscitation2007, 73(3): 362 – 373.

8. KELLEHER DC, CARTER EA, WATERHOUSE LJ, et al. Effect of a checklist on advanced trauma life support task performance during pediatric trauma resuscitation. Acad Emerg Med, 2014, 21: 1129 – 1134.

9. LASHOHER A, SCHNEIDER EB, JUILLARD C, et al. Implementation of the world health organization trauma care checklist program in 11 centers across multiple economic strata: effect on care process measures. World J Surg, 2017, 41(4): 954 – 962.

10. DE VRIES EN, PRINS HA, CROLLA RM, et al. SURPASS collaborative group. Effect of a comprehensive surgical safety system on patient outcomes. N Engl J Med, 2010, 363(20): 1928 – 1937.

11. HAYNES AB, WEISER TG, BERRY WR, et al. Safe surgery saves lives study group. A surgical safety checklist to reduce morbidity and mortality in a global population. N Engl J Med, 2009, 360(5): 491 – 499.

12. FLETCHER KA, BEDWELL WL. Cognitive aids: design suggestions for the medical field. Proc Int Symp Human Factors Ergonomics Health Care, 2014, 3(1): 148 – 152.

13. GREIF R, BHANJI F, BIGHAM BL, et al. On behalf of the education, implementation, and teams collaborators. Education, implementation, and teams: 2020 International consensus on cardiopulmonary resuscitation and emergency cardiovascular care science with treatment recommendations. Circulation, 2020, 142 (16suppl1): S222 – S283.

第二节　心搏骤停后救治

心搏骤停中心

推荐心搏骤停中心		
COR	LOE	推荐理由
2a（中）	C-LD（有限数据）	当地机构无法提供全面的心搏骤停后救治时，将急救患者直接运送到专门的心搏骤停中心的地区化方法是合理的。

概要

心搏骤停中心（CAC）虽然与其他专业中心一样仍缺乏人工命名标准，但它是提供全面、循证的心搏骤停后救治的专门机构，包括急诊心内插管、靶向体温管理、血流动力学支持和神经学专业认知。CAC 还可能有协议和质量改进计划，以确保符合指南的救治。越来越多的 CAC 也有能力提供体外膜氧合和（或）其他形式的循环支持。患者可在复苏期间或自主循环恢复后由急救中心直接转送至 CAC，也可在自主循环恢复后由其他医院转送至 CAC。在这个决策过程中，重要的考虑因素必须包括运输时间、患者的稳定性以及运输服务提供所需救治的能力。

尽管全面的心搏骤停后干预措施的支持性证据在很大程度上仍然是观察性的（特别是当它们在专门中心作为捆绑治疗一起使用时），而且这些研究的结果喜忧参半，但 CAC 可能代表了成功复苏和最终生存之间的逻辑临床联系。结合创伤、脑卒中和 ST 段抬高急性心肌梗死等其他急诊的区域化处理经验，当地无法获得合适的心搏骤停后服务时，将复苏患者直接运送到能够提供此类支持的区域中心可能是有效的，而且在可行的情况下是一种合理的方法。

相应的推荐依据

循证、全面的心搏骤停后救治对复苏患者至关重要。来自 2 项观察性研究的调查分析发现，CAC 的治疗与 30 天内神经预后良好的存活率增加无关，而另外 2 项研究发现，CAC 的入院与出院存活率的提高以及神经系统的良好转归有关。与非 CAC 治疗相比，CAC 治疗可增加 30 天存活期和出院存活率。一项评估预期转运至 CAC 的随机试验的中期可行性报告（$n=40$ 名患者）显示，其在临床结果上没有差别，但它是初步的，结果尚缺乏足够的说服力。

这些建议是由美国心脏协会成人基础和高级生命支持写作小组创建的，并得到了 2019 年国际复苏联络委员会系统审查的支持。

【评注与解读】

胸痛中心可以最大限度地缩短急救时间，改善急性心肌梗死的救治效果。卒中中心也可明显地改善卒中患者的救治效果，降低患者的病死率。OHCA 患者的存活率与医院收住病例数呈正相关，即使同样是收治心搏骤停患者的医学学术中心，存活率也与医院收治患者数量、内外科水平、硬件设施、经济文化水平密切相关并且呈正相关。建设复苏中心，通过集中诊治所需的各种资源并优化急救流程，保证各种救治措施能够得到迅速有效实施，实现"在规定的时间内完成规定的动作"，可取得明显的效果。

【总结和建议】

以急诊医学科为平台建设各种急危重症的救治中心，不但为患者的集中救治提供优化的人力、技术和设备资源，保证获得高水平的救治效果，还可以使医疗团队获得救治能力持续提升的机会。为了优化流程和医疗资源配置，将各种单病种的救治中心整合在一个公共的急诊急救大平台上，可以高效科学地救治各种急危重症患者。目前，我国心搏骤停的复苏普遍的做法是建立急诊急救大平台创伤中心，能够显著提高创伤的救治效果，降低病死率。

（陈松　吕传柱）

参考文献

1. PANCHAL AR, BERG KM, CABAÑAS JG, et al. 2019 American Heart Association focused update on systems of care: dispatcher-assisted cardiopulmonary resuscitation and cardiac arrest centers: an update to the American Heart Association Guidelines for cardiopulmonary resuscitation and emergencycardiovascularcare. Circulation, 2019, 140(24): e895 – e903.

2. MATSUYAMA T, KIYOHARA K, KITAMURA T, et al. Hospital characteristics and favourable neurological outcome among patients with out-of-hospital cardiac arrest in Osaka, Japan. Resuscitation, 2017, 110: 146 – 153.

3. TAGAMI T, HIRATA K, TAKESHIGE T, et al. Implementation of the fifth link of the chain of survival con-

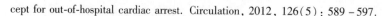

cept for out-of-hospital cardiac arrest. Circulation, 2012, 126(5): 589 – 597.

4. KRAGHOLM K, MALTA HANSEN C, DUPRE ME, et al. Direct transport to a percutaneous cardiac inter-vention center and outcomes in patients with out-of-hospital cardiac arrest. Circ Cardiovasc Qual Outcomes, 2017, 10(6): e003414.

5. HARNOD D, MA HM, CHANG WH, et al. Mortality factors in out-of-hospital cardiac arrest patients: a na-tionwide population-based study in Taiwan. Int J Gerontology, 2013, 7(4): 216 – 220.

6. SØHOLM H, WACHTELL K, NIELSEN SL, et al. Tertiary centres have improved survival compared to other hospitals in the Copenhagen area after out-of-hospital cardiac arrest. Resuscitation, 2013, 84(2): 162 – 167.

7. SPAITE DW, BOBROW BJ, STOLZ U, et al. Arizona cardiac receiving center consortium. Statewide region-alization of postarrest care for out-of-hospital cardiac arrest: association with survival and neurologic outcome. Ann Emerg Med, 2014, 64(5): 496 – 506. e1.

8. COURNOYER A, NOTEBAERT É, DE MONTIGNY L, et al. Impact of the direct transfer to percutaneous coronary intervention-capable hospitals on survival to hospital discharge for patients with out-of-hospital cardi-ac arrest. Resuscitation, 2018, 125: 28 – 33.

9. LICK CJ, AUFDERHEIDE TP, NISKANEN RA, et al. Take Heart America: a comprehensive, community-wide, systems-based approach to the treatment of cardiac arrest. Crit Care Med, 2011, 39(1): 26 – 33.

10. STUB D, SMITH K, BRAY JE, et al. Hospital characteristics are associated with patient outcomes follow-ing out-of-hospital cardiac arrest. Heart, 2011, 97(18): 1489 – 1494.

11. PATTERSON T, PERKINS GD, JOSEPH J, et al. A randomised trial of expedited transfer to a cardiac ar-rest centre for non-ST elevation ventricular fibrillation out-of-hospital cardiac arrest: the ARREST pilot ran-domised trial. Resuscitation, 2017, 115: 185 – 191.

12. YEUNG J, MATSUYAMA T, BRAY J, et al. Does care at a cardiac arrest centre improve outcome after out-of-hospital cardiac arrest? A systematic review. Resuscitation, 2019, 137: 102 – 115.

第三节 器官捐献

器官捐赠的建议		
COR	LOE	推荐理由
1	B-NR	我们建议对所有从心搏骤停中复苏但随后进展至死亡的患者进行器官捐赠评估。
2b	B-NR	那些在复苏后没有 ROSC 的患者，以及复苏计划中止的患者，在存在这样的计划的情况下，可以被认为是捐献的候选人。

概要

　　器官捐赠可以在死后按神经学标准进行，也可以在死后按循环标准进行。循环系统死亡后的捐献可以在受控和非受控环境下进行。循环系统死亡后的控制性捐献通常在撤除生命支持后在医院进行。无节制的捐献通常发生在急诊科，在竭尽全力的复苏努力没有达到自主循环恢复的情况下。任何环境下的器官捐赠都会引发重要的伦理问题。终止复苏努力或撤销维持生命措施的决定必须独立于器官捐赠过程。

2015 年，国际复苏联络委员会高级生命支持特别工作组（国际复苏联络委员会高级生命支持团队）审查了不接受或未接受 CPR 对移植物功能影响的证据。与其他类型的捐赠者相比，在受控捐献和非受控捐献的情况下，受控器官捐献是否会对存活率和并发症产生影响，与其他类型的捐赠者相比，使用曾接受过 CPR 并获得 ROSC 的捐赠者的受控器官捐献，使用正在接受 CPR 的捐赠者的器官捐献被认为是徒劳的。这两个总体上的比较是：与未接受过 CPR 的捐赠者相比，使用受控器官捐赠者的器官是否会对存活率和并发症产生影响。

相应的推荐依据

比较捐献前接受过心肺复苏成功的供者和未接受过心肺复苏的供者的移植器官功能，发现二者移植器官功能没有差异。研究结果包括即刻移植物功能、1 年移植物功能和 5 年移植物功能。尚无研究证据表明，与其他类型的捐赠者相比，在心肺复苏（无控制捐献）后没有发生 ROSC 的成年捐赠者的移植肾和肝脏的结果更差。人们普遍认为，终止复苏努力和寻求器官捐赠的决定需要由独立的各方执行。

这些建议是由美国心脏协会成人基础和高级生命支持写作小组创建的，并得到了 2015 年系统证据审查的支持。预计 2020 年将进行一次全面的国际复苏联络委员会审查。

【评注与解读】

在规范伦理指导下开展复苏失败后器官移植工作刚刚起步，国内可借鉴吸收先进制度经验，审慎推行。

【总结和建议】

移植团队与急诊医学科紧密合作，开展器官移植工作，救治更多的生命。

（陈松 田国刚）

参考文献

1. SOAR J, CALLAWAY CW, AIBIKI M, et al. On behalf of the Advanced Life Support Chapter Collaborators. Part 4: advanced life support: 2015 International Consensus on cardiopulmonary resuscitation and emergency cardiovascular care science with treatment recommendations. Resuscitation, 2015, 95: e71 – e120.

2. ORIOLES A, MORRISON WE, ROSSANO JW, et al. An under-recognized benefit of cardiopulmonary resuscitation: organ transplantation. Crit Care Med, 2013, 41(12): 2794 – 2799.

3. ADRIE C, HAOUACHE H, SALEH M, et al. An underrecognized source of organ donors: patients with

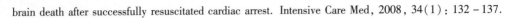

brain death after successfully resuscitated cardiac arrest. Intensive Care Med, 2008, 34(1): 132 – 137.

4. QUADER MA, WOLFE LG, KASIRAJAN V. Heart transplantation outcomes from cardiac arrest-resuscitated donors. J Heart Lung Transplant, 2013, 32(11): 1090 – 1095.

5. PILARCZYK K, OSSWALD BR, PIZANIS N, et al. Use of donors who have suffered cardiopulmonary arrest and resuscitation in lung trans-plantation. Eur J Cardiothorac Surg, 2011, 39(3): 342 – 347.

6. SOUTHERLAND KW, CASTLEBERRY AW, WILLIAMS JB, et al. Impact of donor cardiac arrest on heart transplantation. Surgery, 2013, 154(2): 312 – 319.

7. FONDEVILA C, HESSHEIMER AJ, FLORES E, et al. Applicability and results of Maastricht type 2 donation after cardiac death liver transplantation. Am J Transplant, 2012, 12(1): 162 – 170.

8. ALONSO A, FERNÁNDEZ-RIVERA C, VILLAVERDE P, et al. Renal transplantation from non-heart-beating donors: a singlecenter 10-year experience. Transplant Proc, 2005, 37(9): 3658 – 3660.

9. MOROZUMI J, MATSUNO N, SAKURAI E, et al. Application of an automated cardiopulmonary resuscitation device for kidney transplantation from uncontrolled donation after cardiac death donors in the emergency department. Clin Transplant, 2010, 24(5): 620 – 625.

10. DALLE AVE AL, SHAW DM, GARDINER D. Extracorporeal membrane oxygenation (ECMO) assisted cardiopulmonary resuscitation or uncontrolled donation after the circulatory determination of death following out-of-hospital refractory cardiac arrest-An ethical analysis of an unresolved clinical dilemma. Resuscitation, 2016, 108: 87 – 94.

11. STEINBROOK R. Organ donation after cardiac death. N Engl J Med, 2007, 357(3): 209 – 213.

12. GALLAGHER TK, SKARO AI, ABECASSIS MM. Emerging ethical considerations of donation after circulatory death: getting to the heart of the matter. Ann Surg, 2016, 263(2): 217 – 218.

13. TRUOG RD, MILLER FG, HALPERN SD. The dead-donor rule and the future of organ donation. N Engl J Med, 2013, 369(14): 1287 – 1289.

14. MANCINI ME, DIEKEMA DS, HOADLEY TA, et al. Part 3: ethical issues: 2015 American Heart Association guidelines update for cardiopulmonary resuscitation and emergency cardiovascular care. Circulation, 2015, 132(18suppl2): S383 – S396.

第四节　提高复苏性能

COR	LOE	关于临床汇报的建议
		推荐理由
2a	B-NR	在心搏骤停后对救援者进行以绩效为重点的汇报对院外救治系统是有效的。
2a	B-NR	对心搏骤停后的救援者进行注重绩效的汇报对医院内的救治系统是有效的。
2a	B-NR	在事后汇报期间对客观和定量的复苏数据进行审查可能是有效的。
2a	C-EO	由熟悉既定汇报流程的医护专业人员协助汇报是合理的。

概要

事后汇报被定义为"两个或更多个人之间的讨论，其中分析了绩效的各个方面"，目的是改善未来的临床实践。在汇报期间，复苏团队成员可以讨论救治流程和质量（如遵守算法），检查在活动期间收集的定量数据（如 CPR 指标），反思团队合作和领导力问题，并解决对活动的情绪反应。促进者（通常是医疗保健专业人员）领导一场讨论，重点是确定提高绩效的机会和策略，汇报可以在复苏事件之后立即进行（热汇报），也可以在稍后进行（冷汇报），一些汇报采取个性化反思性反馈对话的形式，而另一些则涉及一个更大的多学科复苏团队之间的小组讨论。我们检查了事件后临床汇报对过程措施（如心肺复苏质量）和患者出院情况（如存活率）的影响。与紧急事件压力汇报（心理汇报）有关的研究被排除在审查之外，但在其他方面得到了很好的审查。危急事件压力汇报是一个旨在预防或限制创伤后应激症状的过程。心搏骤停后向提供者汇报数据对院内和院外的救治系统都有潜在的益处；讨论最好是由医疗服务专业人员促成。

相应的推荐依据

对院前人员进行的一项前瞻性观察性研究显示，复苏质量有所改善（增加了胸腔按压分数，减少了停顿时间），但出院后的存活率没有改善。在讨论中强调了好的和不好的表现。

对多学科复苏团队成员的院内心搏骤停后汇报进行了 3 项前瞻性观察研究，结果喜忧参半。这些研究的荟萃分析显示，在实施任务汇报后，自主循环恢复和平均胸腔按压深度均有所改善。两项研究显示复苏质量（胸部按压深度、胸部按压分数、暂停时间、良好的心肺复苏）和生存结果（ROSC、存活并有良好的神经系统结果）有所改善，1 项研究显示患者的生存结果或救治过程的结果没有改善。

由于提供者对事件的回忆和绩效的自我评估通常很差，因此，除了对客观的定量数据进行讨论之外，还应讨论一些客观、定性的数据，如心肺复苏质量绩效数据（胸压比率、深度和分数；遥测和除颤器追踪；呼气末二氧化碳追踪；复苏记录）。

在所有审查的研究中，汇报都由熟悉汇报流程或结构的医疗专业人员提供，在某些情况下，还使用了认知辅助工具或核对表。讨论是根据参与者类型和小组大小量身定做的，并根据活动期间的表现性质进行了个性化的调整。

这些建议是由美国心脏协会重新引用教育科学写作小组创建的，并得到了 2019 年国际复苏联络委员会系统审查的支持。

【评注与解读】

制定质量控制标准，按照 PDCA 原则开展质量控制，提高复苏效率。

【总结和建议】

通过录音、录像对每一例 OHCA 患者的抢救过程进行记录，并对每一 OHCA 病例进行回顾性分析，技术上并不复杂，但是要真正实现并非易事。语音和心电图记录既可以作为质量持续改进和培训教学的资料，也可以作为实战经验与其他人员分享，争取下一次做到更好。

（陈松　吴国平）

参考文献

1. BLEIJENBERG E, KOSTER RW, DE VH, et al. The impact of post-resuscitation feedback for paramedics on the quality of cardiopulmonary resuscitation. Resuscitation, 2017, 110: 1 - 5.

2. WOLFE H, ZEBUHR C, TOPJIAN AA, et al. Interdisciplinary ICU cardiac arrest debriefing improves survival outcomes. Crit Care Med, 2014, 42(7): 1688 - 1695.

3. EDELSON DP, LITZINGER B, ARORA V, et al. Improving in-hospital cardiac arrest process and outcomes with performance debriefing. Arch Intern Med, 2008, 168(10): 1063 - 1069.

4. COUPER K, KIMANI PK, DAVIES RP, et al. An evaluation of three methods of in-hospital cardiac arrest educational debriefing: the cardiopulmonary resuscitation debriefing study. Resuscitation, 2016, 105: 130 - 137.

5. CHENG A, NADKARNI VM, MANCINI MB, et al. American Heart Association education science investigators; and on behalf of the American Heart Association education science and programs committee, council on cardiopulmonary, critical care, perioperative and resuscitation; council on cardiovascular and stroke nursing; and council on quality of care and outcomes research. Resuscitation education science: educational strategies to improve outcomes from cardiac arrest: a scientific statement from the American Heart Association. Circulation, 2018, 138(6): e82 - e122.

6. CHENG A, EPPICH W, GRANT V, et al. Debriefing for technology-enhanced simulation: a systematic review and meta analysis. Med Educ, 2014, 48(7): 657 - 666.

7. KRONICK SL, KURZ MC, LIN S, et al. Part 4: systems of care and continuous quality improvement: 2015 American Heart Association guidelines update for cardiopulmonary resuscitation and emergency cardiovascular care. Circulation, 2015, 132(18suppl 2): S397 - S413.

8. KESSLER DO, CHENG A, MULLAN PC. Debriefing in the emergency department after clinical events: a practical guide. Ann Emerg Med, 2015, 65(6): 690 - 698.

9. MULLAN PC, COCHRANE NH, CHAMBERLAIN JM, et al. Accuracy of postresuscitation team debriefings in a pediatric emergency department. Ann Emerg Med, 2017, 70(3): 311 - 319.

10. MULLAN PC, KESSLER DO, CHENG A. Educational opportunities with postevent debriefing. JAMA, 2014, 312(22): 2333 - 2334.

11. ZINNS LE, O'CONNELL KJ, MULLAN PC, et al. National survey of pediatric emergency medicine fellows on debriefing after medical resuscitations. Pediatr Emerg Care, 2015, 31(8): 551 - 554.

12. EPPICH W, CHENG A. Promoting excellence and reflective learning in simulation (PEARLS): development and rationale for a blended approach to health care simulation debriefing. Simul Healthc, 2015, 10 (2): 106 - 115.

13. COUPER K, SALMAN B, SOAR J, et al. Debriefing to improve outcomes from critical illness: a systematic review and meta-analysis. Intensive Care Med, 2013, 39(9): 1513 - 1523.

14. ROSE S, CHENG A. Charge nurse facilitated clinical debriefing in the emergency department. CJEM, 2018, 20(5): 781-785.

15. SWEBERG T, SEN AI, MULLAN PC, et al. Pediatric resuscitation quality (pediRES-Q) collaborative investigators. Description of hot debriefings after in-hospital cardiac arrests in an international pediatric quality improvement collaborative. Resuscitation, 2018, 128: 181-187.

16. ROSE S, BISSON J, CHURCHILL R, et al. Psychological debriefing for preventing post traumatic stress disorder (PTSD). Cochrane Database SystRev, 2002; (2): CD000560.

17. CHENG A, OVERLY F, KESSLER D, et al. International network for simulation-based pediatric innovation, research, education (INSPIRE) CPR investigators. Perception of CPR quality: influence of CPR feedback, just-in-time CPR training and provider role. Resuscitation, 2015, 87: 44-50.

18. CHENG A, KESSLER D, LIN Y, et al. International network for simulation-based pediatric innovation, research and education (INSPIRE) CPR investigators. Influence of cardiopulmonary resuscitation coaching and provider role on perception of cardiopulmonary resuscitation quality during simulated pediatric cardiac arrest. Pediatr Crit Care Med, 2019, 20(4): e191-e198.

19. GREIF R, BHANJI F, BIGHAM BL, et al. Education, implementation, and teams: 2020 International Consensus on cardiopulmonary resuscitation and emergency cardiovascular carescience with treatment recommendations. Circulation, 2020, 142(16suppl 1): S222-S283.

第五节　提高系统性能的数据注册表

数据注册表提高系统性能的建议		
COR	LOE	推荐理由
2a	C-LD	对于治疗心搏骤停患者的组织来说，收集救治过程的数据和结果是合理的。

概要

包括医疗保健在内的许多行业都会收集和评估性能数据，以衡量质量并确定改进机会。这可以在地方、地区或国家层面通过参与数据登记来完成，这些登记收集与心搏骤停相关的救治过程（CPR性能数据、除颤时间、与指南的一致性）和救治结果（ROSC、存活率）的信息。美国心脏协会的"遵循指南—复苏"登记就是这样一项为院内心搏骤停捕获、分析和报告过程与结果的举措。

国际复苏联络委员会最近的一项系统回顾分析发现，大多数评估数据登记影响的研究，无论有没有公开报告，都表明在实施这类举措后心搏骤停存活结果有所改善。虽然医院在其他情况下会根据记录的指标进行操作，但还不清楚针对这些分析做出了哪些具体的改变。收集和报告性能和生存数据，实施性能改进计划，无论是否公开报告指标，都可能提高系统性能，最终使患者受益。登记处为有特殊需要的社区提供目标干预是有意义的，但还需要进一步研究，以便在未来为这类系统的最佳实施战略提供信息。

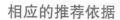

相应的推荐依据

国际复苏联络委员会最近的一项系统回顾分析发现，6 项观察性研究表明，随着时间的推移，心搏骤停登记的实施与患者存活率的提高和对关键性能指标（心肺复苏过程的测量、应用除颤器的时间、对指南的遵守）的遵守有关。

在一项包括 104 732 名院内心搏骤停患者的登记表的观察性研究中，医院每多参加一年登记，心搏骤停的存活率就会随着时间的推移而增加（OR，每参与一年增加 1.02；CI，1.00 ~ 1.04；$P = 0.046$）。另一项关于多态登记的观察性研究包括 64 988 个院外心搏骤停，发现登记实施后存活率上升（登记前 8.0%，登记后 16.1%；$P < 0.001$）。一份注册了 15 145 名患者的州立院外心搏骤停登记处发现，在 10 年的研究期间，出院后的存活率提高了 8.6% ~ 16%。在另一项研究中，该州登记了 128 888 份院外心搏骤停，要求公开报告结果，10 年间存活率从 1.2% 上升到 4.1%。

这些建议是由美国心脏协会复苏教育科学写作小组创建的，并得到了 2020 年国际复苏联络委员会系统评估的支持。

【评注与解读】

没有数据监测就没有质量控制，也就谈不上水平提高与不断改进，这不仅仅是科研问题，更是临床质量控制问题。通过 OHCA 注册制度收集 OHCA 及 CPR 的关键数据，OHCA 注册数据库应对患者的病情及抢救经过进行全面记录，包括是否接受旁观者 CPR、是否进行电话指导 CPR、CPR 质量、CPR 是否中断等，通过分析数据，对比查找，进行不断改进，以达到提升地区 CA 救治水平。

【总结和建议】

通过规范注册与数据库建立，提高 OHCA 救治能力，并进一步提高其他急危重症突发疾病的救治水平。

（陈松　黄凌）

参考文献

1. BRADLEY SM, HUSZTI E, WARREN SA, et al. Duration of hospital participation in get with the guidelines-resuscitation and survival of in-hospital cardiac arrest. Resuscitation, 2012, 83(11): 1349 – 1357.

2. NEHME Z, BERNARD S, CAMERON P, et al. Using a cardiac arrest registry to measure the quality of emergency medical service care: decade of findings from the Victorian ambulance cardiac arrest registry. Circ Cardiovasc Qual Outcomes, 2015, 8(1): 56 – 66.

3. STUB D, SCHMICKER RH, ANDERSON ML, et al. ROC Investigators. Association between hospital post-

resuscitative performance and clinical outcomes after out-of-hospital cardiac arrest, 2015, 92: 45 - 52.

4. KIM YT, SHIN SD, HONG SO, et al. Effect of national implementation of utstein recommendation from the global resuscitation alliance on ten steps to improve outcomes from out-of-hospital cardiac arrest: a ten-year observational study in Korea. BMJ Open, 2017, 7(8): e016925.

5. GRUNAU B, KAWANO T, DICK W, et al. Trends in care processes and survival following prehospital resuscitation improvement initiatives for out-of-hospital cardiac arrest in British Columbia, 2006 - 2016. Resuscitation, 2018, 125: 118 - 125.

6. VAN DIEPEN S, GIROTRA S, ABELLA BS, et al. Multistate 5-year initiative to improve care for out-of-hospital cardiac arrest: primary results from the heartrescue project. J Am Heart Assoc, 2017, 6(9): e005716.

7. GREIF R, BHANJI F, BIGHAM BL, et al. Education, implementation, and teams: 2020 international consensus on cardiopulmonary resuscitation and emergency cardiovascular care science with treatment recommendations. Circulation, 2020, 142(16suppl 1): S222 - S283.

8. HOSTLER D, EVERSON-STEWART S, REA TD, et al. Resuscitation outcomes consortium investigators. Effect of real-time feedback during cardiopulmonary resuscitation outside hospital: prospective, cluster-randomised trial. BMJ, 2011, 342:d512.

9. WOLFE H, ZEBUHR C, TOPJIAN AA, et al. Interdisciplinary ICU cardiac arrest debriefing improves survival outcomes *. Crit Care Med, 2014, 42(7): 1688 - 1695.

10. COUPER K, KIMANI PK, ABELLA BS, et al. Cardiopulmonary resuscitation quality improvement initiative collaborators. The system-wide effect of real-time audiovisual feedback and postevent debriefing for in-hospital cardiac arrest: the cardiopulmonary resuscitation quality improvement initiative. Crit Care Med, 2015, 43(11): 2321 - 2331.

11. KNIGHT LJ, GABHART JM, EARNEST KS, et al. Improving code team performance and survival outcomes: implementation of pediatric resuscitation team training. Crit Care Med, 2014, 42(2): 243 - 251.

12. DAVIS DP, GRAHAM PG, HUSA RD, et al. A performance improvement-based resuscitation programme reduces arrest incidence and increases survival from in-hospital cardiac arrest. Resuscitation, 2015, 92: 63 - 69.

13. HWANG WS, PARK JS, KIM SJ, et al. A system-wide approach from the community to the hospital for improving neurologic outcomes in out-of-hospital cardiac arrest patients. Eur J Emerg Med, 2017, 24(2): 87 - 95.

14. PEARSON DA, DARRELL NR, MONK L, et al. Comparison of team-focused CPR vs standard CPR in resuscitation from out-of-hospital cardiac arrest: results from a statewide quality improvement initiative. Resuscitation, 2016, 105: 165 - 172.

15. SPORER K, JACOBS M, DEREVIN L, et al. Continuous quality improvement efforts increase survival with favorable neurologic outcome after out-of-hospital cardiac arrest. Prehosp Emerg Care, 2017, 21(1): 1 - 6.

16. PARK JH, SHIN SD, RO YS, et al. Implementation of a bundle of Utstein cardiopulmonary resuscitation programs to improve survival outcomes after out-of-hospital cardiac arrest in a metropolis: a before and after study. Resuscitation, 2018, 130: 124 - 132.

17. HUBNER P, LOBMEYR E, WALLMÜLLER C, et al. Improvements in the quality of advanced life support and patient outcome after implementation of a standardized real-life post-resuscitation feedback system. Resuscitation, 2017, 120: 38 - 44.

18. ANDERSON ML, NICHOL G, DAI D, et al. American heart association's get with the guidelines-resuscita-

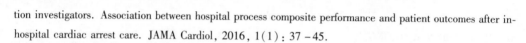

tion investigators. Association between hospital process composite performance and patient outcomes after in-hospital cardiac arrest care. JAMA Cardiol, 2016, 1(1): 37 – 45.

19. DEL RIOS M, WEBER J, PUGACH O, et al. Large urban center improves out-of-hospital cardiac arrest survival. Resuscitation, 2019, 139: 234 – 240.

20. EWY GA, SANDERS AB. Alternative approach to improving survival of patients with out-of-hospital primary cardiac arrest. J Am Coll Cardiol, 2013, 61(2): 113 – 118.

21. HOPKINS CL, BURK C, MOSER S, et al. Implementation of pit crew approach and cardiopulmonary resuscitation metrics for out-of-hospital cardiac arrest improves patient survival and neurological outcome. J Am Heart Assoc, 2016, 5(1): e002892.

第五章
认知差距和研究重点

复苏科学，包括对综合救治系统的理解，其仍在继续发展。在许多高度优先的悬而未决的问题中，有以下几个。

尽管社区心肺复苏和自动体外除颤仪计划的临床有效性已经确立，但这些干预措施具有成本效益的人群和环境还需要进一步研究。

无人机投放自动体外除颤仪的初步研究前景较好。鉴于除颤的时间敏感性，这一概念和其他即时投放仪器的方式值得进一步研究。

系统的数据收集的概念似乎很有前途，但目前的数据过于多样化，缺乏强有力的结论支持。系统的数据收集将极大地提高对从医疗应急小组/快速反应小组干预中受益的患者的干预类型和特征及成功团队的组成和活动的了解。

沿着同样的思路，经过验证的临床标准（可能是由机器学习技术开发的），可能对识别和直接干预患者院内心搏骤停风险有价值。

尽管这个概念合乎逻辑，但帮助旁观者进行心肺复苏术的认知辅助工具（T-CPR除外）尚未被证明有效。鉴于智能手机的无处不在和智能手机应用平台的创新，有必要进行额外的研究。

妇女、儿童和少数族裔社区成员的旁观者心肺复苏率仍然很低。应该提高这些人群及旁观者的反应能力，并评估其有效性。

创造一种行动文化是旁观者回应的重要组成部分。需要更多的研究来了解哪些关键驱动因素会影响旁观者进行心肺复苏和（或）使用除颤仪。

还需要对认知辅助工具进行更多研究，以协助医疗保健提供者和管理院外心搏骤停和院内心搏骤停的团队提高复苏团队的绩效。

尽管即时反馈（如团队汇报）和数据驱动的系统反馈的价值已经确立，但这种反馈的具体高收益部分尚未确定。

需要更多的研究来更好地理解如何利用技术来推动医院内外的数据和质量改进，为心搏骤停患者提供服务。

【评注与解读】

为进一步提高院前和院内协同救治能力，加强急诊多学科合作，构建科学、合理、高效的急诊急救体系，从根本上解决长期困扰院前急救与院内急诊衔接不畅、急诊不急、救治能力不能充分有效发挥的诸多矛盾和问题，经过全国各地急诊工作者多年的深入研究和积累，为改变急诊分诊式抢救、程序烦琐复杂、流程重复叠加、时间线过长、时间窗错过比率过大、院前院内衔接不规范，甚至脱节的传统急诊诊疗模式，及多流与分流和转送的传统滞后的各自为战、各自为政的急诊工作现状，由时任国家卫健委医政医管局副局长现任监察专员的焦雅辉同志率先提出，急诊急救大平台建设的问题在前任主委于学忠、李春盛教授和业内众多同仁支持下，由中华医学会急诊医学分会第十届主委吕传柱教授和第九届主委陈玉国教授发出申请，国家卫健委医政医管局委托中华医学会急诊医学分会牵头开展《进一步加强急诊与院前急救的大平台建设的指导意见》起草工作的函（国卫医资源便函〔2017〕363号），以推进我国急诊医学进入全新时代。

急诊急救大平台在综合性医院原有的120和急诊科建设基础上搭建一个统一的急危重疾病救治平台，在看得见的空间和场所上，搭建一套看不见的多学科急救协作机制和流程，并通过信息化手段为这些机制和流程提供支持、监管和持续改进。

急诊急救大平台，建立"一横一纵"的救治模式，以横向物理空间的整合和纵向流程的优化和再造的模式进行急诊医疗资源整合。急诊急救大平台建设是对现有的专业和技术进行科学的"集成创新"。急诊急救大平台建设需要树立共同舞台的理念。急诊急救大平台就是在急危重症呼叫的一刻开始，在一个平台上同时进行支持急危重症的救治和时间窗管理的作用。"集体舞""大合唱"的合作大平台，疾病救治"时间轴"就是"集体舞""大合唱"的主旋律。而纵向制定的各种急危重症的标准化流程就是我们共同遵循的行为准则。急诊急救大平台建设又同时提出围创伤期、围胸痛期、围卒中期、围孕产期等急危重症全周期的管理，既"围"字理念。"围"字为围手术期理念在急诊的延伸和拓展。使各种急危重症的抢救由专科走向急诊，由急诊走向院前，由院前走向现场。

急诊急救大平台建设将在传统的急诊分区基础上进行改造，在急诊科建立"零通道""大红区""大黄区""移动红区""从呼叫第一时刻"开始的信息化网络平台。大平台建设实现了区域急诊急救医疗资源的统一管理、院前急救战线前移与院前院内救治的无缝衔接、多学科高效协作与高效运行、围危重期患者的早期识别干预和超早期康复、急危症规范化救治路径和持续改进、急诊急救远程教育和公众急救知识普及，最终迎来急危重症救治病死率"拐点"，最大程度地降低发病率、病死率，改善患者的预后。

【总结和建议】

急诊急救大平台可实现的效果与目标：

通过"急诊急救大平台"建设，建立真正意义的以区域为中心的急诊急救网络体系；

通过"急诊急救大平台"的建设，打造出"以患者为中心"的高效、快速救治、多学科协作的急危重症救治新模式，打破现有院内急救中的各专科会诊式的"单打独斗"模式，在大平台上实现共享共作为，从过去一个专科干完，再由下一个专科会诊的串联，变成多学科会诊在急诊科大平台上并联，实现资源整合。

通过"急诊急救大平台"的建设，将突破原有的诸如"门球时间""门栓时间"等，建立从"呼叫第一刻开始"的救治模式，延伸为呼救时间、呼栓时间，极大缩短发病到接受确定性治疗的时间。救治水平达到欧美国家标准且可能局部赶超，在中国乃至全世界的院前急救领域进行并跑，甚至领跑。打造中国急救特色和中国式急救创新体制。

通过"急诊急救大平台"的建设，研发"急诊急救大平台APP"，实现"平急结合"，实现"互联网＋急诊急救"可视化系统，应用5G技术提供远程医疗服务。

通过"急诊急救大平台"的建设，完善急诊急救大平台信息系统，进而实现院前急救、转运、院内诊疗信息一体化共享平台。

通过"急诊急救大平台"的建设，提高我国急诊急救信息化水平，实现灾情、灾难、伤情的实时信息联通共享。院前、院内、专科、医院、各级行政主管部门乃至国家卫健委医政医管局等，根据信息权限，实时掌握各急危重症病种发生、发展、处置状况和各横断面的所有信息、数据图表、趋势图等。

通过"急诊急救大平台"的建设，实现军民融合一体化救治体制。

通过"急诊急救大平台"的建设，最终迎来急危重症救治病死率下降的"拐点"，进而最大限度地降低发病率、病死率，改善患者的预后。

（陈松　吕传柱）

参考文献

1. BOUTILIER JJ, BROOKS SC, JANMOHAMED A, et al. Optimizing a drone network to deliver automated external defibrillators. Circulation, 2017, 135(25): 2454-2465.

2. CHESKES S, SNOBELEN P, MCLEOD S, et al. AED on the fly: a drone delivery feasibility study for rural and remote out-of-hospital cardiac arrest [abstract 147]. Circulation, 2019, 140: A147.